Mobilisation of the Nervous System

バトラー・神経系モビライゼーション

触診と治療手技

David S. Butler

伊藤直榮　監訳

齊藤武利
阪井康友
白井正樹
中村　浩
増本正太郎
吉原裕美子　共訳

協同医書出版社

装丁——村山 守

David S. Butler B. Phty, Grad Dip
Adv Manip Ther, M.A.P.A, M.M.P.A.A.
Lecturer, School of Physiotherapy, University of South Australia, Adelaide

with a contribution by
Mark A. Jones B.S (Psych), R.P.T., Grad Dip
Adv Manip Ther, M. App. Sc. (Manipulative Therapy)
Lecturer, School of Physiotherapy, University of South Australia, Adelaide

artwork by
Richard Gore Dip. Atr

MOBILISATION OF THE NERVOUS SYSTEM
 by David S. Butler
Copyright © 1991 by Longman Group UK Limited
This Translation of Mobilisation of the Nervous System,
First Edition is published by arrangement
with Churchill Livingstone, London.
Japanese translation rights arranged with
through Japan UNI Agency, Inc.,Tokyo.

謝辞

　何年にもわたって多くの人々が，この本のために貢献して下さった．そのなかには，貢献したことを覚えていない方もいると思われる．

　Don Griffith, Ivor Cribb, Gwen Jull, Robyn Cupit, Marion Grover, Margaret Bullock, Geoff Maitland, Ruth Grant, Pat Trott, Mary Magarey, Sir Sydney Sunderland, Peter Wells, Megan Dalton, Robbie Blake, Paul Ryan, Paul Lew, Liellie McLaughlin, Bern and Ellen Guth, Libby Brooke, Ted Huber, Shirley Gore, Libby Gore, Hugo Stam, この方々は過去五年以上にわたって，アデレードでの上級徒手療法の卒後免許コースを支えてきたメンバーであり，ケント州ダートフォードにある West Hill 病院の理学療法職員である．その他大勢の方々がこの本のために尽力して下さった．

　南オーストラリア工業技術研究所から参加して下さった二人の写真家，Itzik Yossef と Peter Cox にもお礼を申し述べます．

　次の図書館員の方々にもお礼を申し上げたい．南オーストラリア工業技術研究所，アデレード大学，英国医学図書館，West Hill 病院，そしてロンドンの神経学研究所の皆様です．

　特にお礼を申し述べたい方は，Helen Slater と Michael Shacklock の二人です．章の編集と建設的な助言と援助をして下さいました．

　Louis Gifford と Philippa Tindle にも，特にお礼を申したい．この二人は，私の最初の考えを激励して下さいましたし，過去五年以上もの間，着想を分け合って下さいました．

　もう一人特にお礼も申し上げたい方は Mark Jones です．彼は徒手的理学療法における臨床推理過程の項を書くにあたって，素晴らしい貢献をして下さいました．

　Leonard Cohen, Bob Marley, Rembetico, Paco Peña の音楽にありがたく感謝申し上げます．

　私が特別に称賛の意を表したいのは Richard Gore で，彼は献身的で，念入りな挿し絵を書いて下さいました．

　その他，出版社 Churchill Livingstone の Judy Waters と John Macdonald のお二人には多大なるご支援をいただきました．厚くお礼申し上げます．間違いがあればそれはすべて私の責任です．

　このように謝意を述べてまいりましたが，終わりに誰よりも多くの困難を克服してきた Juliet に対して最大の感謝の意を表します．

はしがき

　Phalen の「手根管症候群」についての記述が，その臨床上の実態を容易に認識できるようにして以来，わずか 30 年を経過したにすぎないということは，注目すべきことのように思われる．同様に注目すべきことは，痛みには特定の経路があると実感して以来，これもわずか 20 年を経たにすぎないということである．過去 30 年間の研究によって，神経系に関する多数の情報が提供された．これらの情報の多くは，患者と関わりのある人達によって選り分けられ，分析されるのをいまだに待っている状態である．

　過去 10 年間で，理学療法士のある者達は，役に立たない無駄をしていたわけではなかったのである．症状とか症状機構，あるいは治療に対する反応というものに対してより良い結果と答えを探し求めて，多くの整形外科的指向の理学療法士は神経系に目を向けてきた．臨床観察と研究に根拠をおいた神経系モビライゼーション治療が進展している．多くの今日の理学療法士によって行われる検査は神経-整形外科的検査と呼んでもよいと思われる．

　振り返って考えると，このような変化は論理に適っていると思われる．なぜ徒手療法が関節アプローチによって優位を占められているのか．無論のこと，答えすべてが関節に存在するわけではない．しかし，まさに我々が扱っている神経支配組織の一つとしてそれを位置づけておく必要がある．それは，関節が神経を保持するのに都合のよいテコを提供しているからであろうか．我々はまだ徒手療法を整形外科の傘の下にあると見る程度の発展の段階にいるのであろうか．著者が思うには，多くの理学療法士が関節，筋，あるいは筋膜を治療対象としているが，いまだに忘れていることは，それが神経系に接続されているということである．すべての組織は何らかの形で神経系に結び付けられており，そしてちょうどその組織が神経支配を受けていると同様に，神経系は複雑な生体力学的機構を持っている．

　ある者はこのような発展に貢献してきた．理学療法においては，Geoff Maitland は際立っている．「脊柱管内の痛みに敏感な組織」と彼が言っていたことが必然的に彼の注意を引いたということは，彼の自由な「徴候と症状」についての概念によるものであった．それが最終的には，治療と再評価の道具としてのスランプテストの開発に至ったのである．それが Mitland の概念に固有の臨床推理過程であり，本書に示されている要素の発展を促進したのである．Maitland のテキストは本書にとって不可欠な手引書である．Robert Elvey は上肢テンションテスト（ULTT）を臨床応用に導いたという功績で高い評価を受けるに値する．このこととスランプテストは，単なる技術にとどまらずそれ以上のものなのである．テンションテストは，椎間板のような組織をテストする単なる診断の道具ではないということを，私自身も含めて多くの理学療法士に自覚させる基を彼らは作り上げた．また，彼らはさらに偉大な役割を果たしている．それは身体運動中の神経系の正常機構と生理学について検討したことである．これによって，さらに大きく事実を認識することになったのである．その事実とは，もし神経系の動きと弾力性が障害されると，その神経系が関与している組織そのものから非常に頻繁に症状が起こることになるということである．結局は非神経組織に，またその非神経組織からのインパルスに対して跳ねっ返りが起こることになる．次の段階は，検査過程を治療技術へと向けることである．神経系は，身体の他の組織と全く同じように，最高の力学的機能をもっているにちがいないのである．

　医学の世界では，おそらく知らず知らずのなかに，幾人もの傑出した臨床家や研究者が存在する．実験的根拠がなくても，患者を丁寧に注意深く診ることによって，Cyriax は「硬膜痛」についての考えを発展させることができたのである．振り返って，多くの最近の引用文から判断して，Breig は中枢神経系の生体力学に関する業績でその時代の先覚者であった．彼の主張によって我々は今まさに神経系における相対伸張に

関する神経生理学的影響を実感し始めたにすぎない．末梢神経の内部組織に関してと絞扼損傷における虚血の役割に関するSunderlandの功績は際立っている．彼の『神経と神経損傷』（Nerves and Nerve Injuries）をいう模範的テキストは，外科医にとっても適切なものであるように，理学療法士にとっても関係の深いテキストである．Lundborg, Rydevik, Dahlinとその同僚達による神経損傷における脈管要因と軸索原形質輸送の役割に関する最近の業績によって，理学療法士が臨床で遭遇する多くの問題に対して説明することができる．MackinnonとDellonは，神経圧迫とその治療に関する研究をさらに進め，そしてデケルバイン腱鞘炎のような多くの症候群について病理学的根拠を求めて挑戦し続けている．中枢神経系に関してBreigと同様に，MackinnonとDellonは，末梢神経系において神経損傷の臨床結果が極めて過小評価されているという証拠を提示している．オーストラリアにおいては，Bogdukが脊髄神経分布を明らかにするための解剖学的研究に多大な貢献をしている．彼の論文は，理学療法士と医師のための神経解剖を啓発してる．これらは多くの人々の論文のなかの一部である．彼らの業績が，徒手療法にとって極めて意義のあるものであるということを，多くの人は実感していない．理学療法士の見地からすれば，神経系組織は機能に関係しており，それらの機能の一つは運動であるということを彼ら皆が実感しているのは明らかである．

現在の理学療法士達は不器用な状態にある．理学療法士は全身の肉眼的解剖学の知識を必要とするだけではなく，顕微鏡レベルにまで知識をのばし，そして関連のある組織解剖学を理解することも必要である．症状の存在に対する答えと治療に対する反応が存在するところは，顕微鏡レベルの部位である．本書では，モビライゼーションを行う理学療法士にとって関連があり，必要不可欠な情報を提供し，神経系のモビライゼーションについての推論のいくつかを理解してもらうことが目的である．なかにはむしろ基本的な知識を入れてあるが，残念なことにこれは理学療法士の学校では教えられていない．すなわち，整形外科領域に重点が置かれているということである．もし教えられているとしても，臨床では実践されないから早々に忘れてしまうことになる．

神経系の問題を解決するためになすべき多くの研究課題がまだ存在する．しかしながら，すでに現在受け入れられている事実も多くあり，それらが統合され，そして評価，治療，予後判定に用いられている．血液-神経拡散障害は一例である．本書の中の情報に，研究への手掛かりとして使えるものがあるとすれば，喜ばしい限りである．着手されるべき研究課題は山ほどある．概説したように，ニューロパチーの実態を証明することはいつでもできるわけではないということを認める必要がある．さらに軽度の神経損傷の場合には，神経障害の証拠がなく，それについての多くの評価と治療は，この段階においては推論的であり，臨床推理経験からの推論に頼ることになる．なお，理学療法の世界から新しい研究が進められており，従って本書の全体を通して検討されている構造の分化についての臨床的妥当性を確立することに大きな期待を著者は抱いている．

徒手療法における臨床推理過程を，本書ではかなり徹底して検討している．その理由は，「処方」どおりの治療は続かないからであり，各々の患者の治療は，主観的，身体的評価所見によるものであり，それからそれまでの臨床推理の経験に基づいて行われるのである．これが意味するところは，我々はどうにか文献に先んじているということである．すでに，神経科学者と「第一線」でのそれらとの間には巨大な隔たりが存在する．即ち，第一線は必ずしも手術を必要としていないことを皆が実感するよう望まれているのである．理学療法士と科学者間の連携は弱く，多くの分野で欠けており，発展の必要がある．

この仕事の多くは末梢神経系（PNS）に向けられており，おそらく有効な研究業績と中枢神経系（CNS）について現在理解されていることを反映している．PNSについてはより多くのことが分かっている．それは，さらに近づきやすいし，はるかによい再生力をもっているし，そしてよりよく保護されているCNSよりもさらに動きを受け入れやすいのである．しかしながら，末梢神経に対して最近注目が集まっていることとは別に，当然のこととして，症状や徴候，それから治療への反応に対して深く関与する要素としてCNSに関心を払う必要がある．末梢神経系における各々の軸索に対して，中枢神経系では1000存在するということは妥当な考えである．

理学療法士は，常に重度の神経損傷の治療において役割をもっている．しかしながら，問題としてもちあがっていることは，神経損傷時の重要な役割である．

微細損傷は重度損傷に対して一方の端に位置する損傷であって，時には重度の場合と同様に機能を失っている．即ち，ニューラプラクシアと分類して評価することのできないニューラプラクシアであり，神経過敏障害であり，損傷である．望むらくは，この役割は治療の場合のみならず，これらの損傷に関する科学的認識を深めるという貢献をすることになる．

最後に，この本は一人の理学療法士によって書かれたものである．なによりもまず，その理学療法士は臨床家であり，彼が日常出会う臨床上の問題に対する答えを探し求めて，生体力学と病理学の分野に手を出してきた人間である．私が時々思うことは，私はその問題の表面をただ単に引っかいただけではないかということである．

アデレードにて，1991　　D.B.

目次

概論：多要素から成るアプローチに向けて　ix

I部　相対神経伸張の基礎

1. 神経系の機能解剖と生理学　3

はじめに　3
末梢神経系　5
中枢神経系　10
神経系の関係——間隙と付着物　16
臨床徴候の基礎　18
循環　18
軸索伝導系　24
神経系の神経支配　25
まとめ　29

2. 臨床における神経バイオメカニクス　33

はじめに　33
脊柱管，脳脊髄幹および髄膜　35
下肢伸展挙上（SLR）　39
上肢の神経適応のメカニズム　40
自律神経系の適応メカニズム　41
テンションポイントの概念　43
より詳細な生体力学的な検討　46

3. 病理学的過程　53

神経系損傷　53
病理学的な変化過程　56
神経損傷の予後　61
軽度の神経損傷　66
相対伸張過程における他の要因　66

4. 神経系損傷の臨床上の重大性　73

痛みはどこからくるのか　73
神経損傷後に起こる徴候と症状　77
症状を示す領域　78
症状の種類　79
既往歴　81
姿勢パターンと運動パターン　81

II部　検査

5. 臨床推理　Mark Jones & David Butler　89

はじめに　89
臨床推理の過程　90
熟練者の特徴　92
構造組織の分析と原因となる要因　94
質問の手法　95
構造の識別　99
予防処置と禁忌事項　100

6. 神経伝導検査　105

全般的な注意事項　105
主観的神経学的検査　106
感覚に関する身体的検査　107
運動機能検査　113
それ以上の検査と分析　119
脊髄機能検査　120
電気的診断法　121

7. テンションテスト：下肢・体幹　125

基本テンションテストの概念　125
他動的頸椎屈曲（PNF）　126

下肢伸展挙上（SLR） 128
腹臥位膝屈曲（PKB） 134
スランプテスト 137

8. テンションテスト：上肢　145

上肢テンションテスト 1　145
上肢テンションテスト 2　151
上肢テンションテスト 3　155
その他の上肢テンションテスト　157

9. 適用，分析，さらなるテスト　159

テストに欠かせない事項　159
検査所見の関連性　159
テンションテストの分析で
　欠かすことのできない特徴　161
相対伸張部位の確定　163
さらに進んだテンションテストの活用　165
記録　168
神経系の触診　170
神経損傷の分類　173

III 部　治療と治療の可能性

10. 治療　181

歴史的背景　181
一般的な治療のポイント　181
モビライゼーションの基本原則　183
神経過敏障害の場合
　（病態生理学的に優位な障害）　184
非神経過敏障害の場合
　（病態力学的に優位な障害）　186
界面組織の治療　189
治療実施に関する一般的な質問　190
予後の決定　193
コミュニケーション　194

11. 自分で行う治療　197

はじめに　197
自分で行うモビライゼーション　197

有効な治療　199
姿勢　203
予防法　204

IV 部　障害例と症例

12. 四肢を中心とする相対神経伸張障害　207

はじめに　207
四肢　207
足部と足関節　208
手部と手関節　212
胸郭出口症候群　215
錯感性股神経痛　216
下肢の筋損傷における神経損傷　217
末梢神経外科　218
反復性疲労損傷（RSI）　220

13. 脊柱管の相対神経伸張障害　225

神経根損傷　225
脊椎の伸展制限　230
むち打ち損傷　230
硬膜外血腫　232
尾骨痛と脊椎すべり症　232
腰椎手術後　233
頭痛　235
T4 症候群　237
脳脊髄幹の損傷と炎症　238

14. 症例検討　243

足部における特異的で漠然とした痛み　243
神経外組織に障害が認められた症例　247
「身体の広範囲に痛みがある」障害
　——どこから治療を開始すべきか　249
典型的なテニス肘　252
指先の痛みについての経過記載　255

コース紹介　256
索引　257

概論：多要素から成るアプローチに向けて

　関節を特別に考えるということが，今日の世界で用いられている徒手療法では優位になっている．しかしながら，一方では筋とか筋膜を介しての治療を支持している派もある．明らかな関係は，最善のアプローチは"組織の選択"にあるということである．著者が信じていることは，徒手療法について最善で偏見のない心の広さがあれば，いわゆる"筋骨格"障害の治療において一組織へのアプローチについての疑問に到達せざるを得ない．

　いかなる神経-整形外科疾患においても，ただ一つだけの組織が障害を受けるということはあり得ないのである．たとえば，部位を間違えて注射針を神経に刺してしまうことによって起こる，ある種の純然たる神経損傷において，刺激伝導と軸索原形質流動を介して関係のある非神経組織に症状の発現があるであろう．患者が首を回した位置で動きを止めておくと，その患者は頸部の筋線維と関連して反射性痙縮を起こしそうになる．首を止めたままでおく時間が長くなればなるほど，さらに大きな変化が，その関連筋や，その他の組織に，それから情意反応に起こる可能性がある．それにもかかわらず，障害のある段階では，一つの組織に直接治療をすることによって問題が解決されることもあり得る．しかしながら，回復の早さや予防的管理の点からみると，一つの組織を狙ったアプローチが最善であるとすることには疑いを持たざるを得ない．

　その焦点として，関節構造を用いたモデルがありながら，神経系の役割についての知識と症状表出の調整については，先細りにさせられており，むしろ軽んじられている．神経系は，すべての患者が抱えている問題に直接的あるいは間接的に確実に関わりを持っている．それが損傷を受けているかもしれないし，症状のもとかもしれない．損傷を受けていないとしても，なお非神経組織から求心性刺激を運び，反応として筋痙攣のような遠心性信号を送っている．症状は障害を受けている組織（たとえば，関節，筋，筋膜，硬膜など）の状態の現われである．それは神経系を通して伝達されるし，そして周囲の事情によっても変化を受けるのである．症状は理学療法士に，患者の問題を理解する貴重な手がかりを与えてくれるし，もっとも効果的な取り扱い方の発見へとつながる．そういうわけで，患者の症状に影響しそうなあらゆる潜在的要因に対して注意を向けることが不可欠であり，そしてどの単一組織だけに注目することのないモデルが必要である．むしろそこでは，すべての組織と原因となる要因（たとえば，環境や分化）が考慮の対象となる．徒手療法においては，典型的に組織に対して，あるいは直接的アプローチが，一つの組織に焦点を合わせて行われてきた．たとえば関節に関しては（例，Cyriax，McKenzie，Kaltenborn，初期のMaitland，カイロプラクティックや整骨医学（osteopathy）が存在し，あるいは筋に関しては（例，JandaとLewit）が存在する．彼らの生き残りは成功の尺度の証明である．しかしながら，一つの組織に焦点を合わせていない他のアプローチ，すなわち促通法あるいは間接法（例，固有受容性神経筋促通法，Feldenkrais，Alexander，心理的）と呼ばれているものもまた結果において成功している．これらのアプローチは，特異な組織あるいは生体力学に対するよりはむしろ運動の質により多くの配慮をしているということができる．この議論の中心は，患者の検査と管理に多要素から成るアプローチの利用を推進することにある．

　一方，すべてのアプローチについて実際的な知識を成就することを望むのは不可能であるし，役に立つものについて意識し，理解することによって，患者と理学療法士のためになる利用と相談を促進することになる．神経系は，組織的-直接的アプローチにも，あるいは促通的-間接的アプローチにも連絡している中心的組織であることを思いつかせるようになっている．

両者のアプローチとも神経系を介してそれぞれの効果を伝達する必要がある．しかしながら，何か他の組織あるいは他の神経系が"中心"であるという考えに固執していたら，偏見なくものを考えることを邪魔している可能性がある．現在，神経-整形外科障害に関連した経過についての科学的理解は，それらの全体を理解する方向とは計り知れない距離がある．もし我々が先走って，理論的であると思われることや絶対的事実として明らかに見えることのみを取り上げるとしたら，それは，知識と理解をさらに追求する勇気を失わせ失望させることになる．椎間円板は，神経支配を受けていないと長い間考えられていたので，症状の直接的原因にはならないと思われていた．これはその後に論破されている（Bogdukら 1981），それから，私はその話はいまだに終わっていないと確信している．歴史的には，それが頑なに支持され，時には科学的な知識の進歩によって動きがとれなくなり，かつ誤って教えられた理論を盲目的に受け入れているのである．Bergland（1985）は，科学の犠牲において神経系は腺であるよりもむしろ電気的器官であると誤って見られていると主張してきた．理学療法士もまた広い心を持ち，我々のからだの機能-機能不全の場合のホルモンの役割と，その結果としてふるまいに現われるものについて考える必要がある．このことに関して，彼らは神経系を動かすことによってホルモンの分配に影響を与える手段をもっているかどうか，それから軸索原形質流の質を量に影響をもたらす手段があるかどうか考えなければならない．継続されている研究によって，あらゆる方法を探求することが極めて重要である．

そういうわけで，我々はすべての関係すると思われる組織を考慮し，そして組織的-直接的と促通的-間接的アプローチの両者を利用することに注意を払わなければならない．この本の目的は，神経-整形外科的疾患における神経系についての検査と治療に関係した科学，理論，概念，仮説それから技術を提供することにある．しかし，他の組織とアプローチに対して深い感謝の念と虚心をもって接する考えである．

参考文献

Bergland R 1985 The fabric of mind. Penguin, Melbourne
Bogduk N, Tynan W, Wilson A S 1981 The nerve supply to the human lumbar intervertebral discs. Journal of Anatomy 132: 39–56

I

相対神経伸張の基礎

1 神経系の機能解剖と生理学

はじめに

理学療法士は神経系障害による徴候や症状を正確に解釈するために，神経系の静的ならびに動的な構造を理解する必要がある．こうした理解をすすめることは安全で効果的なモビライゼーションの基礎をなすものでもある．

本章では，神経系それ自体の運動に関連する解剖と生理の研究成果について述べる．これに関連して神経系の運動に関する研究は，関節あるいは筋の研究と異なるものではない．神経系はまず第一にインパルスを伝導するために構築される．本章の主要な目的は，インパルスの伝導機能は体節の運動に順応している最中でも，この伝導を許す構造が備わっていることを明らかにすることにある．

本章は神経系自体の運動に関する機能解剖に重点を置いているため，インパルスの伝導に関するあらゆる重要な機能に関して記述が乏しいと思われるかもしれない．この問題に関して一読に値するテキストは数多くある．最近出版され推奨されるものとしては，たとえば，Walton (1982)，Mathers (1985)，Bowsher (1988) 等の著書が挙げられる．

連続する組織経路の概念

末梢ならびに中枢神経系は連続する組織経路を形づくっているため，一つのものとして考える必要がある．大まかな機能区分が認められるゆえに，末梢ならびに中枢という構成単位に区別しているが，これは人為的なものにすぎない．

このシステムは三つの面からみて連続体といえる．その理由はまず第一に，結合組織は神経上膜や硬膜といった異なる構成単位を有しているものの，連続している．一本の軸索をこうした結合組織がたくさんとり巻いている．第二に，ニューロンは電気的に相互に連絡されており，その結果，たとえば足部で発生したインパルスは大脳まで伝えられるだろう．最後に，神経系は生化学的に連続したものとみなしてよいだろう．同じ神経伝達物質が中枢と同様末梢にも存在し，軸索内には細胞質が流れている．

身体にはほかに，そのような連続性を有する構造は存在しないにちがいない．運動中，末梢神経系に加えられた伸張 (stress) は中枢神経系に伝達される．これとは逆に，中枢から末梢神経系へ伸張刺激が伝えられることもある．

もしも，神経系を一般に考えられているように多数に区分できる構造物というよりも，むしろ一つの器官として考えるなら，その仕組み (system) に加え，働き (mechanics) を変化させる病態力学的ならびに病態生理学的な結果をはるかによく理解できる．「一つの器官と考える」もっとも大きな理由の一つは，もしもこの神経系の一部にある変化が生じると全体に影響を与えるからである．神経系が連続した組織経路を有するがために必然的にこのような結果をもたらすのである．

専門的な解剖学的知識の必要性

神経系と他の身体構造物との間には，顕著に異なる力学的 (mechanical) 特性というものがある．それは，神経系は他の構造物に対しインパルスを流したり，それらから受け取ったりする点である．この特徴は，神経組織やそれに関連した結合組織が正常に働いているかどうかを判断するうえでの基礎となる．

人は，神経系が伸長 (stretch) されたり緩んだ状態でも，あるいは静止したり動いている状態でも，高

度に熟練した運動が可能である．たとえばダンサーやスポーツをする人を観察すれば，この点は明らかである．神経系は広範で多様な運動を行っている間にインパルスを伝導するだけでなく，運動中，力学的にも適応しなければならない．このことを支持する生体力学的 (biomechanical) 事実がいくつか見つかっている．脊柱管は伸展位より屈曲位のほうが，5〜9 cm 長くなるという報告がある (Inman と Saunders 1942, Breig 1978, Louis 1981)．もっと長い可動性を有する人もいるかもしれない．このように，脊柱管の長さに関してはかなり顕著に違いがあり，その内部に存在する組織に対する影響は臨床的に大変重要な事項である．

　組織経路は連続しているため，どんな四肢の運動でも，神経幹や脳脊髄幹に対して力学的な影響を与えないわけにはいかない（脳脊髄幹というのは中枢神経系が屈曲しているか折り重なっているかに関係なく，その経路に沿って一体のものとしてみなされるときに用いられる用語である (Bowsher 1988)）．肘部や股関節で何が起きているかを考えてみてほしい．そこでは運動の軸とは反対側に大きな神経が走行している．肘屈曲では尺骨神経が伸長される間，それに対応する正中，橈骨神経が適応して短縮しなければならない．インパルスを伝導している同じ組織が，まったく異なる力学的変形を受けていることになる．肘伸展時はこれとは逆のことが生じていることは明らかである．

　末梢神経は神経床の長さが著明に変化しても，それに適応しなければならない．たとえば，Millesi (1986) は手関節掌屈・肘屈曲位から手背屈・肘伸展すると正中神経の神経床の長さは約 20% 長くなると計算した．正中神経は何とかしてこうした事態に適応しなければならず，しかも同時にインパルスを伝導しなければならない．神経幹にはしかも圧迫に対する防御機構も必要になる．これは皮神経のように神経幹が体内から皮下へ出る出口付近とか，腓骨頭上を走る総腓骨神経のように，骨上を走行する神経では特にそうである．

　こうした事実は神経系機構が運動に適応したり，圧迫から身を守る以上に進化していることを示している．連続した組織経路は，ある複合した運動を制限する能力も備えている．次の章で取り上げる解剖やバイオメカニクスの概説では，神経系がそうした目的を容易に果たせるような機能的な構造を有していることを示す

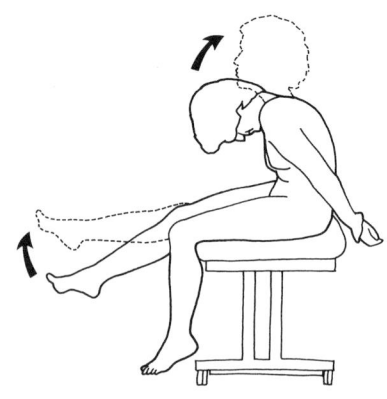

図 1.1　スランプ肢位における膝伸展可動域は頭部の位置で決まる．頸部の伸展が伴えば，被験者はより膝関節を伸展できる．

ことになっている．スランプテスト肢位（図 1.1）のような複合運動がその一例である．このテストの詳細については 7 章で述べる．

　このようにインパルスを伝導し，関連した多様な運動にも対応するといった二つの役割を果たすため，複雑で解剖学的に適応した機構というものが神経系に組み込まれている．これによって望ましいどのような姿勢あるいは運動でも，ニューロンを保護したりインパルスを伝導することができる．このように，組織に対し，さまざまな役割を果たすためには，複雑で機能的な構造を有することが求められるのである．

全体的形態と特徴

　神経系を構成する組織には主に二種類ある．その一つはインパルスの伝導に関わるもので，もう一つはインパルスの伝導組織を援助し，保護する働きに関係するものである．前者の例として挙げられるのは軸索・ミエリン・シュワン細胞などであり，後者が神経膠や髄膜，神経周膜といった結合組織である．この二種類の組織は体を動かしている間，インパルスの伝導を妨げないよう密接な関係を有している．

　その働きを明らかにした研究結果と矛盾しない，全体的で神経解剖学的な特徴がいくつか存在する．たとえば，末梢神経系は中枢神経系以上に環境に適応した機構が求められる．脳脊髄幹や髄膜は大部分を頭蓋骨で，一部を脊椎によって保護されている．末梢神経が運動性の乏しい脳脊髄幹と連結している部分がもっと

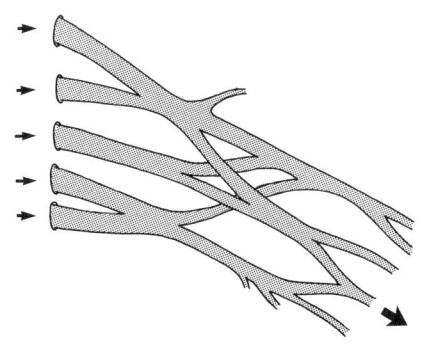

図1.2 力を分配する働きがある腕神経叢．1本の神経幹にかかったテンションは腕神経叢全体に分配される．

も問題となる領域である．大抵の末梢神経や神経幹は深部を走行しており，しかも四肢屈側に存在する．このことにより，末梢神経を保護できるだけでなく，神経の位置を運動軸に近接させておくことができる．これに対し，肘部を走る尺骨神経は伸側を走行する有名な例であるが，その結果，損傷を受けやすい．

神経系全体はすべてにわたって単純なH字の形をしている．このことはHのどの部分が伸張されても連続した組織経路であるため，かかった伸張刺激が二方向に分散されることを意味している．こうした考えは相対伸張（adverse tension）をもたらす領域の機構を検査する際に役立つのである．

末梢神経系は内・外側とも数多くの分枝や神経叢を形成している．感覚，運動，自律神経といった必須の構成要素を一つの神経幹に集めることが，末梢神経系の主たる目的である．しかしほんの少し力学的視点で神経系を捉えるなら，分枝や神経叢の全体的形態の目的は，それにかかる力を都合よく分配させる構造にあるともみることができる．たとえば，腕神経叢の相互の連絡性を取り上げてみよう（図1.2）．運動中，神経系の網状構造は末梢の単独の分枝にかかる過度の力を分散する働きがある．神経幹内では，神経線維がもっと複雑な分枝構造を有している．この点については本章の後半で議論し説明する．

神経系は，身体を貫くその行程で数多くの異なる組織と接触している．たとえば，上腕骨の螺旋状の溝を走る橈骨神経のように，硬く柔軟性に乏しい組織と接している神経もあれば，脛骨神経のように大腿後面の柔らかい組織にとり囲まれているものもある．また神経系は骨性，骨線維性，もしくは軟部組織単独の管の中を通過するものもある．もし神経が傷害を受けたなら，傷害の種類やその程度は，周囲構造の性状がどのようなものであるかによって決まるのである．

末梢神経系

このセクションでは，便宜上，神経系を末梢神経系と中枢神経系という伝統的な二つの項目に分けて論じる．末梢神経系は従来，視神経を除く脳神経，神経根・神経枝を含めた脊髄神経，それに末梢神経と自律神経系の末梢を構成する要素を総称した解剖学用語と定義されている（GardnerとBunge 1984）．末梢神経系はシュワン細胞で結合されており，これら細胞は中枢神経ではグリア組織に取って代わられる．

ニューロン

ニューロンは，一個の細胞体（核周部細胞体）といくつかの樹状突起，それに通常一本の軸索から構成されている．軸索は髄鞘化されているか，されていないかのどちらかで，何本かが束になって神経索や神経束を形成する．軸索は通常「神経線維」と呼ばれるものに相当する．軸索内部には軸索原形質として知られるニューロンの細胞質が含まれており，微細管システムやニューロフィラメントの内部や周囲を流れている．各々の軸索は髄鞘化された線維の場合，シュワン細胞でとり囲まれており，ミエリンを産生し，軸索をミエリン鞘が包んでいる．無髄線維の場合は一つのシュワン細胞が数多くの軸索と関係しているが，有髄線維の場合は，一本の軸索に対し一つのシュワン細胞が対応している．ランヴィエ絞輪がミエリン鞘の連続性を断っている（図1.3参照）．このミエリン鞘の不連続性が，活動電位としてのインパルスを一つの絞輪から次の絞輪へと跳躍して急速に伝導していくことを可能にしている．一本の独立した軸索は四肢の長さに応じて延びており，たとえば，腰椎後根神経節内の細胞体から発した軸索は，足部のシナプス終末まで達している．遠位軸索は細胞体とは異なる血液供給ニューロンに特別な接合をしている結合組織も違っているが，それでもなお一個の細胞なのである．ニューロンの一部に異常を認めた場合，それは結果的にニューロン全体の問題となるだろう．有髄線維のシュワン細胞やミエリ

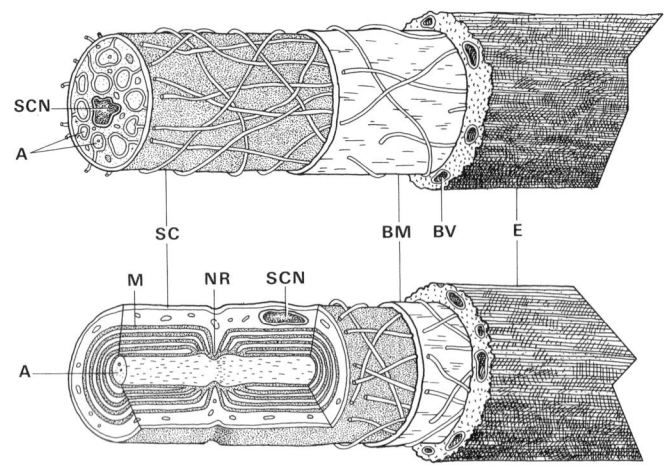

図1.3 有髄ニューロンと無髄ニューロンの概略図. A：軸索, B：基底膜, BV：血管, E：神経内膜, M：ミエリン, NR：ランヴィエ絞輪, SC：シュワン細胞, SCN：シュワン細胞核.

ン・シュワン細胞複合体をとり囲んでいるのは膠原性基底膜であり，同様にその基底膜は三層の結合組織のうちもっとも深層にある神経内膜に包まれている（図1.3）．

結合組織は物理的特性を備え神経線維を守る役割を果たしているが，これら神経線維自身もまた，張力や圧迫を処理する能力を具備している．軸索は神経束が神経上膜内を走行するように，波状に神経内膜細管の中を通過している．軸索が神経内膜細管の中をわずかに波状に走行しているために，伸長刺激に対してある程度対応できる．「Fontanaの螺旋帯」として知られる光学的現象はこうした波動が原因で生じる．ただし，この螺旋帯は神経に圧迫が加わった領域では観察されない（MackinnonとDellon 1988）．

ミエリン鞘は，あたかも生体力学的な目的を果たすための特性を備えているかのようだ．神経線維が伸長されたとき，有髄線維の節間距離が引き伸ばされることで，防御力が弱まったランヴィエ絞輪を保護する（De Renyi 1929, LandonとWilliams 1963）．神経に伸長が加わるとミエリン鞘の薄膜は互いに滑り，ミエリン鞘の中裂あるいは切痕（Schmidt-Lantermann切痕）は軸索まで斜めに，神経が伸長されている間は離れて走行している．これは，ミエリンより軸索円柱のほうが弾性を備えているからである（De Renyi 1929, Glees 1943, Robertson 1958, SingerとBryant 1969）（図1.4）．軸索が伸長されるとその直

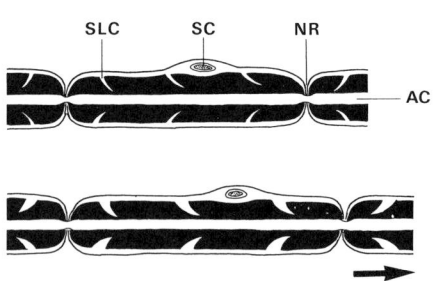

図1.4 ミエリン鞘の生体力学を表わした代表的概略図. 神経線維が伸長されるとミエリン鞘の薄膜は互いに滑り，Schmidt Lantermann切痕（SLC）は図のように開放される．AC：軸索円柱, SC：シュワン細胞, NR：ランヴィエ絞輪

径が縮まるだろうと想定するのは理に適っている．FriedeとSamorajski（1969）は，中裂はかなりの伸長を許し軸索の容積を変化させることを計算で求めた．ここに挙げた主な古い文献を除いて，ミエリン鞘の生体力学的な特性にはほとんど注意が払われてこなかった．しかしきっと神経には伸長に対して適応したメカニズムが存在するにちがいない．運動を治療手段とする者は顕微鏡レベルでの運動も考慮しなければならない．異所性インパルスが発生する原因が軽い脱髄である可能性があるなら（Calvinら 1982），ミエリン鞘の生体力学的異常が関与しているのかもしれない．

運動，感覚，自律の三種類の神経線維は末梢神経に収束する．脊髄前角細胞体から発した運動（神経）線

維は神経筋接合部に終末を形成する．シナプス結合する前の交感神経線維の細胞体もまた，第1胸髄（T1）から第3腰髄（L3）節の前角内部に存在する．後神経節線維は交感神経幹から起こる．また感覚神経線維は後根神経節の細胞体に起始し，マイスネル小体やパチニ小体，もしくは自由神経終末のような受容器に終わる．各々の神経における線維の占める比率は，当該神経の機能に依存している．たとえば，正中神経や坐骨神経はともに主要なものは四肢に延びており，自律神経線維の占める割合がもっとも高い．大腿外側皮神経のようないくつかの神経は純粋に感覚性であるのに対し，純粋な運動神経というものは存在しない．あらゆる神経は少なくとも数本の求心性線維を含んでおり，それは筋由来でなければ，おそらく関節構造からのものである．

神経内膜

基底膜をとり囲んでいるのは神経内膜管であり，それは緻密な膠原組織の細胞間質からなり，伸張性をもち弾性構造をしている（図1.3参照）．図1.5に示す神経内膜と二つの結合組織外層に注意してほしい．細胞間質には線維芽細胞，毛細管，Mast細胞，シュワン細胞が含まれるが，リンパ管路が存在するという証拠はまったくない（Sunderland 1978, Lundborg 1988）．

神経内膜は内膜間隙と内液圧を維持する重要な役割を演じており，これによって神経線維の環境は一定に保たれている．その内部空間はわずかに陽圧に保たれている．浮腫（3章）を引き起こすかもしれないほど内圧が変化すると，リンパ管が存在しなければ，軸索原形質（軸索形質流）の伝導や運動を妨げることになろう．幾人かの研究者によれば（Granit と Skoglund 1945, Sunderland 1978），もしリンパ管がひどい損傷を受けると，神経腫の形成や近隣神経線維との間に人工的なシナプス結合が生じるといったことを含めて，神経組織が破壊される可能性がある．

神経内膜の膠原線維は，本質的に縦方向に延びている——このことは，神経内膜が軸索を張力から守る役割を有している証拠である．三つの結合組織鞘，すなわち神経内膜，神経周膜，神経上膜は，いくつかの交差線維が格子を形成しているものの，すべて縦軸方向に配列された膠原線維を有している．また皮神経で神

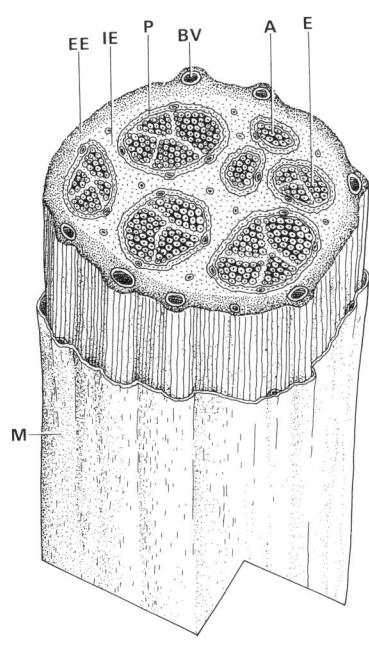

図1.5 末梢神経における多数の神経束をとり囲む結合組織鞘．A：軸索，BV：血管，E：神経内膜，EE：外側神経上膜，IE：内側神経上膜，M：神経間膜，P：神経周膜．

経内膜の占める割合が大きいのは，おそらく神経が体表面に近接する際，通常以上の緩衝を必要とするからだろう（Gamble と Eames 1964）．

神経周膜

各々の神経束は，神経周膜として知られる薄い鞘によって包まれている（図1.5参照）．哺乳類の神経幹には15層以上存在することもある（Thomas と Olsson 1984）．重なり合う周膜細胞同士の間には，基底被膜は存在せず，両端部の隣り合う細胞がオーバーラップして，神経周膜同士は「tight junctions（接着構造）」を形成している（Thomas と Olsson 1984）．Lundborg（1988）は神経周膜の役割の要点を次のように述べている．

- 神経内膜管内の中身を保護する
- 外力に対して力学的障害（barrier）として働く
- ある物質を神経束内の環境に寄せつけず，拡散させて一種の障害として機能する

この薄層は膠原と少量のエラスチンで構成されているため、神経周膜は張力に対してもっとも抵抗力がある構造をしていると考えられている (Sunderland 1978)。大半の膠原線維は神経線維が延びる方向と平行に走行しているが、一方、肘部での尺骨神経のように神経が急な角度で回り込まなければならないとき、よじれから神経を保護するため円を描くように斜めに走行する神経索もある (Thomas 1963)。神経周膜は張力テストの際、もっとも破裂しにくい末梢神経の結合組織鞘である (Sunderland 1978)。ところが最近 Kwan ら (1988) は、神経が全体に侵されていない家兎の脛骨神経周膜は、張力テストの際まず最初に破裂したと報告している。神経周膜が破裂するには、神経束内部の圧が約 300〜750 mmHg 以上なければならない (Selander と Sjostrand 1978)。このように神経周膜は丈夫で強い組織である。拡散障害という重要な役割についてはこの章の後半で議論する。

神経上膜

このもっとも外側に位置している結合組織の被膜は神経束をとり囲み、保護し、衝撃を緩和する役割を有している。膠原質でできた神経索は、主に神経幹の長軸方向に並んでいる (Thomas と Olsson 1984)。神経周膜の近くには、長く縦走する弾性線維が確認されている (Thomas 1963)。図 1.5 のように神経上膜は神経束周囲に限定的な鞘 (外側神経上膜) を形成しているだけでなく、神経束同士を離しておく (内側神経上膜) 役割がある点に注意してほしい。内側神経上膜は神経束間の滑りを促す。これは運動、とりわけ末梢神経が肢節の運動中に急角度で屈曲しなければならないときに、特に求められる適応形態である (Millesi 1986)。神経上膜の相対的容量は神経や個体間で異なる (Sunderland と Bradley 1949)。たとえば、神経幹が関節を横断したり、手根管のような管状の領域では、神経上膜は厚く存在する。また神経上膜は神経束を包む組織から完全に分化した別の鞘を形成している。隣接する神経束との関連でみると、神経幹は神経床内部と同じようにかなりの幅で運動する (McLellan と Swash 1976, Sunderland 1978, Wilgis と Murphy 1986)。また、神経幹の位置によって運動の範囲は異なってくる。そして神経上膜は神経幹に沿ったさまざまな位置において周囲組織につなぎとめられている。

末梢神経の支持結合組織は、たとえば腱と比較して、修復の際はるかに反応が良い (Daniel と Terzis 1977)。結合組織内の細胞は傷害に反応して、膠原素を合成し増加させる。結合組織は内部循環が高まるのを受けて急速に増殖する。リンパ毛細管網は神経上膜内を流れ、神経幹の動脈に付随する導管を通じて排出される (Sunderland 1978)。

末梢神経には多量の脂肪が存在し、これはおそらく衝撃を緩和する働きがある。臀部の坐骨神経は他のどの神経より脂肪が豊富である (Sunderland 1978)。この脂肪は衰弱すると失われ、その結果神経は圧迫性のニューロパチーに罹患しやすくなる。

末梢神経のすべての結合組織は高密度に神経支配を受けている (28 ページ参照)。

神経間膜

神経間膜 (mesoneurium) は末梢神経幹をとり巻く緩い疎性組織で、小腸の腸間膜 (mesentery) に似ているためそう命名されている (Smith 1966) (図 1.5 参照)。Van Beek と Kleinert (1977) は、神経は消化器官が有するように本当の間膜をもたないのだから、その組織は「(神経) 外膜 (adventitia)」と呼ぶべきであると提案した。多くの領域で血管は神経間膜を経て神経に入る。この組織のおかげで末梢神経は隣接した組織の脇を滑ることができるのに加え、「アコーディオンのように配列して」収縮できる (Smith 1966)。1989 年に Sunderland は末梢神経の周囲に非特異的な帯状の結合組織が存在し、この組織が神経をなめらかに滑らせる緩やかな枠組みを提供していることを確認した。また Lundborg (1988) はこの組織を「結合組織のようにしなやかな粘膜」と述べた。神経の動きは、常に滑る形のものばかりではない。Sunderland (1989) が指摘したように、注射の技術に精通する者なら、索状の神経は圧を加えたところから滑ることを知っている。神経間膜は、神経系を力学的観点から考えると重要な構造である。ところがその役割は未だ完全には解明されていない。たぶん神経が神経間膜を通じてある程度滑る一方、神経間膜の内側と、神経間膜と隣接する構造との間には結び付けるもの (attachments) が存在するのだろう。

神経上膜内部の線維束の解剖

神経は決まった構造をしているわけではない．神経束は神経幹内を波状に走行し，神経幹内部に絶え間なく変化する神経叢を形成している．図1.6は筋皮神経節内部の様子を示している．神経幹内部における神経叢の位置は，神経束の数や大きさが異なるように千差万別である．神経束の数と大きさとの間には相反する関係がある（Sunderland 1978）．しかし，Sunderland（1978）が描いた網状の神経束より，神経幹近位部やそれほど遠位とはいえない場所では，もっと複雑な構造を呈しているらしい（Jabalay ら 1980）．神経分枝に必要とされる求心性線維や遠心性線維が集まっていることとともに，神経幹内部で絶えず位置を変化させることは，神経束が直線的に延びているより，圧迫や張力から保護するのに都合がよい．

神経束が多く存在すればするほど，神経は圧力から逃れられ保護される（図1.7）．膝部の総腓骨神経がそのよい例である．膝窩中央部では腓骨神経は約8本の神経束から構成され，さらに数センチ遠位部にある腓骨頭では神経束が約16本に増える（Sunderlandと Bradley 1949）．総腓骨神経は腓骨頭付近では圧迫を受けやすい．たとえばその神経はむしろつごうの悪い位置にあって，その高さで行き先を遮断されており，また腓骨神経は腓骨頭にきわめて固く付着していて外力から逃れ滑るのは困難である．腓骨頭付近の総腓骨神経では結合組織の占める割合が，膝窩部（51%）に比べ 68% と高い（Sunderland と Bradley 1949）．一般に，末梢神経の少なくとも半分は結合組織が占めている．その割合は21%から81%で，関節付近に位置する神経ほど，その割合は高い（Sunderland 1978）．

神経外科にとって神経束の解剖を知る重要性は明らかである．そうした知識は神経縫合を行う際，最良の神経束同士の組み合わせを選択するうえで不可欠のものである．しかし，理学療法士にとってはそこまで重要ではない．神経系を触診すると（9章），神経束があまり存在しない領域のほうが，密に存在するところより神経が反応しやすいことがわかる（図1.7参照）．神経束が数多く存在する神経節ほど，よりしっかりと触診することが求められる．結合組織が神経組織より先に徴候を示すこともあるだろう．このことはチネル徴候を解釈するうえで，手助けにもなる（6章）．神

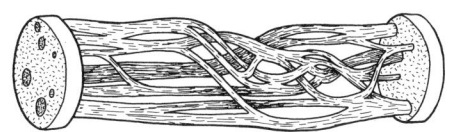

図1.6 筋皮神経内部の神経束の分枝構造．（Sunderland S 1978 Nerves and nerve injuries, 2nd edn. Churchill Livingstone, Edinburgh より．出版社と著者の厚意により許可を得て引用）．

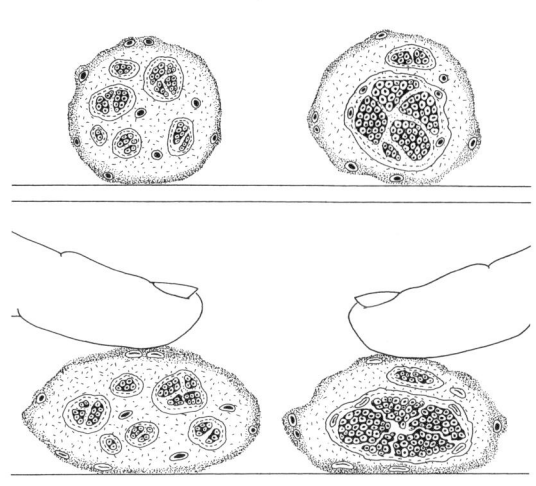

図1.7 神経束への圧迫．末梢神経に圧迫を加えるとき，神経線維に影響を与えるには神経束の数が多いほうが少ないところより，より大きい圧が必要である．

経束があまり存在しない領域の神経を打診すると，神経線維からの反応がより期待できる．私はこれまで神経系のバイオメカニクスに関する一部の仮説を神経束の解剖で説明してきた．簡単にいうと，上腕骨中部付近のように神経系が隣接組織を介してよく運動するところでは，腓骨頭付近のように神経系が良好な付属物を有するところより，神経束の数や結合組織の量はともに少ない．このことが神経叢内部を変化させ，徴候や症状の現われ方はどの神経束が傷害を受けたかという「運」次第だというのは，もっともな表現である．末梢神経幹の一部が傷害を受けた場合，その神経幹から1cm あるいはほんの少し離れたところで似たような傷害を受けたとしても，臨床に及ぼす影響は大いに異なるだろう．

自律神経系

　自律神経系（ANS）は，しばしば忘れられがちな神経系である．体性神経系の一部で，人為的に区分されたものとみなさなければならない．自律神経系は次の二つの連続したニューロンから構成される．その一番目のニューロンの軸索は「神経節前線維」として知られる．これらの線維は大脳あるいは脊髄に起始し，外側脊髄灰白柱内にあり，いくつかの脳神経や腹側神経根にも枝を延ばし，自律神経節内でシナプスを形成している．二番目の自律神経節内に起始する細胞体の軸索は「神経節後線維」と呼ばれ，内分泌腺や平滑筋に分布する．節前，節後線維とも補足交感神経や副交感神経部に分枝する．各々の節前ニューロンは約20本の節後ニューロンとシナプス結合し，交感神経活動を広く行き渡らせる重要な要素となっている（WilliamsとWarwick 1980）．四肢に延びる自律神経は遠心性線維からなる神経系であり，求心性線維が存在するという証拠はまったくない．

《交感神経幹と交感神経節》

　交感神経幹は節前線維の2本の鎖状線維から構成され，脊柱の両側に1本ずつ，頭蓋骨底部から尾骨まで延伸している．その鎖状線維には21〜25の神経節が含まれている．多くの節後線維（交通枝）は神経節から出て，それに対応する脊髄神経か他の鎖状線維に接続する（GardnerとBunge 1984）．

　交感神経節は被膜で覆われており，その被膜は付着する分枝の神経上膜から連続している．頸椎レベルでは，その鎖状線維は頸椎の横突起前方に位置する．胸椎レベルでは，肋骨頭の前方に付着し肋椎関節に接している．ついには腹部において椎体の前外側に位置する．2本の鎖状線維は仙骨の前方に位置し，尾骨前方で吻合する（WilliamsとWarwick 1980）．運動軸に対する鎖状線維の位置や隣接する組織との結合状態は，身体運動にとって重要な意味をもつ．こうした問題は2章の自律神経系のバイオメカニクスのセクションで議論し，解説する．

　頭部や頸部を支配する節前線維は，第8頸髄神経から第5胸髄節にかけて生じる．同様に，上肢は第2〜10胸髄節から，下肢は第10胸髄から第2腰髄節にかけて生じるが，鎖状線維は連続しているので力学的には，はるか遠方から影響を受けるかもしれない．

中枢神経系

神経根

　神経根は，末梢神経系というより中枢神経系の一部であると考えられている．神経根は髄膜を有し，シュワン細胞を欠き，脳脊髄液から少なくとも半分は栄養を受けている．

　腹根部のように同じ軸索が共通して存在しているかもしれないものの，神経幹の結合組織は神経根のそれとは非常に異なっている．多くの著者は，神経根を覆う結合組織は非常に弱いか，まったく存在しないという事実に注目している．このように，神経根は傷害を受けやすいことを彼らは提起し，以上のことは臨床所見にも合致する（Murphy 1977）．形態学的に，また生理学的にも結合組織は神経根とは別組織であり，神経と比較して生理的効果をもたらさない．神経根には末梢神経に多量に存在する結合組織が欠けている．Gamble（1964）は電子顕微鏡による研究を行い，神経根の結合組織は末梢神経幹のそれより柔らかい柔膜（クモ膜や軟膜）のようなものであったと報告した．これと一致する見解として，ParkeとWatanabe（1985）は，各々の神経細根はそれが現われたとき，個々の神経束の周りをとり囲んでいるもっとも外側に，軟膜層によって鞘が形成されていることを，走査顕微鏡を使った観察で報告した．これは顕微鏡で観察すると「ガーゼの切れ端」に似ていた．ParkeとWatanabe（1985）はこれらの層を「神経根軟膜」と呼び，顕微鏡下では網状の開いた被膜が脳脊髄液（CSF）を自由に浸透させていると述べた．

　このように結合組織自体が少なく，その力が弱まっているということは，神経根線維が無防備な状態におかれているということを意味するものではない．さもなければ神経根は脊髄から抉出し（avulsion），ひどく傷害されるのは，ごくありふれたこととなろう．大抵の場合，このようなことは起こらない．神経根が傷害されるのは，普通は牽引ではなく，むしろ間接的に椎間板や軸突起関節といった周辺組織に由来するものである．神経幹や神経叢にテンションが加わることに

よって脊髄から神経根を抉出させることなど，ほとんど起こり得ない（Barnes 1949, Frykolm 1951）．分娩麻痺を観察すると，そこでは神経叢が損傷されるものの神経根は温存され，神経根のレベルではかなりの安全機構が働いていることが分かる．末梢神経は伸張や運動刺激をよく吸収するが，神経根付近ではそれ以外の部位に伝達される．神経根付近には，このように外力を伝達する数多くの特徴がある．

1. 第4, 5, 6頸髄神経は，それぞれの横突起の溝に強固に付着している．Sunderland（1974）は，死体の下位頸椎付近の組織を検査したところ，「神経組織とその被覆組織は椎間孔には付着していない」ことを見出した．椎間動脈は，神経溝の後上方で脊髄神経を圧迫している．Sunderland（1974）は頸椎と上位胸椎の研究のなかで，そのような動脈と神経の付着関係は他の場所ではみられないと述べた．

腰仙髄神経根の外莢膜付着物は，すでにSpencerら（1983）やTencerら（1985）によって詳しく述べられているが，以下で再検討する．身体のさまざまな領域に存在するこうした付着物についての比較はいまだになされていない．

神経根複合体は椎間孔内での運動を許されているが，脊柱管中央に付着する硬膜のような，付着物が占める領域がほかにもある（16ページ参照）．

2. 髄節レベルでは，硬膜や硬膜外組織は結合組織の被膜を形成している．硬膜外組織には，Dommisse（1975）やHasueら（1983）が述べたように，硬膜外被膜を含まなければならない．背根神経節を過ぎたところで，この被膜は神経上膜と神経周膜を形成している．実際のところ，しばしば教えられているのとは違って，この三つの末梢神経結合組織被膜がちょうど三つの髄膜組織と結合しているわけではない．機能的にみて，この構造は最上であるとはいえない．というのは，組織的に強靭な神経周膜は神経根と力学的に同等のものを有しているわけではなく，もしもテンションを伝達する手段があれば，神経周膜は弱いクモ膜に比べてはるかに強靭だからだ．硬膜外組織や硬膜は結合して，神経上膜や神経周膜の外層を形成している．神経内膜は，柔膜から連続した組織である（Shantaveerappaとetc Bourne 1963, Sunderland 1974）．Hallerら（1971）は，神経周膜の外層にある「開終末層（open endedness）」は硬膜/クモ膜に連続しており，

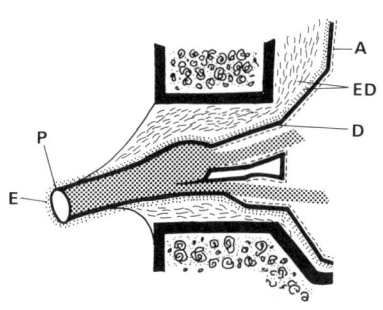

図1.8 末梢神経と中枢神経系の接合領域（図の縮尺は一定ではない）．A：クモ膜，D：硬膜，ED：硬膜外組織，P：神経周膜，E：神経上膜．（Sunderland S 1978 Nerves and nerve injuries, 2nd edn. Churchill Livingstone, Edinburghより．出版社と著者の厚意により許可を得て引用）．

その内層は軟膜鞘を形成していると記している（図1.8）．この構造こそ，加わった力を配分すると同時に神経線維をとり巻く環境を一定に保つのに，もっとも適している．神経周膜は引き続き硬膜や硬膜が包んでいる脳脊髄液とともに拡散障害機構を有しており，神経上膜管の血液神経障害はある意味で軟膜から延長したものである．この接合領域はしばしば誤解されている．この領域の記述に関してのほとんどは動物，なかでもラットでの研究から得たものである．

3. 硬膜スリーブは，差し込み機構を有している．これは神経根が椎間孔から引き抜かれるのを防ぐばかりでなく，かかった力を分配するのにも便利だ（図1.9）．椎間孔への差し込み方は，硬膜スリーブが椎間孔に引き込まれるような形で行われる（Sunderland 1974）．Sunderland（1974）は，牽引力（traction）は結局歯状靭帯経由で脊髄に伝達され，この靭帯は神経根にかかるテンションを部分的に緩和するとも述べている．

4. 神経根自身も，波状に折りたたまれ，広げることもできるという機構を本来的に有している．脳脊髄液は神経根が代謝的に要求するエネルギーのおよそ半分を供給している（ParkeとWatanabe 1985）．脳脊髄液は神経根にかかる衝撃を和らげ，保護してもいる（Louis 1981, Rydevikら1984）．神経根内部の個々の神経束は末梢神経部と同様，お互いに滑る能力がある．また「豚の尻尾」のようによじれた血管が神経束に供給されていることについては数多くの証拠があり，本章の後半に詳細に述べ，図でも説明している

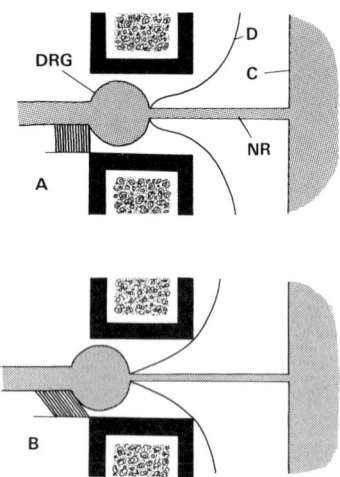

図1.9 椎間孔の差し込み機構．C：脊髄，D：硬膜，NR：神経根，DRG：背根神経節．(Sunderland S 1978 Nerves and nerve injuries, 2 nd edn. Churchill Livingstone, Edinburgh より．出版社と著者の厚意により許可を得て引用)．

(Parke と Watanabe 1985)．

　神経に加わった外力の一部は，最終的には中枢側に伝えられるだろう．結合組織と神経組織の両方がその力を吸収することを理解することが重要である．

　神経根は下位頸椎から上位胸椎付近では，常に脊柱管から真っ直ぐ前方へ延びているとは限らないらしい．C 3 から T 9 にかけての折れ曲がった神経根に関する論文は，継続的に数多く発表されている（Baldwin 1908, Frykolm 1951, Reid 1958, 1960, Nathan と Feuerstein 1970)．折れ曲がった，あるいは「上へ向かう」神経根とは，硬莢膜内でいったん下に降りてから，それぞれの椎間孔から上に向かって現われることを意味している（図1.10)．Reid（1960）は 5 歳以上の 80 体に及ぶ死体解剖の結果，71％もの割合で，神経根が「変則的な」方向へ走行していることを発見した．Nathan と Feuerstein（1970）は，折れ曲がった神経根の発生率は 50 体中 38 体であったと報告している．また Reid（1960）は，頭位を屈曲や伸展位に変えると，神経根の走行が吻側あるいは尾側に移ることにも気づいた．このことはより若い死体ほど明白であった．彼の結論は「正常な直立姿勢」の描写を目的として，頭部の位置を変えたことから導き出されたものであった．伸展すると，上に向かう神経根の数は増加

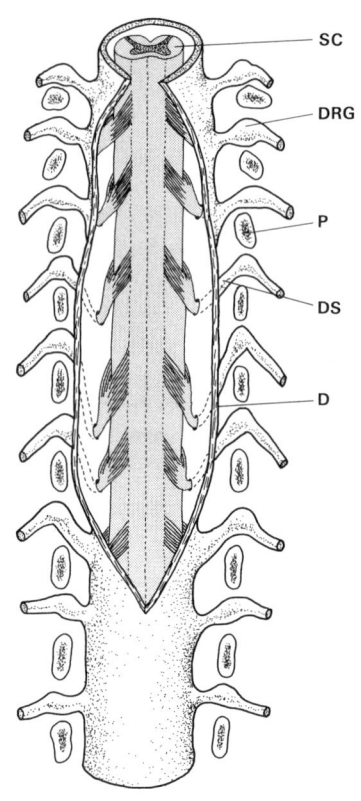

図1.10 神経根の折れ曲がった経路．D：硬膜，DS：硬膜スリーブ，P：椎弓根，DRG：背根神経節，SC：脊髄．(Nathan & Feuerstein 1970 を改変)．

した．この現象はたぶん，運動中の神経根や硬膜スリーブを危険な状態におくことであろう．図1.10を見れば分かるように，このような折れ曲がった神経根はあらゆる方向の運動に対して危険な状態にある．神経根が折れ曲がるのは，少なくともある部分は脊柱の変性退縮といった病理的な変化か，あるいは屈曲することで適応した髄膜や脳脊髄幹の残りの部分とともに，硬膜が下側に拘束された結果によるのかもしれない．どちらの研究でも，そのような変化は 25 歳以下の死体ではめったに言及されていない．Dommisse（1986）が，こうした存在について論議していることに注意すべきである．

脳脊髄幹

　脳脊髄幹（脊髄）は，延髄から連続するものである．およそ第 2 腰髄節に至るまで，脊髄は先細り，脊髄円

1 神経系の機能解剖と生理学 13

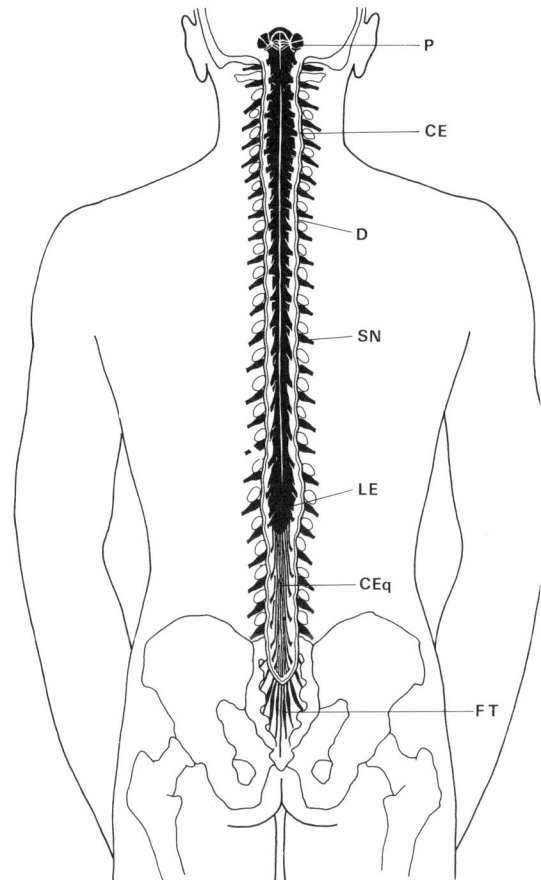

図1.11 脳脊髄幹と硬膜．CE：頸髄膨大部，CEq：馬尾，D：硬膜，切断し反転されている．FT：終糸，P：橋，SN：脊髄神経，LE：腰髄膨大部．（Mathers 1985 を改変）．

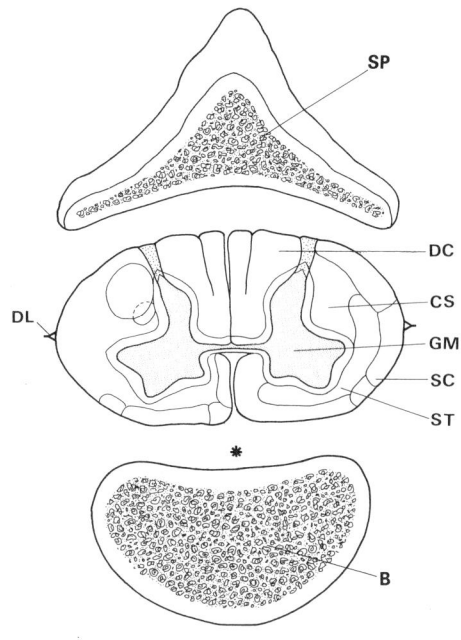

図1.12 脊髄路——屈曲・伸展運動軸のおよその位置．屈曲・伸展運動中，脊髄背側部は他の脊髄路より大きく動く必要がある．＊は回旋軸付近．B：椎体，CS：皮質脊髄路，DC：背側柱，GM：脊髄灰白質，SC：脊髄小脳路，SP：棘突起，ST：脊髄視床路，DL：歯状靭帯．

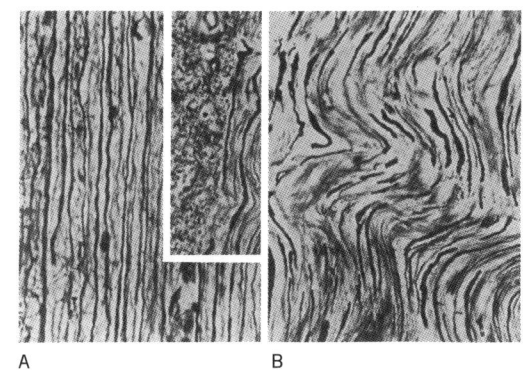

図1.13 ヒト脊髄前正中裂と脊髄白前交連領域における伸長による影響（×525）．
A 脊髄屈曲がもたらす伸長による影響．
B 短縮した場合の影響．
　いくつかの領域にある神経線維が分けられるために厚さが増し，また神経線維が折りたたまれたため全長にわたって短縮されないことに注意せよ．
(Breig A 1978 Adverse mechanical tension in the central nervous system. Almqvist & Wiksell, Stockholm より許可を得て引用)．

錐を形成する（図1.11）．脳脊髄幹は脊柱管内のスペースのうち，およそ半分程度を占める（Hollinsheadと Jenkins 1981）．上行路は脊髄の外縁部に位置している．このことは，たとえば脱出した椎間板組織や血液からの圧迫に対してより影響を受けやすくするばかりか，上行路は大量の運動に対応しなければならないことを意味する．脊髄を屈曲させると，屈曲/伸展方向の運動軸は脳脊髄幹の前方に位置するため，脊髄の後方部は前方を走行する脊髄路より大きく動く必要がある（Breig 1978）．脊髄を伸展させると，おそらく逆のことが生じていよう．脊髄を側屈させると凸側の脊髄路は凹側より引き伸ばされていよう（図1.12）．

中枢神経系の軸索は，さまざまな結合組織により十分保護されている．しかし，末梢神経のような神経線

維にも，それ自身を保護する内在的な仕組みが存在しないというわけではない．正常な生理的運動では，神経線維が伝導を通して制御する身体運動についていくのに何の問題もない．数多くの教科書が述べているように，軸索は真っ直ぐに延びているわけではなく，脊髄が伸長するときに真っ直ぐになるよう，渦巻き様に折りたたまれている（図1.13）．後柱は前柱に比べてより深く折りたたまれ，よじられている，というのは後柱は他の脊髄路より回旋の瞬時軸から遠く離れているからである（WhiteとPanjabi 1978）．

Breig（1978）は，脳脊髄幹が伸長刺激に適応するには以下の二つの方法があると記している．

- 軸索が真っ直ぐになるにつれて折りたたんだ状態を広げたり，よじれを解く．
- 隣接する脊椎節に関連して動く．

実際に新鮮な脊髄末端部を切断すると，もし結合組織付着物がなければ，粘液質ゲルのようなものが流れ出る（Breig 1978）．TransfeldtとSimmons（1982）は，似たような運動をする適応機構はネコの脊髄にもみられると報告している．

髄膜

髄膜として知られる三つの結合組織細胞膜が脊髄をとり囲んでいる．内側の二つは柔膜として知られるクモ膜と軟膜である．外層にはもっと厚い硬膜が占めている（図1.14，図1.15）．

《軟膜とクモ膜》

これら二つは硬膜に比べ，大変傷つきやすい膜である．網状か格子状の膠原線維が，軟膜やクモ膜を構成している．これによって伸張や真っ直ぐな圧迫に耐えられる（Breig 1978）（図1.16）．こうして，神経の構成要素を保護するのと同時に運動性を確保している．この格子構造は脳脊髄幹内のリンパ管内だけでなく，灰白質や白質の神経膠内にも存在する（Breig 1978）．軟膜は，脊髄外細胞液腔とクモ膜下腔の脳脊髄液とを隔てる連続した組織である．クモ膜柱は軟膜からクモ膜に向かって交差する．NicholasとWeller（1988）は，クモ膜と軟膜の間に中間の柔膜層が存在することを証明した（図1.14参照）．彼らは，クモ膜柱に沿っ

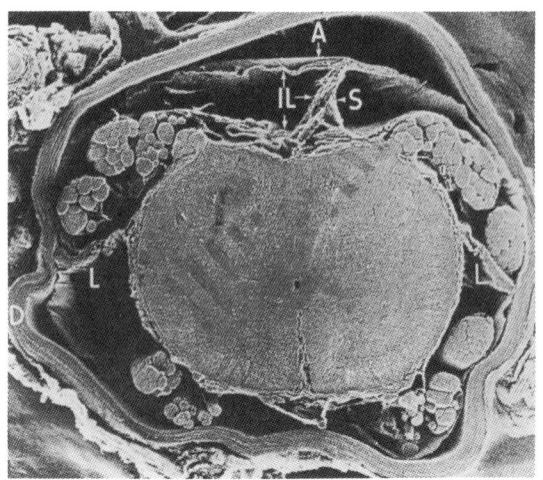

図1.14 乳児（生後15カ月）の腰髄の走査電子顕微鏡写真．L：歯状靭帯，D：硬膜（層状構造に注意），A：クモ膜，S：背側中隔，IL：中間柔膜層．(Nicholas DS, Weller RO 1988 The fine anatomy of the human spinal meninges. Journal of Neurosurgery 69：276-282より．出版社と著者の厚意により許可を得て引用)．

て存在するこの層は，身体運動時，脳脊髄液中の圧迫波を弱める働きがあることを示唆した．クモ膜はその内部に脳脊髄液を満たす必要から，いくつかの膜が合同して多層構造を形成することでうまく適応し，その役割を果たしている（WaggenerとBeggs 1967）．

《脳脊髄液，クモ膜下腔と硬膜下腔》

クモ膜下腔（図1.14，図1.15参照）には脳脊髄液が満たされている．脳脊髄液は第一に栄養物を供給する役割を果たすが，それだけでなく，脊髄のバイオメカニクスに対し補助的役割も果たしている．脳脊髄液は水力学的に衝撃を緩和するように働くと考えられており，流体が脊髄や神経根をとり囲み，身体運動中の保護的役割を果たしている（Louis 1981）．偶然であるにしろ意図的であるにしろ，硬膜に穴があくような傷害あるいは硬膜術後の合併症を考えると，その力学的役割のもつ意義は明らかである．脳脊髄液の衝撃緩和作用は，硬膜に傷がついた場合には，脳脊髄液が漏出することによって失われる．頭蓋硬膜や血管（すべて神経支配を受けている）に牽引力がかかると，このような症状を引き起こすと思われる（Spielman 1982）．硬莢膜は頭蓋内圧，腹腔内圧，胸腔内圧の変化に反応して，急速にその容量や形態を変えることが

1　神経系の機能解剖と生理学━━━15

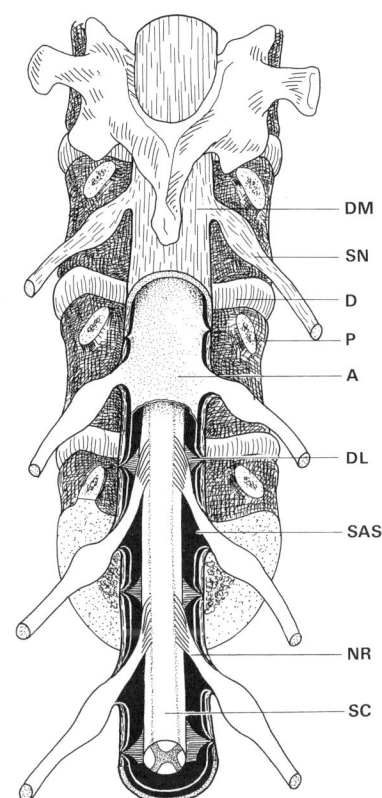

図1.15 脊柱管，髄膜，脊髄を切開したときの概略図．A：クモ膜，D：椎間板，DL：歯状靱帯，DM：硬膜，NR：神経根，P：椎弓根，SAS：クモ膜下腔，SC：脊髄，SN：脊髄神経．

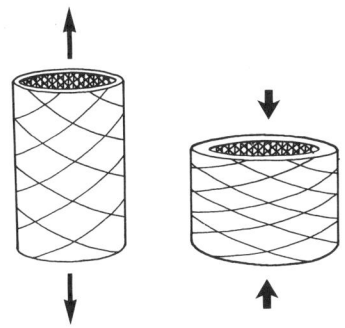

図1.16 クモ膜や軟膜の膠原線維の配列構造はある程度の伸張や圧縮を許している．

できる（Martinsら 1972）．このことは，脳脊髄液が運動に応じてかなりの動力的機能（dynamics）を有していることを示している．脊柱管は相対的に圧縮できない形態のため，圧迫に対して硬膜外の静脈叢が働くように，硬莢膜の形態が変化しなければならない．脊柱管内の組織が病理的に変化すると，容易にこうした機構が妨害を受けることになる．

硬膜下腔（図1.14参照）は可塑性に富んだ間隙であり，ほんの少しの漿液を含み，おそらく硬膜上をクモ膜が滑るのを許している．

《硬膜》

硬膜はもっとも外側に位置する髄膜層であり，非常に強靱でもっとも強い組織である（図1.14，図1.15参照）．それは主に膠原線維からなり，長軸や各層に一列に並んだエラスチン線維をいくらか含んでいる（Tunturi 1977）．こうした構造は，硬莢膜が軸方向の外力には強靱であるものの，横方向の力にはかなり弱いという弱点につながっている（HauptとStofft 1978）．硬膜が破れる場合は，軸方向に引き裂けてしまうと外科医がしばしば述べている．硬膜はまた加齢とともに劣化することがなく，心臓弁膜置換術の格好の素材でもあり，注目すべき組織である（van Noortら 1981）．このことは，硬膜は血管新生と神経支配が良好で，丈夫であることを示唆している．硬膜の神経支配とその重要性に関する議論は，この章の終わりと4章で取り上げる．

脊髄硬莢膜は大孔から尾骨部の終糸まで連続して走行する閉鎖された管状になっている．脊椎節レベルでは，神経根スリーブのように延長部がある．脊髄硬膜は頭蓋硬膜から途切れることなく連続している．

《他の脊柱管内の内容物》

硬膜上腔には脊柱管内静脈叢があり，これについてはこの章の後半で詳しく述べる．またこの付近には脂肪の堆積した組織もある．脂肪堆積物は椎間孔と黄色靱帯間の後陥凹部に存在する（ParkinとHarrison 1985）．脂肪は利用可能な間隙によって調節されているようにみえる．狭窄によって脊柱管内の脂肪量は減少する．

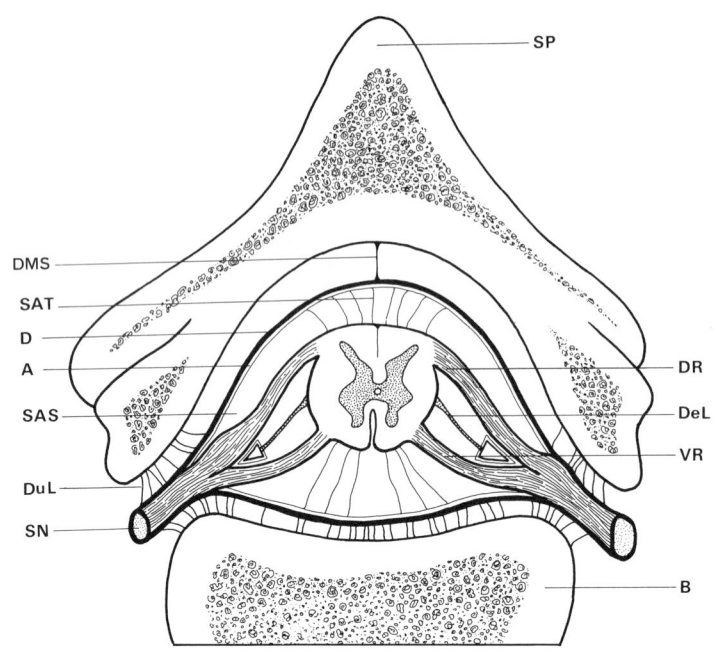

図1.17 脊柱管と脳脊髄幹，髄膜付着物の横断面の概略図．A：クモ膜，B：椎体，D：硬膜，DuL：硬膜靭帯，DeL：歯状靭帯，DMS：背内側中隔，DR：背側根，SAS：クモ膜下腔，SAT：クモ膜下柱，SN：脊髄神経，SP：棘突起，VR：腹側根．

神経系の関係――間隙と付着物

　身体の構成要素間の結び付きは，運動する構造物によって関係づけられる．神経系でいえば，各構成要素をとり巻く間隙と構成要素同士のつながり方で決まる．神経組織や結合組織の周りには適当な間隙が必要で，安静時や脊柱が生理学的な運動を行っている最中はそれを許す十分な間隙がなければならない．脊柱管内には脳脊髄液で満たされたクモ膜下腔，可塑性に富んだ硬膜下腔，硬膜上腔の三つがあり，これらが主な考察の対象となる．これら三つの間隙の統合性が，運動を行ううえで不可欠なものである．

　神経系は，周囲組織や周囲構造物に付着している．これら付着物は他の身体部位のものとは異なっているが，くり返し現れる構造的な特徴を有し，神経系の正常な可動域にとってきわめて重要である．このことは理学療法士にとって重要な概念である．たとえば，ちょうど膝関節に膝部の運動を導き制限する側副靭帯と十字靭帯が存在するように，これと似たような役割を神経系の接合物が果たしている．間隙や付着物の構造や性質が変化すると，相対伸張症候群（adverse tension syndrome）では臨床的に重要な意味をもつだろう．歯状靭帯のように神経組織に付着するものが結合組織の上に，さらに硬膜靭帯のように結合組織に付着するもの（神経組織）が他の構造物の上に，といった観点から付着物を考察する必要がある．

　Hasueら（1983）は，脊柱管や椎間孔の神経組織周囲の間隙は女性より男性のほうが狭いことを明らかにした．彼らは，周囲組織の発達や変性狭窄は男性のほうによくみられるとも指摘している．

硬膜外側の接合物

　頭蓋骨内部で硬膜は，頭蓋骨中央部では緩やかに付着し，縫合線付近ではしっかりと付着している（MurzinとGoriunov 1979）．脊髄硬膜は頭蓋硬膜から連続したものである．大孔や尾骨で固くしっかりと付着しており，外側終糸によって尾骨まで延びている．これは薄く，脊髄より弾力性のある管になっており，脊髄の過伸張に対して緩衝する働きがあるらしい

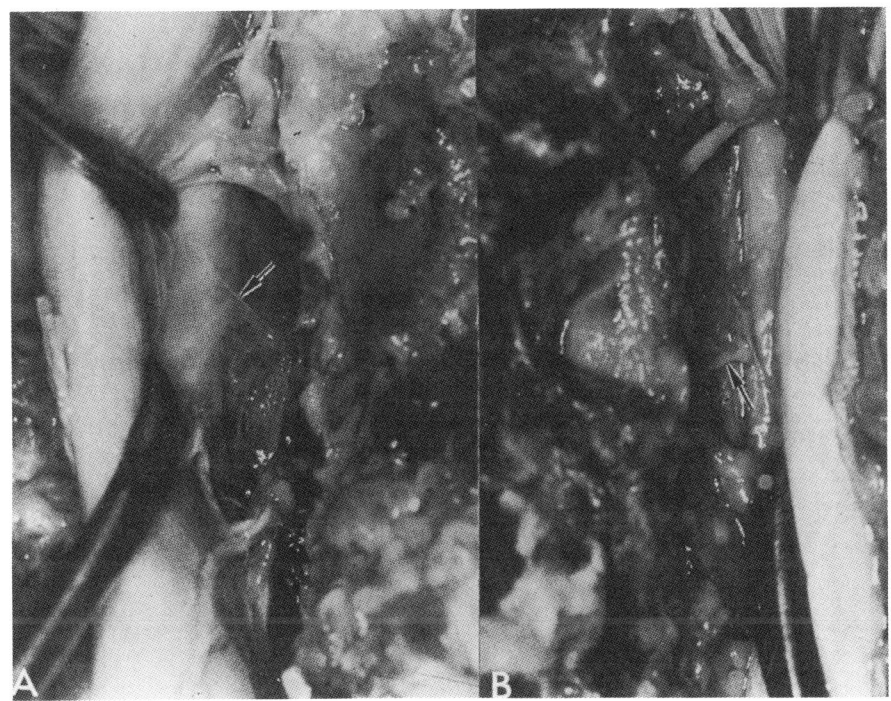

図1.18 硬膜靭帯．**A** 胸椎レベル．**B** 腰椎レベル．プローブで硬茨膜は押さえられている．
(Tencer AF, Allen BL, Ferguson RL 1985 A biomechanical study of thoracolumbar spine fractures with bone in the canal. Part III. Mechanical properties of the dura and its tethering ligaments. Spine 10：741-747 より．出版社と著者の厚意により許可を得て引用)．

(Tani ら 1987)．尾骨痛（13章）というありがちな障害を抱える患者の病態を調べている理学療法士が，患者の神経系の力学的働きが変化していることを見出すことはよくある．

硬膜靭帯網（ホフマン靭帯）は，その前箋膜を脊柱管の前ならびに前外側に付着させている（図1.17，図1.18）．初期の解剖学者は，これら靭帯がつなぎとめる役割があることをよく知っていた．再びこれら靭帯に興味がもたれ始め，脳脊髄幹や髄膜のバイオメカニクスの一部としての研究が復活してきた（Spencer ら 1983，Tencer ら 1986）．この靭帯は腰椎で特によく発達しており，中央付近で硬膜をつなぎとめるばかりでなく，外側陥凹部でも連結する役割を果たしている．Blikna（1969）は第4腰椎周囲の硬膜靭帯は他のどこよりも何倍も強靭なため，プローブでは動かせなかったと記している．硬膜靭帯は胸椎では薄く長くなる傾向があり，頸椎ではより短めで厚くなる（Romanes 1981）．Tencer ら（1985）は研究のなかで，腰椎レベルでは硬膜靭帯，神経根，神経幹は外力を分配する際に等しく重要であることを明らかにした．Tencer ら（1985）は，これら靭帯は長軸方向に硬膜が動くのを最小限に抑える働きがあることも発見した．にもかかわらず，脳脊髄幹とその膜が身体の残りの部分に物理的に大変強く付着するようにしているのは末梢神経系なのである．

背側にある皺襞あるいは中隔（背内側中隔）は，黄色靭帯と硬膜後面の間にある脊柱管後面で一貫した特性があることが証明されている（Parkin と Harrison 1985，Blomberg 1986，Savolaine ら 1988）（図1.17参照）．すなわち，これら付着物は前部より後部の方が長い（Parkin と Harrison 1985）．また構造的に複雑で強固な組織であり，神経髄膜組織のバイオメカニクスの一部として巻き込まれることは避けられず，とりわけ Penning と Wilmink（1981）が述べるように，前後屈運動時の相当部分で特にその傾向は強い．この硬膜後面の付着物の存在が，硬膜外注射によって望ま

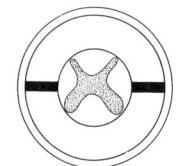
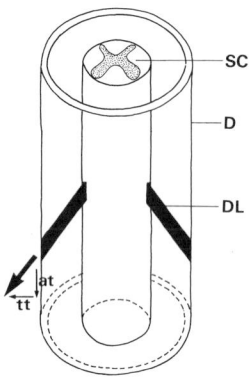

図 1.19 歯状靱帯は脊髄を硬莢膜内で吊るす役割がある．これら靱帯は脊髄を硬莢膜内中央に固定させ，長軸方向や横方向の力に対して安定性を与えている．D：硬膜，DL：歯状靱帯，SC：脊髄，at：長軸方向のテンション，tt：横方向のテンション．（White & Panjabi 1978 より）．

しい効果が得られない原因にもなっている．もし皺襞が連続した組織ならば，すべての硬膜に注射液が浸潤しないかもしれない．

硬膜内側の接合物

硬膜囊内には 21 対の歯状靱帯がある（図 1.14，図 1.15，図 1.17 参照）．これら靱帯は軟膜から硬膜まで走行しており，脊髄を硬莢膜内で中央部に保つ方向におかれている．脊髄は筴膜内で「吊るされた」状態にあり，どんな伸張あるいは運動も脊髄内より筴膜内のほうがはるかに大きい（Epstein 1966, White と Panjabi 1978）（図 1.19）．Tani ら（1987）は，終糸ばかりでなく歯状靱帯も屈曲中に，脊髄が過度に伸長されることを防いでいることを明らかにした．頸椎症に関連して肥厚した歯状靱帯は，脊髄の変性に影響を与えている（Bedford ら 1952）．

クモ膜下柱は，クモ膜から軟膜まで走行している．それらは脳脊髄液が通る大きな導管を形成し，おそらく脳脊髄液内の圧力波を弱める働きをしている（Nicholas と Weller 1988）．

末梢神経系の接合物

末梢神経も周囲組織に張り付いている．しかし，末梢神経は神経床内での運動が許されているものの，血管が入り込むようなところや神経分枝ではあまり自由がきかない．この部分は血管などが代役を務める領域であり，たぶん現在のところ神経バイオメカニクスにおいて重要なことを映し出している領域である．神経鞘内組織や神経それ自身，それに神経が張り付いている構造物などは，運動を目的として明らかに非常に複雑な構造をしている．末梢神経の走行に沿って，腓骨頭付近の総腓骨神経や橈骨頭に対する橈骨神経のように，他の組織より付着物が多い領域があることは明白である．しかし，他の領域では 1.5cm 以上に及ぶほど著しく動くところもある（McLellan と Swash 1976）．初めのほうのセクションで私は神経鞘内組織について議論した．隣接した組織が末梢神経に張り付いているところでは，神経鞘内組織が連続した構造をしているなら，どうにかして神経鞘を通って付着していなければならない．この結合については組織学的に分析する必要がある．

臨床徴候の基礎

神経系に関連した徴候の再現を理解するには，次の三つのプロセスに関する知識が重要である．

- 神経系に対する血液供給
- 軸索伝導系
- 神経系結合組織の神経支配

これら三つのプロセスすべては力学的変形の影響を受けるだろう．

循環

神経系は循環血液中の利用できる酸素のうち 20% を消費するが，身体質量の 2% を占めるにすぎない（Dommisse 1986）．細胞のなかでもニューロンは血流

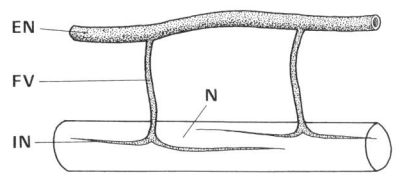

図1.20 神経内外に分布する循環系．EN：神経外血管，IN：神経内血管，FV：供給血管，N：神経系．

の変化に特に敏感である．神経が正常に機能するには，その代謝需要を満たすだけの脈管系の供給が妨げられないことが必要だ．あらゆる動的・静的な姿勢においてもニューロンに対する血流が妨げられないよう，神経系に対する血液供給（神経の血管）が確保される仕組みを備えている．血液は，インパルスの伝導やニューロン細胞質の細胞内運動にも必要なエネルギーを供給している．

ニューロンに対する血液供給路には，一般的なパターンというものが存在する．神経に対して外在する供給装置としての動脈系と，神経系内部に内在するシステムがよく発達している（図1.20）．身体の多くの部分で血液供給が非常によく保たれているため，たとえ血液を供給する血管が障害を受けても，内在システムが，正常に神経が機能するのに十分な血液を供給するのは可能である．このように血液供給が保証されているなら，神経系は相対的に血液供給から独立して機能を営むことができよう．たとえ末梢神経外科術で供給血管が除去されたとしても，障害を引き起こすことはないだろう．しかし血管除去後，生き残った供給動脈が遮断されると神経は急速に衰えることになる（PorterとWharton 1949）．

脊柱管と脳脊髄幹の循環

これら構造物は多数の供給ルートを有している．椎骨動脈，深部頸椎，後肋間・腰椎動脈などが脊柱に血液を供給している．それら動脈は髄節ごとの動脈枝を通じて，脊柱管とその内容物にも血液を供給している．

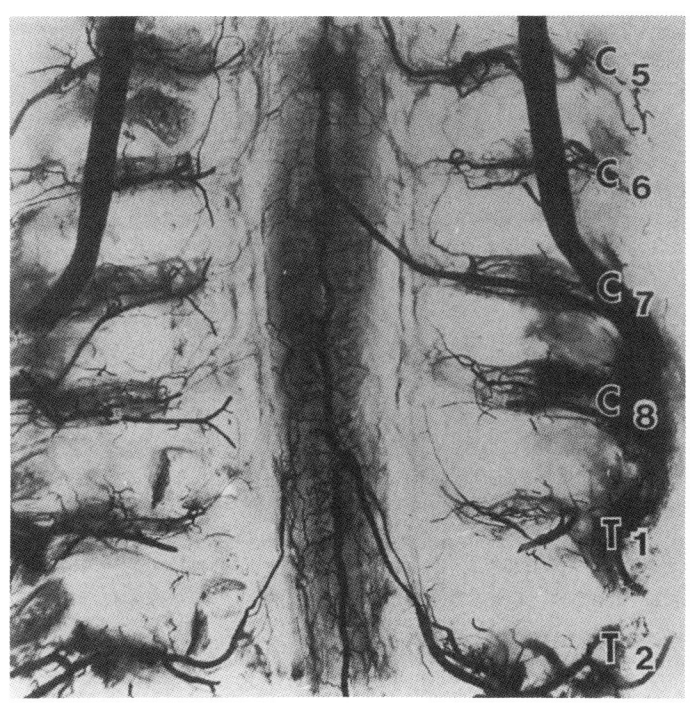

図1.21 新生児の頸胸髄部の血管造影像．この図は頸部脊柱管のC5〜C7レベルでの延髄動脈の血管新生を示している．このレベルの脊柱管内腔はもっとも狭まっている．（Parke WW 1988 Correlative anatomy of cervical spondylotic myelopathy. Spine 13：831-837より．出版社と著者の厚意により許可を得て引用）．

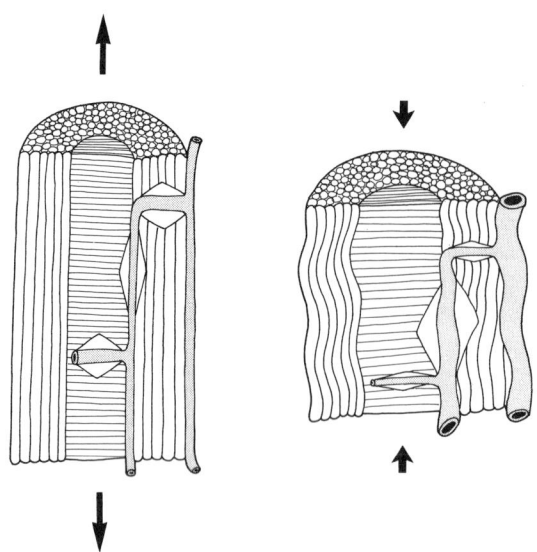

図1.22 脊髄の伸張あるいは圧迫中における血液供給.（Breig 1978を改変）.

ある脊椎レベルでみると脊髄内供給枝が分かれ，縦走している前脊髄動脈と2本の小さな後脊髄動脈に吻合している．またどのレベルでも，それぞれの髄節で脊髄動脈は神経根の遠位半分に血液を供給する（神経）根動脈を配している．前脊髄動脈は脊髄の約75％に供給している．これら供給血管に関連した機能的に独立し縦走する循環系が数多く存在し，通常，髄質への供給ルートとして8つの動脈が周りにある（Lazorthesら1971, Dommisse 1974）．これら動脈は腰椎や頸椎では普通もっと多く存在するが，その数は解剖死体によって大きな違いがあるとDommisse（1986）は述べている．彼は，ある死体で前髄質供給路はたった2本しかなかったが，ほかでは最高17本まであったと記している（Dommisse 1986）．そのように動脈がたった2本しかない者は，多くの供給動脈路を持ち合わせている患者よりリスクが高く，同じ損傷が原因でも，出現する徴候や症状は明らかに違ったものになっていよう．大半の動脈は下位頸椎と腰椎部で脊髄に入る．これは理に適った構造であり，その理由として，そこに血液を供給する腕神経叢や腰仙髄神経叢のニューロンが存在するだけでなく，脊椎運動中，脊柱管に関連した運動をこれら神経叢が制限しているためである（Louis 1981）（図1.21）．脊髄と脊柱管の運動に関するこれらの問題は，次章で取り上げる．

脊髄裂は血管がニューロンに近づきやすくしている．これら血管周囲の間隙は脊髄液を排出させるリンパ管の通り道でもある．これら脊髄裂やリンパ管内には柔膜をとり巻く似たような格子状の膠原線維が配列しており，こうして膠原線維の格子構造が伸張や圧迫刺激から血管を守る働きをしている（Breig 1978）．こうした機構に加え，多数の髄節に応じた供給系が脊髄のすみずみまで及んでいるため，血液供給は通常保証された状態にある．また神経内に縦走する血管とともに，髄節ごとに横断する供給血管系とが補助的役割を果たしている．脊髄が伸長されたとき，横断する血管は折りたたまれ，縦走する血管は引き伸ばされる．脊髄が短縮したときは，これとは逆の現象が生じる（図1.22）．もう一つ別の防御機構は，脊髄内で起こっている強い波動によるものである．おそらく侵害組織より離れたところから脊髄内で絶えず波動衝突は起こっていると考えられる．（Jockichら1984）．

多用途の静脈系は，脊柱管内に存在する．髄内静脈は硬膜上腔にある一連の縦走静脈（椎骨静脈叢の一部）内に排出する．脊柱管内のこれら静脈には弁はなく，静脈圧はわずかに低い（PenningとWilmink 1981）．これは逆流を許す構造であり，咳や緊張亢進に伴う血液の突然の流入に適応したメカニズムであるといえる．脊柱管内圧は静脈系の変化を通じて，脳脊髄液圧とともにバランスが維持されている．静脈叢は脊柱管内の神経組織以外の残りの間隙を大部分埋め尽くしており，これも脊髄を保護する役割をいくらか担っている．結局これら静脈は，PenningとWilmink（1981）の言を借りれば「内圧維持装置」としての機能を有している．

第4胸椎から第9胸椎レベルまで，危険な循環領域というものが存在する．この領域は脊柱管がもっとも狭く，血液供給も乏しいところである（Dommisse 1974）．このことは「T4症候群」と呼ばれるような

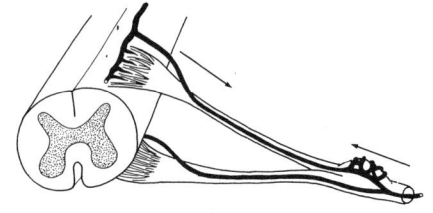

図1.23 神経根に対する神経外血流．（Bogduk & Twomey 1987を改変）.

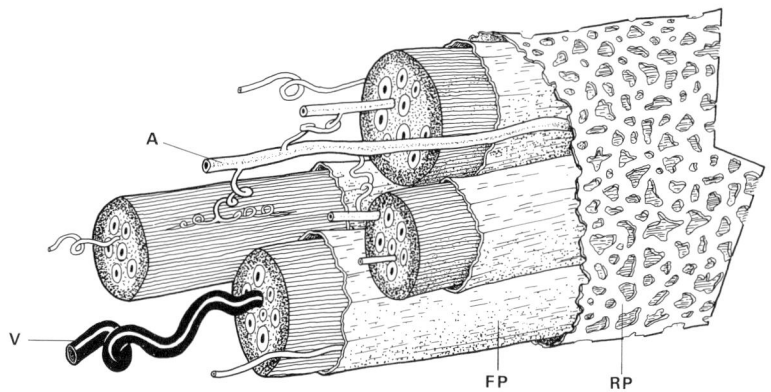

図1.24 神経根に対する内在血液供給．A：細動脈，EP：神経束軟膜，RP：神経根軟膜，V：細静脈．(Prake & Watanabe 1988 を改変)．

症候と関連があるかもしれない（13章）．

神経根の循環

神経根は二つの異なる求心血管から血液の供給を受けている．近位小根動脈は縦走脊髄動脈から分かれ，遠位部に流れている．一方，遠位小根動脈は髄節ごとに生じ，近位部を流れている（Parkeら1981）（図1.23）．この二つの動脈が合流するところは相対的に循環が乏しい領域である．神経根自体での神経内への供給ルートは大変複雑である．ParkeとWatanabe（1985）は，運動中の神経根への循環供給に関する代償的適応について調べた詳細な研究を行っている．図1.24のように神経束同士が互いに滑り合えるよう運動への適応が全可動域にわたっていることは明らかだ．こうした特徴は頸椎より腰椎神経根のほうがはっきりしている（ParkeとWatanabe 1985）．またParkeとWatanabe（1985）は「コイル状，T字状のバーと，豚の尻尾の合わさったような」適応形態だとも述べている．血管枝が閉ざされると，コイルと豚の尻尾にあたる部分は伸張され，T字状のバーのような血管枝に急速に血流の短絡が起こる．WatanabeとParke（1986）は，脊柱管狭窄を伴う死体では，豚の尻尾にあたる血管は圧縮をかけた両サイドでは目立っていたが，圧縮直下の部分ではほとんど目につかなかったと述べた．また全体が神経束間の外側方向や軸方向への運動を許す構造になっている．これらは脊椎運動中，椎間孔で生じる神経根の「ピストン様」の運動に必要な適応といえる（Sunderland 1978）．

神経小根を流れる静脈はわずかしかなく，血液の逆流が明らかに伴うにもかかわらず，ある程度動脈の供給系に似ている（ParkeとWatanabe 1985）．

末梢神経系の循環

末梢神経系は中枢神経系より良好とはいえないまでも，同じくらい循環組織による血液供給を受けている（図1.25）．おそらく，この循環組織は末梢神経系に要求される運動の可動域が大きくなるにしたがって発達してきたものと思われる．循環状態の変化に対して末梢神経系の軸索が損傷を受けやすいことはよく知られている（Sunderland 1976, Rydevikら1981, Gelbermanら1983, PowellとMyers 1986）．循環組織は損傷を受けても，周囲組織に関して神経がどこに位置しようと，もう一度生き残った血流路が再編される．末梢神経の外在する血流路は運動に対して余裕をもたせているようなものである．というのも供給血管は柔軟性に富んでおり，その結果，神経は血液供給に変化がなくとも滑ることができるのである．図1.26を見て，神経がどこで屈曲し，また血液供給を適切なものにするために循環系がどのように適応しているかに注意してほしい．一般に，大きな供給血管は神経が周囲組織に関して動かないか最小限の領域の神経に入る．この一例として正中神経や橈骨神経が通る肘部が挙げられる．この問題に関する詳細は次章で議論する．たとえ外在供給系の一部が途絶えたとしても，内在供給

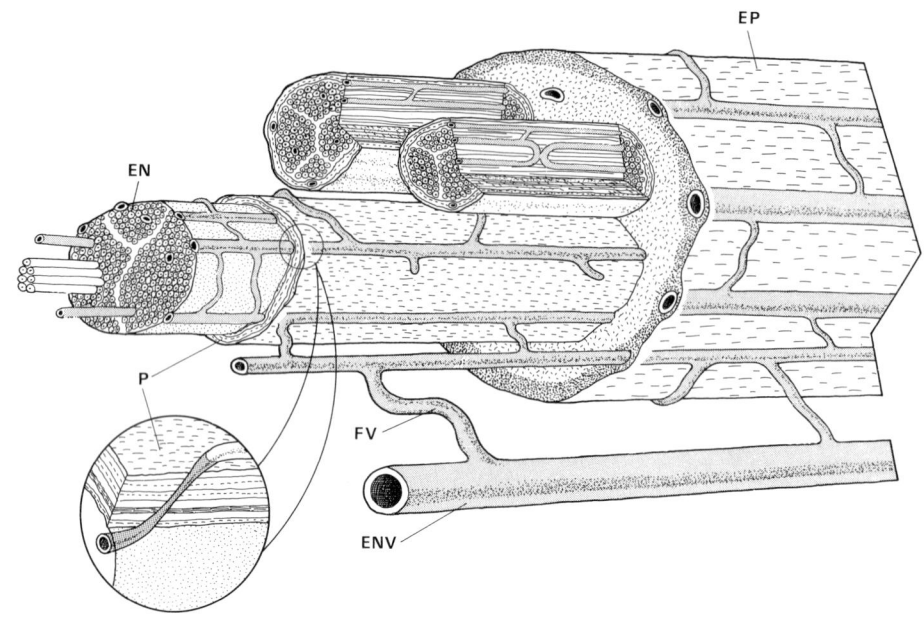

図1.25 末梢神経の神経束集合体の血液供給．EN：神経内膜，ENV：神経外血管，EP：神経上膜，FV：供給血管，P：神経周膜．装入図は血管が斜め方向に神経束に侵入している様子を示す．（Lundborg 1988 を改変）．

系は神経線維の必要を満たすに十分なほどの血液を供給している（Lundborg 1970, 1975）．

内在血管系は広範囲に分布しており，神経内膜や神経周膜，それに神経上膜と連絡している．ただ毛細血管のみが神経周膜を横切り，内膜の内側に入り込んでいる．これら血管は斜め方向に神経周膜を横切るようにして走行しており，そのことは神経束内部の圧力が高まった場合，血管が閉じるよう締めつけることで弁機構としての役割を果たしているのかもしれない．図1.25 の拡大部分を注意して見てほしい（Lundborg 1988）．

通常の状態では神経内血管系のみが用いられる．しかし，外傷を受けるとより多くの血管が動員される（Lundborg 1970）．神経内の血流は逆流することが可能で，複数の側副血行系が存在する．図1.26 のループ状の動脈を参照してほしい．こうした構造は神経線維への血流が障害されないことが必要で，しかも神経内膜の環境を一定に保つことが重要であることを示している（Lundborg 1975, Bell と Weddell 1984）．神経内血管は交感神経支配である（Hromada 1963, Lundborg 1970, Appenzeller ら 1984）．Appenzeller ら（1984）によれば，特定の血管を支配する神経はそ

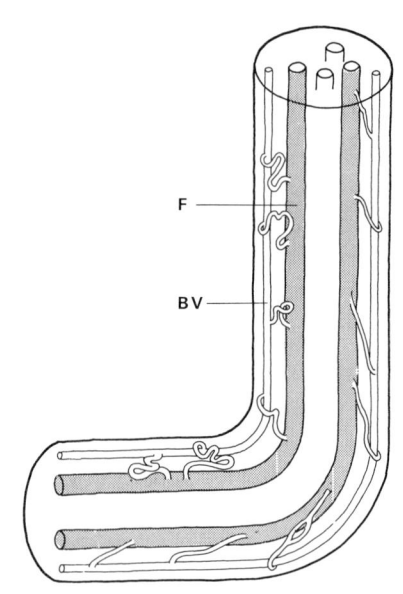

図1.26 供給血管が神経束内部での運動に適応していることを示す図．F：神経束．BV：血管．

の血管が供給している神経幹から生じている．これによって，おそらく神経が機能するのに必要な血液を調整して供給しているのだろう．

伸張と圧迫は確かに循環動態を変化させるだろうが，そのメカニズムは十分解明されているとはいえない．伸張は縦方向に走行する血管の直径を減少させ，神経束内部の圧力を高め，神経周膜を横切る血管を絞り込み閉鎖させる結果になる．約8%の伸長で血流の減少は始まり（ウサギの坐骨神経路），約15%の伸長をされると完全に血流は遮断される（LundborgとRydevik 1973, OgataとNaito 1986）．この点についての臨床上の重要性については3章で議論する．

血液-神経障害

神経束内部はわずかに陽圧環境にある．この組織圧は神経内膜液圧（EFP）と呼ばれているもので，おそらく神経周膜の弾性によって維持されている．Lundborg（1988）は，仮に神経周膜を切断すると，そこからどのように神経内膜内の中身が「キノコ雲のように噴出する」かを明らかにした．イオンの構成あるいは神経束内圧が変化すれば血流を妨げ，その結果，神経伝導や軸索原形質の流れが二次的に影響を受けるかもしれない．神経内膜内の環境を維持する二つの障害が存在し，その一つが神経周膜の拡散障害（diffusion barrier）であり，もう一つが神経内膜の微小管に存在する血液-神経障害（blood-nerve barrier）である．神経周膜はより抵抗力のある障害である（Lundborg 1981）．神経周膜の薄層は拡散障害機構の一端を担っている．その接合部は「固く詰まった細胞層」を形成し，内部物質の流れを制御することで神経束内部の環境を調整している（Lundborg 1988）．小さな毛細管や細静脈のみが神経周膜の薄層を通り抜け，そこを斜めに貫いている（Myersら 1986）（図1.25参照）．この障害は双方向に機能している．つまり外部の刺激から保護するばかりでなく，浮腫が原因で神経束内圧が高まれば（LundborgとRydevik 1973）障害は閉ざされる機構を有している．拡散障害の保護機能としては，末梢神経が神経伝導機能を保ったまま感染域を走行する部分が，そのよい例である．神経周膜障害は外傷や神経周膜術に対してさえ抵抗性を有し，たとえばその結果もたらされた神経上膜に生じた浮腫が，神経周膜を傷つけることはない（Rydevikら

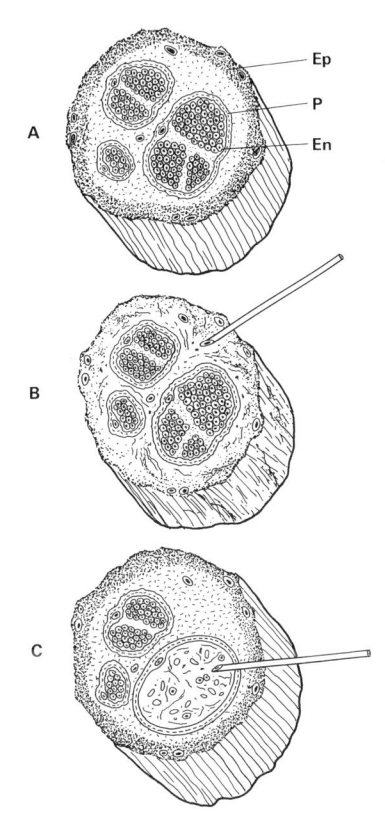

図1.27 神経周膜障害．E：神経内膜，Ep：神経上膜，P：神経周膜．
- A 末梢神経の正常な状態．
- B 神経周囲や神経上膜内部にある反応が伝えられると経由した物質がもたらす影響に対し，神経周膜障害は神経内部の環境を維持し防衛するよう機能する．
- C ある反応が神経周膜内部で生じたり（ウイルス感染や浮腫など）神経束内圧が上昇すると障害は閉じ，その作用は神経周膜内部にとどまる．また神経組織の破壊が引き続いて起こるかもしれない．

1976）．虚血性の神経上膜性浮腫でも少なくとも初期の段階では，その障害に影響を及ぼすことはない（Lundborgら 1973, Lundborg 1988）．神経系内部やその周囲に，長期に浮腫が生じたときにもたらされる結果については3章で議論する．

神経内膜毛細管床は血液-脳障害の末梢部の例として考えられており，血液-神経障害として知られている（Waksman 1961）．放射性トレーサーのような物質や染色されたタンパク質などは神経上膜を流れる血管を通過するものの，神経内膜微小管の密に詰まった内皮細胞を通過できない（OlssonとReese 1971, Ol-

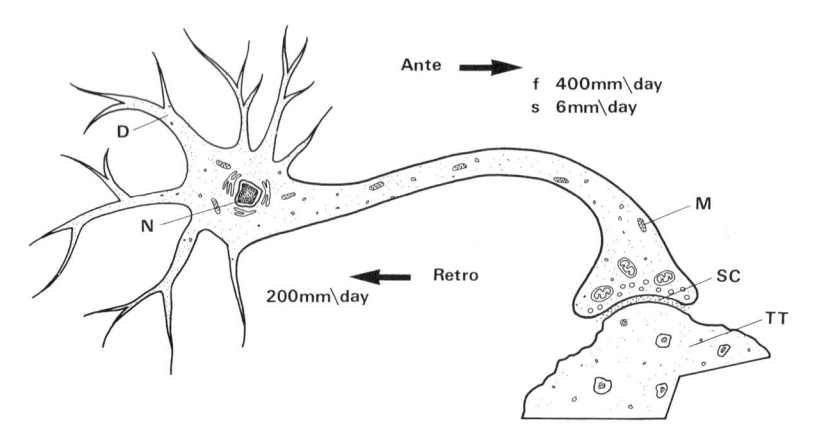

図1.28 単一ニューロン内の軸索伝導系．D：樹状突起，N：核，M：ミトコンドリア，SC：シナプス裂，TT：標的組織．

sson ら 1971)．これに対して注目すべき一つの例外は，糖尿病に関連して，単糖がこの障害を通過できるということだ（Mackinnon と Dellon 1988)．これら二つの障害は，急性あるいは慢性の圧迫刺激が加わると打ち破られてしまう（Rydevik と Lundborg 1977, Mackinnon ら 1984)．

神経周膜障害の機能については図1.27で説明している．神経周膜外で起こった反応は簡単に神経内膜内部には到達しないだろう．ただ，微小管に虚血性障害のような反応がもたらされると浮腫を招き神経内膜内液圧が上昇する結果，障害を閉じることになる（Sunderland 1976, Lundborg 1988, Mackinnon と Dellon 1988)．末梢神経節の神経周膜は末梢神経のそれとよく似た障害の機能を有している．Mackinnon と Dellon (1988) は，血液-神経障害が障害されると免疫的障害が機能しなくなることを意味しており，血液-脳障害と同様，炎症あるいは外傷によって引き起こされると主張した．

理学療法士には，神経周膜の特性や拡散障害に関する知識が必要である．障害を解釈したり予後に関する多くの解答がその構造のなかに隠されている．神経周膜内部やその周辺の病理がどのような状態であるかで，モビライゼーションの手技や予後は異なってくる．拡散障害の機能障害に引き続いて起こる病理過程については3章で議論する．

軸索伝導系

あらゆる細胞の細胞質内部では，細胞を構成する物質が運動している．ニューロンの細胞質（軸索原形質）もこれとまったく同様である．ところが，軸索の長さや機能によって細胞内部に特別な運動機構を有することがある．足の筋肉から腹側角の細胞体に到達する運動軸索のような場合，細胞体の軸索は1m以上に及ぶことがある．もしニューロンの細胞体の直径が100 cmなら，軸索の直径は10 cmで周囲の長さは10 kmになるだろう（Rydevik ら 1984)．軸索や終末に含まれる物質の体積は，その細胞体の体積の数千倍に及ぶかもしれない（Lundborg 1988)．哺乳類の軸索原形質は粘りけが強く，水の約5倍の粘性がある（Haak ら 1976)．必然的に細胞内の伝導メカニズムは複雑である．これら機構は軸索伝導系と呼ばれており，現在の神経科学研究における動向の大きな位置を占めている．軸索には平滑原形質内網，リボソーム，微小管，それに一つの構成物であるかのような振る舞いをするニューロフィラメントなどが含まれ，それらあらゆる構成物は軸索原形質の伝導機構の一部を担っているらしい．おそらく，人間の運動はこの細胞内の自動運動に関して一定の役割を果たしている．

軸索内部の物質の流れは一定に制御されている．一本の軸索には著しく数多くの異なる軸索伝導系が存在しており，そのうち三つの主要な流れが確認されてきた．一個の神経細胞体から標的組織に至るまで（順行

性軸索流）には，速い伝導系と遅い伝導系とが存在する．また，標的組織から神経細胞までの間には軸索原形質の逆行性軸索流が存在する（図1.28）．この両方向の流れが存在することは明らかである．というのは，これがなければ神経はその周囲の圧の亢進によって遠位，近位部とも膨張してしまうからである（MackinnonとDellon 1988）．

順行性軸索流

神経細胞体で生産された物質は，さまざまな速度で軸索に沿って伝導される．輸送系には伝導される速度を基に二つのグループが確認されている．一日に約400 mm の速度で運動する速い伝導によって神経伝達物質や伝達小胞といった物質が運搬され，これら物質はシナプスでインパルスを伝達する際に用いられる（Drozら 1975）．この伝導系は途絶えることのない血液からのエネルギー供給に依存している．さまざまな毒性物質や乏血が伝導速度を遅くするか停止させてしまうことにもなる（Ochs 1974）．

一日に1〜6 mm の遅い速度で運動する順行性軸索流によって，微小管やニューロフィラメントといった細胞体を構成する物質が運搬される（LevineとWillard 1980，McLeanら 1983）．遅い伝導系は本質的に軸索の構造を維持する役割を備えている．

この伝導系の正確なメカニズムはまだあまりよく分かっていない．力を産生する酵素や伝導フィラメントを含めたさまざまな仮説が提唱され，これらをLundborg（1988）が要約している．

逆行性軸索流

目標組織から神経細胞体までの逆行性軸索流の速度は，一日約200 mm と速い．この伝導系は環流される伝達小胞物質や，神経終末あるいは障害を受けた神経節から放出される神経成長因子のような細胞外物質を運搬する．

どうやら逆行性軸索流は軸索やシナプスの状態，それに標的組織も含めたシナプス周囲の一般的環境における「栄養に関する情報」も伝えているらしい（KristenssonとOlsson 1977，VaronとAdler 1980，Bisby 1982）．もし逆行性軸索流が物理的な圧迫を受けたり血流不足によって変化すると，神経細胞体の反応が引き起こされる（Ochs 1984，DahlinとMcLean 1986，Dahlinら 1987）．単純ヘルペスのようなウイルスは，逆行性軸索流を通じて神経細胞体内に取り込まれる（Kristensson 1982）．軸索原形質流の減少が引き起こす環境や影響については，3章でより詳細に議論される．

理学療法士が神経系のモビライゼーションを治療手技として採用するにあたって，軸索伝導の概念を理解することは重要である．Korr（1978, 1985）は，我々が治療対象としてきた多くの障害や治療によって得られる反応は，軸索伝導系と関連しているかもしれないと数年間にわたって提案してきた．このことに関連してKorrは，関節構造に対する治療について次のように述べている．関節構造ばかりでなく神経系のモビライゼーションが与える影響は論理的に軸索流に対してより大きな影響をもたらすだろう．これら軸索伝導系に関する知識も重要である．なぜなら最適の結果を得るためには局所の理解を進めるより，神経系に沿って現われる症状の展開（例：二重挫滅・多重挫滅症候群）を予想し，治療の必要性を確認するために必要だからである．

神経系の神経支配

このセクションのタイトルはいささか逆説的である．しかし，神経系の結合組織は神経支配を受けており，この結合組織は症候をもたらす一因となる可能性がある．本章ではすでに，神経系のもつ運動機能が果たす役割についての要点を示してきた．神経の支持組織が神経支配を受けることで一次ニューロンがある保護を受ける形になる．この神経支配によって神経系の結合組織は筋，関節，その他組織と同様の方法で感覚入力の変化に寄与することも意味している．

神経系が神経支配を受けているという証拠の解明作業は完全とは程遠い状態で，臨床上の重要性についても十分理解されているとは言いがたい．神経学や整形外科学の主要な教科書の多くはその点を無視している．また神経系が他の組織とどのように関係しているのか，その「力学的視点で捉える」ことも重要である．神経系に付着するこれら付着物や構造物はどうも神経支配を受けているらしい．

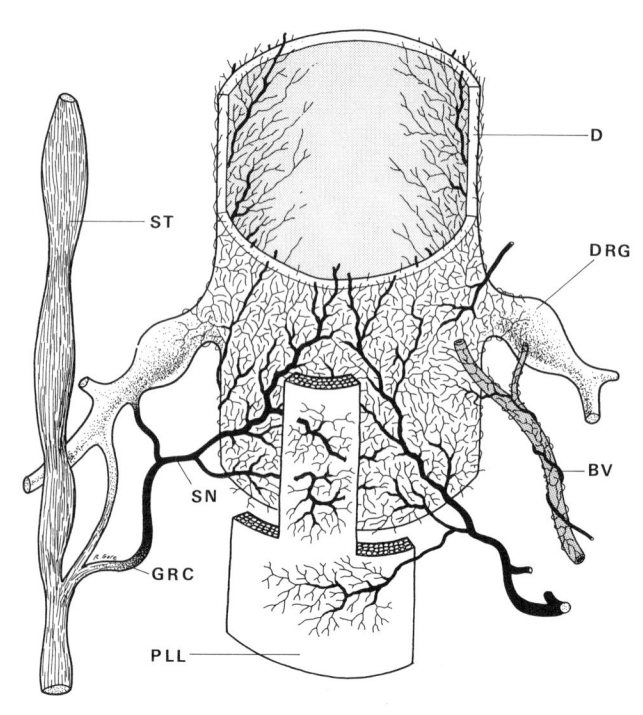

図 1.29 硬膜を神経支配する脊椎洞神経を腹側から描写した図．BV：血管，D：硬膜，DRG：背根神経節，GRC：灰白交通枝，PLL：後縦靭帯，SN：脊椎洞神経，ST：交感神経幹．硬膜は直接脊椎洞神経の神経支配を受け，何本かの線維は後縦靭帯を経由している．また血管からの神経線維は硬膜にも供給されていることに注意せよ．

髄膜

硬膜が髄節性で両側性の脊椎洞神経による神経支配を受けていることを初めて著わしたのは Luschka (1850) である．この神経はかりそめにも拡大鏡なしでは見ることが困難なほどごく小さな神経である．各々の脊椎洞神経は，腹側枝から起こる体細胞神経根の結合体や，灰色交通枝あるいは交感神経節から起こる自律神経根などから，背根神経節の遠位部に至る (図1.29)．この神経は時に，回帰性髄膜神経として知られる．各々の脊椎洞神経は血管周囲の方向に裏側に向かって延び，椎間孔を経由して脊柱管に入る (Hovelacque 1927, Bridge 1959, Kimmel 1961, Edgar と Nundy 1966, Edgar と Ghadially 1976, Bogduk 1983, Groen ら 1988, Cuatico ら 1988)．

脊椎洞神経の分枝は硬膜に枝を延ばすばかりではなく後縦靭帯，骨膜，血管，線維輪をも支配している (Edgar と Ghadially 1975, Bogduk 1983)．Hovelacque (1927) は，その神経の始めの部分から，分枝を肋骨頸部や椎弓の骨膜に延ばしていることを発見した．

硬膜の神経支配は外側からばかりでなく内在性のものもある．硬膜神経叢は各々の神経がいったん硬膜を貫いて形成され (Groen ら 1988)，その結果神経は網状構造を呈している (図1.30)．脊椎洞神経のある分枝は，硬膜を貫く前に硬膜に沿って延びている．脊椎洞神経経由の異所性インパルスは神経内のごく小さな神経腫からのもの (神経原性疼痛) か，もしくは硬膜内の神経終末の興奮 (侵害受容性疼痛) に由来するものとがある．脊椎洞神経の分枝はそれぞれの髄節の対側，上側，下側へと広がっており，Edgar と Nundy (1966) は神経支配の軸状の広がりの範囲を全部で 4 髄節にわたって測定したが，Groen ら (1988) は最大の 8 髄節，吻側 4 髄節・尾側 4 髄節にわたって計測した．

脊椎洞神経は硬膜に直接向かうか，後縦靭帯経由で硬膜に達している．Groen ら (1988) は，脊椎洞神経に関する，以前に記録されていなかった二つの特徴に気づいた．第一は，その神経は硬膜の運動に対して

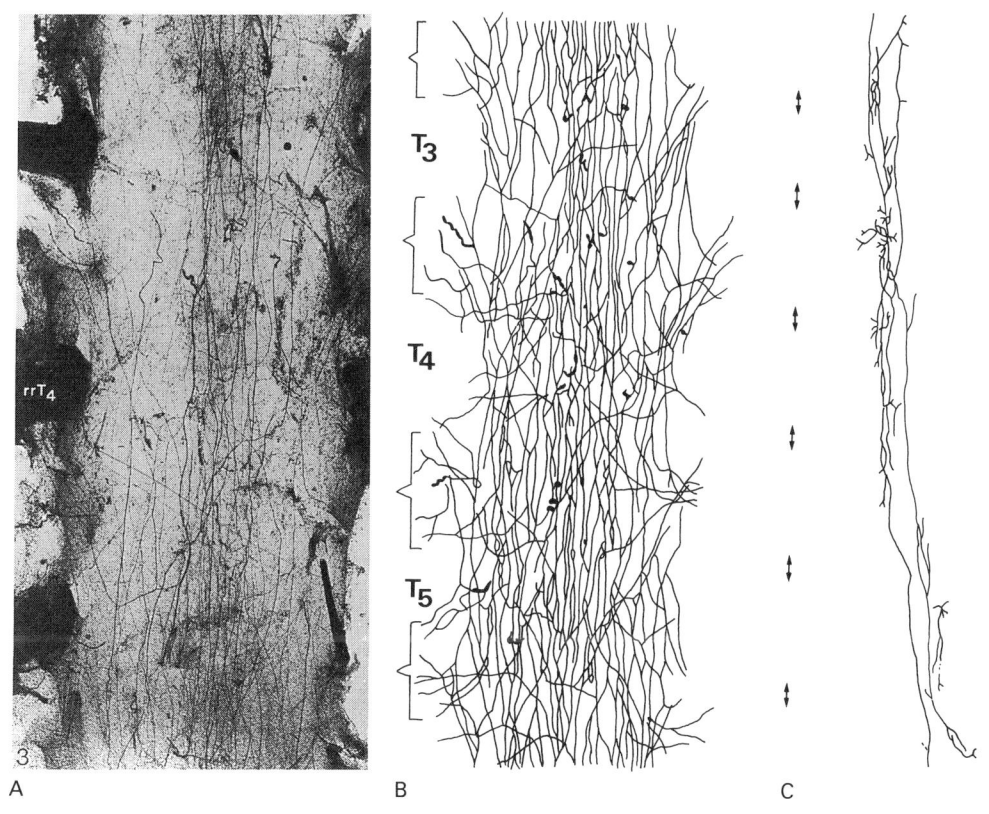

図1.30 硬膜神経支配の多髄節にわたる網状構造.
A 腹側硬膜を背側から見た図（T2〜T5）．神経叢ははじめは，縦方向に配列されているが，スリーブ内の部位では背側を走行している．
B 写真をトレースした図．神経が突然切れたり，彎曲していることに注意せよ．
C 主要な硬膜神経と髄節神経支配の範囲を表わした線描画．
(Groen GJ, Baljet B, Drukker J 1988 The innervation of the spinal dura mater：Anatomy and clinical implications. Acta Neurochirurgica 92：42 より．出版社と著者の厚意により許可を得て引用).

適応を表わすかのごとく「カールした束」のように走行していること（図1.30参照）．第二は，腹側硬膜への付加的神経支配は，髄節性の動脈根枝に分布する血管周囲の神経叢からのものであった点である．

神経支配の密度は脊髄節によってさまざまである．硬膜の深層より表層のほうが密度が高い．頸椎・腰椎レベルの神経根スリーブのほうが胸椎レベルより豊富に神経が分布している（Cuatico ら 1988）．

この問題に対して最近のすべての諸家が一致するところは，硬膜の腹側面は背側よりはるかに神経支配の密度が高いという点である．背側硬膜が無感覚である一例として，Cyriax（1982）は無痛針を用いて腰椎を穿刺し硬膜後面内に刺入する例を用いている．背側硬膜は中央線に向かって完全に無感覚なのかもしれない（Groen ら 1988）．

脊椎洞神経の分枝は硬膜や後頭蓋窩の血管にも延びている（Kimmel 1961）．頭蓋硬膜の残りの大部分は三叉神経支配を受けている（Bogduk 1989）．頭蓋硬膜に由来する頭痛が存在するという可能性が長い間示唆されてきた（Penfield と McNaughton 1940）．これら頭痛については13章で議論する．

脊椎洞神経の下方枝は硬膜靭帯を通り抜け（Parke と Watanabe 1990），おそらくその靭帯を支配している．硬膜靭帯は高度な神経支配を受けている二つの組織すなわち後縦靭帯，腹側硬膜まで及んでおり，脊椎洞神経の分枝への橋渡しの役割を担っているのかもしれない．この大変もっともな提案はGroenら（1988）によってなされ，さらに彼らは，幾人かの解

剖学者は脊椎洞神経を硬膜靭帯と混同していると考えていた．文献としてあるわけではないが，Sunderland (1989) は個人的意見として，それらは神経支配を受けているようだと述べている．確かに病理的拘束が起きている領域の瘢痕の形態を眺めてみると神経の供給を受けているかのようで，また神経それ自体を絞扼しているのかもしれない．

クモ膜や軟膜の神経支配に関しては，実験的興味をもたれたことはほとんどなかった．Bridge (1959) は，軟膜には縦走する神経は存在するがクモ膜には見当たらなかったと言及した．近年クモ膜炎という診断がつけられるようになってきたが，未だクモ膜を支配する神経はまったく不明で，さらに研究を進めていく必要がある．また，歯状靭帯を支配する神経を探る研究は現われていない．Edgar と Nundy (1966) は，そのような神経を探索したが成功しなかった．

神経根の結合組織

硬膜スリーブの神経支配は硬膜とよく似ている．神経根を覆う軟膜（神経内膜と神経周膜の神経根レベルでの後継役）の神経支配は，末梢神経のそれとはわずかに異なっている．腹側神経根の結合組織は，背側神経節に起源をもつ線維から神経支配を受けている．前神経根の結合組織は，脊椎洞神経からの細い分枝による神経支配を受けている (Hromada 1963)．

末梢神経系

末梢神経の結合組織にある神経線維の分配やタイプについては十分に検査されていない．これは神経学の領域では本命ではない．

末梢神経の結合組織，それに神経根や自律神経系は，内在性である局所の軸索枝から発する「神経幹神経」からの支配を受けている．血管周囲神経叢から神経に入る線維からの，外在性の血管運動神経支配も存在する (Hromada 1963, Thomas と Olsson 1984)．自由神経終末は神経周膜，神経上膜，神経内膜それぞれに観察される（図 1.31）．パチニ小体のようなカプセルで覆われた終末は神経上膜，神経周膜に観察される（図 1.32）．末梢神経に関する文献のうち，この神経支配について知っているか，臨床上の重要性それに結び付けて考える著者はほんのわずかである．Thomas

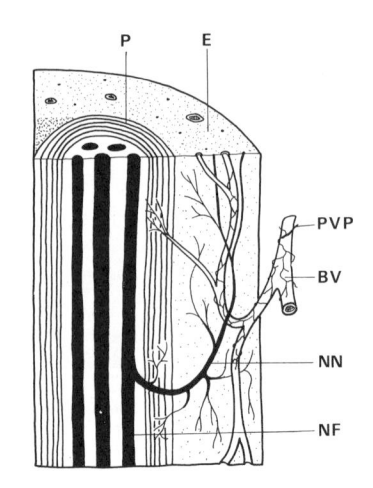

図 1.31 末梢神経結合組織の神経支配——神経幹神経．E：神経上膜，BV：血管，NN：神経幹神経，NF：神経線維，P：神経周膜，PVP：血管周囲神経叢．(Hromada 1963 を改変)．

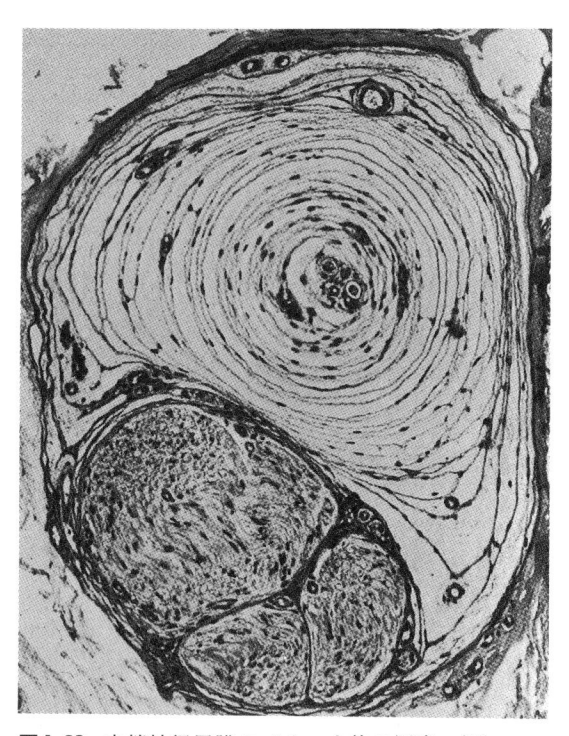

図 1.32 末梢神経周膜のパチニ小体の写真．(Thomas PK & Olsson Y 1975 Microscopic anatomy and function of the connective tissue components of peripheral nerve. In: Dyck PJ, Thomas PK, Lambert EH (eds) Peripheral Neuropathy. WB Saunders, Philadelphia Vol 1 より．出版社と著者の厚意により許可を得て引用）．

(1982) は，神経幹神経は糖尿病や炎症性多発性神経炎にみられる症状の源として考えなければならないと確信している．Sunderland (1978) は，神経に加わった局所的圧迫による痛みは神経幹神経によるものとみていたが，疼痛状態での神経幹神経に関する情報が乏しいことも同時に認めていた (1979)．末梢神経の一分節に対し，圧迫よりむしろ伸張刺激が加わったほうが，侵害受容性終末をより多く巻き込むとするのが筋が通っている．たぶん，神経幹神経と一次ニューロンとの間には，ある特別な関係がある．特別の性質を有する異所性のインパルスが一次ニューロンに沿って生じたときは，おそらく結合組織からの侵害刺激の受容を「阻止」できる．

神経幹神経の生理や疼痛のある状態下での役割について，もっと研究する必要がある．この神経支配に関するもっとも最近の文献は，1963年のHromadaによるものである．より新しい染色法や検査技術が，神経幹神経の神経終末に関するより多くの情報をもたらしてくれるかもしれない．我々は今なお，神経終末は侵害受容性であるとだけ仮定できるにすぎない．神経周膜や神経上膜に分布する血管は交感神経支配である (Hromada 1963, Lundborg 1970, Appenzellerら 1984, ThomasとOlsson 1985)．交感神経が疑いなく神経束内部の環境を一定に保つ手助けをしている．

Hromada (1963) はまた，背側神経根や交感神経節の結合組織は線維からの神経支配も受けており，その線維の細胞体は神経節内部に存在すると述べた．神経支配の二番目の源は血管周囲連合神経叢からの神経節に入る線維から生じるものである．

神経系の神経支配を無視することはできない——それが相対伸張症候群で，ある役割を担っている可能性が大変高いからだ．神経支配はおそらく神経系の防御機構としてみなすことができる．その理由は，症状の出現が，インパルスの伝導機構が力学的・化学的刺激によって危険な状態になる可能性への警鐘を意味しているからである．

まとめ

もしも神経系について，正常なインパルスの伝導と軸索伝導系を維持するのに要求される特徴を検査できるなら，これらの多くが身体運動と関係していることが明らかになろう．末梢神経の軸索円柱から硬莢膜までの神経系の各構成要素は，正常な生理学的な運動を行う間，神経系やその他関係する構造物を保護する特徴を有する．その点，関節あるいは筋とまったく異なるところはない．しかし，そのような素晴らしい適応を示しているにもかかわらず，「どうして悪くなるのか」という疑問にかられる．実際この本のなかで私が主張したいことの一つは，これら運動機構はいともたやすく悪化することがある点である．私は，正常な運動を許す機構は，以前から認識されているよりずっと容易に，またはるかに高頻度に障害されると信じる．障害に対するこうした傾向は構造の複雑さ，全身くまなく深く結び付いた接続状態，傷害に対して異なった反応をみせる多数の組織などが理由として挙げられるが，これらは最終的にあらゆる神経組織，それにおそらく非神経組織にも影響を与える．人間が自分の身体になすことは何かという観点から，この点についてもさらに分析が加えられなければならない．

参考文献

Appenzeller O, Dithal K K, Cowan T, Burnstock, G 1984 The nerves to blood vessels supplying blood nerves: the innervation of vasa nervorum. Brain Research 304: 383–386

Baldwin W M 1908 The topography of spinal nerve roots. Anatomical Record 2: 155–156

Barnes R 1949 Traction injuries of the brachial plexus in adults. Journal of Bone and Joint Surgery 31B: 10–16

Bedford P D, Bosanquet F D, Russel W R 1952 Degeneration of the spinal cord associated with cervical spondylosis. Lancet July 12: 55–59

Bell M A, Weddell A G M 1984 A morphometric study of intrafascicular vessels of mammalian sciatic nerve. Muscle & Nerve 7: 524–534

Bisby M A 1982 Functions of retrograde axonal transport. Federation Proceedings 41: 2307–2311

Blikna G 1969 Intradural herniated lumbar disc. Journal of Neurosurgery 31: 676–679

Blomberg R 1986 The dorsomedian connective tissue band in the lumbar epidural space of humans. Anesthesia and Analgesia 65: 747–752

Bogduk N 1983 The innervation of the lumbar spine. Spine 8: 286–293

Bogduk N 1989 The anatomy of headache. In: Dalton M (ed) Proceedings of headache and face pain symposium, Manipulative Physiotherapists Association of Australia, Brisbane

Bowsher D 1988 Introduction to the anatomy and physiology of the nervous system, 5th edn. Blackwell, Oxford

Breig A 1978 Adverse mechanical tension in the central nervous system. Almqvist & Wiksell, Stockholm

Bridge C J 1959 Innervation of spinal meninges and epidural structures. Anatomical Record 133: 533–561

Cuatico W, Parker J C, Pappert E, Pilsl S 1988 An anatomical and clinical investigation of spinal meningeal nerves. Acta Neurochirurgica 90: 139–143

Cyriax J 1982 Textbook of Orthopaedic Medicine 8th edn. Baillierre Tindall, London, Vol 1

Dahlin L B, McLean W G 1986 Effects of graded experimental compression on slow and fast axonal transport in rabbit vagus nerve. Journal of the Neurological Sciences 72: 19–30

Dahlin L B, Nordborg C, Lundborg G 1987 Morphological changes in nerve cell bodies induced by experimental graded nerve compression. Experimental Neurology 95: 611–621

Daniel R K, Terzis J K 1977 Reconstructive microsurgery. Little Brown, Boston

De Renyi G St 1929 The structure of cells in tissues as revealed by microdisection. Journal of Comparative Neurology 47: 405–425

Dommisse G F 1974 The blood supply of the spinal cord. Journal of Bone and Joint Surgery 56B: 225–235

Dommisse G F 1975 Morphological aspects of the lumbar spine and lumbosacral region. Orthopaedic Clinics of North America 6: 163–175

Dommisse G F 1986 The blood supply of the spinal cord. In: Grieve G P (ed) Modern manual therapy of the vertebral column. Churchill Livingstone, Edinburgh

Droz B, Rambourg A, Koenig H L 1975 The smooth endoplasmic reticulum: structure and role in the renewal of axonal membrane and synaptic vesicles by fast axonal transport. Brain Research 93: 1–13

Edgar M A, Nundy S 1966 Innervation of the spinal dura mater. Journal of Neurology, Neurosurgery and Psychiatry 29: 530–534

Edgar M A, Ghadially J A 1976 Innervation of the lumbar spine. Clinical Orthopaedics and Related Research 115: 35–41

Epstein B S 1966 An anatomical, myelographic and cinematographic study of the dentate ligaments. American Journal of Roentgenography 98: 704–712

Friede R L, Samorajski T 1969 The clefts of Schmidt-Lantermann: a quantitative electron microscopic study of their study in developing and adult sciatic nerves of the rat. Anatomical Record 165: 89–92

Frykolm R 1951 Lower cervical nerve roots and their investments. Acta Chirurgica Scandinavica 101: 457–471

Gamble H J, Eames R A 1964 An electron microscope study of the connective tissues of human peripheral nerve. Journal of Anatomy 98: 655–663

Gamble H J 1964 Comparative electron microscopic observations on the connective tissues of a peripheral nerve and a spinal nerve root in the rat. Journal of Anatomy 98: 17–25

Gardner E, Bunge R P 1984 Gross anatomy of the peripheral nervous system. In: Dyck P J, Thomas P K, Lambert E H, Bunge R (eds) Peripheral neuropathy, 2nd edn. Saunders, Philadelphia, Vol 1

Gelberman R H, Szabo R M, Williamson R V 1983 Tissue pressure threshold for peripheral nerve viability. Clinical Orthopaedics and Related Research 178: 285–291

Glees P 1943 Observations on the connective tissue sheaths of nerves. Journal of Anatomy 77: 153–159

Groen G J, Balget B, Drukker J 1988 The innervation of the spinal dura mater: anatomy and clinical considerations. Acta Neurochirurgica 92: 39–46

Haak R A, Kleinhaus F W, Ochs S 1976 The viscosity of mammalian nerve axoplasm measured by electron spin resonance. Journal of Physiology 263: 115–137

Haller F R, Haller A C, Low F N 1971 The fine structure of cellular layers and connective tissue space at spinal nerve root attachments in the rat. Americal Journal of Anatomy 133: 109–124

Hasue M, Kikuchi S, Sakuyama Y, Ito T 1983 Anatomic study of the interrelation between lumbosacral nerve roots and their surrounding tissues. Spine 8: 50–58

Haupt W, Stofft E 1978 Uber die denbarkeit und Reissfestkeit der dura mate spinalis des menchen. Verhandlungen der Anatomischen Gesellschaft 72: 139–142

Hollinshead W H, Jenkins D J 1981 Functional anatomy of the limbs and back, 5th edn. Saunders, Philadelphia

Hovelacque A 1927 Anatomie des nerfs craniens et rachidiens et du sisteme grand sympathique chez l'homme. Gaston Doin et Cie, Paris

Howe J F, Calvin W H, Loeser J D 1976 Impulses reflected from dorsal root ganglia and from focal nerve injuries. Brain Research 116: 1390–144

Howe J F, Loeser J D, Calvin W H 1977 Mechanosensitivity of dorsal root ganglia and chronically injured axons: a physiological basis for the radicular pain of nerve root compression. Pain 3: 25–41

Hromada J 1963 On the nerve supply of the connective tissue of some peripheral nervous system components. Acta Anatomica 55: 343–351

Inman V T, Saunders J B 1942 The clinico-anatomical aspects of the lumbosacral region. Radiology 38: 669–678

Jabaley M E, Wallace W H, Heckler F R 1980 Internal topography of major nerves of the forearm and hand. A current view. Journal of Hand Surgery 5: 1–18

Jokick P M, Rubin J M, Doirman G B 1984 Intra-operative ultrasonic evaluations of spinal cord motions. Journal of Neurosurgery 60: 707–717

Kimmel D L 1961 Innervation of the spinal dura mater and dura mater of the posterior cranial fossa. Neurology 10: 800–805

Korr I M (ed) 1978 The neurobiologic mechanisms in manipulative therapy. Plenum, New York

Korr I M 1985 Neurochemical and neurotrophic consequences of nerve deformation. In: Glasgow E F, Twomey L T, Scull E R, Kleynhans A M (eds) Aspects of manipulative therapy, 2nd edn. Churchill Livingstone, Edinburgh.

Kristensson K, Olsson Y 1977 Retrograde transport of horseradish peroxidase in transected axons. 3. Entry into injured axons and subsequent localisation in perikaryon. Brain Research 126: 154–159

Kwan M K, Rydevik B L, Myers R R et al 1988 Stretch injury of rabbit peripheral nerve: a biomechanical and histological study. In: Proceedings 34th annual meeting, Orthopaedic Research Society, February 1–4, Atlanta Georgia

Kristensson K 1982 Implications of axoplasmic transport for the spread of virus infections in the nervous system. In: Weiss D G, Gorio A (eds.) Axoplasmic transport in physiology and pathology. Springer-Verlag, Berlin

Landon D N, Williams P L 1963 The ultrastructure of the node of Ranvier. Nature 199: 575–577

Levine J, Willard M 1980 The composition and organisation of axonally transported proteins in the retinal ganglion cells of the guinea pig. Brain Research 194: 137–154

Louis R 1981 Vertebroradicular and vertebromedullar dynamics. Anatomica Clinica 3: 1–11

Lundborg G 1970 Ischaemic nerve injury: experimental studies on intraneural microvascular pathophysiology and nerve function in a limb, subjected to temporary circulatory arrest. Scandinavian Journal of Plastic and

Reconstructive Surgery (Suppl) 6: 1–113
Lundborg G 1975 Structure and function of the intraneural microvessels as related to trauma, edema formation and nerve function. Journal of Bone and Joint Surgery 57A: 938–948
Lundborg G 1981 Mechanical effects on circulation and nerve function. In: Gorio A, Millesi H, Mingero S (eds.) Post-traumatic nerve regeneration. Raven Press, New York
Lundborg G 1988 Nerve injury and repair. Churchill Livingstone, Edinburgh
Lundborg G, Rydevik B 1973 Effects of stretching the tibial nerve of the rabbit: a preliminary study of the intraneural circulation and the barrier function of the perineurium. Journal of Bone and Joint Surgery 55B: 390–401
Lazorthes G, Gauaze A, Zadeh J O 1971 Arterial vascularisation of the spinal cord. Journal of Neurosurgery 35: 253–261
Luschka H von 1850 Die nerven des menschlichen eirbelkanales. Tubingen, Laupp
MacKinnon S E, Dellon A L 1988 Surgery of the peripheral nerve. Thieme, New York
Martins A M, Wiley J K, Myers P W 1972 Dynamics of the cerebrospinal fluid and the spinal dura mater. Journal of Neurology, Neurosurgery and Psychiatry 35: 468–473
Mathers L H 1985 The peripheral nervous system. Butterworths, Boston
MacKinnon S E, Dellon A L, Hudson A R et al 1984 Chronic nerve compression – an experimental model in the rat. Annals of Plastic Surgery 13: 112–120
McLellan D C, Swash M 1976 Longitudinal sliding of the median nerve during movements of the upper limb. Journal of Neurology, Neurosurgery and Psychiatry 39: 566–570
Millesi H 1986 The nerve gap: theory and clinical practice. Hand Clinics 4: 651–663
Murphy R W 1977 Nerve roots and spinal nerves in degenerative disc disease. Clinical Orthopaedics and Related Research 129: 46–60
Murzin V E, Goriunov V N 1979 Study of strength of fixation of dura mater to the cranial bones. Zh Vopr Neirokhir 4: 43–47
Myers R M, Murakami H, Powell H C 1986 Reduced nerve blood flow in edematous neuropathies: a biomechanical mechanism. Microvascular Research 32: 145–151
Nathan H, Feuerstein M 1970 Angulated course of spinal nerve roots. Journal of Neurosurgery 32: 349–352
Nicholas D S, Weller R O 1988 The fine anatomy of the human spinal meninges. Journal of Neurosurgery 69: 276–282
Ochs S 1974 Energy metabolism and supply of ^p to the fast axoplasmic transport mechanism in nerve. Federation Proceedings 33: 1049–1058
Ochs S 1984 Basic properties of axonplasmic transport. In: Dyck P J, Thomas P K, Lambert E H, Bunge R (eds) Peripheral neuropathy, 2nd edn. Saunders, Philadelphia
Ogata K, Naito M 1986 Blood flow of peripheral nerve. Effects of dissection, stretching and compression. Journal of Hand Surgery 11B: 10–14
Olsson Y, Reese T 1971 Permeability of vasa nervorum and perineurium in mouse sciatic nerve studies by fluorescence and electron microscopy. Journal of Neuropathology and Experimental Neurology 30: 105–119
Olsson Y, Kristensson, K, Klatzo J 1971 Permeability of blood vessels in connective tissue sheaths in the peripheral nervous system to exogenous proteins. Acta Neuropathologica Berlin (Suppl) 5: 61–69
Parke W W, Gammell K, Rothman R H 1981 Arterial vascularization of the cauda equina. Journal of Bone and Joint Surgery 63A: 53–62
Parke W W, Watanabe R 1985 The intrinsic vasculature of the lumbosacral spinal nerve roots. Spine 10: 508–515
Parke W W, Watanabe R 1990 Adhesions of the ventral dura mater. Spine 15: 300–303
Parkin I G, Harrison G R 1985 The topographical anatomy of the lumbar epidural space. Journal of Anatomy 141: 211–217
Penfield W & McNaughton F 1940 Dural headache and the innervation of the dura mater. Archives of Neurology and Psychiatry 44: 43–75
Penning L & Wilmink J T 1981 Biomechanics of the lumbosacral dural sac: a study of flexion-extension myelography. Spine 6: 398–408
Powell H C, Myers R R 1986 Pathology of experimental nerve compression. Laboratory Investigation 55: 91–100
Porter E L, Wharton P S 1949 Irritability of mammalian nerve following ischaemia. Journal of Neurophysiology 12: 109–116
Reid J D 1958 Ascending nerve roots and tightness of dura mater. New Zealand Medical Journal 57: 16–26
Reid J D 1960 Ascending nerve roots. Journal of Neurology, Neurosurgery and Psychiatry 23: 214–221
Robertson J D 1958 The ultrastructure of the Schmidt-Lantermann clefts and shearing defects of the myelin sheath. Journal of Biophysics, Biochemistry and Cytology 4: 39
Romanes G L 1981 Cunningham's manual of practical anatomy, 14th edn. Oxford, London
Rydevik B, Lundborg G 1977 Permeability of intraneural microvessels and perineurium following acute graded experimental nerve compression. Scandinavian Journal of Plastic and Reconstructive Surgery 11: 179–187
Rydevik B, Lundborg G, Nordborg C 1976 Intraneural tissue reactions induced by internal neurolysis. Scandinavian Journal of Plastic and Reconstructive Surgery 10: 3–8
Rydevik B, Lundborg G, Bagge U 1981 Effects of graded compression on intraneural blood flow. Journal of Hand Surgery 6: 3–12
Rydevik B, Brown M D, Lundborg G 1984 Pathoanatomy and pathophysiology of nerve root compression. Spine 9: 7–15
Savolaine E R, Pandja J B, Greenblatt E H et al 1988 Anatomy of the lumbar epidural space: new insights using CT-epidurography. Anesthiology 68: 217
Selander D, Sjostrand J 1978 Longitudinal spread of intraneurally injected local anesthetics. Acta Anaesthologica Scandinavica 22: 622–634
Shanthaveerappa T R, Bourne G H 1963 The perineural epithelium: nature and significance. Nature 199: 577–579
Singer M, Byrant S V 1969 Movements in the myelin schwann sheath of the vertebrate axon. Nature 221: 1148–1150
Smith J W 1966 Factors influencing nerve repair 1. Blood supply of peripheral nerves. Archives of Surgery 93: 335–341
Spielman F J 1982 Post lumbar puncture headache. Headache 22: 280–283
Spencer D J, Irwin G S, Miller J A A 1983 Anatomy and significance of function of the lumbosacral nerve roots in sciatica. Spine 8: 672–679
Sunderland S, Bradley K C 1949 The cross sectional area of peripheral nerve trunks devoted to nerve fibres. Brain 72: 428–439

Sunderland S 1974 Meningeal-neural relations in the intervertebral foramen. Journal of Neurosurgery 40: 756–763

Sunderland S 1976 The nerve lesion in carpal tunnel syndrome. Journal of Neurology, Neurosurgery and Psychiatry 39: 615–616

Sunderland S 1978 Nerves and nerve injuries, 2nd edn. Churchill Livingstone, Edinburgh

Sunderland S 1979 The painful nerve lesion: a prologue. In: Bonica J J et al (eds) Advances in Pain Research and Therapy. Raven Press, New York, 3: 36–37

Sunderland S 1989 Features of nerves that protect them during normal daily activities. In: Jones H M, Jones M A, Milde M R (eds) Sixth Biennial Conference Proceedings, Manipulative Therapists Association of Australia, Adelaide

Tani S, Yamada S, Knighton R S 1987 Extensibility of the lumbar and sacral cord: pathophysiology of the tethered spinal cord in cats. Journal of Neurosurgery 66: 116–123

Tencer A F, Allen B L, Ferguson R L 1985 A biomechanical study of thoracolumbar spine fractures with bone in the canal. Part 3 Mechanical properties of the dura mater and its tethering ligaments. Spine 10: 741–747

Thomas P K 1963 The connective tissue of peripheral nerve: an electron microscope study. Journal of Anatomy 97: 35–44

Thomas P K 1982 Pain in peripheral neuropathy : clinical and morphological aspects. In: Culp W J, Ochoa J (eds.) Abnormal nerves and muscles as impulse generators. Oxford, New York

Thomas P K, Olsson Y 1984 Microscopic anatomy and function of the connective tissue components of peripheral nerve. In: Dyck P J, Thomas P K, Lambert E H, Bunge R (eds) Peripheral Neuropathy, 2nd edn. Saunders, Philadelphia

Transfeldt E E, Simmons E H 1982 Functional and pathological biomechanics of the spinal cord: an in-vivo study. International society for the study of the lumbar spine, Toronto.

Tunturi A R 1977 Elasticity of the spinal cord dura in the dog. Journal of Neurosurgery 47: 391–396

Van Beek A, Kleinert H E 1977 Practical microneurorraphy. Orthopaedic Clinics of North America 8: 377–386

Van Noort R, Black M M, Martin T R P, Meanley S 1981 A study of the uniaxial mechanical properties of human dura mater preserved in glycerol. Biomaterials 2: 41–45

Varon S, Adler R 1980 Nerve growth factor and control of nerve growth. Current Topics in Developmental Biology 16: 207–252

Waggener J D, Beggs J 1967 The membranous coverings of neural tissues: an electron microscopy study. Journal of Neuropathology and Experimental Neurology 26: 412–416

Waksman B H 1961 Experimental study of diphtheric polyneuritis in the rabbit and guinea pig. III The blood-nerve barrier in the rabbit. Journal of Neuropathy and Experimental Neurology 21: 35–77

Walton J 1982 Essentials of neurology, 5th edn. Pitman, London

White A A, Panjabi M M 1978 Clinical biomechanics of the spine. Lippincott, Philadelphia

Wilgis S, Murphy R 1986 The significance of longitudinal excursions in peripheral nerves. Hand Clinics 2: 761–768

Williams P L, Warwick R 1980 Gray's anatomy, 36th edn. Churchill Livingstone, Edinburgh

2　臨床における神経バイオメカニクス

はじめに

　本章における神経バイオメカニクスは，動物実験，ヒト剖検や生体内による研究および外科的所見など多くの情報源から明らかにされてきている．この背景と私自身の臨床経験を組み合わせることにより，神経バイオメカニクス，神経病理学および臨床におけるモビライゼーション手技の応用に結び付けるための仮説の構築が可能となってきた．臨床的に，この仮説の妥当性は明らかであり，これが神経系のバイオメカニクス領域における研究を賦活するものと期待する．この領域の関連文献は少ない．その情報は正常な神経に関したものだけであり，神経系全般あるいは損傷を受けた神経系に関する情報は皆無に等しい．

　WhiteとPanjabi（1978）等の確立された関節運動セグメントモデル，McKenzie（1981）等の治療システム，あるいはEdwards（1987，1988）等が提唱した関節結合運動モデルによって，神経系に関して説明がつけば好都合である．しかし，神経系のバイオメカニクスにみられる運動と伸張のメカニズムがあまりにも複雑であるため，これらの理論には，あらかじめ神経系に関して考慮されていない．概論で私が示したように，神経-整形外科疾患には，複雑な神経系の理論を含む多因子分析の研究の介入が重要である．

　神経系には，主に二つの関連のある生体力学的概念が存在する．一つは，神経系に隣接する構造に関する概念（力学的接触領域（mechanical interface）と呼ばれるもの）であり，そのバイオメカニクスの神経系への影響でもある．二つには神経バイオメカニクス，それ自身である．ここで，神経の運動に関する広範な二つの働き（mechanics）について確認を行うこととする．つまり，接触領域における滑りと伸長（elongate）である．これらを体幹と四肢における神経系の分析に重要な概念として検討を行った．

力学的接触領域

　徒手療法においてもっとも顕著な神経系のバイオメカニクスの特徴の一つに，神経系の可動性がある．つまり神経系は可動性を有するため，その神経の運動は周辺組織の構造に依存的であったり，非依存的であったりする．たとえば下肢伸展挙上（Straight Leg Raise：SLR）に伴いふくらはぎから足部の神経系の運動と伸張が引き起こされる．足部の非神経性構造の領域では無視できる．しかし，SLRに足背屈が加えられる場合，ふくらはぎと足部の神経構造は周囲構造（surrounding structure）から独立性を失い，関節角度による影響を受ける．したがって，連続的な神経系が単独で移動するか，周囲構造の影響を受けて移動するかどちらかである．この特性を用いた診断と治療手技は後の章で検討する．

　界面組織，あるいはより明確にいって力学的接触領域は，相対伸張を理解するうえで中核をなすものである．力学的接触領域とは「神経系に隣接する組織または物的に接触している領域であって，それは神経系に関わりなく動くことができる」と定義される（Butler 1989）（図2.1）．たとえば橈骨神経は橈骨管を通過しており，回外筋はその後骨間神経の分枝への接触領域である（図2.2）．flavum靱帯は脊椎硬膜の後面に対する接触領域である．軛突起関節も，神経系の重要な接触領域である．既知の疼痛発生部位（MooneyとRobertson 1976）は，他の部位よりも化学的および力学的変形への防御性が低く神経根や脈管構造と密接な関係をもつ．本来，力学的接触領域は筋膜の薄い層や血管と考えられているが，筋肉あるいは靱帯等，さらに神経系が影響を受けやすい接触領域はそれに隣接し

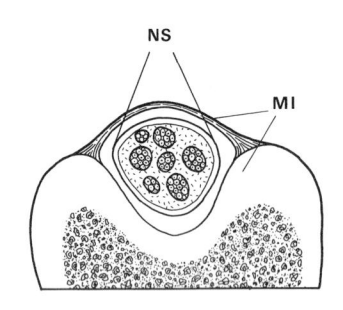

図2.1 力学的接触領域．MI：力学的接触領域，NS：神経系．

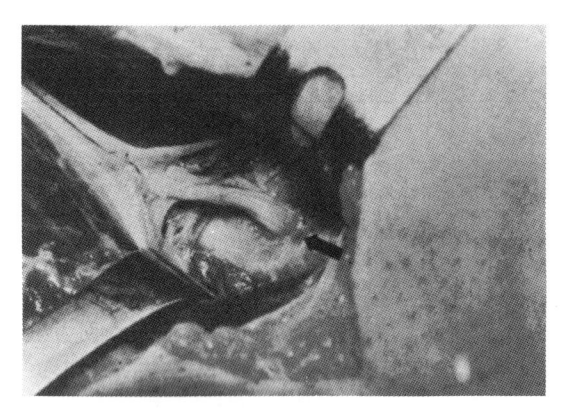

図2.2 回外筋内のFrohseの狭窄したアーチを通過する後骨間神経（矢印）．(Dawson DM, Hallett M, Millender LH 1983 Entrapment neuropathies. Little, Brown, Bostonより許可を得て引用)．

ている場合がある．接触領域には明らかに病的な組織も存在する．予測される病的な接触領域の例は，骨増殖体，靭帯の腫脹，または筋膜の瘢痕化である．さらにギプスあるいは包帯もその例として挙げられる．神経系周囲に浮腫あるいは血液等の体液が浸入している場合も，病的接触領域として形成される．本書が提案する概念では，神経系の隣接組織は神経外あるいは硬膜外の構造と考える．つまりこれは，神経系の「外側」の組織構造領域を示す．

本章では，臨床的に重要なバイオメカニクスと，主要な力学的接触領域である脊柱管（spinal canal）について考察を行うものとする．手根管にみられる隣接構造などの末梢性の接触領域に関しては，12章で各々の症候群について考察を行う．脊柱管の検討の前に，まずは神経系の運動に対する適応について考察する．

神経系の動きに対する適応のメカニズム

単純なことだが，神経系は伸長（lengthening）に対し基本的に二つの方法で適応しているということを理学療法士は認識しておく必要がある．神経系には構造上，それぞれに異なる生体力学的な特性が存在するが，共通な神経系の特徴を挙げると，神経系は次のように，神経伸長に対して適応している．

1. 伸張の発生と組織内圧の増加，つまり，神経内圧の増加または硬膜内圧の増加を示す．この内圧は神経の伸長（引き伸ばし）によって発生し，神経上膜，硬膜およびこれらに囲まれた全組織と組織を含む体液中で増加する．

2. 動き．厳密な分析によって神経の動きは，(a) 全体的な動き，(b) 神経内部の結合組織と神経組織間で生じる動きが挙げられる．

(a) 接触領域を介した，神経系総体の全体的な動き．手根管中の正中神経にみられる神経管内における末梢神経の滑り，または椎骨間と硬莢膜間の滑りは，この全体的な動きの代表的な例として挙げられる．硬膜外腔の血液貯留や神経床の浮腫あるいは脊柱管と硬膜の病的な拘束などの状態が，神経の動きに対する適応の障害である．

(b) 神経内の動きは結合組織の接触領域と神経組織間の動きに対応している．脳は周囲の脳硬膜との間で動きを保持している．脊髄は硬膜との間での動きを，神経線維は分岐した後，神経内膜との間で動きを有する．神経束は，同一の末梢神経と神経根内で他の神経束との間で滑りを生じる．神経内部の線維症や浮腫はこれらのメカニズムに関連して神経可動性に影響を与えるものと考えられる．

《運動と伸張の関係》

これらの適応のメカニズムはすべて正常な運動にとって必要な要素であり，同時に起こらなければならない．しかしながら，身体や四肢のある種の運動は，神経系を伸張させるよりもむしろ，神経系を動かそうとしているように思われる．その逆もまた同様である．腕を中間位の状態で肘を90°屈曲位とし肩の下制や挙上を行うと，神経系が周囲の接触領域に関連して動くという一例である（図2.3A）．同じ運動を，頸部を腕とは反対側に側屈させ肘と手関節を伸展位にした場

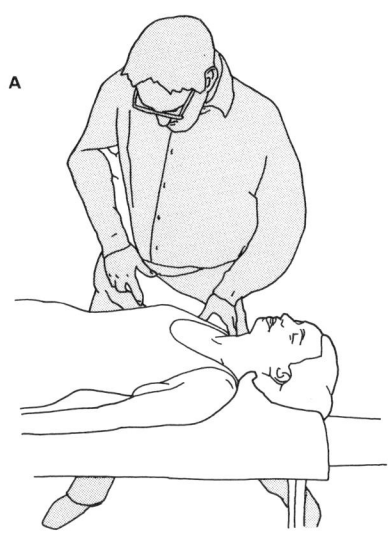

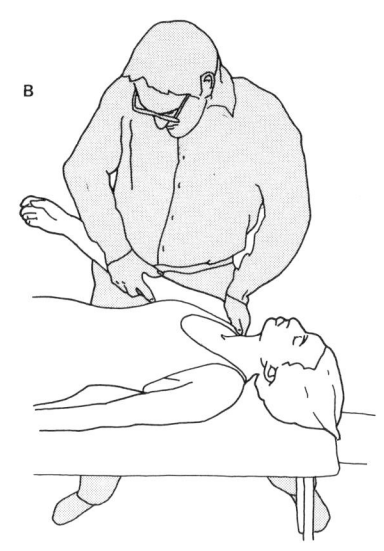

図 2.3 上肢の中間位の状態から肩の下制や挙上に伴い，周囲の接触領域との間で神経系の動きが生じる．Bのように頸部を腕とは反対側に側屈させ，肘と手関節を伸展位にした場合，神経系にはさらに多くの伸張が加わることになる．

合には，神経系にさらに多くの伸張が加わることになる（図2.3B）．SLRに関して死体を用いた研究によれば，その下肢挙上の初期に神経の運動は始まる．股屈曲が70°を過ぎて急に伸張は増加するが，神経の運動はほとんど確認されていない（Charnley 1951, Fahrni 1966, GoddardとReid 1965, Breig 1978）．Breig（1978）は，身体各部が中間位では，脊柱管内の硬膜は容易に鉗子で摘まみ上げられると報告している．テンションを高めながら胸腰椎を屈曲させるSLRのような肢位では，神経の運動は顕著に減少する．概して，ある身体部分が動く場合に他の身体部位が中間位にあれば，接触領域との関連では，神経系の伸張はより少なく，神経の運動のほうがより生じると予測される．逆に，身体各部分が伸張状態にあって同様の運動を行った場合，神経内部の伸張は増加するが，神経系の運動はほとんどみられない．

脊柱管，脳脊髄幹および髄膜

脊柱管内の力学的接触領域

典型的な脊柱管ではあらゆる方向に十分な余裕があり，脊椎炎のような変化があっても，何ら臨床的に神

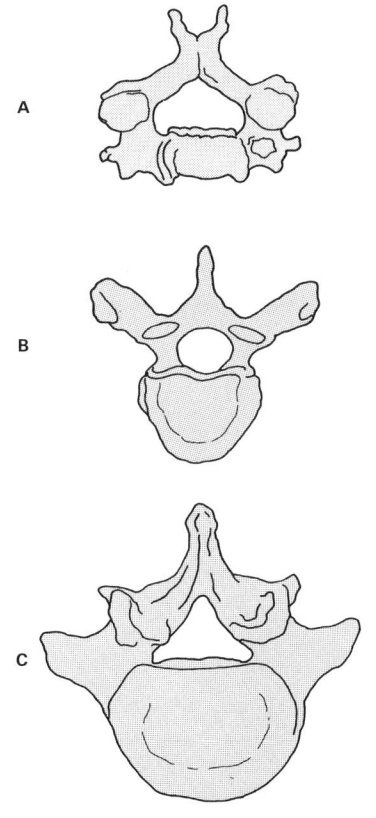

図 2.4 脊柱管の部位別形態
A 頸椎．B 中部胸椎．C 下部腰椎．

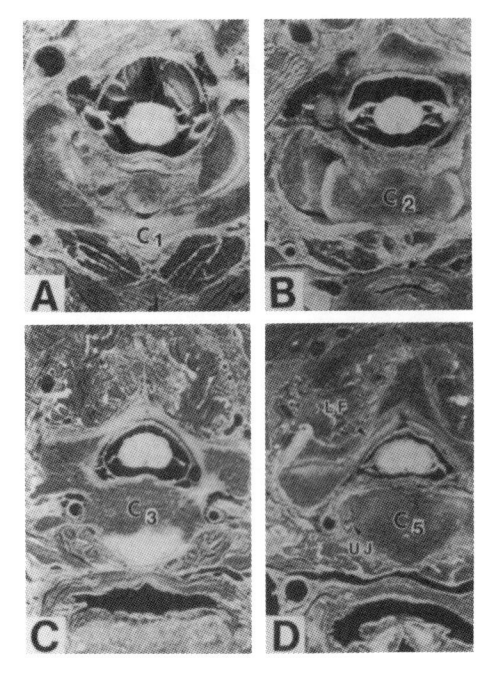

図2.5 頚椎管を占める脳脊髄幹と髄膜の実質空間．LF：flavum 靱帯，UJ：注目すべき脊椎関節．(Parke WW 1988 Correlative anatomy of cervical spondylotic myelopathy. Spine 13：831-837 より．出版社と著者の厚意により許可を得て引用)．

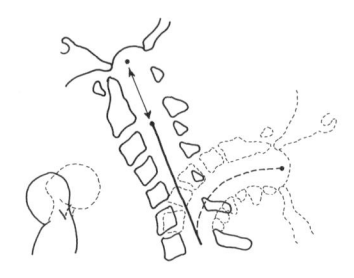

図2.6 頚椎屈曲と伸展に伴う脊椎管の長さの変化．X線写真による写し．(Troup JDG 1986 Back and neck injuries. In：Reilly T (ed) Sports fitness and sports injuries. Faber & Faber, London より．出版社と著者の許可を得て引用)．

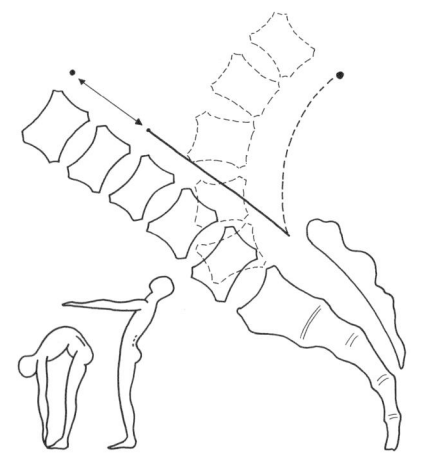

図2.7 腰椎屈曲と伸展に伴う脊柱管の長さの変化．X線写真による写し．(Troup JDG 1986 Back and neck injuries. In：Reilly T (ed) Sports fitness and sports injuries. Faber & Faber, London より．出版社と著者の許可を得て引用)．

経機能障害を発見できない場合には，ある程度の干渉が進んでも問題を起こさないようになっている．脊柱管には，脳脊髄幹と髄膜の動きに十分な間隙がある．脊柱管の形態には脊椎に沿って変化がないものと，頚部と腰部の脊柱管にみられるような，隣り合う脊柱管で形態が異なるものがある．特に頚椎上部の頚椎管では大きく三角形であることが図2.4に示されている．胸椎管は若干小さく円柱状であるが，腰椎管は胸椎管よりも大きくなっており，上部腰椎では円形で，下部腰椎では三つ葉の形態をみせている．この脊柱管の横径は前後径よりも一様に大きい．脊柱管の形態は脊椎レベルによって大きく変化する．T6椎体間レベルは，もっとも狭くまた円形である (Dommisse 1975)．

図2.5に示した死体の横断面では，頚椎レベルによる脳脊髄幹と髄膜を比較して，脊柱管の大きさに顕著な違いがある．椎骨C1レベルでは，脊髄は頚椎管の半分以下の断面積であるのに対し，C5では脊柱管の実質空間の4分の3を占めている．したがって，C5はわずかな病的な変形だけで，脳脊髄幹や髄膜が損傷を受ける可能性は高い．また胸椎ではT6レベルがもっとも損傷を受けやすい部位である．

脊柱管は運動中に大幅な長さの変化を受ける．脊椎の伸展位から屈曲位に至るまで5～9cm長くなり，そのうち頚部と腰部の運動による変化がもっとも大きい (Inman と Saunders 1942, Breig 1978, Louis 1981)（図2.6，図2.7）．脊椎の屈曲運動の初期では，脊柱管の前後径が伸長されて断面積は増大する．脊椎の伸展時は，断面積は減少する (Penning と Wilmink 1981, Liyang ら 1988)．臨床上この現象は，腰椎椎間板傷害を有する患者では明らかに脊柱管は押し

込まれているため，わずかな腰椎の屈曲に伴い圧迫されていた脊柱管の症状が軽減するので，その効果は顕著に認められる．Dyck（1979）は段階的に脊椎の屈曲を行わせ，脊柱管を侵害している圧迫程度を最小とする「前かがみテスト（stoop test）」を行っている．

脊柱管壁では一様な動きはみられない．脊椎の屈曲と伸展の運動軸は脊髄より前方に存在するため，屈曲で脊柱管の後壁は前壁よりも伸長される．これらの運動は被験者 35 名の X 線像により確認されている．結果は脊柱管後壁の伸長は 23〜30％ に対し，前壁は 6.5〜13％ であった（Babin と Capesius 1976）．

脊椎側屈の運動では，脊柱管の片側は伸長し，他方は短縮する．脊椎側屈による脊柱管の側壁長の両極の比率は 15％ であると算定されている（Breig 1978）．

脊椎回旋による脊柱管の形態への影響に関する調査は行われていない．脊椎回旋のほとんどは頸椎で起こり，これが何らかの形で脊柱管の形態を変えているものと推定されている．胸腰椎の回旋の可動性は小さく，脊柱管の変化は小さいと考えられる．真の水平面や矢状面では機能的運動はほとんどみられない．胸腰椎の回旋は，常に神経系への影響が大きい屈曲や伸展などの運動と複合的に組み合わされている．

脊椎牽引は持続的に脊柱管を伸長させる．Breig（1978）は患者に 5 kg の頸椎牽引を行い，頸椎の 10 mm の伸長を X 線二重撮影法により計測している．Cyriax（1978）は脊柱牽引による腰椎の伸延（distraction）を示す像を提示した．患者によっては腰椎牽引後に頭痛を訴える場合がある．これは腰椎管の伸長以上に脳脊髄幹と髄膜を牽引しているためと考えられる．これらの症状を示す患者では，スランプテスト（7 章）陽性の所見がよくみられる．

下肢伸展挙上テスト（SLR）などの肢位運動は脳脊髄幹と髄膜のテンションを増加させる．これは末梢神経系と中枢神経系とが連結しているためである．SLR などの肢位運動はまた，骨盤の回旋運動により腰椎管の伸長を助長する（Breig 1978, Bohannon ら 1985）．

《椎間孔における影響》

脊椎の伸展は椎間孔（IVF）の断面積を減少させる．これに対して脊椎の屈曲は，IVF 断面積を増大させる．この影響は腰椎で認められている．Panjabi ら（1983）は死体を用いて，変性のない脊椎の報告で，脊椎の屈曲位は中間位と比較して IVF 面積は 30％ 増大し，伸展位では 20％ 減少がみられるとしている．脊椎の側屈と回旋運動では IVF 断面積の変化が最小となる（2〜4％）とされている．しかし変形性脊椎の検体で，この運動は IVF 断面積をさらに狭小化させることがわかった．これらは神経根，背根神経節，神経根の動脈や灰白質交通枝などの構造を含む部位が著しく変化するためとしている（Breig 1978）．

脊柱管の付属物を含む脳脊髄幹と髄膜が拘束されば，脊柱管と椎間孔（IVF）構造内の動きに障害を受ける．

脳脊髄幹と髄膜の適応メカニズム

この領域における Breig の研究（1978）の貢献度は高く，彼のテキストは神経系モビライゼーションを試みる者が読むように推奨されている．

脊椎屈曲位では伸展位よりも脊柱管は 5〜9 cm 長く，正常な機能を維持するためには脊柱管内部の構造はその変化に適応しなければならない．脊柱管内部の構造はそれぞれに異なる組織（脳脊髄幹と硬膜を比較してほしい）によって構成されており，異なる適応のメカニズムをもっている．これらの特性は 1 章において述べた．

スランプテストと他動的頸椎屈曲テスト（Passive Neck Flexion Test）は，もっとも有用なテンションテストの例である．両テストとも脊椎の屈曲を用いている．屈曲時には，脳脊髄幹と髄膜は脊柱管内で伸長され前壁へと移動する．伸展では後壁へと移動する．脊柱の伸展は脳脊髄幹を弛緩させるだけでなく，硬膜の横行の折りたたみを引き起こす（Breig 1978）．一方，硬英膜は腰椎管で後方に移動するが，莢膜の先端は尾部へと移動する（Penning と Wilmink 1981）．側屈運動に伴い凹面側の神経系は短縮し，凸面側では伸長している．したがって，脊柱管の動きを反映しているのである（Breig 1978）．脊椎回旋では，脊柱管の形態は無理なく一定しているようにみえるが，脳脊髄幹と髄膜はそうではない．Farfan（1975）は，二つの椎骨の持続的な回旋は神経根を 0.5〜1.0 cm 伸長させるとしている．理論的には，脊髄の左回旋の例では，左後根が左前根よりも伸長される．胸椎の回旋によって脊髄の変形をもたらすのは歯状靭帯に起因するものであり，脊髄周径の縮小を伴うということに

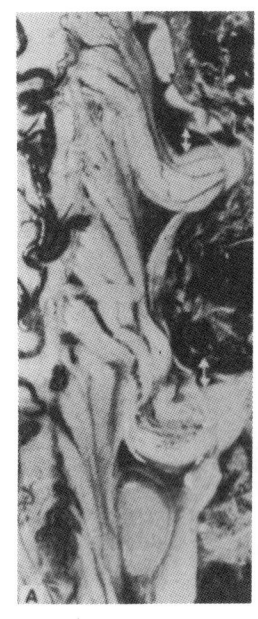

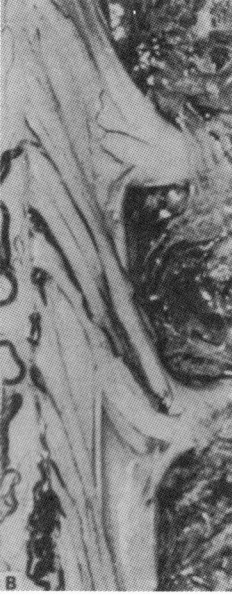

図2.8 死体での頸椎の完全屈曲と伸展による頸椎管内の硬膜と索状組織と神経根の正常な変形．全椎弓切除術が施行され，硬膜が開放され，引き出されている．それでもなお，伸張を伝えることができる．
A 頸椎伸展を示し，神経は弛緩し，神経根の上膜は骨突起から（下矢印），神経根は上膜の内面から（上矢印）遊離する．
B 頸椎屈曲を示し，硬膜鞘は伸長され神経と周辺組織間で移動がみられる．神経根の周膜は骨突起，および神経根は周膜の内面に接していることを示している．血管の形態の変化も注目すべきである．
(Breig A 1978 Adverse mechanical tension in the central nervous system, Almqvist & Wiksell, Stockholm より許可を得て引用).

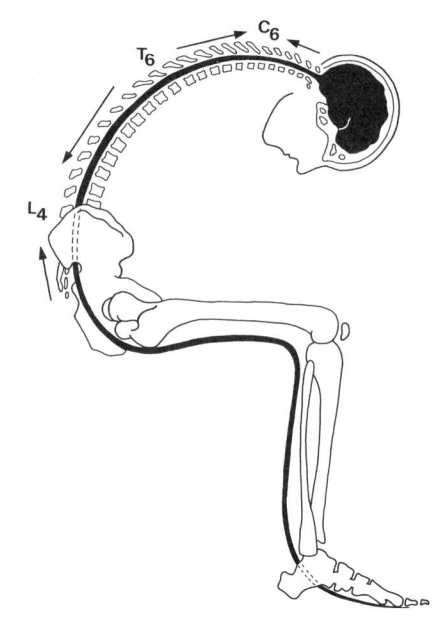

図2.9 脊椎伸展から屈曲に至る神経バイオメカニクス説．C6, T6, L4部位周辺の脳脊髄幹と髄膜は脊柱管の運動に関連して運動がみられない．(Louis 1981を改変).

Breig (1978) は注目している．真の水平面または矢状面では，機能的運動はほとんどみられず，回旋は通常他の運動と複合して起こる．胸椎は可動性のもっとも低い部位であり，胸椎レベルの脊髄は可動性の高い腰椎や頸椎レベルの伸張や運動の影響を受けている (Jirout 1963, Breig 1978)．

硬莢膜と脊髄は伸長に伴い圧も上昇する．屈曲中の脊髄でのテンションの変化は，血管の形態と索状組織の形態の変化からも明らかである（図2.8）．屈曲中に硬莢膜が骨や軟部組織の隆起部に引き出されてくる場合，圧はさらに上昇する．

脊柱管内の構造の伸張と運動の適応メカニズムに関しては図2.8で詳しく説明されており，写真はBreigの著書である *Adverse Mechanical Tension in the Central Nervous System* (1978) から引用したものである．この写真は，運動と伸張の適応のメカニズムを明確に示している．索状組織と神経根の運動は明らかに硬膜と硬膜スリーブとに関連している．

接触領域のすぐ下の神経系の滑りは，その運動の方向についてさらに深く分析が可能である．Louis (1981) は24体の死体の脊椎を屈曲にして，脳脊髄幹，髄膜および神経根の運動について一定のパターンがあることを証明した．その運動は接触領域に関連しており，その関係は一定している領域でもある．Louis (1981) によれば，C6, T6およびL4椎骨レベルはそれに似た領域であり，そこでは神経系の運動は接触領域に関連して起こらないのである．私はこのような現象がみられる部位を「テンションポイント」と呼んできた．またこの理論に関しては本章の後半で詳しく述べることにする．図2.9はLouisの研究結果に基づき，坐位における脊柱の屈曲状態を推定したものである．脊柱屈曲で脊髄はC5神経根レベルの運動はほとんどみられず，T12神経根レベルの運動は下方に向かっていると，Reid (1960) は強調している．頸椎のみの屈曲では，ほとんどの動きはC7からT3椎

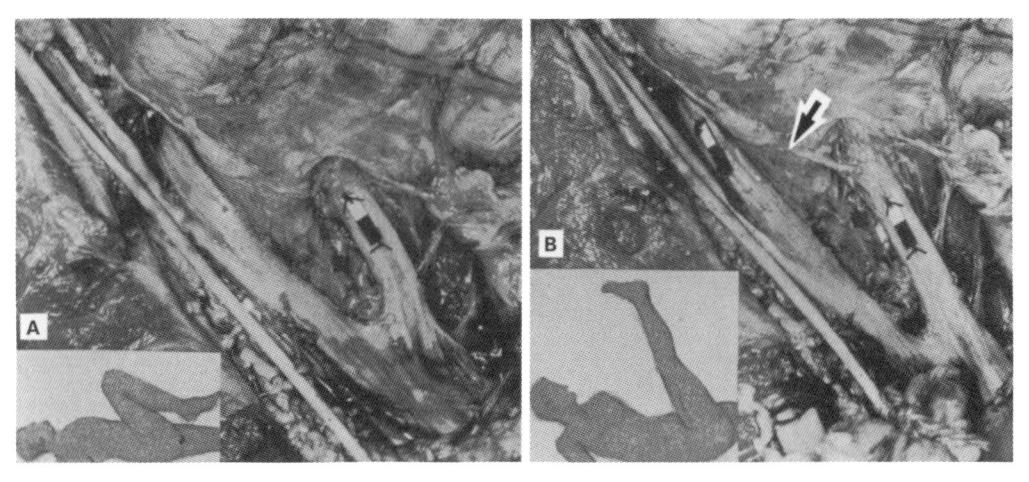

図2.10 椎間孔を通過する仙神経叢と脊髄神経の出口．写真のマーカーは神経に縫合したものである．
A 臥位で「反伸張性」の姿勢で股屈曲を行い，神経は椎間孔に潜り込んでいる．
B 下肢伸展挙上の影響として，神経は椎間孔から引き出される状態を示す．交感神経幹（矢印）もSLRによる緊張点にも注目．
(Breig A 1978 Adverse mechanical tension in the central nervous system, Almqvist & Wiksell, Stockholm より許可を得て引用)．

体で頭側へと動いている．Smith（1956）はアカゲザルの索状組織の動きをX線検査を用いて調べている．脊椎の伸展位から屈曲位への運動に伴い，索状組織の動きはC4, 5椎間板レベルに集まることを確認している．この際，上方からは下向きの動きが，下方からは上向きの動きがみられる．脳脊髄幹と髄膜の両者の運動を調べたところ，これらのバイオメカニクスが異なることが特筆されている．これらは一体としては動かず，脳脊髄幹は硬莢膜と関連して動く（AdamsとLogue 1971, Louis 1981）．

下肢伸展挙上（SLR）

SLRは従来，腰椎下部の椎間板損傷の診断に主として用いられているが，おそらくもっとも広く知られているテンションテストである．しかしそれだけでなく，このテスト中に坐骨神経管内やその周辺で起こっている複雑な神経バイオメカニクスは，症候学の分析をする場合に，そのテストにとってさらに大きな役割を示唆している．

SLRを行っている間，運動と引き伸ばしが坐骨神経管内で起こっている．図2.10は，SLRでの椎骨間の神経の出口や骨盤内の神経の運動の度合いを証明している．

よく知られていることでもあり，写真を見ても明らかなように，SLRを行っている間，腰仙神経根はそれぞれ椎間孔において尾側に移動し，骨盤内でも尾側方向に移動している（GoddardとReid 1965, Breig 1978, BreigとTroup 1979）．しかし，残りの坐骨神経幹の動力学についてはいまだ考慮されていない．神経はかなりの弾力のある性質をもっている．そのため，神経全体がピンと張られても，その接触領域に関して尾側運動は下肢全体を通してみられない．そのため，神経幹に沿ってどこかで逆運動の起こっているはずである．Smith（1956）は，この過程を調べるためにサルとヒトの1死体を用いての研究を指揮した．膝上部の坐骨神経と脛骨神経は接触領域の関係で尾側への運動がみられる一方，膝下部ではその関係が逆であることを明らかにしている．つまり，膝下部では脛骨神経は，周囲組織に対し頭側方向への運動がみられる．したがって，膝の後方のどこかで接触領域に関して運動が発生しない箇所が存在する（図2.11）．この研究では，SLRは股関節を屈曲位にして膝を伸展させることによって行われている．この手順では，膝伸展位にて股関節の屈曲を行わせる従来のSLRとは適応のメカニズムが異なる．確かに，SLRの手順を変更することにより患者の反応も異なっている．

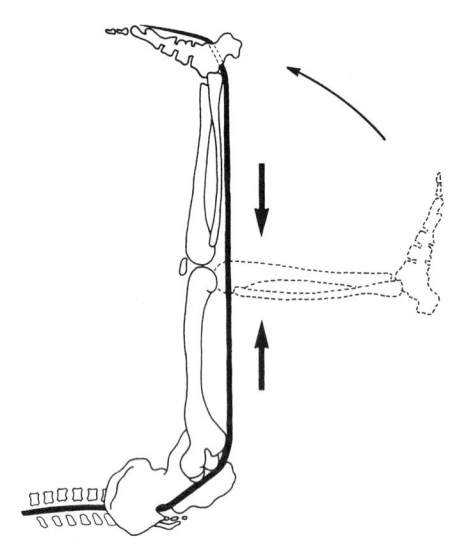

図2.11 股屈曲と膝伸展時の神経バイオメカニクス説．膝より近位の神経系は接触領域に関連して尾側へと引き込まれ，膝より末梢の神経系は頭側に移動する．神経の移動が集中する部位では，周辺の接触領域に対して神経系の運動は認めない．（Smith 1956 を改変）．

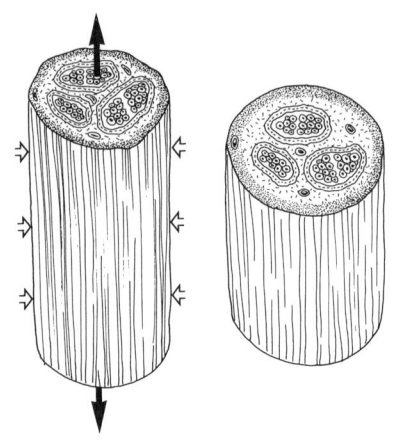

図2.12 神経伸張による神経の断面積の減少と神経内圧の上昇．

「テンションポイント」という概念は総腓骨神経幹を例に挙げると説明しやすい．この部位でのテンションポイントは腓骨小頭部の神経付着部に存在するとみられ，股関節を屈曲位にて膝を伸展させると，腓骨神経やその分枝は付着部のどちらか一方の反対方向に動く．従来のSLR（膝の伸展を伴う股関節の屈曲）ではテンションポイントが股関節の後方に存在する場合がある（Smith 1956）．テンションポイントの概念についてはこの章の後半で触れることとする．これら自明のこととして仮定されている神経のもっている物理的性質から，テンションテストを行っている間に起こる症状の分配はどうにか説明可能である．

神経にテンションが及んだ場合，断面積の減少により神経内圧は上昇する（図2.12）．この内圧の上昇は，神経外血管の伸長や神経周膜を横断する小血管の閉鎖により，神経線維に供給される血液量を減少させるものと考えられる．この血液の欠乏は，神経伝導を障害し，また，内圧との関係で軸索伝導系に影響を与えることがある（3章）．SLRなどのテスト中の神経内圧の正確な上昇の程度は解明されていない．尺骨神経に関する解析（PechanとJulis 1975）から推定すると，四肢を伸展させる動作により，末梢神経内圧は4倍に達するとしている．したがって，日常生活で坐位から立ち上がるような動作でさえ，坐骨神経の内圧を大きく上昇させる可能性がある．PechanとJulis（1975）による上肢の神経の適応メカニズムに関する研究については，次のセクションで詳細に述べる．このような神経の変形に伴って，神経線維への血液供給は約8％の神経伸長により減少し始め，神経の伸長が約15％に達すると血液供給は停止するとされている（Lundborg と Rydevik 1973, Rydevik ら 1981, Ogata と Natio 1986）．このことがテンションテスト中の，神経の伸長にどのように関わっているかということは不明である．

臨床上，SLR単独で検査に用いられることは少ない．このテストの感度を高める付加運動である足背屈，股内転，股内旋および頸椎屈曲などのバイオメカニクスに関しては7章で取り上げることとする．腹臥位膝屈曲（Prone Kee Bend）テストも同様に扱うものとする．

上肢の神経適応のメカニズム

上肢の神経系で，力学的な機能もまた特徴的である．従来の研究で，McLellanとSwash（1976）は15名の健常者の正中神経に針を配置し，腕や頸のさまざまな動きに対する針の動きを測定した．この着想のよい研究によって，生体内の神経系の運動が測定できることがわかった．神経のある部分の動きの大きさは針の頭部の動きと上肢に配置した針の深さから推定してい

る．あとは，簡単な幾何学の応用である．この研究で，腕や頸の自動および他動運動による差はなかったとしている．上肢の中間にあたる正中神経に針を配置し，手関節と指の伸展を行わせると神経は下方に平均7.4 mm引っ張られた．肘の屈曲では中枢側に4.3 mm動いている．一例では，上肢の運動の組み合わせで正中神経が2～3 cmも動いたと思われた（残念ながら記録されていない）．同様の運動量が死体を用いた研究においても報告されている（Shaw Wilgis と Murphy 1986）．これら二つの研究から情報を得ようとしている理学療法士にとって一つの残念な点は，実験中の全上肢と体幹の位置が記録されていないことである．しかし，記録されている運動の可動域とその方向は，上肢のバイオメカニクスに関連しており貴重な報告である．

Macnicol（1980）は，死亡直後の40体の肘で尺骨神経のバイオメカニクスについて調査を行い，屈曲運動時に尺骨神経は中枢側へ移動することに注目している．また，10例の肘で骨を含む界面組織に対する尺骨神経の圧の測定を行っている．肘の屈曲90°までは圧に有意な変化はみられなかった．しかし，最終屈曲位では後顆溝（postcondylar groove）と神経管内で顕著な上昇変化を認めた．これらの圧は，上肢の外転を加えることによって上昇をみせている．その他の肢位に関する記載はされていない．

運動に対するその他の適応のメカニズムとしては，その系内において圧あるいはテンションを高めることである．Pechan と Julis の研究（1975）については前述したが，ここで述べる価値がある．彼らは死亡直後の死体の尺骨神経の神経内圧を，肘をいろいろな肢位で測定している．肘のところで尺骨神経内に配置した針に圧力トランスデューサを接続させた．肘の角度を一定にして，手首と肩の運動により神経内圧をかなり変化させることができた．上肢テンションテスト3（8章）と同様の肢位で尺骨神経内圧は四倍になるとしている．

大いにありうることは，テンションポイントが上肢の運動中に肘や肩の付近に出現すること，それからテンションポイントの出現の仕方が上肢の運動の種類に依存していることである．Rubenach（1987）は死体を用いて，上肢に神経伸張手技を行っている間，肘のところでは正中神経の動きはほとんど認められないことに注目している．さらに，Sunderland（1978）によれば，神経が分岐している部位，あるいは急な角度で筋内に入る部位では，神経の動きは神経に沿った他の部位よりもはるかに少ないことを示唆している．

神経の伸張と運動の二つの適応のメカニズムは同時に作動する．しかし，状況によって一方が優位に作動することもある．病理学的変化や損傷によって，これらの適応のメカニズムの一つ，あるいは両方とも影響を受けることになる．後述の章でこれに応じた治療法について解説する．

関節の治療を行う理学療法士は，副運動（「関節の遊び」）と生理的関節運動の重要性については十分に認識していることであろう．神経系の検査と治療においては，運動と伸張の適応のメカニズムは同様に重要なものである．

自律神経系の適応メカニズム

しばしば見落とされている事実として，自律神経系（ANS）もまた，正しく機能している場合には身体の運動に適応しなければならない．末梢神経系や脳脊髄幹の自律神経性線維は，近接する運動および感覚線維に対しては同様に適応しなくてはならない．しかし，ANS が他の神経系と独立して存在する部位では，自律神経幹，自律神経枝および自律神経節には重要なバイオメカニクスが働いている．ANS が連鎖している部位は，力学的な影響を受けやすい．交感神経幹は特にこの特性が強い．終始動きがみられる肋横突関節の前方にこの交感神経幹が存在していることからも明らかだろう．図2.13 と図2.14 は，脊柱と肋骨に隣接する交感神経鎖の部位を示している．正面像（図2.13）に見られるように，側屈運動，特に胸椎の運動が交感神経鎖を動かし神経鎖をピンと張らせることになる．側面からの観察ではさらに明確に理解できる．屈曲は胸・腰部の交感神経鎖を伸長させると予測される．これは交感神経幹が屈曲と伸展の軸の後方に存在するためである．逆に，頸椎の伸展は頸椎交感神経幹や神経節を伸長させる．Macnab（1971）は，頸椎のむち打ち症の疑似モデルにサルを用いて，頸部交感神経叢の損傷を観察している．損傷は伸展相において多く認められている．腰椎を屈曲させ，顎を「突き出す」ようなときにみられる上部頸椎の伸展に胸椎を後彎させた坐位の姿勢は，交感神経幹を過度に伸張させ

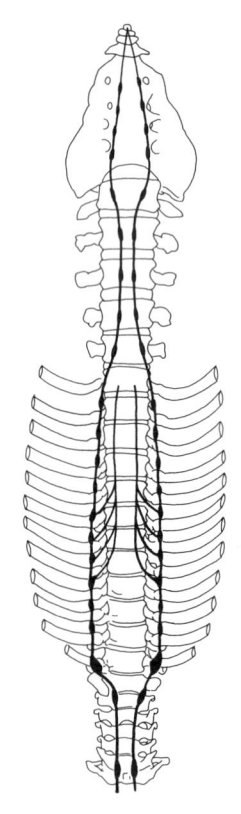

図2.13 骨標本上の交感神経幹の走行前面

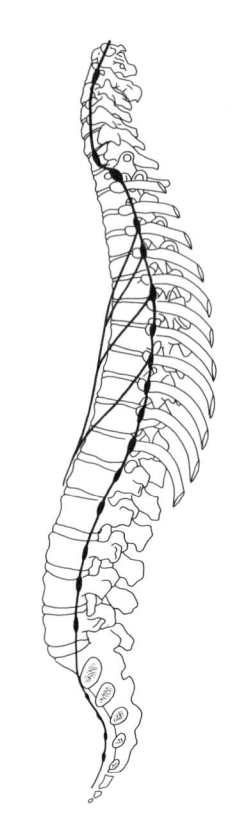

図2.14 骨標本上の交感神経幹の走行側面

る状態であることが予測される．頸椎屈曲は頸動脈と椎骨動脈周辺の交感神経叢を伸張させると予測されている（SchneiderとSchemm 1961）．

　胸椎と肋骨の動きに伴って，胸部交感神経幹に起こる運動と伸張と同様に，その系の連続体がもたらす運動，たとえばSLRにおいても，交感神経幹に力学的な変化を及ぼすと考えられる．Breig（1978）が実感したことは，腰部交感神経幹のバイオメカニクスを変化させたことによって，無視できない臨床的影響があり得るということであった．写真（図2.15）はSLR中の腰部交感神経幹の大きな動きを示している．ANSを原因とする神経興奮ならびに欠損症状は，ANSの伸長や圧迫などの力学的刺激または化学的な神経過敏刺激によって誘発された状態とも考えられる．

　Nathan（1986）は，1000体の死体を用いて，交感神経幹と神経節内とその周囲の広範な病理解剖学的変化について詳細な実証的研究を行っている．この報告と神経系の病理解剖学的変化については3章で詳細に述べる．交感神経構造の付着部に関しては，基準となる研究が行われていない．おそらく硬膜靭帯に類似した一連の正常な付着部が存在すると考えられるが，我々が今考えていることと関連して，この可能性についての研究はされていない．

　自律神経系の節前ニューロンへの相対伸張の影響についても考慮する必要がある．これらのニューロンは脊髄の中心部付近に位置するため，多少の保護がなされている．しかし，これらのニューロンの刺激や抑制，またはニューラプラクシアタイプの損傷による症状がみられることもある．この傾向は，特に脊髄への血液供給が不十分である胸椎において比較的みられやすい（Dommisse 1975）．

　臨床上，交感神経鎖は力学的機能障害（mechanical impairement）が明白である場合が多い．SLRによって引き起こされた吐き気や鈍い胸部痛および頭痛などの症状はこれらの影響と考えられる．スランプテスト（7章）は，時には，深部の腹痛，紅潮や発汗などの意外な症状を再現させることがある．上肢テンションテスト（Upper Limb Tension Test：ULTT）

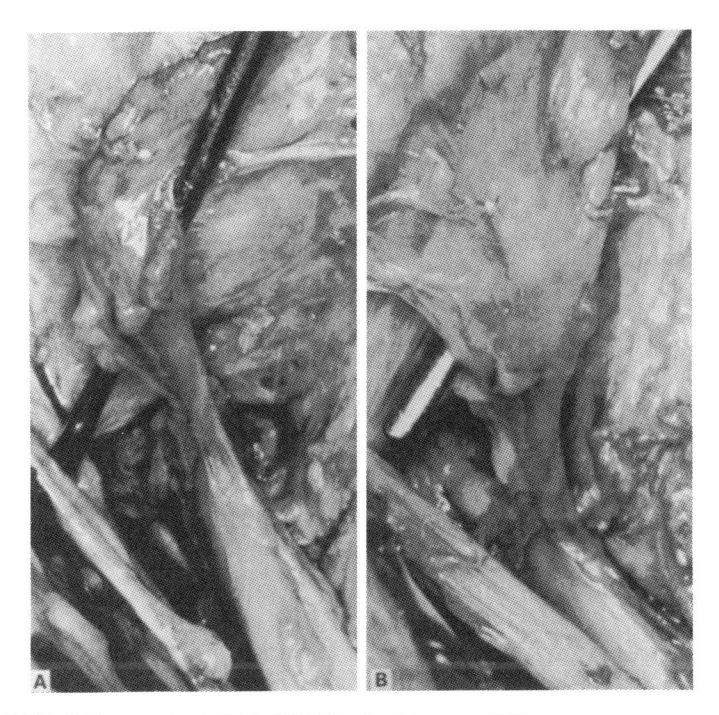

図 2.15 股関節屈曲/膝関節伸展テスト時の腰部交感神経鎖の伸張とゆるみ状態．
A 図では，神経鎖が周囲組織とともにゆるんでいる．そして事実，プローブで位置を変えても抵抗を示していない．
B 図では，まず股関節を屈曲し，それから膝関節を伸展した場合，交感神経鎖は伸張される．その理由は，その鎖は連結されており，伸張や動きが交感神経系のより上側分節に起こるからである．
(Breig A 1978 Adverse mechanical tension in the central nervous system. Almqvist & Wiksell, Stockholm より許可を得て引用)．

は腕に「吸引される感覚（pumping feeling）」をもたらすことがあり，テンションテストが陽性であった四肢に関連して，発汗の増大や四肢の色の変化がみられることが多い．

交感神経幹の解剖学とバイオメカニクスに関する知識は，交感神経幹を動かす手技を習得するきっかけになる．それは肋骨を経由するか，肋横突関節を経由するか，あるいはまた神経と関節運動の組み合わせによるか，そのいずれを選択するのかということにつながる．さらにテンションテストによって再現される症状の種類（非特異的症状の場合もあるが）をある程度理解するのに役立つのである．

テンションポイントの概念

前節で，死体の一部位または複数の部位を動かした場合に神経系の運動が必ずしも同じ方向ではないことを示す報告について取り上げた（Smith 1956, Reid 1960, Louis 1981）．このことによって，当然，周囲組織に対し神経の動きのない部位やわずかな動きしかみられない部位が生じるわけである．これらの神経部位で接触領域が大きな運動をしたとしても，神経系は接触領域と「同調している」ということに注目したい．私は，これらを「テンションポイント」と呼び，特定の身体運動中にその運動に対して神経系が適応していることを顕著に表わしているところであると提示してきた（Butler 1989）．これらのテンションポイントに関連のある症状には臨床的規則性があって，たとえば，テンションポイントとしてはC6，T6やL4領域，それからテンションテスト陽性の患者の膝の後部，肘の前部が考えられるが，それによって，これらの部位に特別な何かが起こっているということを知ることになる．これらの部位の存在は，神経系の両端にテンシ

ョンを与えることにより，特に明白になると考えている（例として，足背屈でのSLR，スランプテスト）．私はこれまでの臨床観察により，これらの部位は神経系のなかでも損傷を受けやすい部位であるとの仮説を立てていることに満足している．これは臨床上のみならず解剖学的にも支持される仮説である．

テンションポイントの臨床的相関性

SLRテストの最終可動域では，患者（および被験者）はさまざまな身体部位の疼痛を訴える．通常，膝後部やハムストリングス筋腹の上部に疼痛や伸長感を訴える場合が多い．脛腓関節上部にわたる「灼熱感」を訴える場合もある．この「灼熱感」の訴えや膝後部の疼痛の訴え（SLR中に指で指摘できる場合が多い）の場合は「テンションポイント」の痛みを訴えていると解釈している．その部位にはハムストリングスに関連する構造は存在しない．下肢や脊椎に相対伸張障害が進行しているある段階で，同じようにこの症状が現われる．

先に示したC6，T6およびL4のテンションポイントの領域は臨床的に明白であることが多い．腰部椎間板の病変をもつ患者では，硬膜の神経過敏または拘束の関与が予測され，肩甲間の疼痛や頸部痛の訴えも珍しくない．むち打ち症の患者の治療経験をもつ臨床医は，頻繁に肩甲間の疼痛と，その後の腰部の訴えを聞かされることが多い．これらの脊椎痛はテンションポイント近くであることが多く（図2.16），膝後部痛と関係していることがある．このような症状を呈する患者の多くはたいていSLRとスランプテストは陽性である（7章）．SLRに制限をもつ患者では，T6脊椎レベルの触診では，その上部や下部にはみられない筋強直および局所疼痛をしばしば出現している．四肢では，一つの領域から他の領域への症状の広がり，たとえば，手根管から他の領域，すなわち肘への症状の広がりが通常にみられることがある．この症候性機能障害は「二重挫滅症候群（double crush syndrome）」として知られており，次の章で詳しく検討する．

理学療法士が臨床推理過程を自分の検査に応用している場合（5章）には，そこから報告される臨床所見は十分に信頼してよいと考える．結局，このような理学療法士は患者を連続して動かし，触診し，患者の言

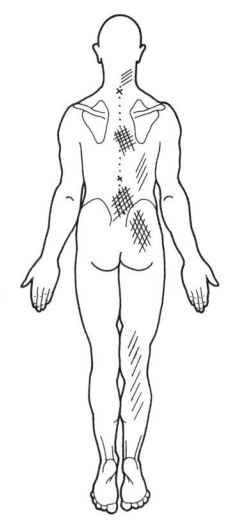

図2.16 身体図——腰椎椎間板損傷にみられる典型的疼痛部位．テンションポイントの部位と一致する．頸髄神経系損傷によって発生する部位と類似する．

うことに耳を傾けているのである．そしてこの際，理学的所見と患者の愁訴を一致させるように努めている．このテンションポイントという仮説は，むち打ち症の患者と反復性および過用による損傷を呈する患者を対象に，数年間にわたる研究で考えられてきたものである．またいずれは，この伸張異常の明確なパターンと治療への反応が得られるものと考えている．

テンションポイントの解剖学

先に示したテンションポイントは，多種のメカニズム（3章に詳述）の一つを形成し，それによる構造的，機能的不全状態が神経系に症状を引き起こすのである．

神経系の身体運動に対する適応形態が部位が異なると変化するのであれば，これらの部位における解剖学的変化がみられるのは明らかである．解剖学者はこのような変化に興味を示してこなかった．しかし，テンションポイントの概念を支持する有力な推定証拠があり，特に脈管作用と結合組織内容において明らかである．

神経系は十分な血液供給への依存度が高いので，テンションポイントの存在に関する仮説が脈管作用のそのパターンから発展する可能性がある．異なる運動と伸張要求に適応するために，神経系に関する脈管配列は動く部分と動かない部分では異なるのである．一般

的に，神経外血管（供給血管）は神経系が隣接組織との関わりで動きがほとんどない領域で神経系に入る．これらの領域はテンションポイントであることが多い．頸椎において，神経外血管のほとんどが神経系に入りこむ領域はC5からC7領域である（Mannen 1966, Parke 1988）．腰仙神経叢も頸髄と同様に豊富な血液供給を受けている（Dommisse 1986）．胸部の脳脊髄幹と髄膜に常時供給を行っている神経外血管は一貫して少ない．しかし，大きな動脈は通常T9の周辺から神経系に入る．胸椎は腰椎や頸椎よりも可動性が低く，このことによっておそらく供給血管が特定の部位で神経系に入る必要性は少ないと予測される．末梢神経では，いくつかの例で供給血管が股関節と膝関節の後部および肘の屈筋面から入っている．神経内脈管は関節間の神経系の各部分に栄養を供給している．正中神経はわかりやすい例である．上腕部では，肘と肩の近くでは栄養供給脈管は神経に行き渡り，神経はそれに囲まれて，ほとんどが神経内脈管に依存している．これは本質的に優れた供給形態である．というのも正中神経は身体運動により上腕部で2cm以上，上方へ動くため，供給脈管が進入するには潜在的に危険な場所なのである．概して，神経外脈管は，関節の周囲と保護されている部位で末梢神経に入っている（Sunderland 1978, OgataとNaito 1986）．

末梢神経系は，結合組織鞘の配列形態によって，さらに保護されている．神経組織に対する結合組織の比率は，神経や神経の部位によって異なる．神経が大きな適応メカニズムとして動く部位（たとえば，上腕における正中神経）では，結合組織は断面積の割合がより小さいのである．逆に，圧迫によって神経が損傷しやすい部位（手首の正中神経など）ほど，結合組織の占める比率は大きくなる．この関係を図2.17に示す．ここでは，神経束と神経上膜組織の一分節の正中神経に対する断面積の比率を示す．神経束の数が増加した場合，これらの断面積は低下する．正中神経ほど明白ではないが，他の神経にも同様の分布関係が存在する．Sunderland（1978）は主要なすべての神経の神経束の配列について検証を行っている．

神経系の周囲組織への付着からもいくつかの手がかりが得られている．L4のテンションポイントでは，硬膜は強固に後縦靱帯に付着しており，その連結力が強いため二つの組織を分けることは不可能である（Blikna 1969, ParkeとWatanabe 1990）．Haupと

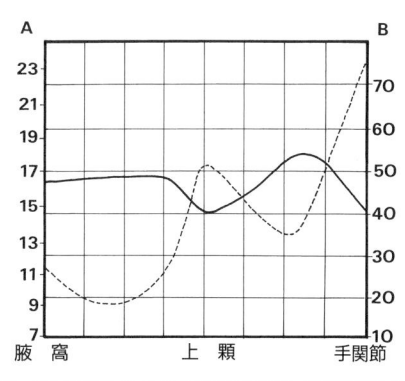

図2.17 正中神経における結合組織と神経組織の関連．A列には神経束の数を示し（破線），B列には神経束の断面積の比率を示している（実線）．(Sunderland S 1978 Nerves and nerve injuries, 2nd edn. Churchill Livingstone, Edinburgh より出版社と著者の許可を得て引用).

Scofft（1978）によれば，硬膜は胸髄の中央領域で脊柱管の他の領域よりも厚くなっている．しかし，Tencerら（1986）の結果はこれとは異なっている．彼らはヒトの死体を用いた研究で，神経の弾性は硬膜全体にわたって均一であることを明らかにしている．L4とC6領域は，それぞれの神経叢のほぼ中心部にあたり，両側に脊髄神経と末梢神経を出すということは，その系を拘束するし，脊柱管内を上下に動くのを制限するにちがいない．いくつかの領域で，たとえば腓骨小頭での総腓骨神経や橈骨上腕関節での橈骨神経などのように，末梢神経系は他の場所より強固に付着している．

以上を要約すると，解剖学や，バイオメカニクスそして血液の供給間には総体的なつながりがあるということがいえる（表2.1参照）．

疑いもなく，個々の構造の構成要素の配列と運動中の神経機能に合った適応は複雑である．表2.1は広義の特徴であり，我々が神経バイオメカニクスに関していかに無知であるかということが理解できる．重要なのは，このパターンが相対伸張症候群の臨床像に関連があるように思われることである．損傷の性質と部位は，損傷によって起こされるそういう変化した神経バイオメカニクスと関係がある．これらの損傷のメカニズムは次章で述べる．

46

表2.1 末梢神経の特別分節の組織構造と機能との関係の仮説である．その一つは，主たる適応手段が運動による場合（例として上腕中間部の正中神経），その二は緊張を高めることによっていると考えられる場合（例として肘部の正中神経）である．

適応状態	血液供給	結合組織量	神経束数
1. 移動	神経内供給	減少	減少
2. 緊張	神経外供給	増加	増加

より詳細な生体力学的な検討

伸張と運動の分布

　身体が動かされた場合，身体運動の影響は，神経系では，非神経組織の場合と比較してより遠位まで広がる．たとえば足首の背屈は腰椎のみならず，より頭側の脳脊髄幹の神経系に力学的な影響を与えると考えられる．背屈は膝より下の筋・関節に直接的な影響を与える．しかし，筋膜はさらに中枢部までテンションを及ぼすと予測される．実際には伸張と運動の波及する距離と広さに関しては知られておらず，身体の静止状態をも含めて多数の要因に依存すると考えられる．基準となる研究や病理学的知見から神経移動の範囲に関しての推測が可能となり，テンションテストによる評価と治療のための，いくつかの基本的指針を受けている．

《基準となる研究》
　図2.18は，頸椎の屈曲による頸髄から腰髄へのテンションの伝達を明確に示している．BreigとMarions（1963）は頸椎の屈曲が腰仙神経根に影響を与える可能性について，早期に死体によって実証している．このことはTencerら（1986）がさらに最近の研究で確認を行っている．四肢では，一関節の運動がその肢の他の部位の神経に影響する．Borgesら（1981）は死体を用いた研究で，足部の底屈と内反が大腿部の坐骨神経を動かし，テンションを与えることを示している．Smith（1956），BreigとTroup（1979）はさら

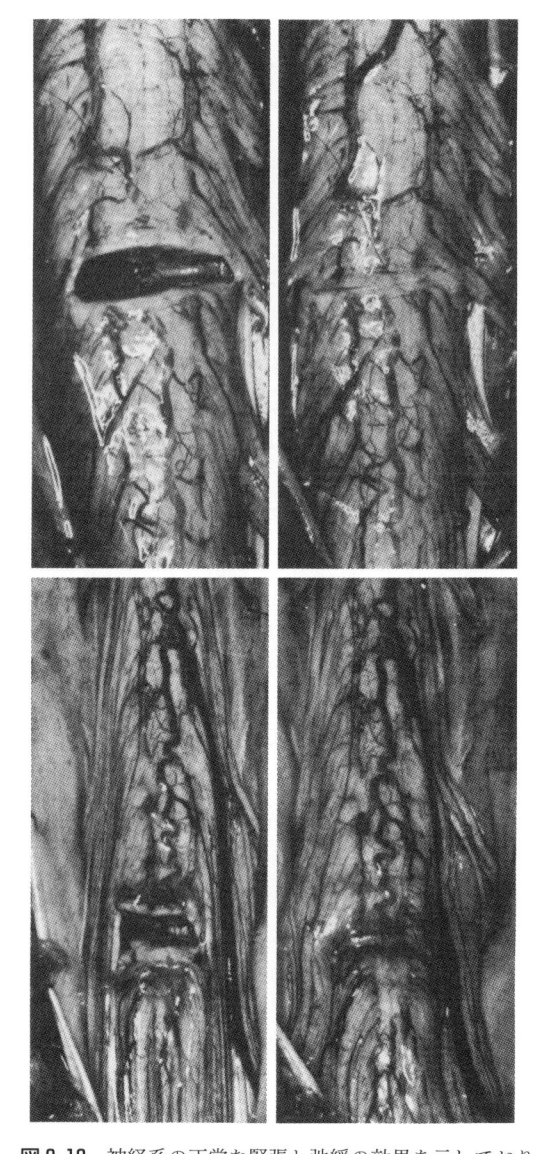

図2.18　神経系の正常な緊張と弛緩の効果を示しており，脊髄の横断切開（上段，左と右）は頸髄レベル，（下段，左と右）は腰髄レベルを示している．硬膜は引き込まれているがなお緊張を伝えている．左側の頸椎が十分に屈曲されている状態では，頸椎と腰椎レベルではそれぞれで傷口に引き込みが見られる．右の写真は頸椎を屈曲から中間位に戻した状態で，脊髄の切創の表面は閉じた状態になっている．右下の写真では，切創が閉じるのに頸椎は完全伸展位となっている．頸椎の動きだけでも腰髄の動きがみられる．（Breig A 1978 Adverse mechanical tension in the central nervous system. Almqvist & Wiksell, Stockholmより許可を得て引用）．

に，足関節背屈が腰仙神経根まで影響を及ぼすことを実証し，さらに Smith (1956) は，SLR での足関節背屈が小脳を含む上位神経系にまで緊張が及ぶことを示した．上肢では，McLellan と Swash (1976) の針を用いた研究，Shaw Wilgis と Murphy (1986) の死体による研究で，手関節の運動が上腕の神経系に力学的影響を与えることを示している．Selvaratnam (1989) は死体を用いて上肢テンションテスト方法の研究を行い，頸椎の操作で肘関節と手関節の伸展を加えた場合，腕神経叢の神経根に緊張 (strain) をもたらすことを明らかにした．

生体内による研究においても，いくつかの有用な報告がある．上肢テンションテスト (ULTT) の先駆者の一人である Elvey (1980) は，対側の上肢の運動と下肢伸展挙上は，一方の腕で誘発される症状を変化させると主張した．1985 年に Rubenach は Elvey の最初の主張について研究を行った．彼女は，一方の腕に ULTT (8章) を実施し，症状がみられる肢位を保持させたまま他方の腕に同テストを実施すると，症状が変化することを見出した．これらの変化は 116 名の若年の無症候性被験者の 77% で認められ，大部分が症状の減少を報告している．したがって，神経系に及んでいるテンションは，部分的に脳脊髄幹を横切り，伝達すると考えられる．この研究は相対伸張と両側性手根管症候群の関係をいくぶん見抜いていると思われる．Bell (1987) は Elvey の二番目の主張に関して研究を行っている．被験者に ULTT を持続させ，さらに両側の下肢伸展位挙上を追加したところ，100 名の無症候性の若年健常者のうち 77 名が症状の変化を認め，そのうち 67 名が症状減少を，10 名が症状の増加したことを見出した．これらの研究は肢間の関連を示すだけではなく，体の一側の肢から肢へと広がる症状について患者が訴えている部位の障害についても注目しているのである．

《臨床上の相関》

Breig (1978) は，SLR の際に患者が訴える下肢と上肢の疼痛にみられるこの症状を「坐骨神経性四肢痛 (sciatic brachialgia)」と呼んでいる．それより以前，Torkildson (1956) は頸椎屈曲の際に坐骨神経痛を訴える患者を観察し，これを「上腕性坐骨神経痛 (brachialgic sciatica)」と呼んだ．これはテンションテストを臨床で行っている理学療法士がよく経験する

ことである．大後頭孔周辺の腫瘍は腰痛および坐骨神経痛に関係することが多い．これらの症状は腫瘍の初期徴候である場合がある (Dodge ら 1956)．臨床では，動いている組織の感度のレベルと神経系の力学的順応が主要な問題である．これは硬膜が T4 レベルで拘束された状況にあると考えられる．T4 レベルが拘束状況にあるならば，他動的頸椎屈曲 (Passive Neck Flexion：PNF) によって，その緊張は拘束されているレベルまで下降していくだけであり，比較的影響を受けない T4 以下の脳脊髄幹構造はそのままである．同様に，脳脊髄幹と，あるいはその膜に神経の過敏性が高まっている状態では，PNF を施行することにより，容易に腰部の症状を再現させることが可能である．重度の損傷では珍しいことではないが，たとえばむち打ち損傷では，足関節背屈が首と頭の症状を悪化させるし，SLR の場合には肩と肘の症状にも影響を及ぼす．糖尿病のように全身の神経束内の圧が上昇している疾患は，明らかに遠隔症状と関連する素因となっている．症状の広がりについての問題は次章，二重挫滅症候群のセクションで再度取り上げることとする．

伸張の大きさと運動分布

神経系は，常に特定の圧力つまりテンション下にある．神経系の切断によって，切断端は退縮し，結果として他の部位の神経の伸張と動きに変化を与える．このことはウサギの末梢神経で実験的に示されており (Millesi ら 1972)，外科医でも経験することがある (Breig 1978, Millesi 1986, Wilgis と Murphy 1986, Lundborg 1988)．Tencer ら (1985) は，頸椎が伸展している場合でも，硬膜が切断されれば退縮することを示している．

神経系の他の領域への伸張と動きの広がりは一様ではない．すなわち，神経系に一度力が加えられても，それが神経系全体に等しく分散されるわけではない．McLellan と Swash (1976) は，手関節と指の伸展によって正中神経は，上腕中央部より手関節部での動きが 2〜4 倍であることに注目している．Tencer ら (1985) は，他動的頸椎屈曲によって腰部硬膜よりも頸部硬膜でより多くの動きが起こることに注意している．神経系において動きがみられる部位では，他の部位よりも適応手段を必要とする．たとえば SLR の場合により多くの神経的反応が，ふくらはぎよりも股関

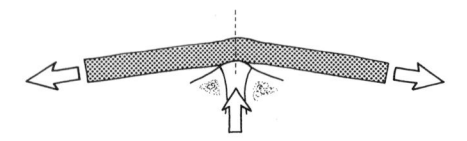

図2.19 緊張と圧迫は，弾性構造内では同時に伝えられ，その他の構造を圧迫する．圧迫の増加によりテンションも増加をみせる．テンションの増加により圧迫も増加．

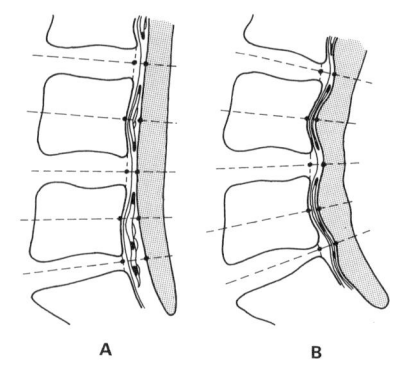

図2.20 腰椎屈曲（A）および伸展（B）に伴う脊柱管内の硬莢膜の前後移動．（Penning & Wilmink 1981を改変）．

節後部から腰椎内へ向かって起こるのである．一つの領域により大きなテンションがかかると，適応メカニズムが働いて，より遠く，より大きな影響が体の他の部位に及ぶ．しかし，Breig（1978）は脳脊髄幹と髄膜における伸張の分布に St.Venant の法則を適用させている．これは，張力（pulling force）が弾性のある管のへりにかけられた場合，その力は管直径の2～3倍の距離で管全体にわたり均等に分配されることを意味している．臨床的にみて，この法則があてはまるとは考えられない．SLRが胸部の症状を再現する症例があったとした場合，その症状は左と右のSLRで同様にみられるはずである．しかしこのような所見は稀である．明らかに相対伸張に関わりのある頸部と頭部の症状を示している患者の場合には，左右どちらのSLRが症状を強く再現するかに注目している．明らかに，神経系をつくり上げている種々の構造の生体力学と付属物の複雑な配列の意味するところは，その仕組みが弾力性のあるシリンダーの機械的構造よりもはるかに複雑であるということである．

緊張（tension）と圧迫（compression）は，力学的に硬い隣接構造と相互に関連のある弾性構造内では同時に伝わる．局所に加えられた圧迫は緊張を増大させ，神経系のどのような動きもこの圧迫力を増大させることとなる（図2.19）．

境界面に対する垂直な動き

脳脊髄幹と髄膜が脊柱管の動きに伴って均一に動かず，その動きが必ずしも縦の動きだけではないことはすでに述べた．脊椎の屈曲によって，硬膜内圧は上昇し，脳脊髄幹と髄膜は脊柱管の前方へ引き寄せられる，すなわち「最短路」となるのである（Jirout 1959, Jirout 1963, Breig 1978）．しかし，Penning と Wilmink（1981）は40枚の腰部脊髄像により，脊椎伸展中に腰部硬莢膜は前方へ，脊椎屈曲中は後方へ動くことを示した（図2.20）．それは，黄色靱帯の短縮と歪みが原因となっていると彼らは推測している．

脊椎の伸展で，脊髄の前後径は増大するが，前方への圧迫は軽減される（Parke 1988）．Breig（1978）によれば，脊柱管が伸展方向に向かっているときには，硬莢膜は重力に従い脊柱管に偏ることがある．硬莢膜の内側に脊髄や馬尾神経も同様に偏ることがある．ある状況下では，硬膜を介して脊髄が，脊柱管を介して硬膜の運動が，前後方向に，横方向に，あるいはこの二つの運動の組み合わさった方向に起こるのである（Adams と Logue 1971, Louis 1981, Breig 1978）．たとえば，スランプテストが一つの例である．ここでは体幹と下肢の神経系全体に最大のテンションが加わっているのにもかかわらず，脳脊髄幹と髄膜は脊柱管内を前方に移動するし，おそらく背中線の皺襞を圧迫すると考えられる．

肘関節では，肘を伸展から屈曲状態にした際に，尺骨神経は背内側方向に滑る（Apfelberg と Larsen 1973）．神経が容易に触診できる部位，たとえば足背の浅腓骨神経や上腕の正中神経の分枝などでは，1cm あるいはそれ以上に側方へ動く．この動きは，テンション肢位では小さくなる．

重力と神経系

脊柱管の中では，脳脊髄幹の実質の重みとその許容間隙は，ある程度重力に依存した状態にある．背臥位では脳脊髄幹と髄膜は脊柱管の後面に位置している．側臥位では下側になった脊柱管の側面に，腹臥位では脊柱管の前面に位置する（Breig 1978）．Breig

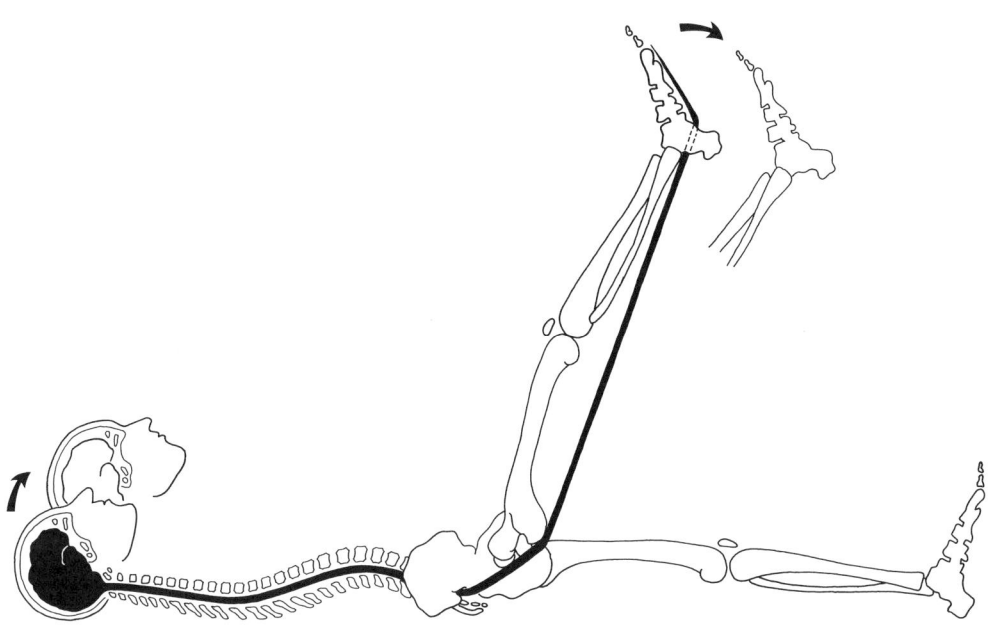

図2.21 SLR 前後における頸部屈曲を追加による SLR の反応

(1978) は, 頸椎屈曲を加えると腰部硬莢膜と馬尾神経は速やかに管内の中心に戻ることを明示している. 脊髄円錐内ではさらに動きが少ないことを指摘している. それは歯状靱帯によって硬膜内のより中心部に保持されているからである. 脳脊髄幹の弛緩の程度は四肢と頭部の位置に依存する. より多く弛緩状態にするには, テンション肢位から解放することである. たとえば膝を曲げて, 股関節を約30°に曲げ, そして脊椎を伸展させるのである.

100名の健康な無症候性の若年被験者を対象にしたMiller (1987) の調査では, 背臥位でSLRを行い, それから側臥位でSLRを行うと, 可動域に差が出ると言っている. 側臥位では, SLRがより低位であればそれだけ多く制限される. これはたぶん脊椎にかかる力が側屈を起こすためと考えられる.

隣接組織とごく接近しているために, 末梢神経に対して重力はほとんど影響を与えないようであるが, 脳脊髄幹と髄膜の何らかの間接的変化からの影響は別である.

付加の順序の影響と身体肢位

最初に股関節屈曲させた後に膝伸展を行うSLRと, 膝伸展の後に股関節屈曲を行った場合とでは神経バイオメカニスクが異なる. 臨床的には, これは明らかである. 股関節を屈曲することによって, ある程度有効な伸張と運動がまず起こる. それから, 膝の伸展をその上に加える. この理論はSLRと頸椎屈曲の場合を例に取り上げることで明解な説明が可能となる. SLRの結果 (可動域と疼痛反応) は, 頸椎屈曲を加えた場合と加えなかった場合とで異なる. 頸椎屈曲は神経系にある程度のテンションがかかる, それゆえ, SLRを行っている間の伸張/動き/接触領域関係は異なることになる (図2.21). これらは評価と治療にとって重要な知見である. たとえば再評価で正確な情報を得るためにSLRを行う場合には, 頭部に同じ枕を使用して実施すべきである. 患者の腕の肢位もSLRを実施するごとに同じ条件でなければならない. テンションテストの付加要素の順序もまた, 運動を介しての治療効果に影響する.

最近 Shacklock (1989) は, 素晴らしい臨床観察によってこのことを立証している. 彼は, Mauhart (1989), Slater (1989), Shacklock (1989) の研究からデータを引用し, 足底屈/内反 (SLR/PFI) とSLRの構成運動を用いた三つの異なる方法のなかで症状の分布状況を比較した. その方法は最大SLRに最大PFIを (Slater 1989), 最大PFIに最大SLRを (Mauhart 1989), 最小PFIに最大SLRを (Shacklock 1989) 行ったものであった．各々のテスト方法によって症状の分布は顕著に異なった．被験者が高い比率で症状を訴えた部位は，始めに動かされたところであったと報告している．

Shacklock (1989) は，動作の順序とその程度によって，特に各々の四肢の末梢にみられる症状に影響を与えるという結論を出している．したがって，股関節および腰椎の最良状態について神経系を検査するためには，最初に近位関節の運動要素を行うべきである（すなわち，股関節の運動）．同様に，足部の神経系構造を検査するためには，足の運動要素を最初に行うべきである．

参考文献

Adams C B T, Logue V 1971 Studies in cervical spondylotic myelopathy. Brain 94: 557–568
Apfelberg D B, Larsen S J 1973 Dynamic anatomy of the ulnar nerve at the elbow. Plastic and Reconstructive Surgery 51: 76–81
Babin E, Capesius P 1976 Etude radiologique des dimensions du canal rachidien cervical et de leurs variations au cours des epreuves fonctionelles. Annals of Radiology 19: 457–462
Bell A 1987 The upper limb tension test — bilateral straight leg raising — a validating manoeuvre for the upper limb tension test. In: Dalziell B A, Snowsill J C (eds) Fifth biennial conference, Manipulative Therapists Association of Australia, Melbourne
Blikna G 1969 Intradural herniated lumbar disc. Journal of Neurosurgery 31: 676–679
Bohannon R, Gajdosik R, LeVeau B F 1985 Contributions of pelvic and lower limb motion to increases in the angle of passive straight leg raising. Physical Therapy 65: 474–476
Borges L F, Hallett M, Selkoe D J, Welch K 1981 The anterior tarsal tunnel syndrome. Journal of Neurosurgery 54: 89–92
Breig A 1978 Adverse mechanical tension in the central nervous system. Almqvist & Wiksell, Stockholm
Breig A, Marions O 1963 Biomechanics of the lumbosacral nerve roots. Acta Radiologica 4: 602–604
Breig A, Troup J D C 1979 Biomechanical considerations in the straight leg raising test. Spine 4: 242–250
Butler D 1989 Adverse mechanical tension in the nervous system: a model for assessment and treatment. Australian Journal of Physiotherapy 35:–227–238
Charnley J 1951 Orthopaedic signs in the diagnosis of disc protrusion. Lancet 1: 186–192
Cyriax J 1978 Textbook of orthopaedic medicine, 7th edn. Bailliere Tindall, London, Vol 1
Dodge H W, Love J G, Gottleib C M 1956 Benign tumours at the foramen magnum: surgical considerations. Journal of Neurosurgery 13: 603–617
Dommisse G F 1975 Morphological aspects of the lumbar spine and lumbosacral region. Orthopaedic Clinics of North America: 6: 163–175
Dommisse G F 1986 The blood supply of the spinal cord. In: Grieve G P (ed) Modern manual therapy of the vertebral column. Churchill Livingstone, Edinburgh
Dyck P 1979 The stoop-test in lumbar entrapment radiculopathy. Spine 4: 89–92
Edwards B E 1987 Clinical assessment: the use of combined movements in assessment and treatment. In: Twomey L T, Taylor J R (eds) Clinics in physical therapy, Vol 13, Physical therapy of the low back. Churchill Livingstone, New York
Edwards B E 1988 Combined movement of the cervical spine in examination and treatment. In: Grant R (ed) Clinics in physical therapy, Vol 17, Physical therapy of the cervical and thoracic spine. Churchill Livingstone, New York
Elvey R L 1980 Abnormal brachial plexus tension signs. In: Proceedings, Second biennial conference, Manipulative Therapists Association of Australia, Adelaide
Fahrni W H 1966 Observations on straight leg raising with special reference to nerve root adhesions. Canadian Journal of Surgery 9: 44–48
Farfan 1975 Mechanical disorders of the low back. Lea & Febiger, Philadelphia
Goddard M D, Reid J D 1965 Movements induced by straight leg raising in the lumbosacral roots, nerves and plexuses and in the intra-pelvic section of the sciatic nerve. Journal of Neurology, Neurosurgery and Psychiatry 28: 12–18
Haupt W, Stofft E 1978 Uber die dehnbarkeit und reissfestitkeit der dura mater spinalis des menschen. Nehr Anat Ges 72: 139–142
Inman V T, Saunders J B 1942 The clinico-anatomical aspects of the lumbosacral region. Radiology 38: 669–678
Jirout J 1959 The mobility of the cervical spinal cord under normal conditions. British Journal of Radiology 32: 744–751
Jirout J 1963 Mobility of the thoracic spinal cord under normal conditions. Acta Radiologica (Diagn) 1: 729–735
Liyang D et al 1988 The effect of flexion-extension motion of the lumbar spine on the capacity of the spinal canal. Spine 14: 523–525
Louis R 1981 Vertebroradicular and vertebromedullar dynamics. Anatomica Clinica 3: 1–11
Lundborg G, Rydevik B 1973 Effects of stretching the tibial nerve of the rabbit: a preliminary study of the intraneural circulation and barrier function of the perineurium. Journal of Bone and Joint Surgery 55B: 390–401
Lundborg G 1988 Nerve injury and repair. Churchill Livingstone, Edinburgh
Macnab I 1971 The whiplash syndrome. Orthopaedic Clinics of North America 2: 389–403
Macnicol M F 1980 Mechanics of the ulnar nerve at the elbow. Journal of Bone and Joint Surgery 62B: 531–532
Maitland G D 1986 Vertebral manipulation, 5th edn. Butterworths, London
Mannen T 1966 Vascular lesions in the spinal cord of the aged. Geriatrics 21: 151–160
Mauhart D 1989 The effect of chronic inversion ankle sprains on the plantarflexion/inversion straight leg raise. Unpublished thesis, South Australian Institute of Technology, Adelaide
McKenzie R A 1981 The lumbar spine: mechanical diagnosis and therapy. Spinal Publications, Waikenae
McLellan D L, Swash M 1976 Longitudinal sliding of the median nerve during movements of the upper limb. Journal of Neurology, Neurosurgery and Psychiatry 39: 566–570
Miller A M 1987 Neuro-meningeal limitation of straight

leg raising. In: Dalziel B A, Snowsill J C (eds) Manipulative Therapists Association of Australia, Fifth biennial conference, Melbourne

Millesi H 1986 The nerve gap: theory and clinical practice. Hand Clinics 2: 651–663

Millesi H, Berger C, Meissl G 1972 Experimentelle untersuchungen zur heilung durchtrennter peripherer nerven. Chirurgica Plastica 1: 174–206

Mooney V, Robertson J 1976 The facet syndrome. Clinical Orthopaedics and Related Research 115: 149–156

Nathan H 1986 Osteophytes of the spine compressing the sympathetic trunk and splanchnic nerves in the thorax. Spine 12: 527–532

Ogata K, Naito M 1986 Blood flow of peripheral nerve: effects of dissection, compression and stretching. Journal of Hand Surgery 11B: 11–14

Panjabi M M, Takata K, Goel V K 1983 Kinematics of lumbar intervertebral foramen. Spine 8: 348–357

Parke W W 1988 Correlative anatomy of cervical spondylotic neuropathy. Spine 13: 831–837

Parke W W, Watanabe R 1990 Adhesions of the ventral dura mater. Spine 15: 300–303

Pechan J, Julis F 1975 The pressure measurement in the ulnar nerve: a contribution to the pathophysiology of cubital tunnel syndrome. Journal of Biomechanics 8: 75–79

Penning L, Wilmink J T 1981 Biomechanics of the lumbosacral dural sac. Spine 6: 398–408

Reid J D 1960 Effects of flexion-extension movements of the head and spine upon the spinal cord and nerve roots. Journal of Neurology, Neurosurgery and Psychiatry 23: 214–221

Rubenach H 1987 The upper limb tension test. In: Proceedings World Congress of Physiotherapy, Sydney

Rydevik B, Lundborg G, Bagge U 1981 Effects of graded compression on intraneural blood flow, an in-vivo study on rabbit tibial nerve. Journal of Hand Surgery 6: 3–12

Schneider R C, Schemm G W 1961 Vertebral artery insufficiency in acute and chronic spinal trauma with special reference to the syndrome of acute central cervical spinal injury. Journal of Neurosurgery 18: 348–360

Selvaratnam P J, Glasgow E F, Matyas T 1989 Differential strain produced by the brachial plexus tension test on C5 to T1 nerve roots. In: Jones H M, Jones M A, Milde M R (eds) Sixth biennial conference proceedings. Manipulative Therapists Association of Australia

Shacklock M 1989 The plantarflexion/inversion straight leg raise. Unpublished thesis. South Australian Institute of Technology, Adelaide

Slater H 1989 The effect of foot and ankle position on the response to the SLR test. In: Jones H M, Jones M A, Milde M R (eds) Sixth biennial conference proceedings. Manipulative Therapists Association of Australia

Smith C G 1956 Changes in length and posture of the segments of the spinal cord with changes in posture in the monkey. Radiology 66: 259–265

Sunderland S 1978 Nerves and nerve injuries, 2nd edn. Churchill Livingstone, Edinburgh

Tencer A N, Allen B L, Ferguson R L 1985 A biomechanical study of thoraco-lumbar spine fractures with bone in the canal, Part 111, Mechanical properties of the dura and its tethering ligaments. Spine 10: 741–747

Torkildsen A 1956 Lesions of the cervical nerve roots as a possible source of pain simulating sciatica. Acta Psychiatrica Scandinavica 31: 333–344

White A A, Panjabi M M 1978 Clinical biomechanics of the spine. Lippincott, Philadelphia

Wilgis E F S & Murphy R 1986 The significance of longitudinal excursion in peripheral nerves. Hand Clinics 2: 761–766

3 病理学的過程

神経系損傷

「外傷（trauma）」という言葉は重度の損傷というイメージを呼び起こす．しかし，それは広い範囲の内容をなしているのである．本章では神経系損傷後に起こる病理学的過程を取り上げることにする．ここでは，特に損傷の範囲が比較的重度でない場合について強調して述べる．ここで，理学療法士は重要な役割を担っている．その役割の重要さとは，神経への重度の損傷による苦痛から患者を回復させることに関係しており，チームの一員としてより熟知した立場にいるからである．

1章では，神経系の機能解剖学と生理学的知見について検討し，その組織学についても言及した．外傷が原因で肉眼的解剖学上かなりはっきりとした変化を伴っている場合には，神経系の微細環境にも変化が起こっており，それにも配慮する必要がある．

本書に見られる相対神経伸張の定義は次のとおりである．

「神経系構造の正常な動きの範囲と伸張素質を検査する場合に神経系構造から引き起こされる異常な生理学的，力学的反応」

前の2章では神経系に重要な動きと伸長（伸張）素質について概説した．「相対神経伸張」（adverse neural tensoin）という言葉には，神経の動きと伸張素質の両者が加味されている．

損傷の部位

外傷に関していえば，神経系のなかで外傷が起き得ない部位はない．しかし，重度の外傷であっても，その神経系損傷の臨床症状としていくつかのパターンに分けられる．これらのパターンは，部分的には損傷を受けやすい解剖学的部位に基づいたものであり，神経系に対する初期の損傷がもっとも起きやすいか，あるいは損傷後に神経系の他の部位に表われるかである．それらの損傷部位は，具体的には以下のとおりである．

1. 軟部組織，骨もしくは線維軟骨性の管内（支帯）．さまざまな構造の壁をもつ管（支帯）の中を走行する神経系構造の例として，手根管内の正中神経，椎間孔内の脊髄神経，Frohseアーチ内にみられる後骨間神経が挙げられる．この管の部分は，特に強固な壁によって構成されており，神経系と管の壁との間隙は他の部位よりも大きいと思われるが，その管の内部では，その管に包まれている神経系が常にその管の構造物とこすれる可能性があり，これによって摩擦が起こる．

2. 神経系の分岐部．神経幹から鋭角に分岐する箇所では摩擦が特に大きい．この分岐部では，神経系はいくぶんでも滑り機構を犠牲にすることになり，そのことから損傷をさらに引き起こしやすくなる．従って，神経系が界面構造との関係で動きがわずかであるか，あるいは動きがない場合には，ほとんどの分岐部で起こるのである．受傷しやすい神経分枝の例として，第3，4の足指間の水掻き部に分布する総足底指神経を形成する外側と内側の足底神経合流部が挙げられる．他の足指に分岐している指神経は，総指神経よりもっと自由にすべる性質をもっている．外傷が起こる例として，ハイヒールを長時間履いていたときにみられる，中足指節関節の無理な伸展位が神経腫の発生の原因として挙げられる（12章，Morton神経腫を参照）．

3. 神経系の可動性が比較的みられない部位．例として，腓骨頭にみられる総腓骨神経，L4脊椎レベル

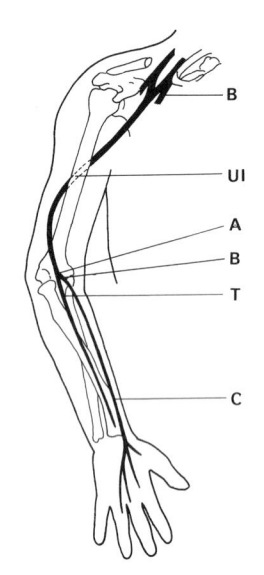

図3.1 橈骨神経における易損傷部位. A：付着部, B：分枝, UI：柔軟性のない接触領域, T：支帯 (管), C：皮神経.（Lundborg 1988を改変).

の髄膜, 橈骨頭にある橈骨神経の付着部, そして肩甲切痕部を通る肩甲上神経が挙げられる. 膝窩部の神経血管束は神経系を固定する働きも若干みられる.

4. 神経管部位に加えて, 神経系が硬い領域にごく接近して通過する場合, 神経系が摩擦力にさらされることになる. 第1肋骨の上を通る腕神経叢の神経束で上腕骨の橈骨神経溝に入る橈骨神経, あるいは脊椎茎の近くを走る硬膜スリーブはこの例である. 筋膜も硬い接触面とみなすことができる. たとえば, 大後頭神経は頭蓋骨の後部で筋膜の中を通り, あるいは外側大腿皮神経が大腿の前外側部で筋膜を通して出てくる. 足底筋膜を貫通している全神経も損傷を受けやすい状況にある.

5. テンションポイント. これらは上記分類に含まれることもある. しかし, 神経系で他の領域, たとえば胸椎6（T6）レベルや膝の後部を走行する脛骨神経は, 相対伸張障害の場合, 解剖学的にも臨床的にも損傷を受けやすい部位とされている. 不明なテンションポイントを引き起こしている運動についてもいろいろな組み合わせが考えられる. この神経バイオメカニクスについては, 十分な理解はされていない. 神経系における神経バイオメカニクスは複雑である. その理由は, そのいろいろな要素が隣接する構造に対していろいろな長さ, 強さを付随して異なったバイオメカニ

クスを備えているからである.

これら損傷を受けやすい部位の大部分は橈骨神経とその分枝に代表されている. 図3.1にみられるように, 神経系のかなりの領域が多くの損傷を受けやすいつくりになっている. たとえば内果の後方にある脛骨神経は, 後足根管の中を通り, その管の中で, 外・内側足底神経に分枝する. C5, 6レベルでの神経系は多くの神経分岐の中心であり, このレベルでの頸椎椎間孔はもっとも狭くなっている.

陳旧性の神経損傷の部位は, さらに損傷を受けやすい状況になっており, その神経過敏状態（irritation）も高くなっていると考えられる. そのとき神経系に明らかな損傷がなくても, 後に神経系に損傷を引き起こしやすい状況が形成されていると思われる. 陳旧性の骨折がその例である. 無症状の損傷, つまり, それが後に神経系に沿った他の部位に損傷の症状が出現するという「無症状で潜伏性の絞扼状態」に関しては, 後にこの章で述べることとする. これは臨床的に, 症状が出現するまでの間何年も損傷が存在すると考えられる. 力学的に古い損傷部位を刺激するような再損傷, または外傷によって古い損傷部位から症状が出現してくると考えられる.

神経系の外傷が比較的損傷を受けにくい部位であっても, 受けやすい部位に影響を与えることがある. 足関節の内返しによる捻挫や骨折が一つの例である. これらの損傷の場合, 特に腓骨小頭の付着部位（Meals 1977, Davis 1979）や大腿遠位部で坐骨神経が二股に分かれるところで（Nobel 1966）総腓骨神経が損傷されやすい. これらの状況では, 腓骨頭のところで直接的な損傷がなくとも, この領域が損傷を受けやすいという解剖学的不利によるものである. 検査に際しては, 受傷しやすい部位についての知識は不可欠である. すなわち, 相対伸張症候群をはっきりと理解し, そして治療を決めるうえで重要なのである.

損傷の種類

理学療法士が出会うもっとも普通の神経外傷は, 摩擦, 圧迫や伸長, 場合によっては疾病が原因となる力学的で, 生理学的影響によるものである. 非生理学的な運動や姿勢そして筋収縮の反復に起因した神経損傷の場合, 重度には至らないことが多い（Lundborgと

Dahlinn 1989). したがって，直接的な外傷のみがその原因とは限らない．損傷を受けた隣接領域から，あるいは隣接領域の形に変化が起こったことが原因となって出血や浮腫が生じ神経系に二次的損傷を起こすことにもなる．神経異常あるいは隣接組織の異常が神経系を損傷しやすくする可能性がある．これらの問題については，後に本章で展開する．

神経系損傷の臨床症状は，損傷が急性期か慢性期かで異なってくる．絞扼症候群（entrapment syndrome）のような神経損傷の慢性化が進んだ場合では，その神経系は少なくともかなりの適合手段を与える時機がある．そのようなときには神経伝導がほんのわずかに影響を受けるだけである．しかし，神経の軸索伝達系の障害が潜伏的に進行している可能性について配慮する必要がある．これに関しては本章の後半で触れることとする．

土曜夜麻痺における橈骨神経の圧迫や硬膜外血腫のような急性神経損傷の場合には，血流と軸索原形質の流れに急激な変化が起こり，それが神経線維の急激な力学的変形と合わさることにより，その結果はさらに重度になる可能性がある．神経系が，特に運動や予備的血液供給といった防御機構を働かせる時間的余裕がないためと考えられる．急性損傷には緊急的な対応が必要である．

理学療法士が認識すべきもう一つの重要な特徴は，神経のある部分に生じた損傷によってその神経系に沿った他のところに臨床上の影響が出る可能性があるということである．前にも述べたように，影響は古い損傷部位におけると同様に損傷を受けやすい部位にも起こり得るということである．局所の検査や治療による対応は，徴候や症状を抑え再発を予防する点からは十分なものとはいえないことが多い．神経系は一連のものであるため，陳旧で症状をみせない損傷部位であっても，新たな損傷の発生によって悪化するのが常である．

神経組織内・外の病理学的変化

神経の相対伸張やテンションテスト陽性となるような病理学的過程では，神経内・外またはその両者の病理的変化として区別できる．理学療法士に求められていることは疾患の部位のみならず，疾患部位における病理学的進行状況についてその本質と範囲を確認する

表3.1 神経バイオメカニクスと神経病理との関連

適応のメカニズム	病変の位置
接触領域に関連する動き	神経外
テンションの亢進	神経内

ことである．

神経組織内の病理学的所見は受傷神経系の構造的変化を表わしている．それには二通りが考えられるが，まず最初に神経の脱髄化，神経腫化または低酸素化した神経線維といった伝導組織への影響がみられる．もう一つは病理学的変化として，結合組織への影響がみられる．たとえば瘢痕化した神経鞘，クモ膜炎あるいは炎症を起こした硬膜がそれである．結合組織と神経組織の両者が関係している例として，再生した未熟な軸索（axon）の周りを瘢痕化した神経線維内鞘がとり巻いている状態がこれにあたる．

神経組織外の病理学的変化は神経床や，神経線維に力学的に接触している領域などにも及ぶ．その例としては，神経床，あるいは硬膜外隙にある血液，界面組織に病的に連なっている神経鞘，後縦靱帯に病的に癒着している硬膜，それから神経幹に隣接している骨や筋の腫脹が挙げられる．脊柱管が狭いということは通常みられる神経線維外状況であるが，それが相対伸張症候群に至る可能性がある．神経組織内と外の反応は同時に発生することが多い．しかしだいたいの場合，両者の原因となる病状の本質が処理されない限り最善の結果を得ることはできない．

神経組織内・外の病理学的変化は神経系の運動適応のメカニズムに影響を及ぼす（2章）．病的変化の部位が神経組織外ならば，その力学的に隣接している組織に関連した神経系の粗大運動におそらく影響することになる．それが神経組織内の病的変化であれば，神経系は自由に動くかもしれないが，神経線維の弾性に影響を及ぼす．このようなことから神経バイオメカニクスと神経病理との間には，明らかな関連性があるといえよう（表3.1）．

上述したように，たいていの場合は一つの反応が他の反応を覆い優位になっている．たとえば，神経線維外の病状，その例として末梢神経床にある線維化している血液は優位の病状となり得る．しかしながら，いくらかの神経鞘の腫脹の可能性があり，それから外側

にある神経束に分布している神経幹神経あるいは神経線維の侵害受容器終末の発火もあり得る．

神経組織内・外の反応を基にした臨床上の重要性は，病態生理学的（たとえば症状）あるいは病態力学的（たとえば運動域と弾性の欠如）から広くなされている．理学療法士は治療方針に病態生理学と病態力学の概念を利用することができる（10章）．明らかな外傷がない場合，疾病の初期段階は，異形な機能的構造を引き起こす瘢痕化やあるいは構造的変化がなくとも，生理機構を変化させたという病態生理学的状態になっているように思われる．もし治療がなされなければ，病態生理機能は病態機能的構造へと変わり得る．そこでは重なりがあり，病態機能的構造状態は病態生理学的状態なしに存在し得るということは考えられないように思われる．両者の状態は神経バイオメカニクスに影響するが，両者とも適切な運動による治療が可能である．したがって，"神経系における相対力学的伸張"（Breig 1978, Butler 1989, ButlerとGifford 1989）という言葉は完全には正しくはない．それは神経損傷で起こり得る生理学的機構を軽視している．このテキストでは，"相対伸張"あるいは"伸張"は，病態生理機能，病態力学あるいは両者のいずれかに関連しているとする．

病理学的な変化過程

神経系の病理変化には，二つの大きな要因が確認されている．それは脈管的要因と構造力学的要因である．特に神経圧迫の早期段階においては，どちらの要因が優位であるかについては意見の不一致がある．最近の考え方は，血管性要因が優位であるとしている（Sunderland 1978, Lundborg 1988, MackinnonとDellon 1988）．多くの状態では，両方の要因が共存している．本書で注目しているより微細損傷の場合には，神経周囲の組織と分泌液で変化する圧迫に関係している脈管要因がおそらくより重要であると考える（PowellとMyers 1986, Lundborg 1988, LundborgとDahlin 1989）．

神経損傷における脈管要因

神経線維は，正常機能を保つために絶え間なく血液

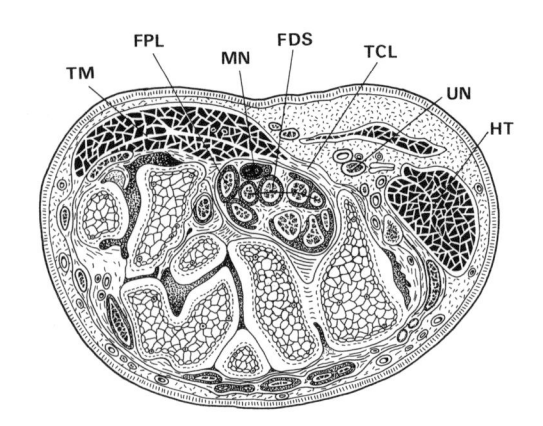

図3.2 手根管．正中神経周囲組織の界面構造．HT：小指球筋，FPL：長母指屈筋，MN：正中神経，TCL：横行手根靭帯，TM：母指球筋，FDS：浅指屈筋腱，UN：尺骨神経．(Lundborg G 1988 Nerve injury and repair. Churchill Livingstone, Edinburgh より．出版社の厚意により許可を得て引用)．

供給を受けている（血液の供給機構を含む複雑な血管系については，1章を参照）．

一連の圧勾配が神経内にあり，それから神経を取り囲んでいる組織と分泌液にも存在する．絞扼性ニューロパチーの進行にはこの圧勾配が大きく関わっており，このことは医学的にも周知のことである（Sunderland 1976, Lundborg 1988, LundborgとDahlin 1989）．Sunderland（1976）は事実と理論をもとに，手根管での正中神経の圧迫により，伝わる圧勾配が変化するというモデルの証明を行った．彼は，他の支帯（管）においても同様な現象が起こることを提言している．このことは脳脊髄幹や髄膜においても当てはめることが可能である．神経系は絶えず支帯（管）の中を通過しており，その壁の組織構造は繰り返し変化する．部位によって支帯（管）は細く，その組成は他のところよりもより固くなっている．手根管はその典型的な例である（図3.2）．

Sunderland（1976）は，神経・血管束内の循環と神経機能を正常に保つためには，神経上膜の細動脈の圧がもっとも大きく，毛細血管，神経束，神経上膜の細静脈そして管内へと段階的に内圧が減少していく状態が重要であると強調している（図3.3A）．このように神経の栄養にとって必要条件は，血液が管内に流入し，神経線維は栄養を受け，そして血液は再び管外に流出しなければならない．それゆえに圧勾配は維持

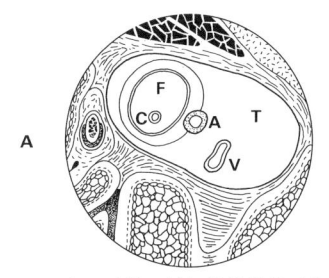

A　正常な腱鞘．神経線維栄養が十分な状況．圧勾配は PA > PC > PF > PV > PT である．

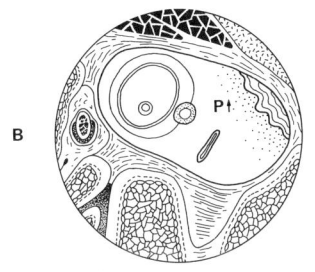

B　低酸素状態．管内圧増加 → 小静脈不全
静脈の状態 → 軸索の低酸素状態

C　浮腫．静脈の状態 → 毛細血管内皮の変性 → 浮腫 → 神経束内圧 ↑

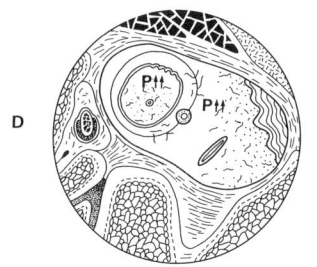

D　線維化．神経束内の線維化 → 瘢痕組織 → 圧 ↑，低酸素状態 ↑ → 神経線維化 → 悪循環

管内圧　上昇

図3.3　手根管内における圧勾配と圧勾配変化の過程．神経束内の一本の神経が典型的なものである．A：動脈，C：毛細血管，F：神経束，P：圧迫，T：管，V：静脈．(Sunderland 1976 の研究を改変)．

管の内圧が静脈よりも高くなれば，静脈からの排出は障害されるか停止することになる（図3.3B）．この状況は20〜30 mmHg まで圧力が低下すると起こる (Rydevik ら 1981, Ogata と Naito 1986)．Rydevik ら (1981) は小さくて透明なカフをウサギの脛骨神経に巻き，神経内循環内圧の反応の変化を測定している．40 mmHg の圧で毛細血管血流が変化し，80 mmHg で神経内循環は停止するという結果を得ている．内圧を高めて2時間持続させても，すぐに血流は回復する能力をもっている．手根管症候群で，手根管内圧を増強する状態の例としては，屈筋腱の肥厚，滑膜組織の過形成と浮腫が挙げられる (Phalen 1970, Armstrong ら 1984, Faithfull ら 1985)．身体のその他の部位では，静脈還流障害が起こる可能性がある．たとえば，椎管孔の硬膜外腔にみる血液やハムストリングス断裂後の脛骨神経の一部を取り巻いている血液や浮腫が挙げられる．隔壁部位の圧が増強されると，たとえば，下肢では前隔壁症候群が起こるし，その隔壁内に取り込まれる神経に損傷を与える原因となる可能性がある (Mubarak ら 1989)．

Sunderland (1976) は持続して管内圧の増加を伴うことによって起こる3つの段階を明確に述べている．すなわち，低酸素状態と浮腫と線維症である（図3.3B, C, D）．

静脈のうっ血は結果的に低酸素状態を招き神経線維への栄養障害を来す．神経虚血の状態は疼痛や異常感覚のような他の症状を引き起こしやすい．太い神経は細い神経より圧迫や虚血の影響を早期に受けやすい (Gasser と Erlanger 1929, Ochoa 1980)．その結果，神経線維は解離し，脊髄での入力に異常を招くことになり，したがって痛みとして中枢で解釈される結果となる．

持続的な低酸素状態では，毛細血管内皮に損傷を与え，その結果，タンパク質に富んだ浮腫の漏出が起こる．力学的圧迫は毛細血管の損傷の原因ともなる (Rydevik ら 1981)．血液と神経の相互にとっての障害 (barrier) は，受傷のはじめには神経を保護するのにきわめて効果的であるが時間が経てばそれが不利に働く．神経線維内鞘液圧の上昇，神経線維束内圧の上昇が起こり，それから神経周膜はリンパ管と交叉していないので浮腫は神経幹に沿って縦軸方向以外では消散できない．神経線維束内圧がさらに上昇すると，

神経周膜を斜走する小静脈を押しつぶしてしまうことになる（1章）．神経は腫脹するが，通常では損傷部位に対して近位部にみられるか，あるいは支帯のような部位では圧迫を受けていない組織でも起こり得る．

浮腫がみられる頃から，タンパク質を豊富に含んだ浮腫によって高められた線維芽細胞の増殖が起こり得ると考えられる．もし，そうであれば，結果として神経内に，すなわち神経鞘と神経束内組織の双方に神経内線維症が発生する．結合組織の肥大が神経内圧を再増加させ，神経過敏状態が延々と続くことになる．Sunderland（1976）は，そのような因果関係的連鎖は一つの神経束に起こるのであって他に波及するものではないけれども，「線維索」になるような罹患部分について述べている．図3.3にその要約を挙げる．もし神経線維の構成要素が結合組織障害に巻き込まれた場合，異常インパルスを発生する機構がつくられる可能性がある．未成熟な軸索突起や神経腫が瘢痕内に取り込まれると，臨床徴候と症状はより明確になる．

瘢痕に取り込まれた神経部分に関係すると考えられる一つの結果は，神経の摩擦部位が神経束に沿って他の部位に拡大する可能性があり，それは損傷を受けやすい支帯（管）部位においてもっとも起こり得ることである．Sunderland（1978）は"摩擦による線維形成"が起こると原損傷よりも疼痛が強くなり，損傷も増すとしている．摩擦による線維形成の起きている部位においての，神経内線維は，原損傷で起こっていることと類似の順序でことが進んだ最終結果と考えられる．この症状の拡大は通常の臨床の場でよくみられることであり，多くのこの状態は「二重挫滅」症候群の中に含まれている（UptonとMcComas 1973）．この症候群については本章の後半で取り上げることとする．

その血管の機構は，上述したように神経内から生ずる圧として考えられる．この状況は，神経組織外の血管損傷があっても維持される．例として，神経組織外脈管は非生理学的な身体運動によって伸長されたり捻れたりする．また，神経外組織の瘢痕化の過程に取り込まれることもある．脈管の破裂により神経周辺において血液が鬱滞したことによって，急性圧迫状態になり，それに続いて虚血性遮断が起き，そして結果として神経機能損失状態となる（Sunderland 1978）．神経の引き抜き（traction）損傷（Nobel 1966, Meals 1977）によって，神経とともに血管が損傷される．同様の外傷性動脈瘤が穿通創を伴って起こりやすい．交感神経幹が過敏な状態にあることによって血管収縮も起こりやすくなっている．神経周膜と神経上膜は交感神経の支配を受けている（Lundborg 1970, Selander et al 1985）．Selanderら（1985）はウサギの腰部交感神経幹に刺激を与え坐骨神経の血流量を測定し，神経内血流はコントロール値の10％まで減少するといった結果を得ている．ノルアドレナリンを大動脈へ注入を行った場合，40％まで血流が減少した．Lundborg（1988）はこの機構はある種の慢性疼痛症候群の場合に障害を受けるといっている．慢性疼痛症候群をもっている患者は，しばしば交感神経鎖（2章）を緊張させる姿勢をとっていたり，あるいはその鎖を損なうような，例えば「むち打ち損傷」のような損傷を受けている．

その他の出来事としては，これら脈管の変化と相まっているような神経外の瘢痕化と隣接構造に拘束されるという状態がある．この現象は，最初に損傷が起こった部位や，さらに摩擦によって線維化が神経に沿って進行した領域でも起きている．なぜならば，縦方向の動きがなく，力の分配が局所に限られ，拘束状態にある神経はさらに損傷を受ける可能性が大きく，そして神経内一連の変化よりも症候学的変化を来すとMillesi（1986）によって考えられている．神経外の損傷の種類を症候学に照らし合わせるだけでなく，神経線維の再生が将来的に可能なのかを検討することが重要である．このような神経内の変化は患者の予後不良を引き起こす結果となる．

Rydevikら（1989）は，背根神経節（DRG）の緊張した被膜は神経内膜の浮腫を包み込み，内圧を高めるとしている．彼らはネズミで背根神経節で神経内膜液圧を上昇させるのは容易であることを示した，そして圧の上昇は，細胞体への血流を減少させ，その結果閉鎖状態にある隔壁症候群の場合と同様に虚血状態を引き起こすのであると主張した．Nathan（1986）は死体を用いての多くの研究で，前骨棘が刺激している交感神経節とその神経の検索結果から，その病理学的変化について述べている．神経節の線維性の浸潤や隣接骨への病的癒着といった変化は1000死体中の65.5％にみられたとしている．

脳脊髄幹と髄膜における，脈管的要因と構造力学的要因との関連性についての解明はされていない．たとえば，Panら（1988）によって述べられているよう

に硬膜外の腫脹や血腫は，末梢神経周辺に血液が存在することに続いて起こる後遺症に似た線維化の反応や線維の拘束を引き起こしてしまう．脊髄の機能は，脳脊髄幹や髄膜へ分配する力の変化と，クモ膜下腔に沿って浸出する脳脊髄液（CSF）の濾過能力の変化のどちらからも影響を受けている．CSFの連続的な流れは，損傷後のクモ膜の瘢痕化や脊髄の圧迫を最小限にするためにも重要なことである（Oiwa 1983）．脊髄が拘束されている状況では，変化した酸化機構が原因で脊髄機能に異常が続いて起こることが知られている（Pang と Wilberger 1982）．軟骨の骨化突起と脊柱管狭窄と関連して脊髄への血液供給に変化が起こると頸椎脊椎炎性脊髄病（cervical spondylitic myelopathy）の進行にとって重大な要因になると考えられている（Robinson ら 1977）．脊椎の屈曲に伴う脊髄の伸張によって固有の脈管の伸張が起こる．この脈管切除現象は，脊柱管が狭窄していたり，脳脊髄幹が骨棘や骨の隆起で引き上げられていると悪化する（Turnbull 1971, Doppman 1975, Gooding と Hoff 1975, Breig 1978）．Bohlman と Emery（1988）はこの問題に関して文献検討を行っている．

Szabo ら（1983）のウィックカテーテル実験によって，神経損傷において脈管要因が重要であることが認められている．これらの実験ではウィックカテーテルを健常被験者の手根管の橈側手根屈筋腱と正中神経の間に導入した．外圧の違いは手根管の模型によって検討を行った（図3.4）．これによって，種々の組織液圧で主観的反応と，運動と感覚潜時についての正確な協調を見ることができる．運動神経と感覚神経の反応は 40 mmHg 近くで機能的な低下を始め，50 mmHg で完全に遮断された．高血圧群では，60 mmHg で機能が低下し始めた．正常血圧と高血圧の被験者において，組織圧の閾値は一貫して拡張期血圧以下の 30 mmHg であった．神経拘束による夜間の痛みは夜間に血圧がより低下することが原因であると考えられる．

神経損傷の力学的な要因

神経系は，物理的な力によって，また結合組織と神経組織の両者が危機的状況にあっても損傷を受けやすい．Haftek（1970）と Sunderland（1978）の研究によれば，末梢神経の結合組織が破裂するには，その結合組織に大きな力がかかる必要があるという．しかし，これらの研究も理学療法士が臨床でみる小さな外傷を対象とする場合にはほとんど役に立たない．

神経上膜は損傷を受けやすく，特に敏感な組織である．軽度の圧迫や摩擦などによるわずかな損傷でも神経上膜の浮腫を来す（Triano と Luttges 1982, Rydevik ら 1984）．神経がわずかに擦られたり，温かい塩水に当てられたりした場合，事前に何の前触れも受けていない血管が機能し始める（Lundborg 1970）．神経上膜の破損は一般に足部の捻挫のようなときにみられる（Nitz ら 1985）．もし神経束をひどく圧迫していず，そして内部神経上膜に深く位置していないのであれば，神経周膜拡散障害が原因で，神経上膜損傷が，そこに包み込まれている長い神経線維の伝導に悪影響を及ぼすことはないと思われる（Rayan ら 1988）．

その症状は，圧迫よりも結合線維の伸長から起こるより大きな緊張とその分配に起因しているように思われる．伸長は結合組織の大半に影響を与え，そして，もし侵害受容器終末が瘢痕化した結合組織に取り込まれているときには，神経幹神経の侵害受容器終末への影響は特に大きい（Sunderland 1989）．このような論理は，硬膜の伸長に際しても適応される．硬膜は神経上膜のように十分に神経支配を受けた血管に富んだ組織である．膠質線維の配列によって，硬膜は，縦軸に硬莢膜を通る力に対するよりも，横切る力に対してはるかに抵抗力が少ない．

すでに神経損傷に関与する脈管的要因について述べたが，脈管的要因と構造力学的要因を分けてみるのは難しそうである．神経圧迫による，病態生理学的変化に有力な要因としての，神経線維の力学的変形が関与している可能性が，Fowler ら（1972）や Ochoa ら（1972）によって，霊長類の神経圧迫の実験から提起されている．駆血帯を使用し，彼らは神経損傷が剪断力がもっとも大きい駆血帯の縁で発生しやすいことを発見している．分析によれば，髄鞘はランヴィエ絞輪の一方が伸長され，圧迫されていない神経の方への転位を伴い，他の鞘への重積が起きていることが判ったのである（Fowler と Ochoa 1975, Ochoa 1980）（図3.5）．脱髄が転位に続いて起こることが判り，さらに脈管的要因を無視できなくなったのである．Powell と Myers（1986）は，駆血帯のカフを膨らましラットの神経に対し剪断力与え，脱髄に先立ってシュワン

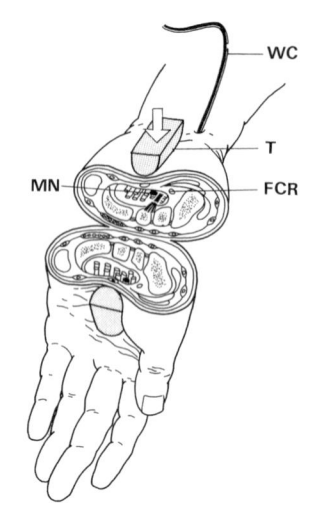

図 3.4 ゴム鋳造模型．模型の正中神経に対し圧迫を加えている．ウィックカテーテルを橈側手根屈筋に隣接するように挿入している．FCR：橈側手根屈筋，MN：正中神経，T：模型，WC：ウィックカテーテル．(Gelberman RH, Szabo RM, Hargens AR 1986 Pressure effect on human peripheral nerve. In：Hargens AR Tissue nutrition and viability. Springer Verlag, New York より．出版社と著者の厚意により許可を得て引用).

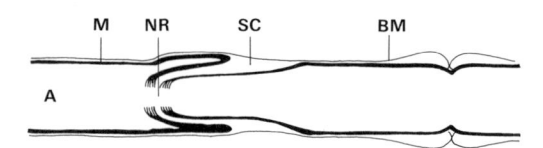

図 3.5 結節部での相互作用．結節の一方のミエリン鞘は伸長され，他方側のミエリン鞘は重積している．ランヴィエ絞輪は圧迫を直接避けるように遊離する．A：軸索，BM：基底膜，M：ミエリン鞘，SC：シュワン細胞，NR：ランヴィエ絞輪．(Ochoa et al 1973を改変).

細胞の壊死の起こることを報告している．その報告には，局所の虚血は脱髄の一過程であることが記述されている．Rydevikら（1987）はカフの端の剪断力は血管に損傷を与え，縦の力が髄鞘を捻じっていると説明している．

身体のすべての組織はなんらかの圧迫を受けている．神経系の構造内では，均一な圧迫で損傷を受けることはない．したがって，深海ダイバーが安全でいられるような深海の水圧と同じ圧力を，神経の局所に与えるとすると髄鞘はずれ，結節性の歪みがみられるような損傷を引き起こすとされている（Gilliat 1981）．

神経鞘の拡散障害（diffusion barrier）は，物理的損傷の影響を受ける．マウスの坐骨神経の挫滅損傷によって，損傷部位の神経鞘の拡散障害が起き透過性が促進される（OllsonとKristensson 1973）．

力学的ストレスも神経内外の血管の破裂によって神経損傷を引き起こすと思われる．Nobel（1966）は，足底屈/内反の負荷による膝上の総腓骨神経路内の血管の破裂について，2例を報告している．Nobel（1966）は，神経内の血腫は，認識されているよりもずっと一般的にみられるのではないかと考えている．

損傷は力学的なものと脈管的なものの両要因によって起きている．しかし，虚血性要因は力学的損傷の本質的な部分であり，あるいは先行していたとしても，はっきりとした外傷がない場合には，根本的な神経病変を考慮する必要がある．しかし忘れてならないことは，広範にわたる力学的な損傷の種類と強度，そして脈管的な変化は，力学的な変形と相まって避けられないということである．

一般的に，末梢神経系の研究は中枢神経系よりも容易である．脳脊髄幹における力学的な影響は病理学的にまだ明らかにされていない．脳脊髄幹の軸索突起は，末梢神経系のそれらに類似したものよりもよく保護されていると推測される．運動による軸索突起の過伸長は，管内において骨の狭窄性隆起があったり，あるいは脊髄が病理学的に拘束されていたりという病理学的状態が共存しているような場合においてのみ，みられるようである．動物を用いた頸椎脊髄症性脊髄病の研究において，Korbrineら（1978）は，その頸髄の力学的圧迫は，脊椎症性脊髄病においては脈管的要因より重要であると考察している．これら二つの要因を区別することは困難なことである．Breig（1978）は，中枢神経系において相対性力学的伸張の誘因となる力学的および脈管的機構の両者について述べている．脊椎の伸延は脊髄の血流に対して重大な影響を与えることを，Cusickら（1982）はサルを用い，Dolanら（1980）はネコを用いて指摘した．

損傷と軸索原形質流

基本的なニューロン内の軸索輸送系の概要は1章で述べた．神経系損傷後の軸索原形質輸送系に起こり得

る変化は理学療法士にとって，注目すべき点である．軸索原形質流の変化した結果は，標的組織（たとえば筋や皮膚）に栄養性変化として現われ，そして細胞体と軸索突起に損傷を与えるのである．おそらく，テニス肘やアキレス腱断裂のような損傷に対する説明の一部として，軸索原形質流について理解することが必要であると考える．

重度の外傷では，明らかに軸索原形質流への影響がみられる．横断裂または重度な損傷では，実際に軸索原形質が切断された神経からの「漏出」がみられる．しかしもっと興味深い点として，最近の研究では小さな神経損傷でも軸索原形質流の割合や軸索原形質の質の変化が微小環境で起きていることが示されている（Rydevikら1980，Dahlinら1984，DahlinとMcLean1986，Dahlinら1986）．

活動電位のような細胞内物質の移動には，血液から供給されるエネルギーが必要となる．ニューロンへの血液の供給が障害されると軸索原形質流も遅くなる．帯のような物理的な圧縮で，軸索原形質流が緩んだり停滞するのである．その圧縮部位の両端にみられる腫脹は，伝導系が順行性と逆行性両方向に働いているためである（MackinnonとDellon 1988）．そのような圧縮は，血液供給の障害となる．

順行性と逆行性双方向への伝導は，30〜50 mmHgの軽い圧迫で妨げられてしまう（Rydevikら1980，Dahlinら1984，DahlinとMcLean 1986，Dahlinら1986）．DahlinとMcLean（1986）は，20 mmHgで2時間の圧迫では軸索伝導の流速に変化はみられないが，圧迫8時間後に貯留を認めたとしている．30 mmHgで2時間の圧迫は，軸索伝導の流速に有意の低下を引き起こす．このような圧迫は，ヒトの手根管症候群に関連する症状を起こす圧迫に類似しているか，あるいはより少ないとしても，そのような類の圧迫である（Gelbermanら1981）．

少なくとも実験的研究では，停滞した軸索原形質流は可逆性がある．DahlinとMcLean（1986）は，前記の実験で，50 mmHgの圧迫によって2時間停滞させた軸索伝導は，24時間で可逆したことを報告している．200 mmHgで2時間の圧迫では停滞させた軸索伝導は3日間で可逆し，400 mmHgの2時間の圧迫では1週間で可逆したことを報告している．このように，軸索伝導の停滞は強さによる影響であり，圧力の強さと持続期間に比例した影響を及ぼす．軸索原形質流は神経線維の構造的な損傷がなくとも変化することを認識することが重要である．

軸索原形質流の遅延と神経活動電位の変化には関連があるらしい．無酸素状態の神経では，15分で活動電位と軸索原形質流は共に停滞する（Ochs 1975）．標的組織の栄養状態の変化は，軸索原形質流の機能障害の結果によるものである．Korr（1985）は，椎間関節の障害に関連して脊髄の部位に「損傷が及んだ」例を提示している．ここで，損傷が及んだ脊髄の神経終末からの求心性の神経発射は高頻度となり，軸索原形質流に障害を与えて，障害を受けているニューロンにおいてエネルギー需要量を増加させる．結果として，持続的な求心性の神経発射は，損傷が及んだ部位の栄養状態を変化させる．

細胞体質の維持ができなくなることによって，遅い伝導機能に影響が及んだ場合には，軸索の構造的統合が障害される．シナプスでの相互作用の質も同様である．なぜならばシナプス機能に十分な神経伝達物質が到達しなかったり，到達したとしても量的に不十分だったりするからである．ついには，そして大部分が見落とされていると思われるが，その細胞核が標的組織の状態と神経環境についての機構を集めているその情報を失ってしまう．そのために，正しい神経伝達物質とニューロンにとっての細胞体質要素を生成する能力を減ずることになる．

神経損傷の予後

線維症

大部分の損傷修復機構の最終段階では神経線維症となる．神経線維症を伴っている病理学的状況の例としては，クモ膜炎があり，修復機構を起こす一定の刺激の発生が見られ，あるいは重度の脊髄狭窄の場合には，クモ膜下腔閉塞の本質的要素となる．この神経線維化の現象は損傷の原発部位でも，神経系の他の部位でもさらに進行する可能性がある．損傷の原発部位では，状況に応じて病理学的変化は，付加組織の攻撃を助長するか，あるいはさらに損傷が拡大するのを防ぐ緩衝の役割を果たすかである．たとえば，神経上膜の肥厚した部位では，過度の伸長を防ぐことができ，いくら

か再生されている軸索から発せられた異所性のインパルスは瘢痕部位で途絶えてしまう．損傷を与えられたマウスの末梢神経は急速にその強度と強直を増し，弾性の低下を示していく（Beelら1984）．Millesi（1986）によれば，同じようなことはヒトの末梢神経が損傷を受けたときにもみられる．先にも触れたように，これらの神経の変化は圧力勾配の変化が永続する場合，病理学的状況の進展を助長する．

最初の損傷は神経系に沿って他の部位に波及し，異なる部位での症状を進展させるものとみられている．これらの主な症状の論拠を概略すると次のようになる．

1. 神経系の分節における力学的変化は，全神経系においてテンションを変化させる．
2. 脈管の変化はこれら力学的変化と同時に起きる．
3. 一箇所の軸索原形質流の障害は全ニューロンに影響を与える．DahlinとMcLean（1986）は，ニューロンの全部位と標的組織への影響で生じた"病的なニューロン"について述べている．
4. 異所性のインパルスを発する部位は，背根神経節や脳脊髄幹内のニューロンプールのような他の部位に変化したニューロンの興奮をもたらす．

動物と人間で変化した神経バイオメカニクスの影響について検査し，反省する機会を得た研究者達が一様に強調していることは，神経系の一部で変化した力学的諸性質と力学的接触領域に変化した関係があって，それが神経全体と力学的接触領域にさらなる損傷をもたらすことになるということである（McLellanとSwash 1976, Louis 1981, Beelら1984）．それより以前LishmanとRussel（1961）は，上腕神経炎後に神経幹に沿って症状が規則的に発生することに対して類似の説明を行っていた．TrianoとLuttges（1982）のマウスの坐骨神経を用いた実験では，神経過敏部位を越えて神経幹の縦方向への滑りで起こる間欠的力学的興奮が炎症性変性の発生に大きな要素となっているといっている．神経の刺激過敏については，臨床で必要とされていると思われるような科学的検討は，おそらくなされていない．大多数の研究は圧迫に焦点が当てられており，特にワラー変性を含む重度の圧迫に注意が注がれている．

神経腫の肥厚は線維症の結果で，慢性的な神経の絞扼部位で認められ，通常では絞扼部位に対して近位部にみられる（GilliatとHarrison 1984）．三つの結合組織の構成要素全体が肥厚の原因となるようである．もう一方の特徴として，絞扼部位で「レノー小体」（小結合組織含有物）の数が増加していることが認められる（Asbury 1973, Jeffersonら1981, Ortmanら1983）．Siqueiraら（1983）は椎間板の手術で「背部弱化となった」原因に線維化とコラーゲン組織の増加を伴う硬膜の変化を取り上げた．このような変化は，固有の脊髄管静脈洞神経を絞扼し，適応機構である運動を減少させる原因となり，結果的には機械的刺激感度を強めることになる．

外科医は，手術中に神経根周囲の線維性反応を検査する機会を多くもてた．Leyshonら（1981）は術中50例に確認された神経根の変化を二つのタイプに分類している．一方は線維化した状態のもので，神経根は「硬く，薄く，白色の線維化」を認め，もう一方は神経根が「やわらかくピンク色で浮腫」を認め，特に手で触れると過敏になっていた．明らかに，これら二つの状況においては，症候学的には前者が病態力学的に優位であり，後者は病態生理学的変化が特徴的である．

二重挫滅症候群

神経絞扼やその他の神経損傷に関連した多くの文献で，その著者達は，症状が身体の他の部位や神経系に沿って進展することについて説明することは難しいと述べている．これについてはUptonとMcComas（1973）によって紹介された概念，「二重挫滅」現象に関する参考文献が多数みられる．彼らは115症例の手根管症候群もしくは肘の尺骨神経損傷について調べている．このうち81例について，電気生理学と臨床所見から頸部の神経病変が認められた．末梢神経に沿っての軽度の連続した侵害は付加的影響があると考えられ，末梢の絞扼性ニューロパチーを引き起こすと，UptonとMcComas（1973）およびMcComasら（1974）は提示している．遠位性神経障害の基礎には軸索原形質流の変化が関連していると考えられている．この概念を臨床的に裏付けるものは多い．Dyro（1983）は，いかにして腕神経叢に病変をもつ若年者（N=50）の27%に手根管症候群（CTS）が合併したか，その原因について考察している．一側性の手根管症候群を呈する患者（N=63）の46%，および両側

性の手根管症候群を呈する患者（N＝185）の88％に，手首の尺骨神経で電気生理学的な異常が認められている（Cassvanら1986）．Bendler（1977）らも同様の比率の結果を示している．手根管症候群の外科処置を施した1000例の分析をしたところ，32％が両側性のCTSをもっていた（Hurstら1985）．この大規模な研究が示していることではあるが，頸椎関節炎患者（「臨床徴候と症状，X線」により診断された）と両側性手根管症候群を呈する患者との相関性は有意に高い．母集団の1.7％は糖尿病が占めている．しかし，Hurstらの調査では一側性手根管症候群患者の7％が糖尿病であり，両側性手根管症候群の患者では34％が糖尿病であった．もっとも一般的に調査されている二重挫滅症候群は，手根管症候群−頸椎損傷である．この二つの疾患の組み合わせは高い頻度で認められる（GuyonとHonet 1977, Masseyら1981, PfefferとOsterman 1986）．私は，原因不明の手と指の症状，たとえば頸椎症状を伴う多稜骨と第1中手骨間関節の疼痛は，明確に診断のつく手根管症候群／頸椎関連の症状よりも，さらに発現頻度が高いことに注目している．

　二重挫滅症候群は，2章で示された仮説を有益に臨床的に裏付けるものである．これは本章の冒頭で取り上げた神経系の易損傷性の領域に関する概念ともつながっている．二重挫滅と同様に，Lundborg（1988）が記載している「逆挫滅」は，臨床的には非常に明確な説明がつく．ここでは最初の損傷が手根管症候群のような遠位性のものであり，その後に続く「挫滅」は肘部の正中神経の絞扼のように近位性のものである．Cherington（1974）は手首より近位の症状を呈する手根管症候群の患者72名（90腕）を提示している．手根管の外科的除圧術を受けた患者49名のうち46名で近位症状が消失した．Lundborg（1988）は，逆行性軸索原形質流に変化があり，したがって標的組織で合成された物質を運搬しないとしている．「三重挫滅」および「多重挫滅」症候群の報告もある（MackinnonとDellon1988）．これらの「挫滅」による障害あるいは類似した症状発現を伴う確かな障害は，理学療法の場では高頻度で認められるし，これは患者が慢性的障害の治療を受けている場合には特にそうである．しばしば，これらの症状は本来，おそらく神経原性であるため，後述するテンションテストで症状が再現可能な場合が多い．このような症状に対する明確な臨床的裏付けは，外科の領域でみられる．手根管症候群の患者には遠位の除圧術と同様に近位の除圧も必要な場合，二重挫滅の外科的所見によってその根拠が得られる（MackinnonとDellon 1988）．症状を記述する「挫滅」という言葉は改良され得るものである．我々が検討している症候性機能不全は挫滅ではなく，神経過敏による損傷といえよう．「挫滅」という用語は圧迫という概念を喚起させる．

　「基礎にある無症候性のニューロパチー」が二重挫滅症候群の原因と考えられている（Sedalら1973, Nearyら1975, Silverら1985）．その根底にある機構は，残っている軸索に絞扼を受けやすくしているある部位で，変化した軸索原形質流に基づいているとUptonとMcComas（1973）は提唱した．「病的なニューロン」が他の神経系の領域の損傷の引き金になるというこの見解は，文献によって継続的に報告されている．ひもで縛ったラットの坐骨神経を用いた実験的裏付けがある（Seilerら1983）．これらの著者が示すところでは，神経の近位部が電気的活性が変化する程度の圧迫で縛られている場合，遠位の神経は圧迫に対し強い感受性を示していた．類似した実験で（MackinnonとDellon 1988），遠位を縛って圧迫することにより，近位の神経が，絞扼に対し強い感受性を示すようになることが明らかとなっている．二重挫滅症候群における軸索原形質流の変化のメカニズムは図3.6に略述する．

　変化した軸索原形質輸送についての提案と並んで，神経系の正常機構消失の可能性があると，結果として異常な，あるいは不調和な神経となる．その神経が神経系に沿って，他の部位で界面関係があるので注意する必要がある．図3.7では二重挫滅症候群について，起こり得る力学的機構についての説明を試みた．軸索原形質流の障害は力学的変形の結果で，あるいはその領域を変形させる素因となる場合がある．この概念は先に述べた脈管に関連した発症メカニズムと一致する（Sunderland 1976）．とすれば，一方で起きる最初の絞扼は同一神経に沿った他の部位で「摩擦線維症」を引き起こす可能性がある．Lundborg（1988）はまた孤立した神経の絞扼は四肢の使用頻度の低下を引き起こし，四肢の浮腫につながり，神経の絞扼の原因になると述べている．しかし依然として，糖尿病などでは全身的に潜在性のニューロパチーが存在する可能性が

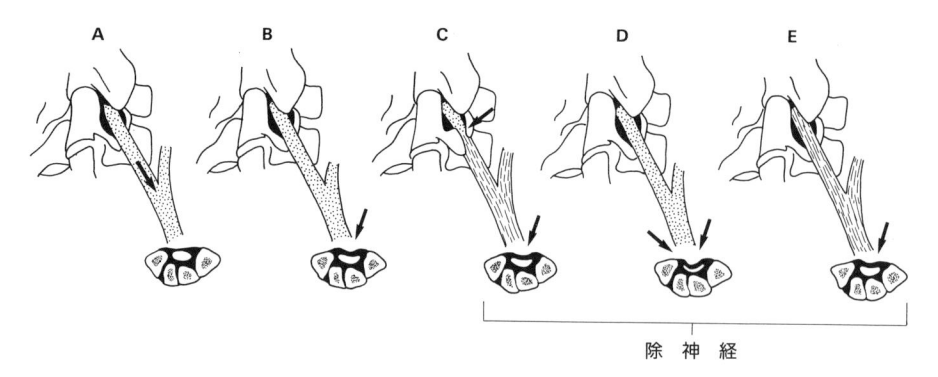

図3.6　「二重挫滅症候群」は軸索伝導系の変化が原因となっている．
A　正常な頸髄で，正中神経と手根管，矢印は順行性の軸索原形質流の動きを示す．
B　手根管に軽度の圧迫を受けているが，症状を示す閾値に至っていない．
C　頸椎の神経根が挟まれ，その上手根管の圧迫が認める．持続的な圧迫は症候学的結果を招くし，症候学的閾値を越えるために除神経状態となる．
D　頸髄は正常であるが，手根管は重篤な圧迫を受け，手根管症候群の状態を示す．
E　軽度の手根管への圧迫に糖尿病を合併している状態であり，症状を引き起こしている状態である．
(Hurst LC, Weissberg D, Carroll, RE 1985 The relationship of double crush to carpal tunnel syndrome：an analysis of 1,000 cases of carpal tunnel syndrome. Journal of Hand Surgery 10 B：202-204 より．出版社と著者の厚意により許可を得て引用)．

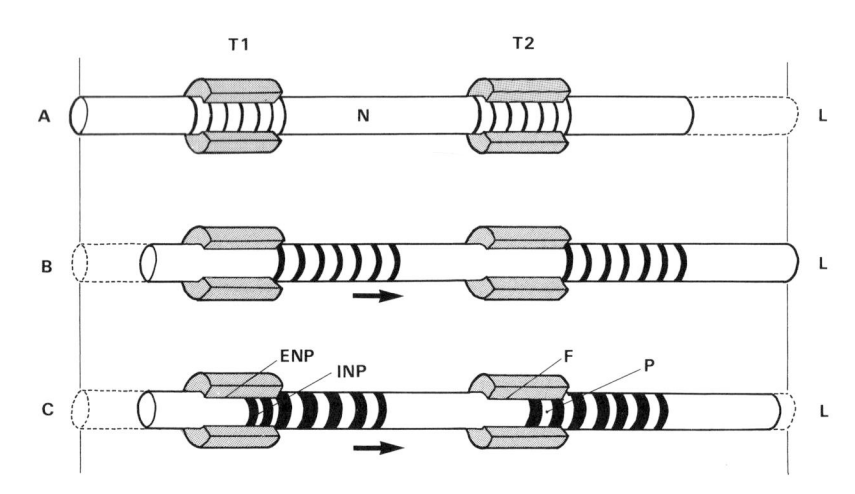

図3.7　「二重挫滅症候群」．初期損傷についで，神経路に沿って他の部位に症状の進展に対する基本原理としての力学的関わり．ENP：神経外病変部位，INP：神経内病変部位，N：神経，T 1：管 1，T 2：管 2，L：神経限界可動域，P：圧力，F：摩擦．縞の部分は動いている間にTと接触を保っている神経の表面を示している．
A　中立の状態
B　Nは右へ引かれている．縞の部分は隣接組織に関連して動く．そして緊張は神経で発生される．
C　T 1に病変（神経内または神経外）がみられ，Bにおけると同様の運動に適応するため神経は，T 2ではより多くの圧（P）が上昇し，Nの部位はT 2を置き去りにすることなく，その結果摩擦が増加した領域を生み出す．

ある．このような疾病では全身の神経束の内圧を増加させ（MyersとPowell 1981），結果として全神経系の絞扼の誘因となる．神経絞扼に関する多くの調査は，一部のニューロパチーの診断に用いられる電気生理学的診断法に依存しているのが現状である．神経伝導の変化の証拠があるとすれば，結合組織における病的変化も可能と思われると私は指摘する．これは神経生理学的変化の前駆変化として起こるためと考える．マウスを用いた最近の実験研究で関連するものがある．片側の神経絞扼に伴い，対側神経の構造タンパク質の変化が認められるというものである（Luttgesら1976）．対側神経は，バイオメカニクスも変化させると考えられる（Beelら1984）．バイオメカニクスあるいは構造のこのような変化は，介在する神経根（Beelら1986, StodieckとLuttges 1986）と脊髄（SodieckとLuttges 1983）では認められていない．特に日常的な損傷の範囲である神経線維の軽度な変化は，電気生理学的検査で異常の記録を示さないという可能性がある．ニューロパチーが一つの神経束のみに存在する可能性があり，電気診断法ではこの神経束の変化を判断することができない（MackinnonとDellon 1988）．Hurstら（1985）は，ヒトの無症候性の手根管症候群の手関節での筋電計の指標が正常であっても，これらが正常値の上限であることを示している．

　二重挫滅については末梢神経系では文献資料で十分に立証されているが，脳脊髄幹はどうなっているのか，同様に二重挫滅の要素になるものがどこに出現するのかは明らかでない．障害を表わす通常の様式は，患者がどこに脊柱管侵入，例えば椎間板に起因する外傷，のような損傷からくる腰痛症状を訴えるかである．それから，この症状は，時間経過とともにT6領域と，そして頸部症状さえも訴える．むち打ち症では，患者は胸部症状さらに腰部症状さえも訴え，もっとも頻繁にテンションポイント領域周囲に症状を訴えてくる．これらの領域は，また末梢神経系の損傷後には症候学上も易損傷性があると考えられる．

諸メカニズムの誘因となる異常なインパルス

　神経周囲の解剖学的な性質により損傷しやすい状況にある神経系に沿った部位に加えて，症状が発生しやすい部位も神経系内には存在する．これらは背根神経節，交感神経節，脊髄のニューロンプール，脳と神経筋接合部などのインパルス発生部位である．神経系のほとんどはインパルスの伝達のための組織であり，その発生のためのものではない．末梢神経幹の中央あるいは脊髄路の中央など，神経系の部位がインパルスの発生源になるためには，神経線維や神経内あるいは神経周膜結合組織に何らかの病理解剖学的変化がなければならない．このようなインパルス発生器の発現に関して正確な病理学的根拠は不明であるが，本章で先に説明した力学的と脈管メカニズムの何かが組み合わさった形態が関与していると推測される．神経幹神経が神経上膜の瘢痕に捕捉され，あるいは脊髄管静脈洞神経が硬膜の瘢痕に捕捉されることは注目すべき点である．また神経系に含まれる主要な神経線維が，異常な周囲の結合組織に捕捉されることも同様である．これは軽度の脱髄（Calvinら1982），鋭敏で未熟な神経軸索および神経腫（WallとGutnik 1974），低酸素性の神経線維（Howeら1976, 1977）に由来する症状であるとも考えられる．異所性インパルスを発生させる主な刺激は，機械的なものによると考えられる．しかし自然に発生する可能性もある．これには，交感神経の遠心性放電に対して，それからその領域で放出される他の化学物質に対して異常な化学的感度があるとも考えられる．このような状況では，異常なインパルスの発生源の機械的感度を増加させることになる（Devor 1983）．

　脳脊髄幹での同等の異常インパルス発生機構について，多発性硬化症の影響からも見直すことができる．そこでは，感覚障害がしばしば運動に反応して起こる．SmithとMcDonald（1980）はネコ9匹の脊髄後角に脱髄障害を起こし，1mm未満のわずかな変形が，以前には休止していた単位（ユニット）の補強を伴って，正常で自動的に活動単位の発火率を促進したことを発見している．彼らは，このような障害は頸部屈曲の際に一過性の対麻痺を引き起こす場合があると考えた．

神経系の痙縮

　神経線維症により結果的に廃用が進み，神経系の要素である結合組織や神経組織の両者に痙縮が進行する可能性がある．この問題が文献で取り扱われることはほとんどない．しかし，Seddon（1975）は重度の損傷および手術の失敗例のいずれからも，この可能性が

常にあることを指摘している．

　脊柱管内での組織の瘢縮は重度の損傷後，場合によっては脊髄手術後に発生する可能性がある．重度の狭窄と瘢痕のある脊柱管内の脊髄像にみられる「ラットの尾部」の形成物は瘢縮分類に入ると考えられる．瘢縮および五十肩も，神経瘢縮につながる可能性がある．これらの障害では，徒手療法での徴候および症状の回復は，明らかに限られている．

軽度の神経損傷

無症状性の絞扼

　神経系瘢縮および線維症は，損傷像の重度の末期状態である．他に末期的なものとして無症状性の絞扼が挙げられる．神経系の病的変化が，患者の症状の訴えの前に明らかになる場合が多い．しかし，実質的にはこの考えは証明されていない．Nearyらが1975年に，死体の正中神経および尺骨神経の標本12例を調べたところ，末梢神経系に影響を与えている可能性は，既知の医学または神経学的検索でも確認されなかった．結合組織要素の病的ひずみ，ミエリンのずれ，脱髄，レノー小体の数の増加などの，解剖学的に正常な範囲での構造の変化はみられていた．Nearyの剖検で認められたのと類似した変化は，Changら（1963）が肘での尺骨神経で，Nathan（1960）が大腿の外側大腿皮神経において，Castelliら（1980）が手根管の正中神経で報告している．類似した過程が，脳脊髄幹および髄膜で生じないという証拠はない．これらの変化のうち，あるものは正常な老化過程の一部であるという可能性も考慮すべきである．

　身体動作を介した神経系のテストでは，結合組織や神経組織での病理学的変化が，テンションテストで陽性となる前に発生している可能性もあるように思われる．したがって，この検査の施行と解釈に熟練することが不可欠であり，奨励される必要がある（II部）．巧みなテンションテストが，神経系の力学的構造の変化と関連するニューロパチーを，どのテスト形態よりも早くに明らかにすると私は考えている．しばしば臨床では，患者が新しい損傷によって「再発した」陳旧の症状を訴える場合，無症状性の絞扼が思い浮かぶ．

潜在性の絞扼という考えは考慮する価値がある．神経・血管系の走行する区画圧の上昇，神経周辺の浮腫，およびギプス包帯などの特定の状況では，神経系損傷の可能性がある．この問題は9章でさらに検討する．

除神経過敏

　Gunn（1980）は，「潜在性脊椎症（prespondylosis）」に関して興味深い問題を提起し，その裏付けを示している．この用語は，末梢神経の脊椎炎性摩滅について早期の潜行性影響を記述するために用いられている．この症状は通常，無痛である．しかし，若年者の多くで早期かつ微妙な変化を認める場合がある．症状が進行すると，受容器官の除神経による感覚過敏状態が起き，また介在ニューロンプールは過活動状態となる．これは変化した軸索原形質流を通じて影響を受ける主たる通路の一つである．Gunnの部分的に支持されている仮説は，軸索原形質流は末梢神経の非常にわずかな歪みによっても変化することを示している，先に検討した最近の研究でさらに支持されている．標的組織の栄養変化と同様に，自律神経経路の感度の増大は，血管の緊張を増加させ，血液の供給を低下させ，組織を衰弱させる可能性がある．熟練者によるテンションテストがこれらの「潜在性脊椎症」状態について多くを知らせてくれると，私は考えている．

相対伸張過程における他の要因

破格および相対伸張

　神経以外の組織と同様に，神経系が解剖学的に，すべて教科書通りということはない．破格神経解剖（anomalous neural anatomy）と同様に神経支配領域の異常，血液供給，それから力学的界面状態の異常は重要な配慮点である．神経系における破格とその隣接する組織のどちらかが相対伸張症候群，たとえば神経絞扼あるいは神経過敏の素因となり得るということは，いくつかの証拠があり，理論的仮定である．いわゆる解剖学的に正常な部位への損傷は，同じ部位に異常な構造が存在する場合ほど臨床的に重大ではない．

　解剖学的な異常があるということは，症候学的に稀

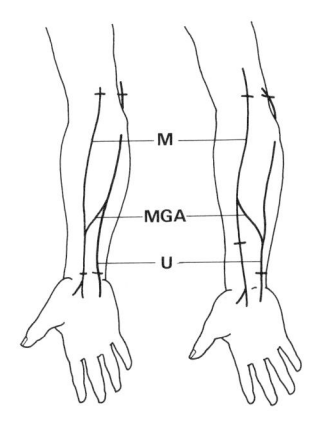

図3.8 Martin-Gruber 吻合．M：正中神経，U：尺骨神経，MGA：Martin-Gruber 吻合．(Sunderland S 1978 Nerves and nerve injuries, 2 nd edn. Churchill Livingstone, Edinburgh より．出版社と著者の厚意により許可を得て引用)．

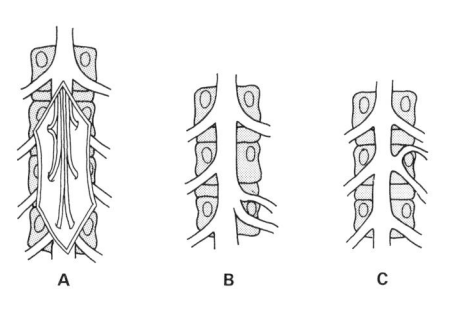

図3.9 腰仙骨神経根の破格例
A 硬膜内結合．B 密接した隣接神経根．C 硬膜外の分岐．
(Kadish LJ. Simmons EH 1984 Anomalies of the lumbosacral nerve roots. Journal of Bone and Joint Surgery 66 B：411-416 より．出版社と著者の厚意により許可を得て引用)．

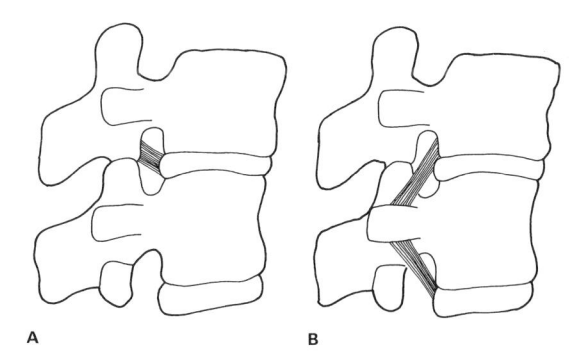

図3.10 椎間孔を通っている靱帯 (transforaminal ligament) の例．(Bogduk N, Twomey LT 1987 Clinical anatomy of the lumbar spine, Churchill Livingstone, Melbourne より．出版社と著者の厚意により許可を得て引用)．

なことがより多くありそうであること，また症状の解釈がより難しいものとなることを意味する．解剖学的に異常な領域を含むニューロパチー的疾患を発現している患者の場合，予後は不良と推測される．電気的診断を行わない場合，解剖学的異常の存在を発見することは困難で，ほとんどの場合，理学療法士は評価して推測するだけである．そこで触診の技術（9章）は何らかの助けとなる．治療が効果を呈しない場合もあり，特に治療が徴候と症状を対象とせず，単に解剖学的構造とバイオメカニクスに向けられた場合には，治療効果は期待できない．

神経系の破格は比較的多くみられ，その発生率に関する評価も多岐にわたる．多くの調査から，少なくとも母集団の10％に一般的な神経系の破格を呈することが明らかにされている．治療に来る人々のなかでこの群が不相応な表示をするかどうかを知ることは興味深いところである．このような一つの解剖学的な破格が Martin-Gruber 吻合であり，それによって前腕の尺骨神経と正中神経間の運動性と感覚性の連結が報告されている．これは人口の25％に発生が認められている (Piersol 1907, Guttman 1977)（図3.8）．

全体の約15％が腰仙骨神経根に異常を呈する (Kadish と Simmons 1984)（図3.9）．この調査で腰仙骨神経根の異常でもっとも多い報告は，2つの神経根に共通の硬膜スリーブがあること，それから1つの椎間孔を通って2つの神経根が出てくるということが

ある．Marzo ら (1987) は，隣接する頸椎神経根間の硬膜内結合を発見した．これは非常によくみられるので，異常というよりも正常差とみなした．L4 と L5 の神経根から出現する神経の分枝については，ほとんど触れていない．しかし，大腿神経と閉鎖神経，そして腰仙骨神経幹の元であることから，非定型的な感覚欠損や観察される症状領域に何らかの助けとなる可能性がある (Kikuchi ら 1984)．

組織周辺との力学的隣接に関して二つの破格例として，椎間孔を通っている靱帯 (transforaminal ligament) (Golub と Silverman 1969)（図3.10A, B）と腰仙靱帯の大きさと強さに変化を (Nathan ら 1982)

認めている．

異常な神経系が損傷の要因になるという考えを支持する報告がある．Wernerら（1985）が，9名の患者で証明していることは，通常の正中神経の通路は上腕骨小頭と円回内筋の尺骨頭の間であるが，それよりもむしろ円回内筋の上腕骨頭部を貫くときに回内筋症候群（強度の正中神経圧迫）の発症が高まったということである．

神経損傷における一時的な要因

神経系損傷後，経過した時間は，病的変化過程および臨床症状の変化の両者にとって非常に重要である．

時間的スケールの一方の端をみると，神経系は長期にわたる持続的緊張または圧に対し，機能を温存させたまま，あるいは機能の喪失を最小に抑えて，よく適応している．特に末梢神経系にはかなりの柔軟性があり，ある期間の環境変化にも適応していると考えられる．神経根は狭窄孔内でリボン状に平坦となるが，なお神経伝導は可能である．脊椎間狭窄症および椎間孔の狭窄で，明らかな重度の神経根損傷（通常の直径の25％の狭窄）があっても，わずかに神経欠損を引き起こすにすぎない（WatanabeとPark 1986）．時間的スケールの他方の端では，損傷が急に生じた場合，神経系に重度の障害を与えやすい．神経の急激な変形により引き起こされる変形性圧迫は，圧力が緩徐に到来するほど（たとえば20秒）その作用は小さくなる（Olmarkerら 1989）．要するに，テンションをすべて分散するメカニズムと予備的な血管経路が作用するためには時間を要するということである．最たる例は銃撃による射創である．弾丸が神経をはずれて四肢を貫通した場合，弾丸が周辺組織中に引き起こす力と波動圧は，結果として，その神経に重度な損傷を発生させる（Seddon 1975, Sunderland 1978）．当然，創傷部から神経周辺組織への間接的損傷も考えられる．この点については，むち打ち症は急激に運動速度が変化するために起きる損傷である．このような損傷は臨床的に重篤な場合が多い．

進行が遅い場合，神経系の結合組織が，内包する神経線維を保護することが可能となる．神経周膜が侵害され，反応が神経束内に至るには時間を要する．この異常は不可逆的な変化であるとも予想されている．神経内に線維症の変性が一度確立されると，その障害にとっては不可逆的要因となり，治療がより困難となる．この潜在的不可逆性は神経根（Murphy 1977）と神経幹（FordとAli 1985）においてみられる．FernandezとPallini（1986）は，マウスにおいて炎症過程が硬膜に達した際に，硬膜内結合組織の増殖を実証している．

参考文献

Armstrong T J, Castelli W A, Evans F G et al 1984 Some histological changes in carpal tunnel contents and their biomechanical implications. Journal of Occupational Medicine 26: 197–200

Asbury A K 1973 Renaut bodies: a forgotten endoneurial structure. Journal of Neuropathology and Experimental Neurology 32: 334–343

Beel J A, Groswald D E, Luttges M W 1984 Alterations in the mechanical properties of peripheral nerve following crush injury. Journal of Biomechanics 17: 185–193

Beel J A, Stodieck L S, Luttges M W 1986 Structural properties of spinal nerve roots: biomechanics. Experimental Neurology 91: 30–40

Bendler E M, Greenspun D O, Yu J et al 1977 The bilaterality of carpal tunnel syndrome. Archives of Physical Medicine and Rehabilitation 58: 362–368

Bogduk N, Twomey L T 1987 Clinical anatomy of the lumbar spine. Churchill Livingstone, Melbourne

Bohlman H H, Emery S E 1988 The pathophysiology of cervical spondylosis and myelopathy. Spine 13: 843–846

Breig A 1978 Adverse mechanical tension in the central nervous system. Almqvist & Wiksell, Stockholm

Butler D S 1989 Adverse mechanical tension in the nervous system: a model for assessment and treatment. Australian Journal of Physiotherapy 35: 227–238

Butler D S, Gifford L S 1989 The concept of adverse mechanical tension in the nervous system, Part 1, Testing for 'dural tension'. Physiotherapy 75: 622–629

Calvin W H, Devor M, Howe J F 1982 Can neuralgias arise from minor demyelination? Spontaneous firing, mechanosensitivity and afterdischarge from conducting axons. Experimental Neurology 75: 755–763

Castelli W A, Evans F G, Diaz-Perez R et al 1980 Intraneural connective tissue proliferation of the median nerve in the carpal tunnel. Archives of Physical Medicine and Rehabilitation 60: 418–422

Cassvan A, Rosenberg A, Rivers L F 1986 Ulnar nerve involvement in carpal tunnel syndrome. Archives of Physical Medicine and Rehabilitation 67: 290–292

Chang K S F, Low W D, Chan S T et al 1963 Enlargement of the ulnar nerve behind the medial epicondyle. Anatomical Record 145: 149–153

Cherington M 1974 Proximal pain in carpal tunnel syndrome. Archives of Surgery 108: 69

Cusick J F, Mycklebust J, Zyvoloski M et al 1982 Effects of vertebral column distraction in the monkey. Journal of Neurosurgery 57: 661–659

Dahlin L B, Rydevik B, McLean W G et al 1984 Changes in fast axonal transport during experimental nerve compression at low pressures. Experimental Neurology 84: 29–36

Dahlin L B, McLean W G 1986 Effects of graded experimental compression on slow and fast axonal transport in rabbit vagus nerve. Journal of the Neurological Sciences. 72: 19–30

Dahlin L B, Sjostrand J, McLean W G 1986 Graded inhibition of retrograde axonal transport by compression of rabbit vagus nerve. Journal of the Neurological Sciences 76: 221–230

Davies J A 1979 Peroneal compartment syndrome secondary to rupture of the peroneus longus. Journal of Bone and Joint Surgery 61A: 783–784

Devor M 1983 Nerve pathophysiology and mechanisms of pain in causalgia. Journal of the Autonomic Nervous System 7: 371–384

Dolan E J, Transfeldt E E, Tator C H et al 1980 The effect of spinal distraction on regional spinal cord blood flow in cats. Journal of Neurosurgery 53; 756–764

Doppman J L 1975 The mechanism of ischemia in anteroposterior compression of the spinal cord. Investigative Radiology 10: 543–551

Dyro F M 1983 Peripheral entrapments following brachial plexus lesions. Electromyography and Clinical Neurophysiology 23: 251–256

Faithfull D K, Moir D H, Ireland J 1985 The micropathology of the typical carpal tunnel syndrome. Journal of Hand Surgery 11B: 131–132

Fernandez E, Pallini R 1986 Connective tissue scarring in experimental spinal cord lesions: significance of dural continuity and the role of epidural tissues. Acta Neurochirurgica 76: 145–148

Ford D J, Ali M S 1985 Acute carpal tunnel syndrome. The Journal of Bone and Joint Surgery 65B: 758–759

Fowler T J, Danta G, Gilliat R W 1972 Recovery of nerve conduction after a pneumatic tourniquet: observations on the hind limb of the baboon. Journal of Neurology, Neurosurgery and Psychiatry 35: 638–647

Fowler T J, Ochoa J 1975 Unmyelinated fibres in normal and compressed peripheral nerves of the baboon: a quantitative electron microscopic study. Neuropathology and Applied Neurobiology 1: 247–265

Gasser H S, Erlanger J 1929 The role of fibre size in the establishment of a nerve block by pressure or cocaine. American Journal of Physiology 88: 581–591

Gelberman R H, Hergenroeder P T, Hargens A R et al 1981 The carpal tunnel syndrome: a study of carpal canal pressures. The Journal of Bone and Joint Surgery 63A: 380–383

Gilliatt R W 1981 Physical injury to peripheral nerves: physiologic and electrodiagnostic aspects. Mayo Clinic Proceedings 56: 361–370

Golub B S, Silverman B 1969 Transforaminal ligaments of the lumbar spine. Journal of Bone and Joint Surgery 51A: 947–956

Gooding M R, Wilson C B, Hoff J T 1975 Experimental cervical myelopathy: effects of ischaemia and compression of the canine cervical spinal cord. Journal of Neurosurgery 43: 9–17

Gunn C C 1980 Prespondylosis and some pain syndromes following denervation supersensitivity. Spine 5: 185–192

Guttman L 1977 Median-ulnar nerve communications and carpal tunnel syndrome. Journal of Neurology Neurosurgery and Psychiatry 40: 982–986

Guyon M A, Honet J C 1977 CTS or trigger finger associated with neck injury in automobile accidents. Archives of Physical Medicine and Rehabilitation 58: 325–327

Haftek J 1970 Stretch injury of peripheral nerve: acute effects of stretching on rabbit nerve. Journal of Bone and Joint Surgery 52B: 354–365

Howe J F, Calvin W H, Loeser J D 1976 Impulses reflected from dorsal root ganglia and from focal nerve injuries. Brain Research. 116: 139–144

Howe J F, Loeser J D, Calvin W H 1977 Mechanosensitivity of dorsal root ganglia and chronically injured axons: a physiological basis for the radicular pain of nerve root compression. Pain 3: 25–41

Hurst L C, Weissberg D, Carroll R E 1985 The relationship of double crush to carpal tunnel syndrome (an analysis of 1,000 cases of carpal tunnel syndrome). Journal of Hand Surgery 10B: 202–204

Jefferson D, Neary D, Eames R A 1981 Renaut body distribution at sites of human peripheral nerve entrapment. Journal of the Neurological Sciences 49: 19–29

Kadish L J, Simmons E H 1984 Anomalies of the lumbosacral nerve roots. Journal of Bone and Joint Surgery 66B: 411–416

Kikuchi S, Hasue M, Nishiyama K, Tsukasa I 1984 Anatomic and clinical studies of radicular symptoms. Spine 9: 23–30

Kobrine A I, Evans D E, Rizzoli H 1978 Correlation of spinal cord blood flow and function in experimental compression. Surgical Neurology 10: 54–59

Korr I M 1985 Neurochemical and neurotrophic consequences of nerve deformation. In: Glasgow E F et al (eds) Aspects of manipulative therapy, 2nd edn. Churchill Livingstone, Melbourne

Leyshon A, Kirwan, E O G, Wynn Parry C B 1981 Electrical studies in the diagnosis of compression of the lumbar root. Journal of Bone and Joint Surgery 63B: 71–75

Lishman W A, Russel W K 1961 The brachial neuropathies. Lancet 2: 941–947

Louis R 1981 Vertebroradicular and vertebromedullar dynamics. Anatomica Clinica 3: 1–11

Lundborg G 1970 Ischemic nerve injury: experimental studies on intraneural microvascular pathophysiology and nerve function in a limb, subjected to temporary circulatory arrest. Scandinavian Journal of Plastic and Reconstructive Surgery (Suppl) 6: 1–113

Lundborg G 1988 Nerve injury and repair. Churchill Livingstone, Edinburgh

Lundborg G, Dahlin L B 1989 Pathophysiology of nerve compression. In: Szabo R M (ed) Nerve compression syndromes. Slack, Thorofare

Luttges M W, Kelly P T, Gerren R A 1976 Degenerative changes in mouse sciatic nerve: electrophoretic and electrophysiological characterisations. Experimental Neurology 50: 706–33

Mackinnon S E, Dellon A L 1988 Surgery of the peripheral nerve. Thieme, New York

Marzo J M, Simmons E H, Kallen F 1987 Intradural connections between adjacent cervical nerve roots. Spine 12: 964–968

Massey E W, Riley T L, Pleet A B 1981 Coexistant carpal tunnel syndrome and cervical radiculopathy (double crush syndrome). Southern Medical Journal 74: 957–959

McComas A J, Jorgensen P B, Upton A R M 1974 The neuropraxic lesion: a clinical contribution to the study of trophic mechanisms. The Canadian Journal of Neurological Sciences 1: 170–179

McLellan D C, Swash M 1976 Longitudinal sliding of the median nerve during movements of the upper limb. Journal of Neurology, Neurosurgery and Psychiatry 39: 556–570

Meals R A 1977 Peroneal nerve palsy complicating ankle sprain. Journal of Bone and Joint Surgery 59A: 966–968

Millesi H 1986 The nerve gap. Hand Clinics 2: 651–663
Mubarak S J, Pedowitz R A, Hargens A R 1989 Compartment syndromes. Current Orthopaedics 3: 36–40
Murphy R W 1977 Nerve roots and spinal nerves in degenerative disc disease. Clinical Orthopaedics and Related Research 129: 46–60
Myers R, Powell H 1981 Endoneurial fluid pressure in peripheral neuropathies. In: Hargens A (ed) Tissue fluid pressure and composition. Williams & Wilkins, Baltimore
Nathan H 1960 Gangliform enlargement on the lateral cutaneous nerve of the thigh. Journal of Neurosurgery 17: 843–849
Nathan H 1986 Osteophytes of the spine compressing the sympathetic trunk and splanchnic nerves in the thorax. Spine 12: 527–532
Neary D, Ochoa J, Gilliat R W 1975 Sub-clinical entrapment neuropathy in man. Journal of the Neurological Sciences 24: 283–298
Nitz A J, Dobner J J, Kersey D 1985 Nerve injury and grade II and III ankle sprains. The Americal Journal of Sports Medicine 13: 177–182
Nobel W 1966 Peroneal palsy due to haematoma in the common peroneal nerve sheath after distal torsional fractures and inversion ankle sprains. Journal of Bone and Joint Surgery 48A: 1484–1495
Ochoa J, Fowler T J, Gilliat R W 1972 Anatomical changes in peripheral nerves compressed by a pneumatic tourniquet. Journal of Anatomy. 113: 433–455
Ochoa J 1980 Nerve fibre pathology in acute and chronic compression. In: Omer G E, Spinner M (eds) Management of peripheral nerve problems. Saunders, Philadephia
Ochs S 1975 Axoplasmic transport. In: Tower D (ed) The nervous system. Raven Press, New York, vol 1
Ogata K, Naito M 1986 Blood flow of peripheral nerve: effects of dissection, stretching and compression. Journal of Hand Surgery 11B: 10–14
Oiwa T 1983 Experimental study on post laminectomy deterioration in cervical spondylotic myelopathy-influences of the meningeal treatment of persistent spinal cord block. Nippon Seikeigeka Gakkai Zashi 57: 577–592
Olsson Y, Kristensson K 1973 The perineurium as a diffusion barrier to protein tracers follwing trauma to nerves. Acta Neuropathologica 23: 105–111
Olmarker K, Rydevik B, Holm S 1989 Edema formed in spinal nerve roots induced by experimental graded compression. Spine 14: 569–573
Ortman J A, Zarife S, Mendell J R 1983 The experimental production of renaut bodies in response to mechanical stress. Journal of the Neurological Sciences. 62: 233–241
Pan G, Kulkarni M, MacDougall D J, Miner M E 1988 Traumatic epidural haematoma of the cervical spine: diagnosis with magnetic resonsnce imaging. Journal of Neurosurgery 68: 798–801
Pang D, Wilberger J E 1982 Tethered cord syndrome in adults. Journal of Neurosurgery 57: 32–47
Pfeffer G, Osterman A L 1986 Double crush syndrome: cervical radiculopathy and carpal tunnel syndrome (abstract). Journal of Hand Surgery 11A: 766
Phalen G S 1970 Reflections on 21 years experience with the carpal tunnel syndrome. Journal of the American Medical Association 212: 8: 1365–1367
Piersol G A 1907 Human anatomy, 3rd edn. Lippincott, Philadelphia
Powell H C, Myers R R 1986 Pathology of experimental nerve compression. Laboratory Investigations 55: 91–100
Rayan G M, Pitha J V, Wisdom P et al 1988 Histologic and electrophysiologic changes following subepineurial haematoma induction in rat sciatic nerve. Clinical Orthopaedics and Related Research 229: 257–264
Robinson R A et al 1977 Cervical spondylotic myelopathy: etiology and treatment concepts. Spine 2: 89–99
Rydevik B et al 1980 Blockage of axonal transport induced by acute graded compression of the rabbit vagus nerve. Journal of Neurology, Neurosurgery and Psychiatry 43: 690–698
Rydevik B, Lundborg G, Bagge U 1981 Effects of graded compression on intraneural blood flow. Journal of Hand Surgery 6: 3–12
Rydevik B, Brown M D, Lundborg G 1984 Pathoanatomy and pathophysiology of nerve root compression. Spine 9: 7–15
Rydevik B L, Myers R R, Powell H C 1989 Pressure increase in the dorsal root ganglion following mechanical compression. Spine 14: 574–576
Seddon H 1975 Surgical disorders of the peripheral nerves, 2nd edn. Churchill Livingstone, Edinburgh
Selander D, Mansson L G, Karlsson L et al 1985 Adrenergetic vasoconstriction in peripheral nerves in the rabbit. Anesthesiology 62: 6–10
Sedal L, McLeod J G, Walsh J C 1973 Ulnar nerve lesions associated with the carpal tunnel syndrome. Journal of Neurology, Neurosurgery and Psychiatry 36: 118–123
Selier W A et al 1983 The double crush syndrome: experimental model in the rat. Surgical Forum 34: 596–598
Silver M A, Gelberman R H, Gellman H et al 1985 Carpal tunnel syndrome: associated abnormalities in ulnar nerve function and the effect of carpal tunnel release on these abnormalities. Journal of Hand Surgery 10A: 710–713
Siqueira E B, Kranzler L I, Dhakar D P 1983 Fibrosis of the dura mater: a cause of failed back syndrome. Surgical Neurology 19: 168–70
Smith K J, McDonald W I 1980 Spontaneous and mechanically evoked activity due to central demyelinating lesion. Nature 286: 154–155
Stodieck L S, Luttges M W 1983 Protein composition and synthesis in the adult mouse spinal cord. Neurochemical Research 8: 599–619
Stodieck L S, Luttges M W 1986 Structural properties of spinal nerve roots: protein composition. Experimental Neurology 19: 41–51
Sunderland S 1976 The nerve lesion in carpal tunnel syndrome. Journal of Neurology Neurosurgery and Psychiatry 39: 615–626
Sunderland S 1978 Nerves and nerve injuries, 2nd edn. Churchill Livingstone, Edinburgh
Sunderland S 1989 The mischievous fibroblast: friction trauma, fibrosis and adhesions. In: Jones H M, Jones M A, Milde M R (eds) Sixth biennial conference proceedings, Manipulative Therapists Association of Australia, Adelaide
Szabo R M, Gelberman R H, Williamson R V et al 1983 Effects of systemic blood pressure on the tissue fluid threshold of peripheral nerve. Journal of Orthopaedic Research. 1: 172–178
Triano J J, Luttges M W 1982 Nerve irritation: a possible model of sciatic neuritis. Spine 7: 129–136
Turnbull I M 1971 Micro vasculature of the human spinal cord. Journal of Neurosurgery 35: 141–147
Upton A R M, McComas A J 1973 The double crush in nerve entrapment syndromes. Lancet 2: 359–362
Wall P D, Gutnik M 1974 Properties of afferent nerve impulses originating from a neuroma. Nature 248: 740–743
Werner C O, Rosen I, Thorngren K G 1985 Clinical and neurophysiological characteristics of the pronator

syndrome. Clinical Orthopaedics and Related Research 197: 231–236

Watanabe R, Parke W W 1986 Vascular and neural pathology of lumbosacral spinal stenosis. Journal of Neurosurgery 64: 64–70

4 神経系損傷の臨床上の重大性

痛みはどこからくるのか

神経系が相対伸張症候群（adverse tension syndrome）に巻き込まれている場合に浮かび上がってくる徴候と症状についてできる限り並べて検討することに先立って，神経系が損傷を受けた場合，その痛みはどこからくるのかという疑問に答えようとすることは価値のある行為である．その答えは多くの理由から難しい．すなわち，

1. 正常な神経系に比べ，損傷した神経系の研究は困難である．
2. 研究の多くは，動物実験にて行われている．
3. 研究の多くは圧迫に対するもので，神経系の伸張（stretch）や神経過敏に対するものは少ない．
4. 神経系への侵襲は必然的に，周辺組織への損傷も避けられない．たとえば，疼痛パターンは損傷した神経根から起こり，損傷した軸突起関節からの負荷が原因となっていることも考えられる．結局，神経系の損傷は，傷害された部位からの神経支配を受けている神経以外の組織で除神経の原因となる．
5. 神経系損傷は，神経系の一部分あるいは一組織に限定されることは稀である．結合組織と神経の伝導組織は密接に関連し合っている．したがって神経系に沿った，異なる部位で損傷の存在を知ることは生理学的にも，基本的には力学的にも可能である．
6. おそらく言えることは，ある神経損傷は苦痛を与えるし，あるものはそうではないということで，この理由は分からないのである．

神経系と関連した痛みは，生理学的機構からみて中枢，神経原性，そして侵害受容性疼痛に分類される．中枢性疼痛は，中枢神経系で発生し，二次ニューロンで引き起こされる．神経原性疼痛は，末梢軸索を冒し，誘発する過程が原因となって起こる．侵害受容性疼痛は，末梢の侵害受容器の刺激によって発生する（Bogduk 1989）．

神経系から起こる疼痛の起源に関する質問には，神経系の結合組織要素と伝達要素を考慮することで答えるのが最善の方法である．

神経系の結合組織

結合組織の神経支配については，1章で概説した．この神経支配に起因する症状の種類は，臨床での観察や数少ない研究報告から推測できるだけである．疼痛はもっとも一般的な症状である．この疼痛は侵害受容性疼痛であって，すなわち神経系の伝導要素には損傷がないことに注意する必要がある．

《硬膜痛》

硬膜痛の概念は Cyriax（1942）によって紹介され，*Textbook of Orthopaedic Medicine*（1982）で広く知られるようになった．彼の考えは，多くは文献的推定と長い臨床経験に基づいている．Edgar と Nundy（1966），Murphy（1977），Bogduk（1983）や Cuatico ら（1988）は，脊髄管静脈洞神経による神経支配を受けている硬膜が本来の疼痛の根源であると述べている．この概念は，いくつかの実験によって裏付けられている．Smyth と Wright（1958）は腰椎椎弓切除術の進行中に，人間の腰神経根の硬膜スリーブに縫い糸を取り付けた．これを引っ張ると背部と大腿部の痛みを引き起こされる．硬膜は機械的刺激感度をあらわすと同様に，化学的刺激感度もある．硬膜は高張塩水に浸されると背部痛が引き起こされる（El Mahdi ら 1981）．この疼痛はその硬膜にキシロカイン

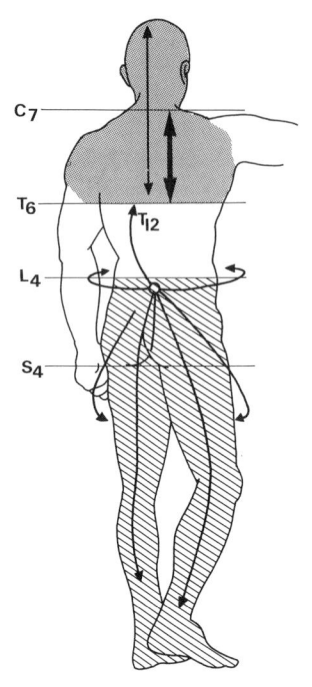

図 4.1 Cyriax による硬膜鞘性疼痛の分節図（1982）．Cyriax は下部腰髄の硬膜痛は下肢，腹部と中部胸椎レベルに放散すると考えた．頸髄の硬膜鞘は疼痛を頭部と中部胸椎レベルに及ぼすとした．（Cyriax 1982 を改変）．

を投与することによって消失する．

Cyriax は，「硬膜関連の境界」を表示する目的で身体図を示した（図 4.1）．この図は硬膜痛の特徴を定義するために，単に文献からの引用であるが，一方ではこの概念のいくつかの要素は，実用上では批判される可能性はある．

1. 「硬膜痛」という名称は適切でない．それは理学療法士が普段に使用していた言葉で，さらにテンションテストが硬膜の働きをテストする唯一のものと思い込んでしまう独断的見解の危険性がわずかにある．つまり，脊柱管内の組織から起こる症状がもっぱら硬膜に由来するものであるということになる．実際の症状は，硬膜に付着している組織や椎管内の血管や軟膜，歯状靭帯もしくは脊髄といった他の組織からも引き起こされるのももっともである．

2. SLR や他動的頸椎屈曲といった Cyriax が使用したテストは，他の付着している組織構造による症状を誘発してしまう可能性があり，混乱するおそれさえある．他動的頸椎屈曲のようなテストは，正常な髄膜を経由して，後縦靭帯または後輪線維神経過敏部位に伸張と動きを与える可能性がある．終局的な問題として，他の組織からの症状を除き，単一の組織から症状へと絞り込むことは未だ確定的なものではない．

3. 「硬膜痛」は脳脊髄幹と膜に起因する疼痛が唯一の症状だと意味しているように，誤解されている．臨床研究によれば，筋の強直，異常感覚や熱感，冷感といった症状は第 3 腰髄神経節における交感神経系の脊椎両側ブロックによって変化（一般的に改善）するとされている（El Mahdi ら 1981）．さらに，脊髄管静脈洞神経は交感神経の構成をもち合わせているので，神経過敏になっていたり，あるいは抑制されていたりする交感神経系は，ある症候群の様相を変える原因となるということはよくみられる．El Mahdi ら（1981）は SLR によって引き起こされる腰痛の種類は鈍痛であり，はっきりとせず，部位を限定できないと述べている．さらに椎間板突出のレベルと皮膚節による痛みの分配は，外科的なものと比較して，その相関は 50% 以下と述べられている（Lansche と Ford 1960，Edgar と Parke 1974）．彼らは，これを自律性疼痛の要因の証拠として用いている．Meglio ら（1981）は硬膜外電気的刺激が脈管の機能不全に対して有益な効果があると述べている．臨床観察によれば，硬膜はこわばりと関係するのではないか，と私は考えている．

Cyriax の図表には足については記載されているが，腕と手についての記載はない．下肢を取り上げ，上肢を含めないのは神経学的に論拠がなく，また臨床的にも不具合である．

しかし，Cyriax の硬膜痛の解釈には，評価と治療にとって役立つ重要な側面もある．Cyriax（1982）は，硬膜が「体節との関連の法則に合致しない」ことを発見している．つまり，皮膚節にも筋節にも関連性がないということである．さらに Cyriax は「症状の部位を限定できないのは当然」であり，患者が理論的に合わない痛みを訴えたときには硬膜に注意すべきであると指摘している．これは素晴らしい考えである．この考えは，硬膜のみにとどまらず，神経系全体に当てはめられ，患者の症状部位を限定できない場合は，できるだけその症状の原因を神経系に疑ってみるべきである．Cyriax（1982）は通常，痛みは体幹背部の中央か片方のどちら側かに観察されるとも述べている．

これらのことを踏まえ，神経支配のない組織や，まだ神経支配が発見されていない部位について留意して検討すべきである．たとえば，神経膠（グリア），軟

膜，歯状靭帯，硬膜靭帯，クモ膜下柱などが挙げられる．神経終末が存在しなくとも症状がみられることもある．例として瘢痕化した後硬膜は，より豊富に神経支配を受けている前硬膜，あるいは，瘢痕化した神経膠に取り込まれている神経索内の軸索に生体力学的影響を与えるということがある．

正に，硬膜痛の特徴についての説明の一部として脊髄管静脈洞神経の支配に関する特徴を考える必要がある，すなわち，特に個々の神経の広範囲な分配と重複支配，それに体性的，自律的要素についてである（1章）．

《末梢神経幹痛》

神経幹神経が原因で，神経鞘や末梢神経包に損傷が及び，あるいは神経過敏となり症状を引き起こすと考えられる．その可能性についてはSunderland (1978)，Thomas (1982)，Pratt (1986) 等権威者達によって注目されてきた．

AsburyとFields (1984) は，興味深い仮説を立てている．彼ら神経科医は末梢神経疾患の痛みを二つのタイプに分けている．それは，神経線維に由来する皮膚知覚過敏痛，そして神経幹の疼痛である．神経幹性疼痛は神経支配を受けている結合組織によるものだと主張している．表4.1に彼らの臨床的な著述をまとめておく．この表は，文献のなかで症状と病理解剖を関連づけており興味深いものである．この仮説には理学療法士がテンションテストを使う根拠や症状について説明する場合には吟味を必要とするが，臨床的には有用性があり適当なものといえる．おそらく，結合組織から症状が現われるとすれば，同じように体内の各部の神経支配されている結合組織から症状が発生すると考えるのが妥当である．しかし，一方では一次ニューロンが関与していれば，患者の訴える症状は異なってくる．それは普段に感じられない異様な訴え，たとえば「燃えるような」「むずむずするような」といったものである．症状を分類するのは困難である．神経幹性疼痛は侵害受容性であり，神経原性として神経線維由来の症状を考慮する方がよい．本書では両者を含めて神経原性という言葉を用いている．

末梢神経の結合組織由来の可能性についても考慮すべきである．末梢神経の結合組織と硬膜の神経支配は交感神経的にも，体性感覚の神経支配においても類似している．硬膜からの関連痛については，認識されて

表4.1 神経原性疼痛の二大分類の特徴
（Asbury & Fields 1984を改変）

	皮膚知覚過敏痛	神経幹痛
種類	燃えるような，ちくちく，ひりひり，焼けるような，むずむず，引きつけられる，電気的	ずきずき，切られるような痛み，さわると痛い過敏な痛み
認識	違和感，以前に経験したことがないような	よく経験する「歯痛」のような
分布	皮膚または皮下で．神経支配を受けている部位	深部，神経幹沿い
持続性	変動性，突くような，断続性，ずきずきする．	常時持続 消長する
増悪/軽快性	活動で悪化する 軽快困難	動作痛，伸張痛，触痛，休息や姿勢を変えることで軽快
例	灼熱痛，微細な線維性のニューロパチー（例 糖尿病），ヘルペス後神経痛	脊髄神経根の圧迫，上腕神経炎，ハンセン病による神経痛

いる．ところで，なぜ結合組織鞘が，神経幹神経の神経過敏，あるいは瘢痕に取り込まれている神経幹神経の力学的変位のどちらかに起因する症状に関連しないのか理由がない．硬膜から生じ区画外に及んだ症状，そのような関連症状は，また区画外のものであり，したがって皮膚節のようなよくみられるパターンのなかにはないということは，十分理解し得ることと思われる．自律神経幹と節の結合組織包もまた，症状の原因として考慮される必要がある．予測される症状の性質についてはあまり知られていない．しかし症候学的に，説明できない疼痛が多い．相対伸張障害の患者のなかに，神経に沿って前腕内側や，ときに神経幹と平行に「線状にみられる疼痛」を訴える者がいる．普通にみられる例としては，三角筋を越える痛みの線があり，腰椎にある痛みの中心から臀部にかけて，手関節近位

部に，それから僧帽筋に沿って痛みの線がある．これらの症状はテンションテスト陽性としばしば関連していることに注目しているので，私は，末梢神経結合組織からの関連痛の一例であると考えている．

神経組織

痛みのメカニズムはインパルスを伝導する神経系組織との関連で，さらに複雑となっている．Wall と Melzack の *Textbook of Pain* (1985) に直接関連した章があり，また Sweet (1987), Wolff (1987) の文献も参照されたい．

末梢神経においては損傷が「続いていて」も，その神経が分断されていない場合には，神経線維を痛みの原因とする仮説が多くみられる．これらのメカニズムについては以下に述べる．

1. 「圧迫，伸張，血管損傷による異所性のインパルス」(Howe ら 1976, 1977)．これは限定された部位からか，または神経全体が異所性の発生源となっている (Ochoa と Torebjork 1981)．症状はタイプ (感覚，運動，もしくは自律) によって異なり，それから冒された神経線維の大きさによっても異なる．変わらない異所性インパルス発生源の部位があるためには，損傷が一部分に限られている必要がある．

2. 「神経腫の構造からの自発性インパルス発生」(Wall と Gutnik 1974)．神経腫は機械的刺激，化学的刺激に敏感である．神経の大きな部分が神経腫に冒されている可能性がある．Devor (1985) は，各々の軸索は神経幹を通して四散された微細神経腫を形成していると思われると指摘している．神経腫の内部では未熟な軸索の発芽が，インパルス発生の原因として確認されている (Wall と Gutnik 1974)．しかし他の可能性として微細な脱髄も考えられる (Calvin ら 1982)．

3. 大線維に損傷がある場合，C 線維の過剰な活動や C 線維数の過多が，「線維の解離」の原因となる．これは，現在部分的にゲイトコントロール理論への反証となっている部分である (Noordenbos 1959, Melzack と Wall 1965)．

4. 隣接する軸索の神経線維内鞘管とシュワン・ミエリン複合体が崩壊されると異常なあるいは人工接続伝導シナプスの形成が結果として起こる (Granit と Skoglund 1945)．偽性のシナプス結合を伴う場合，たとえば感覚線維が自律性線維にシナプス接合すると症候学的に異様な状況となる．この経過は俗に「混線状態」として知られている．

これらに挙げられたメカニズムの組み合わせは起こり得るし，瘢痕化した結合組織鞘との組み合わせでは，損傷部位で異常なインパルスの発生部位の発展へとつながる可能性がある (前章で述べている)．たとえば，未発達の軸索発芽が神経線維内鞘の瘢痕に取り込まれるということも考えられる．このような現象は中枢神経系を含む神経系のどこの部位にでも起こり得る．Smith と McDonald (1980) はネコの脊髄背側柱に脱髄損傷を起こさせ，これによって損傷部位の小さな変形が，以前静止単位 (ユニット) であったものの漸増員を伴って，正常な自発的活動ユニットの発火頻度が増加することを示した．これは多発性硬化症のような脱髄疾患における神経系の機械的刺激による臨床的徴候でもある．

異常なインパルスの発生メカニズムは主要神経幹，神経根や脳脊髄幹のみならず，神経系のどこにでも起こり得る．たとえば脊髄管静脈洞神経にも損傷は起こり得るし，皮膚神経においては受容器の直前の終末枝や，交感神経の神経節，脳神経にも損傷が起こり得る．確かに神経系において力学的に歩み寄っている部位には，血管の歩み寄りも共に存在しているし，そして症候学的には，一部に新陳代謝の機能不全に起因している可能性がある．

その他の臨床的な神経損傷の予後

本書の主題は神経系損傷であるが，臨床的には，また他の関心事が当然存在する．神経系で情報伝達能をもつ組織が損傷した場合，神経以外の組織構造の相互情報伝達系が影響を受ける．理学療法士が症状を重視したアプローチをする場合，このことを考慮するのは重要である．たとえば，患者の損傷を受けている足部を他動的に動かし，理学療法士が患者の訴える症状に基づいて治療を進めるとした場合，もし神経系に沿って情報をゆがめているいくらかの損傷があるとすれば，患者の訴える症状が正確ではない可能性が出てくる．従って治療で悪化させてしまうこともある．

一方，損傷を受けた標的組織の栄養の変化が，組織

の徴候や症状を招くことは重要なことである．これについては3章で述べたが，この現象は神経系の微細な損傷でも軸索の伝導系に変化を起こすという事実を強調している．

神経損傷後に起こる徴候と症状

重度の損傷や断裂などの重度神経系損傷による，痛みの神経学的な原因は明確であり，容易に立証できる．しかし，疼痛の正確なメカニズムについてはあまり知られていない．対照的に，このテキストが向けられている微細な損傷からの症状は，はっきりしないし，報告も少なく，当然のこととして議論の余地が残っている．病状が神経原性であるとすることは全く容易なことではない．

この章は文献報告と私自身の臨床観察とを合わせたものであり，その他には変化した神経系機構の身体的症状，たとえば，テンションテスト陽性を伴って患者が示していることについて述べている（7章，8章）．

理学療法士が，患者の様態について尋ねることに熟練していて，優れたハンドリング技術をもっており，さらに身体的所見を主観的所見に関連づけることができれば，この分野において大きく貢献できると私は信じている．この点については，Maitland アプローチ（Maitland 1986, Grant ら 1988, 次章参照）に固有の臨床推理過程は，主観的情報を病理解剖といわれるものに結び付けることができる．それはまた，神経性病原症状を伴う，これまで報告されていないことに関して自信をもって報告することが可能である．しかし，何らかの新しい情報あるいは，異なる論理とともに，これらの主張についてただちに議論する必要がある．

一般事項

患者は常に主観的，身体的手がかりを整理してもっていて，神経系が力学的にあるいは生理学的に障害されている場合には，分析するにあたっていつでも検者に伝えることができるのである．その上，これらの手がかりは次のような情報を理学療法士に提供することによって判断される．
1. 障害のレベル（例：上位運動ニューロン，下位運動ニューロン，分節のレベル）
2. 辛さの程度
3. 障害を受けている組織の構成要素（神経組織あるいは神経系の結合組織）
4. 限局発生源からのものか，遠隔発生源からのものか
5. 経過が神経内か神経外かどうかが明白
6. 損傷の段階（急性/慢性）
7. 損傷の過程

臨床領域

近年，明らかになってきたことは，相対神経伸張が理学療法士の出会う多くの障害の要素になっているということである．どのぐらいの要因が関わり，また臨床的にその重要性がどれほどのものかはまだよく知られていない．患者にとってよりよい結果を求めてきた治療士達による，初めは逸話的で未報告の所見が，臨床研究によって徐々に追求されてきている．テンションテストに関する基準となる研究がある（7章と8章にて検討を行う）．そして，最近ではテンションテスト陽性と種々の障害，たとえばハムストリングスの裂傷（Kornberg と Lew 1989），挫傷の反復（Elvey ら 1986），むち打ち症（Quintner 1989），術後あるいは外傷後の手の過敏症（Sweeney と Harms 1990）と組み合わせた臨床研究や症例研究が出ている．

テンションテストの出現によって多くの理学療法士に問題が投げかけられた．その問題は，治療のために理学療法士に差し向けられたたくさんの障害について組織構造に基づいたものであった．そのような障害例としては，テニス肘やデケルバイン腱鞘炎あるいは関節円板の変性と関係している症状が挙げられる．胸郭出口症候群のような「症候群」と名のつく疾患について，もう一度見直す必要があると感じられる．これは理学療法士に限らず，神経外科医も同様である．デケルバイン腱鞘炎がその良い例である．Saplysら（1987）は71名の感覚橈骨神経絞扼，82名の外側前上腕神経と感覚橈骨神経の神経腫のある患者の治療を行ったが，前者のグループで17名，後者のグループでは24名がデケルバイン病と診断された．第1伸筋隔室の解放術はその状態を改善できず，感覚背側橈骨神経の一つに神経腫の成長がみられた．Mackinnonと Dellon（1988），Kopell と Thompson（1963），Sunderland（1978），Loeser（1985）等の著者はすべ

て，末梢神経系の損傷が過小評価されているということに対して強力な議論を述べている．その範囲は脳脊髄幹にまで広げて考える必要がある．ここで，微細損傷を末梢神経系と比較して考えることには無理がある．末梢神経の変性を起こさない神経麻痺で索損傷という考えがごく最近になって浮上してきた（Torgら 1986）．神経索は強固に保護されているが，その運動によって，あるいは医者や理学療法士によって治療を受ける際に，損傷に気づかないような微細損傷の起こる可能性はある．末梢神経系に対する過小評価と同様，中枢神経系でのテンションの変化の影響も控えめに見積もられていると，私は考えている．これについてはBreig（1978）を引用する価値がある．

私は，多くの神経疾患では，力学的要因のあることを感じもしなかったが，事実神経組織内に緊張の原因があるということを私は見出している．すなわち，われわれは現在この緊張について組織学的，神経生理学的後遺症を認識し始めたにすぎないのである．

急性期や慢性期の神経根症候群，あるいは神経絞扼症候群としてよく知られている症候群について，ありふれてはいるが重要な要素が存在すると同様に，多くの異様な，説明できない痛点さえもが，治療に対する反応から身体的検査によって推論される．その治療に対する反応は，生理学的にあるいは力学的に，その両方の場合もあるが，変化した神経系に起因するものである．これら多くの疾患についてはIV部で述べる．

私は，まず出現している症状のパターンを考えてゆくことが評価・治療に役立つと確信している．いったん理学療法士が正確な症状のパターンを捉えられれば，検査にあたって必然の臨床推理過程（5章）を形成するのは容易である．仮説は立証されることも，反証されることもある．

症状を示す領域

身体内の神経系の多層性網状構造と神経系から引き起こされる神経系の関連潜在能力のために，身体のいかなる領域も神経系損傷による症状から免れられない．
しかし，症状領域分配にはパターンがあって，それが，損傷の性質を知る貴重な手がかりとなる．それらのうちのあるものは，前章で概説した「二重挫滅」などの病理的過程と関連させることができる．患者の評価を行う場合，検者が症候学を利用するためには，まず第一に患者を信頼し，第二に患者の主訴から離れた症状について聞くこと，それから分かっている関連部位からはるか離れた症状についても問いただす心構えができていなければならないということは当然である．

1. そのような症状のなかには，損傷を受けやすい神経系領域，たとえば，手根管，腓骨頭，椎間孔，T6の支配領域にみられる症状が含まれる．神経系が損傷を受けやすい身体部位については3章に概説した．

2. 皮膚節や筋節の分配のようによく知られているパターンに合わない症状もまた関連している．理学療法士は関節や筋にみられる症状の出現をよく理解している．神経系によって出現する症状についての考えは，むしろ新しいものであり，まだ一般的なものではない．「その症状が局所的意味をもたない場合に，硬膜に問題があるのではないかと疑う」というCyriaxが臨床経験を基にして述べたことを，ここで再び想起する価値がある．Cyriaxは硬膜から引き起こる非分節性の疼痛のパターンについて述べている．これは，症状が限局している意味を表わしていない場合には，全神経系についてさらに疑う必要があるということである．神経原性疼痛の臨床的特徴は明らかにされておらず，この，神経系について考えるという提言は症状が少し不明瞭な場合に適した考え方である．症状が典型的なパターンを示さない場合，臨床では患者の訴えに耳を傾けず，悲しいことに患者の訴えの妥当性を疑いはじめることがある．

3. 神経解剖学に適合している症状は重要な意味がある．これには，神経の皮膚分配領域にみられる症状，皮膚節あるいは神経幹に沿ってみられる症状が含まれる．症状が神経支配領域にある場合には，伝導組織が損傷を受けているか，あるいは何らかの異常状態にあるという理論的推理が成り立つ．

4. 症状は他の症状と組み合わさっている．たとえば，テニス肘と手根管症候群が共存するような「二重挫滅」型の症状や，両側の手根管症候群または両側の「むこうずねの炎症」のような両側性の症候群では，神経系機構の変化によるものと，すぐに疑問をもたねばならない．肩まで広がった手首の痛み，または手首まで広がりをみせる肩の痛みの症状は，下位頸椎およ

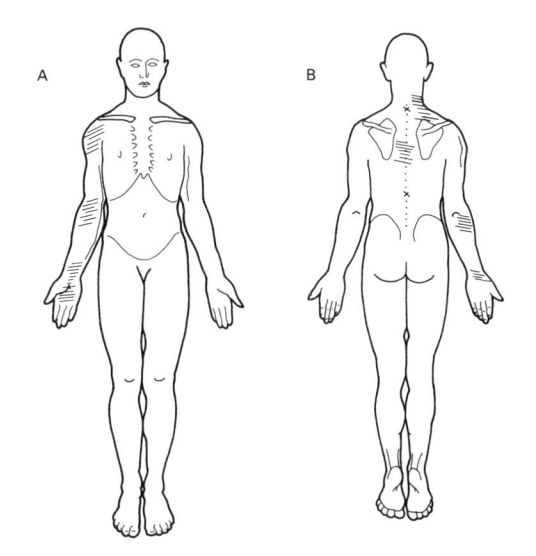

図4.2 症例記録から示した「線状」かつ「凝集的」な疼痛分布．6カ月間，過用症候群（overuse syndrome）の状態にあった症例．症状部位は右腕と脊柱に限局しており，初期評価では対側の腕にも「刺痛」の訴え．

び中位の胸椎症状の併存を疑う十分な指標となる．一度理学療法士が二重挫滅の概念を理解してしまえば，多くの患者にそれを見出すことはたやすい．「多重挫滅（multiple crush）」類の患者でさえも，今では，彼らがいつも聞かれていること以上に，多くの臨床に関する発言の機会をもつ権利が与えられなければならない．

「連鎖」する症状には二種類ある．第一は，行動感覚において，ある行動に伴っていくつかの症状が起こる場合，あるいは，ただ一つ症状を訴えるがその他の症状は消える場合である．第二は，多くの症状間に，既往上つながりがある場合である．この場合，患者が気づいていることは，第二番目の症状は第一番目の症状とほとんど同時に発生するという事実であり，あるいは最初の損傷時の問題に再損傷が加わった後に起こるのである．また，症状がところどころに「飛ぶ」という型のものもある．たとえば，ある日は症状が腰椎にみられ，次の日には膝に現われるということがある．しばしば，このような患者は，症状に対して器質的原因があることに不信を引き起こす．幾度にもわたるであろう治療の機会を通じて根気よく問診を続ければ，症状表出パターンが複雑ではあるが，必ず明らかになる．

しかしながら，望ましいことには，医師が一度相対

伸張症候群に気がつけば，それからは関節損傷（Cyriax 1982, Maitland 1986）と筋損傷（Janda 1978, 1986）に対する一般に通用されているパターンが明らかになってくるのである．これらのパターンのあるものは，容認された定説となっている．神経系から起こるパターンはこの定説になにかの問題提起となる．

5．疼痛や症状は，「線状」かつ「凝集的」に発生する．その特徴は，患者によくみられることであり，その特徴からある型のニューロパチーに関係する可能性について疑いの徴候を引き起こす必要がある．臨床上では，これがさらに異様な症状を理解できるようにする有効な方法である．患者が線状の痛みを訴えている場合には，それは末梢神経に沿っていることが多い．これらの臨床例として，手根管症候群の前腕に線状にみられる疼痛や，坐骨神経痛のハムストリングスにみられる線状疼痛が挙げられる．線状とは，「ひもで引っ張られるような」とも表現されることがあり，患者からは1～2cmの幅の痛みとの訴えがよく聞かれる．凝集的な疼痛は関節やテンションポイント周辺に現われる．疼痛部位は漠然としているようで，患者は疼痛領域を手全体で覆うか，その症状の強い部分を手で指して疼痛部位を説明することが多い．ときによって，線状かつ凝集的疼痛の両者が併存している．図4.2のA，Bは，著者の症例の記録からのものだが，上肢の過用障害例で，線状かつ凝集的な疼痛を認めている．

症状の種類

行動のパターンやある種の症状には明らかに神経系に関連づけられるものがある．

注意すべき点は，痛みと感覚異常は表現するのが難しく，患者が訴えるものは，実際の損傷より他の多くの要素による影響を受けているという点である．痛みは必然的な症状ではない．痛みの状況を考えれば硬膜あるいは神経鞘由来のものと推察し得る．一方，他の感覚を伝える神経線維が影響を受けずに，侵害受容神経の軸索のみが，過敏になるか圧迫されるメカニズムはないのである．痛みは一般的には優位な症状であるが，その背景には筋力低下，麻痺，異常感覚，無感覚の症状を有することもあり得る．痛みの訴えでは，どのような痛みかを明らかにする必要がある．患者が訴

える痛みは,「鈍い痛み」「倦怠感」「じりじりと長びく苦痛」等さまざまな意味を有するからである．主として見られる症状は,正常運動が変化することに現われる．たとえば,正確なつまみ運動の障害は,おそらく前腕の前骨間神経麻痺の徴候であると考えられる．

1. 神経原性と推定される痛みは,患者から幅広い言葉で表現される．痛みは,「漠然と」「深い」「燃えるような」「重苦しい」「継続的な鈍い痛み」「焼けるような」等その他多くの言葉で表現される．その痛みは,四肢全体に認められるかもしれないし,あるいは運動中に不意に襲われる痛みあるいは強直性痛み発作も出現するかもしれない．焼けるような痛みはよくある訴えであり,神経系が関与していると考えられる．「ひもで引っ張られるような」「絞めつけられるような」「こわばったような」「死んだような麻痺した感じ」というような奇妙な訴えもある．私は,「腕が酢漬けされた感じ」と訴える上肢の過用症候群の患者を思い出す．患者が表現する症状は,治療にとって有用である．それは患者の不快さをどこまで改善しなければならないかということについての指標であり,治療を成功させるための方策の一部でもある．示された症状の種類は,神経系損傷の部位をみつける助けとなる．これらのいくつかを表4.1に挙げた．神経内・外の病理に関する分析をさらに進めることについての議論は9章で述べる．

重要な違いは,症状が絶え間なく続いているのか,間欠的なものかどうかということである．絶え間なく続く症状は,炎症の関与を示すものであり,あるいは神経に向かって深く接近していること,神経束内の圧が増加したままであることを示している．

2. 腫れたような感じが,特に足や,中手手指間列と水掻きの部分のような先端にあるという訴えは珍しくない．検査の際には,その訴えに相当するような腫れが認められないことが,しばしばある．実際に腫れが認められる場合にも,小さな損傷の場合に腫れた感じを訴えることが多い．これは,おそらく障害に自律神経系要素が加わっている手がかりを与えるものである．これは,交感神経幹と神経節の刺激過敏もしくは正常な動きを失ったことによると思われる．同様に,相対伸張症候群の存在を手ががりとして,理学療法士は脊椎の評価を行うべきである．

3. 錯感覚と無感覚症の二つは,神経系の関与を即座に判断できる症状である．これらの症状は,痛みを伴うこともあれば,伴わないこともある．Macnab (1972) は,以下のような実験報告をしている．カテーテルを椎管孔に挿入し,正常腰神経根に圧迫を与えたところ,痛みは引き起こさなかったが,錯感覚と無感覚を引き起こした．

この感覚障害の分布は,原因部位をみつけだす助けとなり得る．皮膚分節図と皮神経支配領域図を6章に示した．しかし,破格があって病理学的問題が含まれていれば,教科書に描かれているようなすっきりとした解剖学的支配分布はめったにみられない．ある範囲が,他の部分からの痛みによって影響を及ぼされている場合,感覚脱失 (sensation loss) の領域の明確さは失われる．

4. 筋力低下の訴えから,多くの理由が浮かび上がってくる．遠心性のインパルスが障害された場合,運動麻痺が起こり得る．痛みを避けようと抑制する結果起こる筋力低下もあり得る．この場合,廃用性筋力低下も生じ,大脳皮質レベルにおいては,患者は動くことによって痛みが出るのではないかという意識が働くために,適切な運動をすることを拒否してしまうのである．

5. 症状は夜間悪化することがある．これは,末梢の絞扼症候群の症状としてよく知られており (Dawsonら 1983),夜間に経験される低血圧と関連づけることができる,おそらく,姿勢とも関連づけられるであろう．例を挙げると,肩甲帯前方突出位で眠ることは,肩甲上神経が伸張されることになり緊張する．また,人によって睡眠中に起こる手首の屈曲肢位は,手根管内の圧力を増加させ,手根管症候群の症状を悪化させる．ベッドの中で,シーツによって足部が底屈位と内反位に押されていると,腓骨神経損傷が起こる危険性がある．別の考察としては,脳脊髄幹と髄膜が側臥位では脊柱管の下側方に位置することになる．状況によっては,運動によって徴候の現われる可能性がある．それはおそらく,過敏な硬膜が骨棘上にあることが一つ考えられる．

6. 症状が一日の終わりに悪化することがある．これは,慢性神経根刺激過敏の特徴としてよくあることである．それは,筋力低下や一日中同じ姿勢を維持することや,あるいは単なる過用と関連があると思われる．

Thomas（1982）は予測される症候学の要約を行い，障害の過程も含めさまざまなニューロパチーについて注目した．

既往歴

損傷メカニズムの既往歴，以前の損傷，以前の治療，他の関連する要因や原損傷から起こる障害の状態は有用な情報を提供する．しばしば，検者に症状の原因が神経系にありそうであると予測させる．

既往歴と，なりやすい要因

私は，神経系がその損傷を「忘れる」ことはないと感じている．相対伸張症候群をみせる多くの患者は，すでに判っている神経系損傷の状況も含めた既往歴をもつものである．それは何年も前のことであるかもしれない．一般的に，自動車事故や速度を伴う事故（落馬や木からの落下等）が報告されている．これは，神経系のテンションを増加させ，低い伸張状態にある人よりも症状の進展をより早めるということが言われている．一部の患者は，キーボード操作，あるいは体の一部は固定させて一部はくり返し動かすバイオリンなどの楽器演奏のような職業に従事している．一度ある部位で一部の神経系のテンションが高まると，神経系に沿ってほかのところに損傷の活動電位が生じる．この問題点については，3章で述べた．

慢性的症状

相対伸張症候群の特徴は，慢性的障害であることだと思われる．これには，多くの理由がある．第一は，もし神経系が損傷された場合，特に，損傷反応が神経内部に深く貫通した場合や，硬茎膜の中に入り込んだ場合，潜在的には不可逆性である．第二に，変化した神経の機能的構造と生理の問題が，十分早期に取り上げられなかったために，それを適切に処理できなかったと考える．多くの場合，患者が理学療法士に出会うまでに，障害の重要な構成要素は，不可逆的になり，外科的治療が唯一の選択となる．手根管症候群が顕著な例である．第三には，多くの開業医が，神経-整形外科的問題に対して一つの構造（たいてい関節組織）からアプローチすることである．そのようなアプローチでは，他の構造の関与を発見することができない．しばしば患者は，電気治療，カイロプラクティック，関節モビライゼーションなどの，部分的もしくは効果のない数多くの治療経験をもっている．単に，これらのケースの多くは，神経系に対し十分な対応がなされなかっただけである．

姿勢パターンと運動パターン

運動パターンとテンションテストによって再現される関連症状については7章，8章で述べる．

姿勢パターン

神経系の正常なメカニズムを失ったとき，患者は神経の動きの障害に最善に対処しようとして，ある動的・静的姿勢パターンをとる．

これが神経系の鎮痛的姿勢であることは明らかである．その極端な例を図4.3に示す．ここで，出現しているすべての動きは，神経系が圧迫を逃れるように組み合わされている．この患者の既往歴は，私の記録から引用したものである．簡潔に述べると，彼女は後方へ転倒し，6インチ管の上に倒れ，腰椎を打撲した．そのとき彼女は15kgの荷物を持っていた．検査では，伝導変化の神経学的徴候は認められなかった．もっとも痛みが楽になる肢位は，図のように，足関節底屈位に向かって中間位，膝関節屈曲位，股関節外転外旋，脊柱（頸椎を含む）は痛みのある方へ側屈した状態である．私が彼女の足関節を少し背屈したとき，彼女はすぐさま頸をより深く側屈した．すべての姿勢が，反伸張位である．これは極端な例である．神経系の姿勢の鎮痛効果の他の例としては，中頸椎神経根の伸張を避けるように，手を頭の上に挙げている患者である．

微妙な姿勢のバリエーションがあるのが一般的である．肩甲帯を挙上したり，股関節を外旋位で保持したりしていることも考えられる．下肢の肢位については，患者の歩行でより良くチェックできる．「顎を突き出した」姿勢は，神経系の鎮痛効果の一部であり，この姿勢によって，上部頸椎は伸展され，かかっているテンションを緩め，症状の軽減につながる（図4.4）．私は，次のような坐位姿勢をとる患者にも出会った．

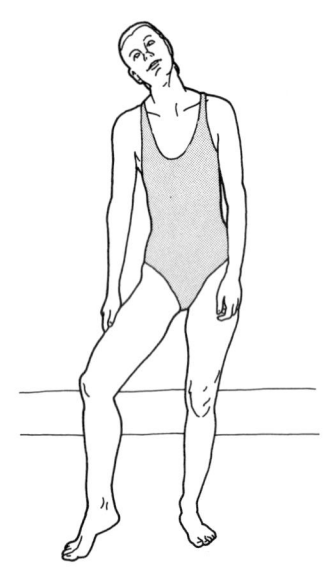

図4.3 神経系の鎮痛的姿勢．下肢は足関節底屈位に向かって中間位，膝関節屈曲位，股関節屈曲・外転・外旋，頸椎は疼痛側へ側屈していることに注目．

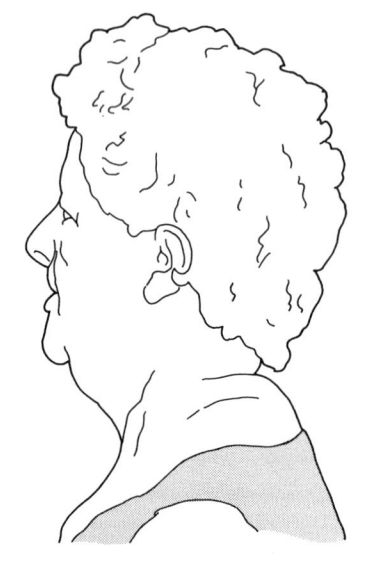

図4.4 前方へ頭が突き出ている姿勢

患者は，反り返り，肘関節伸展，手関節屈曲，肩関節外旋し，体重をいくらか挙上した肩甲帯に押し付けているのである．これらの患者に共通した身体的徴候は，明らかに交感神経性付帯徴候を伴った胸部領域の神経伸張の異常現象である．側彎も神経系に鎮痛効果のある姿勢である（Boyling 1988）．胸部に相対伸張障害のある患者では，胸椎が平坦で，前彎の傾向が明白である．

もう一つの姿勢に関して考慮することは，神経系に対する一定の強制された姿勢の影響である．その場合，界面構造のひどい変形が必然的に神経系に影響を及ぼしている．たとえば，Breig（1978）は胸椎の後彎からの脳脊髄幹と髄膜の伸長と前方への置換が，相対伸張を引き起こし得ることを概説した．Breig（1978）によれば，側彎だけで，神経学的症状が発現することは稀であると言っている．

朝のこわばりの症状は，神経系の機能的構造の変化と結び付けられるように思われる．一部の患者のなかには，朝起きて最初の一，二歩を踏み出すときに，踵を床につけるのにしばらく時間がかかる者もいる．これらの患者はしばしば足部を含むテンションテストが陽性である．

運動パターン

1. 症状は，テンションを増加させる以下のような行動によって，一般に悪化することが知られている．例：ベッドで長坐位での読書（下肢伸展挙上肢位），車への乗車時（スランプ肢位と下肢伸展挙上肢位），物干綱に手を伸ばす（肩関節外転と肘関節伸展），肩甲帯下制位．Nordinら（1984）は，5人の患者で運動時に悪化する異常感覚を報告した．この悪化は異所性の異常なインパルスと関連しており，これは皮膚神経線維束で微細電極によって測定された．5人のケースは以下のとおりである．

- 肘で尺骨神経が絞扼されている患者で，チネル徴候が誘発された場合．
- 胸郭出口症候群の症状を示す患者で，上肢挙上によって異常感覚が引き起こされた場合．
- 腰椎椎間板ヘルニアによるS1症候群の患者に対して他動的頸椎屈曲手法を行った場合．
- 神経根の線維症によるS1症候群の患者に対して下肢伸展挙上を行っている場合．

● 多発性硬化症の患者でレルミット徴候（5章）が誘発された場合．

5人の例すべてがテンションを増加する行動と関連している．

2. 症状は一般的には「テンション肢位からの回避」で楽になる．それはまさしく運動の組み合わせが神経系にテンションを与えるように，鎮痛作用のある運動の組み合わせもある．それについては例として姿勢のセクションで述べた．しかし若干の例外もある．自然発生的なインパルスに伴う慢性的な神経系疼痛のいくつかの型は改善されない可能性がある．またテンションの発生を緩めることで痛みが発現する患者の一グループもある．たとえば，SLRの解放時である．この痛みは正常な神経と接触領域の関係の異常によって発生するが，動きが一方向のときのみ出現するというのが私の解釈である（図4.5）．この状況では神経系周囲の組織が，おそらく治療を必要としていると考えられる．

3. 一般に症状に結び付く運動のパターンは，反復される小さな運動であり，私が感じているのは，神経系の動きの範囲のうち，ごくわずかな部分の酷使の結果である．職業と関連づけられる例としては，キーボードの使用，楽器の演奏，スポーツ活動での特定の反復運動などである．これらの運動状況では，神経と接触領域との間に症状を誘発するような特定の関係があるように思われる．これらの患者では，30分間キーボードを操作もしくは楽器を演奏することで，十分に症状が再現されることが報告されている．しかし，彼らは，神経系がより大きな範囲で動かされたり，違う種類のスポーツや活発な多様性のある運動，また明らかに活発な活動を伴う運動さえ遂行することができる．私はこの状況を「特殊機械的感度活動」といっている．

4. 運動パターンは力学的な接触領域においては病理に優先される．たとえば，椎間円板が膨隆していると，脊柱屈曲時に脊柱管がさらに狭くなる．頸椎軸突起関節は回旋，同方向への側屈で関節が閉じられるし，肘管溝（肘トンネル）の横断面の領域は，肘屈曲でより小さくなる．

これらの問題では，静的な抵抗に抗する筋収縮の役割が出てくる．筋の収縮は神経過敏になっている神経を圧搾し，神経による症状を引き起こす．このメカニズムは筋の効果的な収縮を抑制すると考えられる．

体のある部分は，他の部分以上に神経系とより重要な関係をもつ．たとえば，上脛腓関節，L4，T6，C6領域，第1肋骨，橈骨上腕関節，横手根靱帯，斜角筋と回外筋などである．これらはすべて神経系が損傷しやすい領域である．

5. たとえば，Edwards（1987，1988）によって述べられているような結合運動モデルをよくみると，症状を引き起こす不規則な運動パターンは，関節よりも他の構造の障害を示すものだと考えられる．その運動は，結合運動という点では「パターンの範囲外」であるかもしれない．たとえば頸椎回旋で頸椎の痛みを生じた場合，同方向への側屈で同様の反応が得られることが予測される．もしそうでなければ，他の構造が障害を受けていることが考えられ，ただちに筋と神経が思い浮かぶ．

6. Maitland（1986）は受動的椎間副運動（passive accessory intervertebral movement：PAIVM）による椎間運動の検査に大きな業績をあげている．これらは，可動範囲を通じての抵抗と，その症状との関連についての解釈を可能にしている．私は検査のこの点を非常に重視している．しかし，これらの検査手技を行っている間に感じられる組織の抵抗は，その組織が障害されている何かのしるしであると考える．関節運動で抵抗が感じられる場合は一般に症状と結び付けられ，これは，モビライゼーションで変化し得る．他の構造が障害に関与し，関節運動に影響を及ぼすとき，触診は「ゴムのような」感じで，可動域を通して硬さがあり，モビライゼーションでも変化は認められない．読者は，これらの見解をより良く取り入れるために必

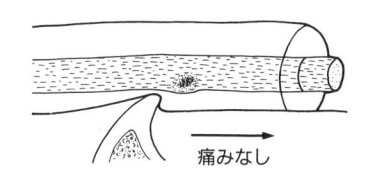

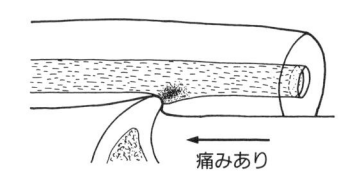

図4.5 仮説的状況を示している図．瘢痕化した神経鞘の部分が，神経が病理学的に接触領域に動いた場合のみに徴候を現わす．

要な，Maitland概念による触診技術について認識する必要がある．

7. 触診．神経系が損傷されたり，あるいは過敏になっているとき，触診に対して異常な反応が示される．

これは重要な技術である．神経系の触診によって判ったことを利用し，分析することに関しては9章で述べる．

参考文献

Asbury A K, Fields H L 1984 Pain due to peripheral nerve damage: an hypothesis. Neurology (Cleveland) 34: 1587–1590

Bogduk N 1983 The innervation of the lumbar spine. Spine 8: 286–293

Bogduk N 1989 The anatomy of headache. In: Dalton M (ed) Proceedings of headache and face pain symposium, Manipulative Physiotherapists Association of Australia, Brisbane

Boyling J 1988 Idiopathic scoliosis: a study of mobility, muscle length and neural tissue tension. In: Proceedings, International Federation of Orthopaedic Manipulative Therapists Congress, Cambridge

Breig A 1978 Adverse mechanical tension in the central nervous system. Almqvist & Wiksell, Stockholm

Calvin W H, Devor M, Howe J F 1982 Can neuralgias arise from minor demyelination? Spontaneous firing, mechanosensitivity and afterdischarge from conducting axons. Experimental Neurology 75: 755–763

Dawson D M, Hallett M, Millender L H 1983 Entrapment neuropathies. Little, Brown, Boston

Cuatico W, Parker J C, Pappert E et al 1988 An anatomical and clinical investigation of spinal meningeal nerves. Acta Neurochirurgica 90: 139–143

Cyriax J 1942 Perineuritis. British Medical Journal 570–580

Cyriax J 1982 Textbook of Orthopaedic Medicine, 8th edn. Baillierre Tindall, London, vol 1

Devor M 1985 The pathophysiology and anatomy of damaged nerve. In: Wall P D, Melzack R (eds) Textbook of pain. Churchill Livingstone, Edinburgh

Edgar M A, Nundy S 1966 Innervation of the spinal dura mater. Journal of Neurology, Neurosurgery and Psychiatry 29: 530–534

Edgar M A, Park W M 1974 Induced pain patterns on passive straight leg raising in lower lumbar disc protrusion. Journal of Bone and Joint Surgery 56B: 658–667

Edwards B E 1987 Clinical assessment: the use of combined movements in assessment and treatment. In: Twomey L T & Taylor J R (eds) Clinics in physical therapy, Vol 13, Physical therapy of the low back. Churchill Livingstone, New York

Edwards B E 1988 Combined movement of the cervical spine in examination and treatment. In: Grant R (ed) Clinics in physical therapy, Vol 17, Physical therapy of the cervical and thoracic spine. Churchill Livingstone, New York

El Mahdi M A, Latif F Y A, Janko M 1981 The spinal nerve root innervation, and a new concept of the clinicopathological interrelations in back pain and sciatica. Neurochirurgia 24: 137–141

Elvey R L, Quintner J L, Thomas A N 1986 A clinical study of RSI. Australian Family Physician 15: 1314–1319

Granit R, Skoglund C R 1945 Facilitation, inhibition and depression at the artificial synapse formed by the cut end of a mammalian nerve. Journal of Physiology 103: 435–448

Howe J F, Calvin W H, Loeser J D 1976 Impulses reflected from dorsal root ganglia and from focal nerve injuries. Brain Research 116: 139–144

Howe J F, Loeser J D, Calvin W H 1977 Mechanosensitivity of dorsal root ganglia and chronically injured axons: a physiological basis for the radicular pain of nerve root compression. Pain 3: 25–41

Janda V 1978 Muscles, central nervous regulation and back problems. In: Korr I M (ed) Neurobiologic mechanisms in manipulative therapy. Plenum, New York.

Janda V 1986 Muscle weakness and inhibition (pseudoparesis) in low back pain syndromes. In: Grieve G P (ed) Modern manual therapy of the vertebral column. Churchill Livingstone, Edinburgh

Kopell H P, Thompson W A L 1963 Peripheral entrapment neuropathies. Williams & Wilkins, Baltimore

Kornberg C, Lew P 1989 The effect of stretching neural structures on grade I hamstring injuries. The Journal of Orthopaedic and Sports Physical Therapy. June: 481–487

Lansche W E, Ford L T 1960 Correlation of the myelogram with the clinical and operative findings in lumbar disc lesions. Journal of Bone and Joint Surgery 42A: 193–206

Loeser J D 1985 Pain due to nerve injury. Spine 10: 232–235

Mackinnon S E, Dellon A L 1988 Surgery of the peripheral nerve. Thieme, New York

Macnab I 1972 The mechanism of spondylogenic pain. In: Hirsch C, Zotterman Y (eds) Cervical pain. Pergamon, Oxford

Maitland G D 1986 Vertebral Manipulation, 5th edn. Butterworths, London

Maitland G D 1990 Peripheral manipulation, 3rd edn. Butterworths, London (in press)

Meglio C, Cioni B, Del Lago A et al 1981 Pain control and improvement of peripheral blood flow following spinal cord stimulation. Journal of Neurosurgery 54: 821–823

Melzack R, Wall P D 1965 Pain mechanisms: a new theory. Science 150: 971–978

Murphy R W 1977 Nerve roots and spinal nerves in degenerative disc disease. Clinical Orthopaedics and Related Research 129: 46–60

Noordenbos W 1959 Pain. Elsevier, Amsterdam

Nordin M, Nystrom B, Wallin U et al K 1984 Ectopic sensory discharges and paresthesiae in patients with disorders of peripheral nerves, dorsal roots and dorsal columns. Pain 20: 231–245

Ochoa J, Torebjork H W 1981 Paraesthesiae from ectopic impulse generation in human sensory nerves. Brain 103: 835–853

Pratt N E 1986 Neurovascular entrapments in the regions of the shoulder and posterior triangle of the neck. Physical Therapy 66: 1894–1900

Quintner J L 1989 A study of upper limb pain and paraesthesiae following neck injury in motor vehicle accidents: assessment of the brachial plexus tension test of Elvey. British Journal of Rheumatology 28: 528–533

Saplys R, Mackinnon S E, Dellon A L 1987

The relationship between nerve entrapment versus neuroma complications and the misdiagnosis of de Quervain's disease. Contemporary Orthopaedics 15: 51–57

Smith K J, McDonald 1980 Spontaneous and mechanically evoked activity due to central demyelinating lesion. Nature 286: 154–155

Smyth M J, Wright V 1958 Sciatica and the intervertebral disc: an experimental study. The Journal of Bone and Joint Surgery 40A: 1401–1418

Sunderland S 1978 Nerves and nerve injuries. Churchill Livingstone, Edinburgh

Sweeney J E, Harms A D 1990 Hand hypersensitivity and the upper limb tension test: another angle. Pain (Suppl) 5, S466

Sweet W H 1988 Deafferentation pain in man. Applied Neurophysiology 51: 117–127

Thomas P K 1982 Pain in peripheral neuropathy : clinical and morphological aspects. In: Culp W J, Ochoa J (eds) Abnormal nerves and muscles as impulse generators. Oxford University Press

Torg J S, Pavlov H, Genuario S E et al 1986 Neuropraxia of the cervical spinal cord with transient quadriplegia. The Journal of Bone and Joint Surgery 68A: 1354–1370

Wall P D., Gutnik M 1974 Properties of afferent nerve impulses originating from a neuroma. Nature 248: 740–743

Wall P D, Melzack R 1985 Textbook of pain. Churchill Livingstone, Edinburgh

Wolff C J 1987 Physiological, inflammatory and neuropathic pain. Advances in Technical Standards in Neurosurgery 15: 39–62

II

検 査

5 臨床推理

Mark Jones & David Butler

はじめに

　種々の検査と治療技術が，その裏付けもなしに注目を浴びていることがあまりにも多く見受けられる．技術をどこに適応するか，いつ，それまでの治療を変更するか，得た情報をどのように活用するか，ということがしばしばおろそかにされている．理学療法士（以下PT）は学生時代に，ルーチンの検査を教えられ，そして経験を積むことで，さらにそれを発展させるであろう．しかし，「推論」なしにただ集めた情報によるルーチンの検査だけでは，不十分である．それは患者の単純な問題を解明するには十分かもしれないが，PTが複雑な問題に直面した場合には役に立たないのである．

　世界各地で教えられている患者に対する検査と治療のための種々の方法は，患者からそれぞれ異なった情報を得ようとしているように見受けられる．それにもかかわらず，それらの方法によって何をどのように治療するかという決定がなされている．しかし，どうして決定が導き出されるはずがあろうか．そのやり方は本当はそれぞれ別々のものなのではないだろうか．

　何がPTの疑問に対する指針となるだろうか．すべての患者に尋ねる標準的な質問があるはずはなく，質問は個々の患者の既往歴と症状によって変えるべきであろう．一連の質問をどこまでも続ける必要はないのである．たとえば，どの患者の肩や腰部の検査にも標準的な技術を適応すべきであろうか．必ずしも多くの検査技術を適応する必要はない．すべての情報を得る必要があるだろうか，それは意味のないことであろう．

　患者の検査と管理の基礎をなしている思考過程あるいは臨床推理は，種々の臨床像に関する知識を統合する鍵である．臨床推理を理解することは，患者の問題を通して自分自身の考えを向上させ，自分の認識する臨床像のレパートリーを広げることである．

　すべての臨床家は，患者の問題を解決するという同じ目的で患者に接する．それが痛みであろうと，強直，筋力低下等々であろうと，あるいはこれらすべてが組み合わさった機能障害であろうと同じことである．PTとしての我々は，自由に使える多くの治療に関する選択権を持っている．その中には助言，自動・他動運動，訓練，援助，治療様式，それから内科・外科あるいは心理的な相談を目的として他の分野の専門家に紹介するということも含まれているのである．患者の問題を効果的・安全に解決するという目的を達成するため，PTは，以下の基本的な問題に関して情報を得なければならない．

- 症状あるいは機能障害の原因は何か？
- 関与している要因はあるか？
- 身体的検査・治療における予防処置・禁忌は何か？
- 予後はどうか？
- どの治療を選択すべきか，どんな改善が可能か？

　すべての患者について，患者の訴えにかかわらずこれらの基本的な問題に関する情報を得るよう努めなければならない．たいていの質問や世界で用いられている種々の徒手療法における検査手技は，これらの基本的な問題と多かれ少なかれ関連がある．これらの基本的な問題について適切な仮説を立て得る情報は，主観的検査中や身体的検査中，また治療中においてすら得られ，分析されるのである．

　それは患者の現わしているものを，いろいろな角度から細かく調べることで得ることができる．例としては，症状の部位と様態，全身の健康状態，調査 (investigation)，服薬，既往歴，姿勢，行為症状，運動量があり，それらは自動的，他動的な生理学に基づ

いた運動，それから他動的副運動を行っているときにみられるものである．そして，筋の統合性には筋収縮の性質，長さ，強さ，耐久性が含まれる．

患者の現わしているものについて，これらの角度から情報を得るということは「日常的に」行われていることと思われるが，しかし，検査の掘り下げ方，詳細さは個々の患者に合わせて行われなければならない．

この章では患者の検査に際して考慮し得る，またすべきであるすべての質問と身体的検査を網羅しようとするのではない．むしろ，強調していることは，検査中も治療中も臨床推理を行うことの重要性である．種々の質問（inquiry）について述べ，続いて患者の問題を理解する助けとなり，もっとも効果的な治療を選択することを可能にするさらに進んだ検査方法について述べる．最後に，神経系の検査と治療を行うにあたっての予防処置と禁忌を述べる．

臨床推理の過程

臨床推理は，関連知識（事実・手順・概念・原則）および評価のための臨床技能の適用，患者の問題に対する診断と管理と定義することができる．臨床推理の過程は，臨床家が診断と管理を決定するための段階である．

熟練者と初心者の臨床推理を明らかにするため，医学や他の分野で広範囲な研究が行われてきた（Chi ら 1981, Chi ら 1988, Muzzin ら 1983, Feltovich ら 1984, Patel ら 1986, Barrows と Feltovich 1987）．研究の一つの方向は，臨床家の思考（例：認識・解釈・計画）がどこへ導かれるのかを後方視的に分析したものである．たとえば，声を出して考えたときはどうか，検査が終了した患者の検査中のビデオまたは再生音声を利用した研究，あるいは検査と同時に患者の既往歴を読んだときはどうかなど，推理過程において何がより良い理解へ導くのか，何が熟練のレベルの違いとなるのかを明らかにするための研究である．この成果は図5.1（Barrows と Tamblyn 1980 を改変）に示す．

臨床推理の過程は，患者からの最初の手がかりに対するPTの認識と解釈から始まる．最初のあいさつの瞬間にも，PTは動き方や表情・静止時の姿勢・四肢の位置というような具体的な手がかりを捉え，それらを認識し，解釈する．たとえば，患者が痛みに顔をゆがめ，防御的に上肢を動かしながら「肩の痛み」を訴えたり，ジャケットを脱ぐときに痛みのない方の腕から脱いだり，さらに痛みのある方の肩の挙上や肘の伸展を避けるなどの動作から，多くの仮説を引き出さなければならない．この例では，防御的な動きと痛みの潜在的原因について仮説を立てることができる．痛みや動きの制限の程度や，最初の手がかりのなかから予後が推測できるであろう．患者の防御的な動きは下位頸椎神経根領域に対応したものではなかろうか，そのような姿勢をとることによって痛みが軽減するのではなかろうか．あるいは肩の局所構造を防御するために，肩の挙上や回旋を避けているのではなかろうか．肘関節にも関連があるかのように肘関節を屈曲しているかもしれないが，それは，その動きによって上肢の二関節筋や神経・神経周囲組織へのストレスが減少することを表わしていると考えられる．これらの推測は，その可能性の一例を提示したにすぎない．

原因に関する仮説は，初期の段階では広く考えておくべきである．この例では，そのような症状や徴候を生じる可能性のある上体四分の一の，すべての構造を考慮して立てられることになるだろう．（少なくとも運動に関しては）症状が重症であるということは，身体的検査と治療の仮説を立てるに際して注意を払うべき重要な要素である．仮説を立てる前に，この最初の手がかりを主観的検査で得た他の重要な要因とともに検査し確認していく必要がある．重症にみえることや制限の程度はともに予後に関して否定的な要素である．患者の問題を解決するために，「良い」「悪い」というように予後を言い表わすことは，あまりにも単純すぎる．肯定的要素と否定的要素の両方を熟慮し，結論に達するまでの間，その要素は確かな結論を出すために，どのくらい肯定的か否定的か十分に重みづけされなければならない．その問題は治療によって改善するかもしれないし，しないかもしれない．そして治療を必要とする期間について，ある指標が与えられることになる．予後に関する臨床推理については，10章で述べる．

「肩の痛み」が肩峰前面下から上腕二頭筋中央に沿って限局しており，そして他の部分に症状がないことを注意深く確認したとき，症状の潜在的原因に関して最初の仮説は，より特定したものになる（たとえば，上腕二頭筋長頭，肩峰下の構造，上腕関節窩の関節周

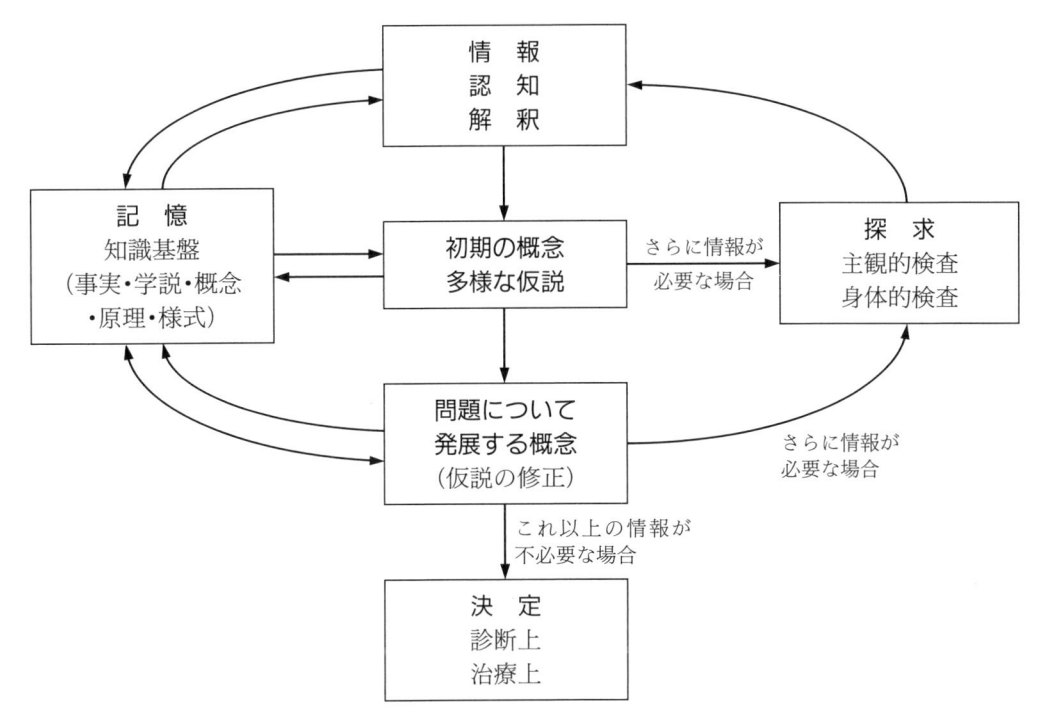

```
                    ┌─────────────┐
                    │  情  報     │
              ┌────→│  認  知     │←────┐
              │     │  解  釈     │     │
              │     └──────┬──────┘     │
              │            ↓            │
┌──────────┐  │     ┌─────────────┐ さらに情報が ┌──────────┐
│  記 憶   │  │     │  初期の概念 │ 必要な場合  │  探 求    │
│知識基盤  │←─┼────→│  多様な仮説 │────────────→│主観的検査 │
│(事実・学説・概念│  └──────┬──────┘             │身体的検査 │
│ ・原理・  │  │            ↓                    └──────────┘
│ 様式)    │  │     ┌─────────────┐                   ↑
└──────────┘  │     │  問題について│                   │
              └────→│  発展する概念│ さらに情報が      │
                    │  (仮説の修正)│ 必要な場合        │
                    └──────┬──────┘───────────────────┘
                           │ これ以上の情報が
                           │ 不必要な場合
                           ↓
                    ┌─────────────┐
                    │  決  定     │
                    │  診断上     │
                    │  治療上     │
                    └─────────────┘
```

図 5.1 理学療法における臨床推理過程．(Barrows & Tamblyn 1980 を改変)．

囲の構造，C 5/6 に関連した体性組織，神経と周囲組織）．この段階ではPTは，診断・管理上の決定に至るためにはまだ不十分な情報しかもっていない．したがって，質問の手法を進めるなかで（主観的・身体的検査の両方から）それ以上の情報を得ようと努めるのである．

重要なポイントは，質問の手法とは単純なルーチンの質問や身体的検査のセットではない，ということである．患者が現わしているものには，最初に大まかに目を通しているかもしれない（たとえば，部位，行為症状と症状の由来，自動運動，他動運動，抵抗テスト等）．しかし，常に細部の追求は上記のことを忘れずに行われなければならない．

例で示したように，患者の検査が始まった瞬間から仮説の形成が始まる．仮説は検査中ずっと見直され，必要なものを加えたり除外したりして洗練されていく．このようにしてPTは，患者の問題への理解を深めていくべきである．検査を通じて積極的に推論しているのか，あるいは単に情報を集めているのかどうか，良い検査というのは，いつの時点においても立ち止まって，それまでの検者の感じたことを要約することである．新しく習った検査技術のすべての点を落とさないよう一心になっている学生は，患者が現わしている特定の細部をそのまま鵜呑みにしてしまう傾向がある．対照的に，経験豊かなPTは情報を得ることと並行して解釈することができ，そしてそれぞれに適した仮説に系統立てることができる．上記の例の場合，患者の「肩の痛み」が持続的なものだとわかっていても，もしPTがジャケットを脱ぐときのたった一つの動作に注意を払わなかったら，検査に45分もかけて痛みをもっとひどくするかもしれない．経験豊かなPTの場合の思考の流れは下記のように簡潔に要約することができよう．

この症状は，明らかに重症であり，炎症を起こしているように神経過敏で，私が他動的に四肢を動かすときにはかなり注意を必要とし，たぶん身体的検査は制限を受けるであろうと思われる．頸部・肩局部・神経組織のすべてがその部位と動きに関連している．しかし，神経根に関係した主観的な徴候の訴えはない．何が痛みを悪化させ，何が痛みを軽減させるものなのか，さらに質問を続けることで，症状の原因について良いアイデアを得る必要がある．

さらに質問をすることによって，ある程度，どの動きまたはどの肢位，あるいは双方が，肩の痛みを悪化させたり軽減させるかを見出すことになる．これらの悪化させる動きは，脊柱に関係しているのか，肩なのか，肘なのか，あるいは手関節なのか，あるいはそれらが組み合わさったものなのか，どの方向がもっとも問題が大きいか，これらの情報を仮説の発展途上において解釈する必要がある．たとえば，この患者が，何でもいいですから症状を和らげられることがありますかと聞かれて，腕を挙げて頭の後ろに置いたときにだけ痛みが楽になると答えたら，主たる原因としてはそれは神経の関与を考える仮説を支持し，局部的な上肢の関節が主たる原因であるという仮説を弱めることになる．ここでのキーワードは「支持」と「弱める」である．このように患者の主観的な情報は，貴重な手がかりを与えてくれる．ただし，この情報は筋が通っていて，主観的検査から得られる他の手がかりと一致するものでなければならない．

以前得られた情報や，それまで考えてきた仮説との相関性を絶えず解釈しながら，新しい情報を得ていくという審理の過程は続く．情報が一致しないときにはそれを解釈する必要がある．そのためには一連の質問をより深く掘り下げなければならない．臨床家が身体的検査を必要とする部位を決定し，症状がさらに悪化しないうちに，検査から役に立つ情報がどれくらい得られるかを判断するための一通りの情報を得たら，主観的検査を停止する．仮説は特定の身体的検査により検証され，最終的に診断と治療法の決定に至る．治療の効果は，その治療に対する患者の反応から確認することができる．効果的な治療それ自身は，必ずしも効果的な臨床推理を保証するものではないが，効果的な臨床推理は認知されるもっとも効果的な治療を引き出すことを可能にする．この場合，潜在的原因の仮説は論理的にそして系統的に消去されたり，裏付けを得て特定されていく．そして，初めて治療法の選択が可能となるのである．

なぜ，これほど臨床推理を重要視するのだろうか？読者は，こんなことは考えたこともないと思っているかもしれないし，あるいは患者の問題を通して実際にどのようにして思考しているのかを考えてみることを放棄してしまったかもしれない．ルーチンの検査・治療はあなた自身の技術を向上させることに何の役にも立たないだろう．ルーチンの検査を続け，同じ治療を続けていては新しい事柄に気づくことはあり得ないが，一方，ここに述べてきたように，患者の問題を通して推論することで，常に今までの考え方・治療方法を見直し，随時新しい考え方・治療方法の存在に気づくことにつながるのである．患者の症状はこれまでの考え方・治療方法で解決できるものもあれば，できないものもある．たとえば，もし患者が腰椎中央の痛みと起座困難を訴えている場合，すぐに椎間板に起因するものだと決めつけてしまう医者もいる．しかし，一般的に腰痛は多様性のあるものであり，これら二つの特徴は椎間板に起因しない他のものであるかもしれない．推論の誤りに関する医学研究で指摘されていることではあるが，もっとも普通にみられる誤りは，医者自身が「好んで」立てる仮説に頼り，患者の示す特徴を見落としていたり，あるいはある特徴を重視しすぎているためである（Elsteinら1978, BarrowsとTamblyn 1980）．おそらく，PTにも同様のことがいえると思われる．臨床家は少しの特徴を認識しただけで，あまりにも早く診断を下してしまう．注意不足から他の特徴に気づかなかったり，気づいても推論に組み込もうとしないことが見受けられる．上記の例で，腰椎中央の痛みは座るとただちに悪化し，もし，腰椎屈曲の検査において，患者が完全に痛みから解放された動きができるならば，椎間板の関与のみの仮説では適当ではない．固い思考パターンは，より複雑な患者の症状および臨床像を認識できるレパートリーを広げる機会を妨げてしまう．

興味深い臨床像は，さまざまな症候群や特定の構造（それぞれたとえば，侵害や神経内部のテンション）と結び付くものも含む．他の種類のパターンも存在するので，理解しておかなければならない．これらは炎症，力学的，irritability：被刺激性の持続的疼痛（以下では「神経過敏性」と表記する），安定性（stability），姿勢，生体力学的パターンを含む．

熟練者の特徴

医学やその他の分野において，熟練者と初心者の思考過程の違いについて調査した研究は多数ある．研究の初期には，チェスが取り上げられ，チェスの熟練者と初心者の思考過程と知識の想起について研究が行われた（DeGroot 1965, ChaseとSimon 1973）．その

短期記憶の実験では，チェスの熟練者の優れた点は，チェスの配置を数秒間見ただけで，ほぼ完全に再現するという能力であり，一方熟練者以下のレベルでは，この能力が著しく劣るということが明らかにされた．同じ実験で，熟練者と初心者との間で差が認められなかったのは，無作為にチェスの駒を置いたときである．この場合，先の記憶力の要因は除外している．これら短期記憶の研究から，熟練者の優れている点は，チェスの配置をパターン化して認識し，全体として記憶する能力であるといえる．

DeGroot（1965），Chase と Simon（1973）の研究では，医学の分野において，熟練者と初心者の知識の想起に関して，同様の結果を得ていた（Muzzin ら 1983，Patel と Frederiksen 1984，Patel ら 1986）．Patel ら（1986）は，熟練臨床家は，臨床像のなかで多くの情報を想起し，臨床的に重要な情報に関して適切により深く推論を行っており，一方初心者は，表面的な特徴や見当違いの細部についてまで一つ一つ想起したことを明らかにした．この著者らは，熟練臨床家は認識可能な臨床像の蓄積を含んだ，より高度に発達した知識基盤をもっていると提唱した．このように，患者の手がかりを帰納的過程を通して解釈し照合して，新たに臨床像として認識していくのである．この臨床像を推論の過程において検査し，独自の仮説をそれに応じて修正していくのである．

臨床推理が有効であるのは，一つには，知識基盤が組織化されているからである．経験がきわめて少ない PT は，認識する臨床像のバリエーションの蓄積が記憶のなかにほとんどなく，適切な情報の取捨選択が難しいのである．記憶（知識基盤）にはテキストで得た臨床像しかなく，適切な情報を認識することができず，ある情報に固執しすぎたり，逆にすべての細部について，振り回されたりしてしまう．仮説が早期に容認されてしまい，学習の機会が妨げられることもある．未熟な知識基盤しかもたない初心者の臨床推理は非能率的であり，より経験的知識を要する．

理学療法に必要な知識の組織化とは，事実（例：解剖学，病理学など），方法（例：検査や治療技術），概念（例：神経過敏性，相対神経伸張），臨床像などの知識の統合を意味する．原理・原則に立ちかえりながら，解釈を行う，推論する，情報をテキストと照合することは重要なことである（例：他動運動の手技のグレードを選択する場合）．このことによって熟練 PT は，典型的な問題を自分が認識する臨床像によってほぼ自動的に解決するのである．しかし，非典型的な問題に直面した場合には，熟練者も初心者と同様に仮説-演繹的推論方法（すなわち，仮説の検証）によって解決していく以外にない．

患者の問題の解決は，臨床推理の過程を単純に適応することで得られるものではなく，また膨大な医学知識によって得られるものでもないことは明らかである．むしろ，PT の知識の組織化，それが患者の問題に関連づけられることによって得られるのである．これには，前述したように，事実，方法，概念，臨床像，原理・原則が含まれる．したがって，我々 PT は，臨床推理を改善するために，知識の組織化と向上に努めなければならない．臨床推理の過程について図 5.1 で示したように，我々の記憶として蓄えられる知識の組織化は，始めの情報認知から診断・治療の決定に至るまで，推論の全過程において影響を及ぼすのである．二重の矢印は，記憶と推論過程の関連のなかで，重要な関係である．単に経験を積むだけでは知識の組織化はおぼつかないであろう．それには，仮説の検証の論理にのっとった臨床推理を経た経験が必要であり，その過程では偏見をもたず水平思考（訳注：従来の思考にとらわれず，一見関係がないと思われるようなことをも関連づけ問題を多面的に考えてみる方法）を保たなければならない．我々の挑戦は，臨床像を認知し，その存在を立証するためにくり返し検査・検証し，その臨床像を特定することである．臨床上，矛盾が生じた場合には，より突っ込んだ審理によってその矛盾の背景に存在するかもしれない新しい臨床像を明らかにしていくのである．このように，我々は，もっている臨床像と異なった症状の患者に対し，自分の考えでくり返し検査・実証することで，新しい臨床像を得ることができるのである．PT の熟練度はただ年数を経るだけの経験や優れた手技からのみ得られるものではなく，高度の臨床推理を経た結果である，発達した知識基盤から得られるのである．そこには批判的思考があり，ゆえに認識できる臨床像のレパートリーを増やすことができるのである．

本書は，読者のみなさんが認識できる臨床像を広げることを意図している．したがって，みなさんが今まで認識した臨床像への挑戦であり，新たな発見への励ましである．本書に述べられている情報は，論理的で

表 5.1 神経‐整形外科的原因と肘関節外側痛の原因となる要因

	局所	遠隔	原因となる要因
筋	一般の伸筋原性筋，腱		例：斜角筋，胸筋，手関節屈筋
関節	橈骨上腕，上腕の橈骨尺骨，輪状靱帯	頸椎椎間板 軛突起関節（特にC 5,6)	手関節，肩甲帯関節
神経	橈骨神経と枝 筋皮神経	神経根，硬膜，硬膜スリーブ 軸索，脳	絞扼その他（二重挫滅），同時に起こる付帯徴候，中枢性の解釈
他	筋膜，血管，骨(骨膜，橈骨頭)		

偏見のない臨床推理の過程での使用がもっとも有用である．

構造組織の分析と原因となる要因

臨床推理のために仮説検証アプローチをすることで，患者の問題に対する我々の解決能力は向上し，臨床知識は増加するであろう．臨床推理のアプローチを使用することを，これまでのトレーニングの違いに関係なく世界中のすべての徒手療法者に勧めるが，考察の際に立てる仮説には違いがあるであろう．「症状の原因」を検討する際，潜在的な原因が症状を起こしている直下の組織，それから症状部位に関連した組織に含まれているはずである．したがって，肘関節外側の痛みという患者の訴えについては，橈骨上腕関節のように痛みの部位に直結した局所構造か，もしくはC 5/6 軛突起関節のように肘外側領域に関連した遠隔構造から起因していると考えることができる．「原因となる要因」に関しては，その傾向をもつ構造的・生体力学的・環境的要因や，日常の体の動かし方に以前からそうなりやすい要因があったかどうかなどについて検討しなければならない．以下では，PTが考慮し，検査するべき構造に焦点を合わせる．肘関節外側痛の場合，遠隔構造としては腕神経叢下神経幹の関連を考えると，斜角筋の関与も考えられる．絞扼や神経過敏の原因になりやすいのは，特に中・下神経幹の斜角筋の内側を通る部分で，これは肘関節外側痛の原因となる要因になり得る．これはまた，局所的な前腕伸筋の強化を進めた結果や，神経原性の痛み，「二重挫滅」(3章) のような過程による痛みであることも考えられる．このような考え方に従うと，どのような構造上の変化が，肘関節の局所構造にかかるストレスを変化させるのに十分であるかを理解することは容易である（たとえば硬直した手関節が前腕伸筋の過剰な活動を引き起こすなど). あるいは，もしこの肘関節外側痛のケースにおいて，離れた部位の徴候が直接的に原因とならない場合，影響を受ける神経と周囲組織が関与する可能性もある（たとえば，緊張した小胸筋あるいは手根管症候群が神経の働きに与える影響).

肘関節外側にきわめて近接する多種多様の構造を考慮するならば，組織が巻き添えになる潜在的な複雑さは容易に理解されることである．橈骨神経は前方に位置し，しばしば橈骨上腕関節に付着し，下位と中央で前腕伸筋群に付着する．したがって，これらの構造の損傷は，炎症反応として橈骨神経を含んだ隣接構造を巻き込んでいくという結果になる．同時に，C 5/6 軛突起関節が，肘関節外側の関連痛を引き起こすことも考えられる．加えて，脊髄神経性の起因について病理学的に着目すると，これは肘の神経のテンションを十分に変化させ得るものである．表 5.1 に，肘関節外側痛の症状の原因と原因となる要因を例として挙げた．原因は局所領域と遠隔領域に分けて述べた．

神経系損傷に関連した病理学的・生体力学的メカニズムは，2章と3章で述べたが，このメカニズムは，患者の主観的・身体的症状を検討し，仮説の組み立てを裏付ける根拠となる．肘関節外側痛に関連づけられる広範な症状，たとえば，頸・胸部痛やおそらく反対側の肘外側痛を伴った患者では，考え得る原因と原因となる要因として，多くのものをリストアップするこ

とができる．その可能性のあるすべての構造および構成要素に対する検査（主観的・身体的検査の両面）と，それらの関与を決定づけるため，PTは多くの時間を必要とする．3章で述べたように，局所の損傷は，第二の損傷を別の部位に引き起こす可能性があり，それは損傷しやすい部位や古い損傷部位などである．検査はジレンマを覚えるほど遠い道のりである．腰椎椎弓切除術を受けた患者は，どのくらいの頻度でテニス肘を合併しているだろうか．ほかの場所で症状がある場合，それが下肢を含めた体のどの部位であっても，その潜在的な一原因となる要因を明らかにするために，検査とあるいは治療を必要とする．神経損傷に対する治療は，二重損傷（「二重挫滅」）が認められる場合，双方の部位に対して行う必要があることを強調する神経外科医もいる（Masseyら1981，MackinnonとDellon 1988）．本書で最初に述べたように神経系は，力学的・電気的・科学的に身体中すべてにわたって分布していることを忘れてはならない．すべての潜在的原因（局所領域と遠隔領域の両方）と一原因となる要因についての検討は推論の助けとなる．特に症状が広範囲にわたる複雑な症状の患者は，むち打ち症候群が思い起こされる．局所領域と遠隔領域の構造についての理解は神経系と一原因となる要因とを一部結び付け，そのことは，それ以前は非論理的だと思われた症状に対して，理論と検査が可能なメカニズムを提供する．

　前述したように，潜在的原因と一原因となる要因の手がかりは，主観的検査と仮説にしたがって身体的検査を実施していくなかで明らかになる．神経内・外の潜在的原因を検討することは，神経系の「幹と路に沿って考える」ために有用である．これは，よく知られている関連部位を探すためだけではなく，前述した斜角筋のように，力学的に神経系を障害する可能性がある部位を探すためでもある．臨床家は，潜在的原因と一原因となる要因が関連しているかどうかを解析するために，熟練を必要とする．また，治療後に再テストできるような明確な身体的徴候が必要である．潜在的原因が立証されるのは，特定の検査において，軟部組織の変性のような異常がみられるとき，または（あるいは同時に），症状部位や症状を起こし得る遠隔領域の構造における関節・筋・神経の検査結果が陽性のときだけである．同様に，潜在的に一原因となる要因から，筋の機能障害（例：短縮・不均衡）や関節拘縮のような異常が分かるはずである．関与する構造に関する仮説は，身体的検査によって関連性のある異常が明らかにされたときに支持される．仮説はただ一つの真実に帰着するはずである．しかし，治療が問題としている構造をいったん変化させ，患者の徴候と症状が改善された場合のみ，仮説は本当に容認されるのである．したがって，もし特定の斜角筋の伸長が肘関節外側の徴候と症状を改善させれば，斜角筋が一原因となる要因であるという仮説は妥当であると考えられる．しかし，推論の際に重要なことは，改善を仮説の絶対的な確証として解釈しないことである．そうしてしまうと，臨床像のレパートリーの発展的な積み重ねを抑制することになる．なぜなら，実際には斜角筋は一原因となる要因ではなく，斜角筋の伸長時に，事前に発見されなかった，硬化したC5/6軛突起関節を動かしたとも考えられるからである．我々は仮説の検証をくり返すときには，偏見のない心と批判的な視点を持ち続けていなければならない．そのことが認識する臨床像を確実に拡大し洗練するのである．

質問の手法

　仮説－検証を使用した臨床推理の過程は，批判的かつ偏見のない思考によって促進される．我々が患者から得られる情報の質と有用性は，主にその情報を引き出すための我々の能力，つまり「質問の手法」によって左右される．「maximizing原理」という言葉は，医学教育の文献のなかで，熟練臨床家によって使われる質問の手法を表わすために，作り出されてきた．それは，考慮しなければならない可能性（検討事項）を絞り込む目的で，もっとも効率的にもっとも有効な情報を得るための手法である（Kleinmuntz 1968, Barrowsと Tamblyn 1980）．得られる情報の質を最大限に高めるための質問の手法は，PTにとっても同様に利用できるものである（Maitland 1986, Grantら 1988）．Maitlandは，これら質問の手法の発展と洗練のために非常に貢献した．この質問の手法を使用することで，臨床推理の過程に役に立つ最適な情報が得られると思われる．

コミュニケーション

　患者はもっとも貴重な情報源であるので，情報を引

き出す能力は，患者の問題に対する理解の深さと管理する能力にかかっている．しかし患者は，何が重要で何が重要でないかは知らないし，そして我々が情報として何を必要としているか必要としていないかを知ることを期待されるべきではない．これは，我々が問題に関する患者の説明を通して患者を助けることに熟練し，また，実質的に，患者に自分自身の身体に聞くことを教え，適切な情報を我々に知らせる方法を教えるときに重要なことである．我々は，率直な質問，能動的な聞き取り，特に有用情報に関しては選択的に深く聞く，ということを組み合わせることで，必要な情報を得ることを成し遂げることができる．患者と親密な関係（ラポール）を確立することは，情報を獲得するためには基本的なことであり，さらに，患者-セラピスト間の有益な信頼関係を発展させていく必要がある．したがって，我々は，患者が話すことに関心と信頼をもって患者に接する必要がある．患者が説明する問題に納得いかない場合は，自分自身の知識と認識できる臨床像のレパートリーの少なさの反映であることがしばしばある．Sunderland（1978）はそれを「患者は一つの証拠（証言）を持っているが臨床家は持っていない」と簡潔に言っている．不確実な情報をいつでも探る機会が整っていなければならず，それは本書を通して明らかにされるであろう．Maitland（1986）は，コミュニケーションの価値についての議論を十分行っており，もっとも能率的にもっとも有用な情報を得るために利用できる質問の手法について明らかにしている．これらの方法の例の概要を以下に述べる．

《準拠枠》

患者とPTの両方がそれぞれの経験とともに独自の背景をもっている．その経験は，当事者がいかに知覚し，解釈し，自身の感覚（例：痛み）や，他者の外観・行動に対してどう対応するかを左右する．人間にありがちな先入観に対して注意を払うことは，情報を誤って解釈することを避け，PTを助けることになる．

《非言語的コミュニケーション》

非言語的信号の再帰的特性は，言葉よりもコントロールが難しいことであり，それゆえ言葉より有益なことがある．PTは，患者が行動のなかでみせる，する・しない動作（do, and do not）の微妙な違いに気づき，言語によるメッセージと組み合わせていかなければならない．

《自発的な情報》

患者からの自発的な意見を引き出すように，質問を行うべきである．これは，患者がその症状をどう受け止めているのか，何を重要と感じているのかを洞察するもととなる．

《患者が使う言葉》

患者の準拠枠に対する感受性．この場合，患者が症状を述べるために選んだ言葉の何を採用するかであるが，それはセラピストと患者間のラポールを高め，それによって得られる情報の質が高まるのである．

《憶測を避けること》

ある障害において起こり得る症状には多様性があるので，特定の特徴の有無について決めてかかってはいけない．その上，言葉の違いがあるために，患者の反応を明確にする解釈が必要となる．たとえば患者の，絶え間ない痛みという表現は，昼と夜を通じて出現していることを意味しているかもしれないし，あるいは，痛みが出現しているときは絶え間ないが，一日中ずっと出現しているのではないかもしれないのである．

《患者の身体からの情報》

患者の身体は，障害に関連する状況を患者自身に伝える能力をもち，それはしばしば治療を選択するための貴重な手がかりを提供する．そのために次のような聞き方が有効である．「どのように感じますか？」「それを良くするにはどうしたらいいと感じますか？」．多くの患者はそのような質問に驚くが，少し促せば，多くの場合答えを出せるのである．ただ，二回目か三回目の治療にならないと答えは出てこないと思われる．おそらく，だれも患者の問題に対して患者自身にそのような責任を負わせなかったであろう．例を挙げると，ある人はちょうど腫れたような感じと言うだろう，他の人は「この部分にストレッチしてほしいような感じ」という，きわめて役に立つ答えをするかもしれない．この情報は，障害が示している他の特徴とともに扱わなければならないが，驚くほど正確なことがよくあるので，真剣に捉える必要がある．

「特徴を一致させる」(Maitland 1986)

これは仮説検証アプローチの基本的な質問の手法である．検査と治療を通して立てられた仮説は，支持されるかされないかのどちらかである，それは患者が説明した話と身体症状が仮説に「一致」するかで判断される．特徴が一致しないときは，その解明とさらなる質問・検査が必要ということである．したがって，PTは，主観的検査の結果をもとに，身体的検査で予側されることについて的確な考えをもつべきである．身体的検査のなかでさまざまな構造によって示された動きの質と量は，主観的検査から得たPTの仮説と一致するはずである．もし特徴が一致しなければ，PTは見落としたものに対して，より高度の疑問をもたなければならない．これは新しい臨床像の発見につながる究極的な質問の手法である．以下に例として，この手法がMaitlandによるスランプテストの発展をいかに導いたかを記す．

患者との対話は忘れられており，記録されていなかったが，以下のようなものであろう．

Maitland：どういうときに腰が痛むのですか？
患者：前かがみになるときです．
Maitland：何か特別な場合のかがみ方ですか？
患者：いいえ，違います．車に乗ろうとすると，腰に痛みが走るんです．
Maitland：そうですか．車に乗ろうとするとき感じるのは，どんな痛みですか？
患者：ちょっと変な感じです．でも少し腰が痛くても，足を車に入れることはできます．しかし，頭を車の中に入れようとして，右下の方へ下げると，鋭い痛みを感じるのです．
Maitland：よくわかりました．参考になる情報です．あなたにとって一番問題になるのは，運転席に座るときか，助手席に座るときか，教えて下さい．
患者：運転席に座るときだけです．
Maitland：どうやって車に乗り込むのか見せて下さいますか？　この椅子を運転席の代わりにして．

このような会話から，さらに多くの貴重な情報が得られる．しかし，重要な考え方は，この障害では，腰痛を増強するのは頸の動きである，ということがそのまま当てはまるのではなく，腰椎との関連より以上の何かがあるに違いないという思考である．それで，この患者も含めた他の多くの患者から，スランプテストが生まれた（Maitland 1978）わけである．このような推論は，多くのPTにとって今では明白なことであるが，十年前はそうではなかった．そのような患者において，器質的病変の観点から疑問がもたれてきた．

「特徴を一致させる」質問手法の好例である二つの臨床場面を以下に示す．

●主観的検査では，以下のようにすべての情報が，症状の原因として肩関節を示唆した．肩関節深部の痛み，手を前に伸ばしたり肩関節を使うことが困難，レントゲン写真上では肩関節に変化が認められる——これは，患者から，母指と示指の指先に最近感覚がない（しびれている），という訴えがあったときのものである．PTはこの情報をただちに記録するべきである．肩関節の構造以外にこの障害に関係しているものがあるかもしれないのである．母指の無感覚症は肩関節障害と一致しないので，必然的にさらなる検査が必要となる．

●治療の後，患者は「80％改善した」と申告する．しかし，関連した徴候の検査（例：脊椎間の動きの硬さ）結果が，前回の治療の後からほとんど変化がない場合，PTは「特徴は一致しない」と考えるべきである．そして，なぜ，患者の訴えがなくなったのか，他の徴候の重要性（例：神経あるいは筋）は過小評価されていないかどうか，椎間関節の治療によって変わり得るのかどうかを，解決すべく試みるべきである．

この質問の手法は，関節以外の可動性のある構造も神経支配を受けているという知識と結び付いていた．例を挙げると，筋，筋膜，神経系それ自体が綿密に神経系のメカニズムに支配されているということである．特徴を一致させることに含まれる思考過程は，病理解剖学・病態生理学・バイオメカニクスの知識を必要とする．この知識基盤と，特徴を一致させるための不断の試みこそが，本書が提案する神経系に関する概念の発展に主として責任を負うものである．

「技術は創意の賜物である」(Maitland 1986)

技術（検査と治療）は作り上げるか，あるいは借りてくるかである．借りものとしては，カイロプラクティック，整骨治療学，KaltenbornやCyriaxやその他の徒手療法や理学療法の他のシステムがあり，それらの根源を借用する．障害を特定するためにセットになった技術はないのであり，PTと患者双方の関わり合いで変わる身体要因による技術の変化，重症度，神経過敏性，障害の安定性と病理学の知識などに対して，PTは常に柔軟でなければならない．本書に取り上げた技術は，発見されてきた役に立つ技術である．本書に述べた多くの技術に熟練し，そして，それぞれの違いを探求し，より良い組み合わせをすることができた後に，おそらくハンドリング技術は向上するであろう．ある患者に対して適用された徒手療法技術が，他の患者にまったく同じ力で，同じ方向で，同じ持続時間で，同じコミュニケーションで，くり返されることはない．それゆえ，「レシピ」や「治療パッケージ」はあり得ず，教義の強要は結局は，PTの治療の選択を制限することにしかならない．

「技術は創意の賜物である」というのは，神経系の検査と治療技術が絶えず発展し続けるために，重要な考え方である．現段階では，最良なハンドリングの組み合わせと技能はまだ発展途上である．いったんPTが基本テストに熟練したら，それを詳しく追求するべきである．もし，簡単で基本的な検査（SLRのような）が徴候を再現するのにもっとも適した検査であったら，それはもっとも珍しい患者かもしれない．たいていは，SLR，股関節内転，足関節底屈，脊椎側屈などのテストの組み合わせが必要と考えられる．本書で述べた技術には，筆頭筆者の学生や受講生が，運動とハンドリングの組み合わせを試したり実験したなかから得たものもある．神経系のモビライゼーションに言及するには時期尚早かもしれないが，すべての場面で，問題を把握するより良い方法であることを実感するはずである．

再評価

再評価は，検査仮説の検証や進行中の管理の改善，現在認識している臨床像の確認，そして，新しい臨床像の獲得のために重要である．もし，治療の効果をみずただ単に治療を行っても，それはほとんど役に立たないであろう．PTの検査技術には，ごくわずかな運動の範囲や質の変化にも気づくことが求められる．再評価によって治療を有効なものにすることは，これまで形成してきた仮説に対して質問をくり返して再認識していくことである．再評価は，主観的検査と身体的検査の両方に対して必要である．患者に対し身体的な再評価を施行するのと同様に，どのように感じるのかを問う必要がある．両者の反応は一致するはずである．たとえば，患者が頸椎のマニピュレーションを受け，「いいみたいです．頭痛は良くなってきています」と答えた場合，身体徴候である関節の制限が改善したことと，主観的な訴えが一致したといえる．ある介入が最初の好ましい変化を起こすことが少なからずあるように，引き出された改善もまたくり返されるはずである．しかし，唯一正しい治療のみが，継続的な改善に導くのである．変化の程度を評価することで，PTはそれに応じて治療を進めることができる．それゆえ，技術や全般的な管理をいつ変化させるかを決定するのが，再評価であり，技術の修正や向上の推進力となるのが再評価なのである．もっとも重要な身体徴候を潜在的原因に結び付けることに，熟練した再評価を必要とする．たとえば，上肢テンションテストの一部を使用したモビライゼーションにつづいての再評価は，頸椎の生理学的側屈，適切な他動的副運動テスト，自動肩関節屈曲，抵抗肩関節外転，他動肩関節複合運動（回旋），問題の上肢のテンションテストを含むだろう．このように，徴候の原因として可能性のある構成要素に関連した徴候を継続的にモニターすることで，PTは別の徴候の原因として可能性のある構成要素の治療や，別の治療技術の使用の効果を系統的に比較することができるようになるのである．

過去に成功を収めてきた，技術の一式を身につけた多くのPTは，そこでとどまると思われる．ある治療が，前回有効であったからといって，同じ問題の再発をくり返している同じ患者に対して選択するべき治療であったり，一見似た問題をもつ別の患者に対して選択するべき治療である，という保証は何もないのである．あなたが行った治療が最適な治療かどうかを言明するのは不可能である．それは試され認められている技術であろうが，おそらく，より効果的なものがある．それらを試みて，患者を再評価しなければ，習得する

ことはないであろう．失敗しても，独創的な技術は常に使用することができるのである．一度再評価によって治療に修正を要することが確認されたら，変更され得る変化の範囲（幅）に関するより進んだ議論は，後の章で，別の技術の例とともに述べる．再評価，たとえば技術施行中の評価，過去に遡っての評価に関する詳細については，すでに上記のMaitlandの参考文献のなかに認められる．

構造の識別

体のそれぞれの部分に対して行われるのはルーチンの身体的検査のように思えるであろうが，それを行うことで，主観的検査を通して形成された仮説を検証するべきであり，患者が現わしている独特な手がかりから変更すべきことがあるはずである．たとえば，患者は徴候を再現できる機能的動作や特定の姿勢を示すかもしれない．ルーチン検査で考慮された部分ではないが，この動作や姿勢は以下のことを識別するために，観察し注意深く検査するべきである．つまり，身体的に動作や姿勢のどの要素が症状としての反応性を有し，どこで起こり得ることで，何の構造がもっとも関連しているのかということの識別である．たとえば，障害が神経過敏性でない場合，肩関節前面痛の早期患者に対して，ジャケットを脱ぐとき最初に痛みが強くなると感じるのはどこかを聞く．注意深いハンドリングによって，肩関節の不動を確実に保って，頸の姿勢を変えること，またその逆もできるかもしれない．これは，頸椎か肩関節局所のどちらかの関与であるという幅広い仮説を強化する．しかし，両方の動きとも，神経のテンションを変化させることができるので，この姿勢におけるより深い識別がさらに必要である．痛みが最初に増加したところで，同じ開始姿勢へ戻り，前の二つの動きから不快感の増加がないことを確認してから，患者の手関節を伸展する．もしこの独立した動きに伴って肩関節痛が増加すれば，神経伸張の関与が明白となる．患者の機能的な悪化を引き起こす動作や姿勢を用いるというこのような識別は，関与している潜在的構成要素に関して迅速で有効な示唆を与えてくれる．これらの知見は，主観的検査とルーチンの身体的検査とは対照的に，仮説の検討をさらに洗練することに適している．

当然のことながら，検査動作では一つ以上の組織が動き，ストレスを受けるので，ルーチンの身体的検査で解釈するのは困難なのである．障害に関わっている主たる組織を決定する能力は，貴重な手腕である．構造の識別は仮説をさらに洗練することを助ける高度な検査方法である．ある構造が原因であるとみなされ，一方で他の構造を論点から消去するといった方法では，痛みを引き起こす姿勢や運動を変える必要がある (Trott 1985)．これは，手指屈曲制限の場合に，筋と関節の関与を評価する際，一般的に使われている簡単な識別テストの背景にある論法に似ている．構造の識別には，二つの側面がある．第一に構造間，たとえば関節/筋/神経，その他．次いで，一つの構造についてより詳細に識別をするのである．たとえば肩関節については，肩甲上腕関節と肩峰上腕骨関節との識別 (Trott 1985)，あるいは神経については，神経外と神経内の原因との識別（3章と9章）である．神経系は連続体であるから，障害の症状において神経系「損傷」の識別をするために，優れた機会を与えてくれる．たとえば，患者の検査開始早期に，患者の右腕を揺らしていて，他動的肩関節外転が肩の痛みを再現することを発見した場合，我々はこれが多くの原因から生じ得ること，局所の末梢神経構造がその一つであることを知っている．もし肩関節の位置を固定したうえで肘関節を伸展した場合に，肩関節痛が悪化するという結果がでれば，その肢位は少しではあるがより明確になったことになる．肘関節の伸展に伴って伸張されることから，損傷構造は神経である可能性がある．しかし，上腕二頭筋もまた，肩関節と肘関節の両方にまたがって付着しており伸長されるので，関連が考えられる．肩関節と肘関節の肢位を固定したうえで，この症状が変化するかどうかをみるために手関節伸展を加えれば，より明確な状況が得られる．もし，この肢位で，手関節の動きが肩関節痛を変化させた場合，この肩関節痛は少なくとも部分的には神経原性であるという臨床推理が可能である．この状況において，直接変化させられる肩関節の構造は，ただ一つ神経系である．テンションテストによって症状が再現される多くの障害のなかで，神経原性の症状は，識別によってしばしば関与を証明し得るものである．識別は強力な手段である．多くの障害には神経系のわずかな損傷があるにすぎないかもしれない，そしてわずかな損傷の神経病理学的証拠を得ることはきわめて困難である．この段階では，

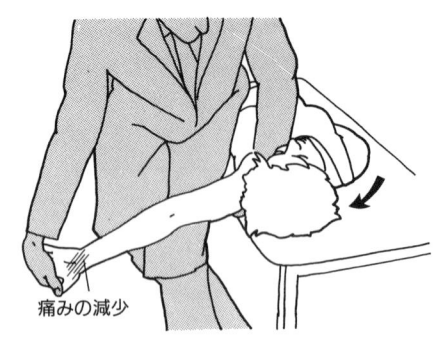

図5.2 ULTTの肢位において，テスト側への頸椎側屈で手関節の症状が増加した場合，手関節の症状が神経原性であると推論する．

構造の識別は我々がもっている手段のなかで主要なものである．構造的識別の概念の実証が必要であるが，これがひとたびなされれば，テンションテストの科学的立証の過程はより容易になるだろう．

一般に，テンションテストの際，他肢のテストによって，症状の原因をより明らかにすることが可能である．反対側上肢に行われる上肢テンションテスト（ULTT）は，当該肩関節痛を変化させるであろう．またSLRさえも肩関節痛を変化させ得る．四肢を動かすには多くの方向がある．判別はテンションを減じることでも得られるものなので，それはテンションを増すような操作である必要はない．たとえば，上肢テンションテスト肢位（8章）で手関節痛を再現できた場合，テスト側への頸椎側屈の追加は（図5.2）手関節の症状を減少し，神経原性の痛みであることを再確認したことになる．

神経の識別の例はたくさんある．SLRが臀部の痛みを引き起こした場合，それはすべてが神経系の関与によるのではない．痛みを感ずる原因としては，股関節，坐骨粘液嚢（ischial bursa）あるいは腰椎関節などが挙げられる．しかし，引き起こされた痛みが足関節底屈・背屈や頸椎の屈曲によって悪化した場合，神経系に力学的異常がありそうに考えられる．

構造の識別と神経系に関しては，以下の点に考慮する必要がある．

● 識別するとき，症状を悪化させるべきではない．症状の減少あるいは変化で，神経系に関連づけることができる．
● 健康な正常神経系のテンションを変え症状を変化させることは可能であり，それは，感受的または病理学的構造に神経系が付着しているからである．
● 連続する筋膜面と血管があり，両方とも神経支配を受けている．識別から得た情報は，主観的および身体的検査で詳細に調べることなしに，単独では活用できない．テストの間，「この痛みが神経系から生じているということに一致しているか？」ということを検討することは有効である．
● 障害の段階（程度）によって，所見結果は異なってくる．たとえば，患者の肩関節外転の範囲が，正常範囲の半分は関節包の硬直によって制限されている場合，硬い関節構成要素によって，神経系の十分な検査が妨げられてしまう．肩関節可動域の範囲が改善したとき，神経系の検査はより有用となる．
● もっとも明確に神経系の関与を判別するためには，症状の部位である身体組織を変化させそうにない遠隔部位の動きによって，症状を変化させなければならない（例：手関節痛に対して頸椎の動き，肩関節痛に対して手関節運動）．
● 有効で確実な識別を行うために，注意深い細心のハンドリングが，欠くことのできないものである．

ここまで述べた構造の識別は，身体的識別操作に向けられてきた．その操作自体は，テスト運動に1つ以上の構造が関与している場合においては，症状の構成要素あるいは症状の原因に向けられるのが常である．身体的検査が終了しても，PTは概してまだいくつかの潜在的原因と一原因となる要因を残しているが，それらは治療後の再評価による後方視的識別によってのみ明らかになり得るものである．左僧帽筋上部と肩甲挙筋の過緊張に加えて，左側に「広範囲」の軛突起関節の硬直を含む，身体徴候を伴った頸部障害を例に考えてみよう．筋は治療可能として，筋の長さに対する効果を得たうえで，生理学的運動と副関節徴候の再評価を行い，次いで関節への直接的な治療の効果とを比較する．このようにして最終的には障害をもたらす主たる構造が認識されるのである．

予防処置と禁忌事項

もしPTがこの領域において科学的理解が不完全であると考えるならば，治療に対する患者の症状，訴え

をみながら，あり得る病理学的過程を常に疑うことになる．

どの構造に対する理学療法の場合とも同様に，神経系のモビライゼーションの場合には固有の危険がある．常に未知の知見があり，未知の病理学や特に人間の精神に対して変化しやすい反応がある．それゆえ，まさに「身体的検査と治療の予防処置および禁忌事項」は基本的な問題であり，身体的検査と治療の開始に先立って検討し，理解しなければならないのである．

PTは，Grieve (1981, 1988)，CorriganとMaitland (1983)，Maitland (1986) によって明らかにされた，予防処置と禁忌事項のリストを熟知する必要がある．予防処置と禁忌事項に関する知識は，臨床推理過程の一部分である，それは患者の症状や障害を悪化させるリスクを最小限にするように管理される．以下に述べることは，特に神経系に関連したことである．しかし最大の予防策は，PTが十分にそれに熟練していることである．

予防処置

1. **他の構造もテストに関与している．** たとえば，損傷を受けている腰椎椎間板は，スランプテストで屈曲を行っている間，リスクにさらされているわけであり，これは上肢テンションテスト（ULTT）において頸部の運動中に，頸椎の鉤突起関節が損傷される可能性があることと類似している．テンションテストは複雑であり，多くの要素が関わっており，それはしばしば身体すべてに及ぶ．スランプテストとULTTは，特に複雑なテストである．テンションテストによる他の構造への影響を忘れがちであるが，これらの構造はテスト自体によって，損傷を受けたり悪化する可能性がある．神経の反応はテスト中の早い時期に起こりやすいので，治療の際には，脊椎狭窄症や，脊椎分離症の知識を必要とする．

2. **神経過敏性は神経系と関連がある．** 神経過敏性は三つの可変性が基盤にある．
(a) 患者はどのくらいの活動を，症状によって停止するまでに行えるか．
(b) 症状の重症度（強さと身体的制限）と分配．
(c) 症状が元のレベルまで和らぐのにどのくらい時間がかかるか．

神経系の過敏な部分は特に活性しやすく，もともと，他の構造とは違う機械的・化学的感度を有している．これは，おそらく神経の伝導特性のためだけではなく，複雑さや多くの構造を含むことにある．しばしば，1つ以上の神経過敏あるいは損傷の部位があるであろう．臨床的には，腕の症状を悪化させることは下肢よりも容易である．これは，腕の神経解剖学的な複雑さに関連するものであり，下肢と比較して上肢の末梢神経を考えると，上肢の界面構造のかなり大きな可動性と構造内の摩擦を結び付けて考えることができる．構造内の摩擦は，症状を引き起こし得るし，現代の職業に求められるくり返しの動作によくみられるものである．

3. **障害の悪化．** 関心の対象は，障害が悪化するかどうか，もしそうなら，悪化の速度はどうか，ということである．患者の訴えで，腰痛の広がりが大腿からふくらはぎへ9カ月かかって進行したものであれば，身体へのハンドリングはそれほど用心しなくてもよいが，ここ24時間で起こったものであれば，用心が必要である．

4. **神経学的徴候の存在．** 神経学的徴候が出現していても，他動運動による評価や治療が妨げられるものではない（ただし，禁忌のリストを参照すること）．障害が慢性的で神経学的変化がなく，疾患の進行過程での活動性を示す徴候がない限りは，継続的な再評価を行いながら神経系のモビライゼーションを行うことができる．

5. **全身的健康状態の問題点．** 徒手治療はいくつかの症状を引き出すのに適しているが，神経系に影響を及ぼす病理学には，特に関心を払わなければならない．糖尿病，癩，エイズ，多発性硬化症等が，神経系の弱化の過程を示す疾患として挙げられる．神経系にテンション徴候陽性を起こす腫瘍による障害は，常に起こり得る．Elvey (1986) は，ULTTは，パンコースト腫瘍（訳注：肺溝の腫瘍）によっても陽性となると，警告している．髄質内腫瘍の患者は，側彎と最小の神経学的徴候を呈すると考えられる（Citronら 1984）．主観的検査に含まれる問診は，病気の過程についての表出に敏感なものでなければならない．そして，もし「特徴があってそれが一致すれば」，PTは，医学の網の目をすり抜けた非常に稀な患者を見分けることができるのである．

6. **めまい．** 望むらくは，すべてのPTは，脊椎基底（vertebro-basilar）の機能不全に関連づけられるめまいは，頸椎のマニピュレーションと，ケースに

よってはモビライゼーションの禁忌となることを知っておくべきである（Grant 1988）．めまいには，神経系に対するモビライゼーションの際も，用心するべきである．スランプテスト，他動的頸椎屈曲とULTTの中の押し下げの要素は，頸椎の血管を緊張させる手法である．めまいそれ自身は，痛みや，異常感覚のように分析可能な症状である．神経系のモビライゼーションは，関節と脊椎動脈に対してわずかな影響を与えるだけであるから，頸椎を動かすには低リスクな方法である．

7. **循環障害**．身体の多くの部位では，循環系は，神経系と接合しており，神経脈管束を形成している．神経系と同様に循環系は，身体中に連続して存在するものであり，身体の動きに応じて，動いたり伸長（elongate）しなければならない構造になっている．しかし，神経と比較して，循環系は曲がりくねったコースを走行し，非常に弾力があり，内容物は血液のみで，より固い神経よりはるかに圧縮可能である．テンションテストで観察される規則的な反応は，循環よりは神経に関連が深い．それでもやはり，循環系も同じように動かされるという事実を認識し，循環障害の徴候や症状の出現の際には制限するべきである．

8. **明らかな索損傷**．明らかな索損傷はたいていの場合，モビライゼーションは禁忌であるが，これまで発見されなかったわずかな索損傷がモビライゼーションによって発見されることもある．これはモビライゼーションから得られる利益ともいえるかもしれない．最小限の索損傷が疑われた場合，合理的なのは，患者が普通の日常生活で行う行動を制限することである．Torgら（1986）は，一過性の四肢麻痺を伴う索神経ニューラプラクシア症候群を明らかにした．32人の男性運動選手が例として呈示された．神経系を検査し，治療するPTは，特にスランプ操作を通じてそのことに気づく必要がある．臨床的に把握された感覚の変化は灼熱性の痛み，無感覚，ひりひりする痛み，感覚脱失であった．運動の変化は筋力低下から完全麻痺まで広範囲の症状がみられた．10～15分間で回復する一時的なエピソードもあった，しかし，48時間以上かかって漸次解消することもあった．このグループでは多くの割合で，頸椎の不安定，狭窄，椎間板突出あるいは脊柱管の前後径の減少がみられることが分かった．立証されてはいないが，そのような損傷は個々の神経学的損傷を悪化させる傾向にあるので，スランプテストに際しては十分な注意が必要であり，あるいは一切行うべきではない．おそらく，ごくわずかな脊髄損傷は実際に診断されているより，多く存在すると考えられる（HopkinsとRudge 1973）．

禁忌

神経系に特有な禁忌を以下に挙げる．神経系に関連した悪性腫瘍，脊柱あるいは急性炎症性感染は，明らかに禁忌である．神経系の働きのテストのために他の構造が用いられるところでは（例：スランプテストにおける脊柱の屈曲），これら構造に対するテストに禁忌がある（例：不安定性）．

1. **最近の発症・悪化の神経学的徴候**．急性障害もしくは毎日の神経学的評価を必要とするほど，変動しやすい神経学的徴候を示している障害のある場合には，神経系のモビライゼーションは禁忌である．

2. **馬尾損傷**．膀胱と腸機能の変化，加えて脊髄に関係する会陰感覚の変化は，緊急な外科的治療の適応となる．

3. **脊髄への損傷**．神経索絞扼症候群として知られている症候群があるが，それは神経索が硬膜に拘束され，硬膜は脊柱管に拘束されているものである．これは，一般的には先天的で，脊椎癒合不全と関連づけられている．成人の神経索絞扼症候群は，以前考えられていたほど珍しいものではないという証拠が増えてきている（PangとWilberger 1982）．神経索が拘束されている場合，脊柱の動きによる力は，一般的には歯状靱帯から伝えられ，脳脊髄膜と神経根の力は，神経索に直接的に伝えられる．その結果，分節的神経索酸素欠乏となることがある．これらの患者に対して，神経系のモビライゼーションを施行しても効果はなく，外科的治療の選択が必要となるのである．神経索絞扼と判断し得る手がかりは，血管叢，腰椎の皮膚瘻ろう，ミエログラム（脊髄像），もしくは磁気共鳴像などから得られる．下腿三頭筋とハムストリングスの短縮のある若い患者に対して，PTは，常に注意する必要がある．これらの患者には一般的に筋の短縮が認められるが，神経索損傷の可能性も持ち合わせているのである．活動性失禁（遺尿性）の既往歴や，何らかの神経索症状（6章）をもつような患者は，より詳しく調べるべきである．

参考文献

Barrows H S, Feltovich P J 1987 The clinical reasoning process. Medical Education 21: 86–91

Barrows H S and Tamblyn R M 1980 Problem-based learning: an approach to medical education. Springer, New York

Chase W G and Simon H A 1973 Perception in chess. Cognitive Psychology 4: 55–81

Chi M T, Feltovich P J, Glaser R 1981 Categorization and representation of physics problems by experts and novices. Cognitive Psychology 5: 121–152

Chi M T, Glaser R, Farr M J 1988 The nature of expertise. Lawrence Erlbaum Associates, Hillsdale

Citron N, Edgar M A, Sheehy J, et al 1984 Intramedullary spinal cord tumours presenting as scoliosis. Journal of Bone and Joint Surgery 66B: 513–517

Corrigan R, Maitland G D 1983 Practical orthopaedic medicine. Butterworths, London

DeGroot A D 1965 Thought and choice in chess. Basic Books, New York

Elstein A S, Shulman L S, Sprafka S S 1978 An analysis of clinical reasoning. Harvard, Cambridge

Elvey R L 1986 Treatment of arm pain associated with abnormal brachial plexus tension. Australian Journal of Physiotherapy 32: 225–230

Feltovich P J, Johnson P E, Moller J H, Swanson D B 1984 LCS: The role and development of medical knowledge in diagnostic expertise. In: Clancey W J, Shortliffe E H (eds) Readings in medical artificial intelligence: the first decade. Addison-Wesley, Reading

Grant R 1988 Dizziness testing and manipulation of the cervical spine. In: Grant R (ed) Physical therapy of the cervical and thoracic spine: Clinics in physical therapy 17. Churchill Livingstone, New York

Grant R, Jones M, Maitland G D 1988 Clinical decision making in upper quadrant dysfunction. In: Grant R (ed) Physical therapy of the cervical and thoracic spine: Clinics in physical therapy 17. Churchill Livingstone, New York

Grieve G P 1981 Common vertebral joint problems. Churchill Livingstone, Edinburgh.

Hopkins A, Rudge P 1973 Hyperpathia in the central cervical cord syndrome. Journal of Neurology, Neurosurgery and Psychiatry 36: 637–642

Kleinmuntz B 1968 The processing of clinical information by man and machine. In: Kleinmuntz B (ed) The formal representation of human judgement. John Wiley, New York

Mackinnon S E, Dellon A L 1988 Surgery of the peripheral nerve. Thieme, New York

Maitland G D 1978 Movement of pain sensitive structures in the vertebral canal in a group of physiotherapy students. In: Proceedings, Inaugural congress of the Manipulative Therapists Association of Australia, Sydney

Maitland G D 1986 Vertebral manipulation, 5th edn. Butterworths, London

Massey E W, Riley T L, Pleet A B 1981 Co-existent carpal tunnel syndrome and cervical radiculopathy (double crush syndrome). Southern Medical Journal 74: 957–959

Muzzin L J, Norman G R Feightner J W, Tugwell P, Guyatt G 1983 Expertise in recall of clinical protocols in two specialty areas. Proceedings 22nd Conference on Research in Medical Education, Washington, 122–127

Pang D, Wilberger J E 1982 Tethered cord syndrome in adults. Journal of Neurosurgery 57: 32–47.

Patel V L, Frederiksen C H 1984 Cognitive processes in comprehension and knowledge acquisition by medical students and physicians. In: Schmidt J G and DeVolder M L (eds) Tutorials in problem-based learning. Van Borcum, Assen/Maastrieht

Patel V L, Groen G J, Frederiksen C H 1986 Differences between medical students and doctors in memory for clinical cases. Medical Education 20: 3–9

Sunderland S 1978 Nerves and nerve injuries. Churchill Livingstone, Edinburgh

Torg J S, Pavlov H, Genuario S E et al 1986 Neuropraxia of the cervical spinal cord with transient quadriplegia. The Journal of Bone and Joint Surgery 68A: 1354–1370

Trott P 1985 Differential mechanical diagnosis of shoulder pain. In: Proceedings Manipulative Therapists Association of Australia, 4th biennial conference, Brisbane

6 神経伝導検査

　理学療法士は神経系の検査を，いろいろな方法で行うことができる．

　●神経伝導は，主観的検査と身体的検査および神経支配を受けている構造の観察によって評価することができる．患者によっては電気的診断テストが必要になる場合もある．
　●神経系の動きと弾性は，テンションテストを利用することで検査が可能である．これについては，次の二つの章で述べる．
　●神経は，身体の多くの部分で触診が可能であるが，特に四肢で触診しやすい（9章）．

　この章では，徒手による神経伝導検査を中心に述べる．幅広い視野から捉え，さまざまな分野のテスト法をみてみれば，Mayo Clinic (1981)，Bickerstaff と Spillane (1989)，McLeod と Lance (1989) 等のテキストにあるように伝導検査にはさまざまな用具が用いられている．

全般的な注意事項

　1. 神経系の構成要素である結合組織と神経組織の間には緊密な関係がある．一つの検査の後，また他の検査が必要となる．神経系機構における変化，たとえばテンションテスト陽性と神経伝導障害のようないかなる関係をも明らかにしなければならない．
　2. 神経伝導を評価するための徒手的検査は簡単なものである．感覚と運動のメカニズムを調べるためには不適切な方法であるが，その反面，神経伝導の変化を見つけ評価し，外傷の部位を限局したり，回復を監視（モニター）するのに適した方法である（Seddon 1972, Sunderland 1978）．容易にくり返し行うことのできる検査であるから，障害の進行状況をモニターするのに有用である．
　3. 神経伝導の状態は治療の前後に記録し，確認しなければならない．なぜなら，神経伝導の状態は，治療手技の選択，手技の強さ，ある状態においては治療の不適を決めることになるからである．徒手療法を教える整形外科学研修所では，常に神経学的検査の重要性が強調されてきた．本書で勧める選択的な神経系モビライゼーションは，多様に応用できるものである．
　4. 優れた神経学的検査にはこつが要る．それには，熟練したハンドリングと患者とのコミュニケーションが，うまく噛み合わなければならない．加えて，基本的な神経解剖の知識基盤が不可欠である．理学療法士（PT）は，それらのすべての分野に精通する必要がある．神経学的疾患，外傷の評価，さらに治療の経験を積んだ者は，より優れた PT として評価されることになる．一部の患者ではコミュニケーションの困難や複雑な神経支配変化によって，伝導検査が困難になるかもしれない．
　5. PT が対応する患者のほとんどは，神経伝導検査や筋電図のような電気的診断テストは経験したことがなかったり，また不必要であったかもしれない．徒手的検査は，神経学的状況を検査するいつでも利用可能な唯一の方法である．したがって多くの PT が，臨床で接する機会の多いタイプの患者に対応できる方法である．そのような症例では，外傷が常に重度ではないけれども，ハンドリングと判断においては実際的な知識が重要である．外傷が，神経伝導に関して検出不可能なわずかな変化をもたらしている可能性がある．
　6. 効果的な検査を実施する一つのポイントは，検査所見において非神経組織の影響に留意する点である．考えられる複雑な様相，たとえば筋の外傷による筋力低下，関節硬直，非神経組織を原因とする痛み，患者の不安，注意力，記憶パターンの状態などについては

判断を必要とする．たとえば，ギプスを外したばかりの患者の神経学的検査の内容は，廃用性の筋力低下，痛み，皮膚の変化，変化した運動記憶パターンなどに照らして解釈をするべきである．中枢神経系の影響を測定できず，単に予測するだけということもあり得ることを十分に知っておく必要がある．

7. 神経学的検査は，神経系のモビライゼーションを用いて行ういかなる治療にも先がけて実施するべきである．確かに病変が存在する場合にも神経学的検査が必要である．それは，神経系が最終的には関連するからである．このような例として，急性の椎間板損傷があるが，その場合，脊柱管が押し潰され，隔壁症候群が起こっていることも考えられる．

PTは，多くの理由がはっきりしたときに神経学的検査を実施するべきである．

(a) 安全要因．神経学的徴候が悪化している場合，あるいは全体的な臨床像に合わない神経学的症状と徴候がみられる場合は注意を要するし，おそらく理学療法の評価・治療は禁忌となる．中枢神経系伝導におけるいかなる変化も，始めは徒手療法が禁忌であると考えるべきである（ただし13章を参照のこと）．神経損傷を受けた患者は，その程度に関係なく，精通した医師の診察を受けることが望ましい．

(b) 神経学的検査は，治療と予後の決定に一役買っている．正確な神経学的検査は，障害の部位，性質，段階と予後についての情報を与えてくれるものである．たとえば皮膚節（デルマトーマ）の分布上にみられる感覚脱失は，脊髄神経あるいは神経根レベルでの，神経伝導の変化を意味し，皮神経の分布上にみられる感覚脱失は，神経幹における神経伝導の損失を意味している．損傷を受けたレベルは特定の筋損失によって判断できる．神経伝導に著明な変化がみられる場合には，予後はより不良であることを示唆している．

(c) 客観的神経学的変化所見そのものは，治療後の優れた再評価と同じである．客観的神経学的変化は，一つの治療後に再評価され，また，2週間あるいはそれ以上の治療後にも過去に遡って再評価される．

主観的神経学的検査

痛みを含むすべての症状は，神経学的症状として考える．たとえその症状が非神経組織を原因とするものであったとしても，神経系はその症状に関連のある刺激を運び，解釈し，表示するという大きな役割を担っているのである．神経学的検査を，単に一連の身体的検査の一つとして捉えてはならない．

本書で示す検査についてのMitlandアプローチでは，関連して現われているすべての症状について，その部位，行為，性質，既往に関する知識が必要である．現われている症状間の関係についての情報も収集する．ここでは，痛みに関する情報だけではなく，異常感覚，重苦しい感覚，腫脹の感覚や冷たい感じ，その他さまざまな感覚の症状についての情報も含まれなければならない．痛みや異常感覚，無感覚，感覚の変化，筋力低下の感じ方などさまざまな神経学的症状の部位について，4章や13章に示されるように身体地図上に明確に記載する必要がある．そのことで，症状の部位と症状間の相互関係に対する明確な理解をもって，その行為と既往についての分析ができるのである（Maitland 1986）．

おそらく患者は主観的神経学的検査の際には助けが必要であると考えられる．患者の「無感覚」「足が重い」といった言葉が何を意味しているかは，PTがいかにそれを解釈するかということではない．しばしば説明を必要とする．前章ではコミュニケーションの側面について述べてある．

一貫した必要な質問を重ねることで，さらに多くの主観的神経学的情報が得られる．Maitland (1986)は，疑問の一部分を特別な質問（special questions）と呼び，疑問についてのより良い考えを予防的質問（precautionary questions）と呼んだ．これには，起こり得る椎骨動脈の機能不全に関する質問，一般的な健康に関する質問，ステロイドや抗凝固剤の使用を含んだ薬物療法に関する質問，脊髄と馬尾神経の関わり合い，その他X線やミエログラムのような検査など多様な内容が含まれている．

もっとも安全でもっとも効果があるという判断のもとで，選択的な神経系治療を行うために，より用心した予防的質問が必要であり，独創的な予防的質問のいくつかはより適切なものとなる．しかしながら注意すべきことはこれらは必ずしもやってはいけないことではないということである．

1. めまい．　一般には，めまいから脊椎基底の機能不全，中耳あるいは上部頸椎の障害が連想される．

しかしめまいは，テンションテストや神経の伸張を引き起こす肢位によっても発生する可能性がある．仮にSLRでめまいを引き起こすならば，それは上部頸椎で過敏になっている軸突起関節で硬膜付着部が引っ張られるので起こると考えてよい．肩を下制した場合も鎖骨下動脈と椎骨動脈の伸張を引き起こすため，それがめまいの症状に関連している可能性もある．

2．馬尾神経の関与． 脊髄疾患患者に，膀胱と腸の機能，肛門周囲と性器の感覚について質問するのはルーチンの手順である．仮にそれらに障害があるならば，それは脊髄の障害と関連があると考えるべきである．たとえば，「あなたは背中の痛みが悪化しているとき，膀胱の具合も悪くなりますか」というように質問する．多くのPTが泌尿器科的質問をすることに慣れていないし，患者側もそうである．患者とのコミュニケーションを大きく阻害しないように，最大限努力しなければならない．仮に馬尾神経が関与しているのであれば，医学的評価や治療が必要である．性機能の障害はしばしば馬尾神経の損傷と関連がある．そのことについて患者と話し合うのは難しいことが多く，一つの症状としてインポテンスを自分から申し出る患者は非常に稀である．PTは，治療し得る障害の症状と徴候をすべてみつけだす努力が必要である．

3．索症状． このことについては，この章で後に述べるが，索絞扼症候群といわれるものが特に関連が深い（5章参照）．仮に脊髄が硬膜に拘束されているならば，おそらく硬膜は脊柱管に拘束されているであろう，そして脳脊髄幹に沿ってかかっている力は一般的に歯状靱帯と神経根を通って伝わるという通常の方法では分散されないであろう．したがって，よりいっそうの索損傷が起こり得ると考えられる．Torgら(1986)が述べているような強制的な脊椎の屈曲の後に，以前の一過性神経索ニューラプラクシアを生じた患者には，最大限の注意を払う必要がある．それには「手足が完全に無感覚状態になったことがありますか」というような質問をしてみつけだす．

4．一般的な健康状態． 結合組織の機能低下，インパルスの伝達機構の障害または軸索伝導の機構の変化といった，神経系に生じる病的変化が数々ある．そのような症状として糖尿病はもっとも一般的な疾患であろう．その他，エイズ，多発性硬化症や多彩な炎症性の多発性神経炎などがある．モビライゼーションは，しばしば症状治療の一手段となり炎症後の後遺症を少なくするという効果はあるが，細心の注意を必要とする．根底にある病的変化を変えることはできないのである．

5．その他の検査． サーモグラフィーやCTやMRIといった電気的診断テストは，利用できる場合は利用すべきである．最近では，複雑で多様な診断的テストが実施されているが，患者は何の目的で何の検査が実施されているのか知らされず，その都度困惑しているのである．将来は，患者が望む情報を手に入れることが要求されてくるようになるのではないだろうか．

感覚に関する身体的検査

感覚検査では，打腱器や衝撃の少ないたわむピン，または脱脂綿やティシュなどの簡単な道具が必要である．二点識別用検査器具，音叉（256 cycle/sec）も有効である．可能であれば，ダイナモメータのような筋力の客観的計測器を利用するのもよい．解剖学の教科書を手元に置いて逐次参照することも必要である．徒手的治療において関節を重視してきたことでその反面，神経系の重要性を軽視してきたのかもしれない．皮膚節・皮神経支配領域や，神経領域の再検討が必要になっているように思われる．

触覚

触覚検査により，神経系の関与と関与の程度について評価することができる．検査を反復することで，障害が悪化しているのか改善しているのかを評価することができる．

各々の腹側枝の線維束は神経叢の一部になる位置で，多くの末梢神経の枝に分岐したり，結合したりする．それぞれの末梢神経には，このように多くの前枝を起源とする神経線維が含まれている．それぞれの脊髄神経が身体の皮膚に分布し，「皮膚節」と呼ばれている．図6.1は，腕神経叢を起源とする線維束の分岐状態の一例であるが，皮膚節が過剰に強調されるよりも意味のある内容であると思われる．しかし，多様性があるにもかかわらず，皮膚節のかなり一貫したパターンが現われている（図6.2A, B）．

皮神経の支配領域は体幹を除いて皮膚節とは異なっ

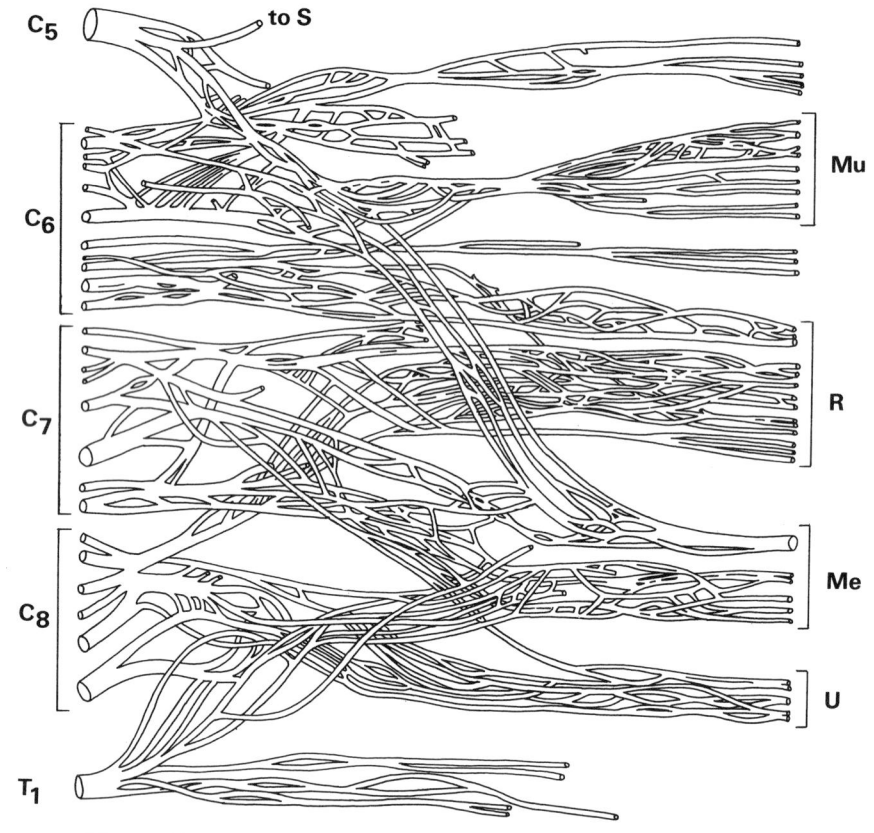

図6.1 腕神経叢における内・外神経叢の構成．(Kerr 1918 を改変)．
Me：正中神経，Mu：筋皮神経，R：橈骨神経，S：肩甲上神経，U：尺骨神経．

ており，神経叢が構成されていないという場合には脊髄神経が末梢神経として延長していることを意味している．しかし皮神経の支配は重なり合っている．それは末梢神経の伝導低下において神経支配領域の末梢部よりも中枢部により強い無感覚が起こるということから明らかである．これらの中央部一帯は，末梢神経にとって自律神経支配の一帯ともみなされる．神経解剖学における破格は珍しくなく，神経学的検査において一般のパターンとは異なる結果から明らかにされてきたものである．これらの破格例については3章で述べた．皮神経支配領域は図に示す（図6.3A，B，C，D，E）．

感覚検査の際には，患者の年齢，性別，文化的背景に配慮しなければならないが，特に，靴下やストッキングは脱いで行い，触覚検査ではティシュあるいは脱脂綿などを使用する．検査方法については以下に示す．

1. 検査について患者に説明し，感覚が正常時には「はい」，異常時には「いいえ」と言ってもらうなど，コミュニケーションの方法を明らかにしておく．また患者には，神経学的変化は複雑なものであるので，わずかな変化でも意味深いものであることだと事前に話をしておく必要がある．
2. 検査中，患者は閉眼とする．
3. 反応を比較するために基本となる感覚反応が必要である．これは反対側肢か腹部を利用する．どこが可能か比較部位を探すとき，テスト部位は感受性の似た部位を探す必要がある．たとえば，前腕の腹側は背側よりも感覚は鋭敏であるため，比較の対象とするには不適である．
4. 四肢の遠位部から始め，それぞれの指の感覚と他の上・下肢の指の感覚を比較する．さらに各指に沿ってテストし（図6.4），感覚に変化のあった部位に印をつけ，問診時に感覚変化の訴えがあった範囲には，

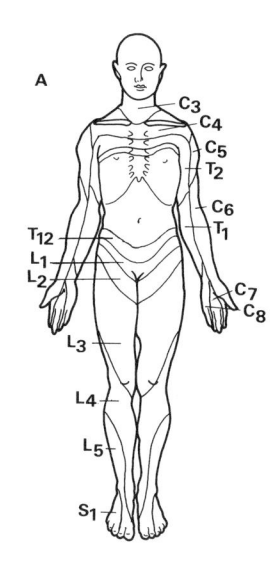

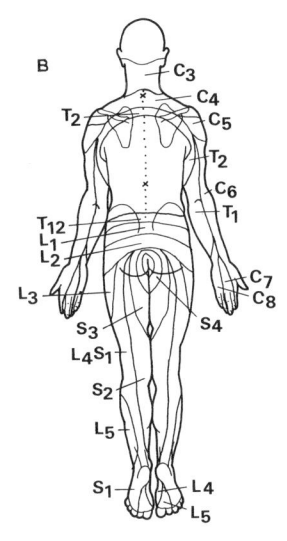

図6.2 皮膚節
A 前面. B 後面

特に注意を払うべきである．

5. その他の四肢については，可能な限り多くの皮膚節と皮神経支配領域を横断して四肢全体の触覚を検査する必要がある（図6.5）．

触覚を伝えるインパルスは，末梢神経の有髄線維を上行し，背側神経根の神経節に入る．脊髄では主に脊髄後柱を上行する．

表在痛覚検査（ピンプリック検査）

ピンプリック検査は表在痛覚検査である．一般的にはたわむピンを使用する．ある施設では使い捨てのピンを好んで使っている．たわむピンは容易に作ることができる．長いピンの端に絆創膏を張りつければよい．検査者は旗のように絆創膏を巻いた部分を持って検査を行う．これによって（図6.6）に示すように皮膚を軽く叩くように行うので余計な刺激は加わらない．触覚と同様の手順で行い，検査側肢と他側肢とを比較し，またその一側肢のなかで比較評価する．さらに強調されるのは，手指足指において感覚が変化した範囲に印をつけること，爪の根元は指のなかでもっとも感覚の鋭いところで，そのことを承知しておく必要がある．

感覚検査においては，「特徴を一致させる」ことが重要である．たとえば，第6頸髄神経根あるいは脊髄神経の炎症ないしは圧迫と，第6頸髄の皮膚節に明らかに症状がある場合，母指先端に何らかの感覚の脱失が予想される．このように検査を実施するときは，結果に対して一定の予測を立てて行うことが必要で，たとえば三頭筋反射よりむしろ二頭筋反射が変化していたとしたら，運動機能検査においてもそのパターンに一致した結果が予測される．

皮膚の栄養性の変化に注意することにより，感覚の変化を早く発見することができる．インパルスの伝導よりも軸索原形質流の変化を経ていたとしても，これらの変化は同様の損傷から生じる．体幹における感覚の変化は，縦軸での神経支配の全領域を含む触覚とピンプリック検査により見出すことができる．

もし患者からかゆみの訴えがある場合には，マッピングを行ったほうがよい．理由は，かゆみの背景にある生理学的機序は，痛みのそれと似通っていると考えられるからである．

振動覚

振動覚は，脊髄後柱と末梢神経における外傷や疾病等で脱失・鈍麻する．振動覚は一部の手の療法士の間では使用されているが，PTは日常的には検査していない．最近の多くの情報では，振動覚は神経伝導の遅延を伴う感覚鈍麻を最初に示す感覚であると示唆されている（Szaboら1984，Beattyら1987，Phillipsら

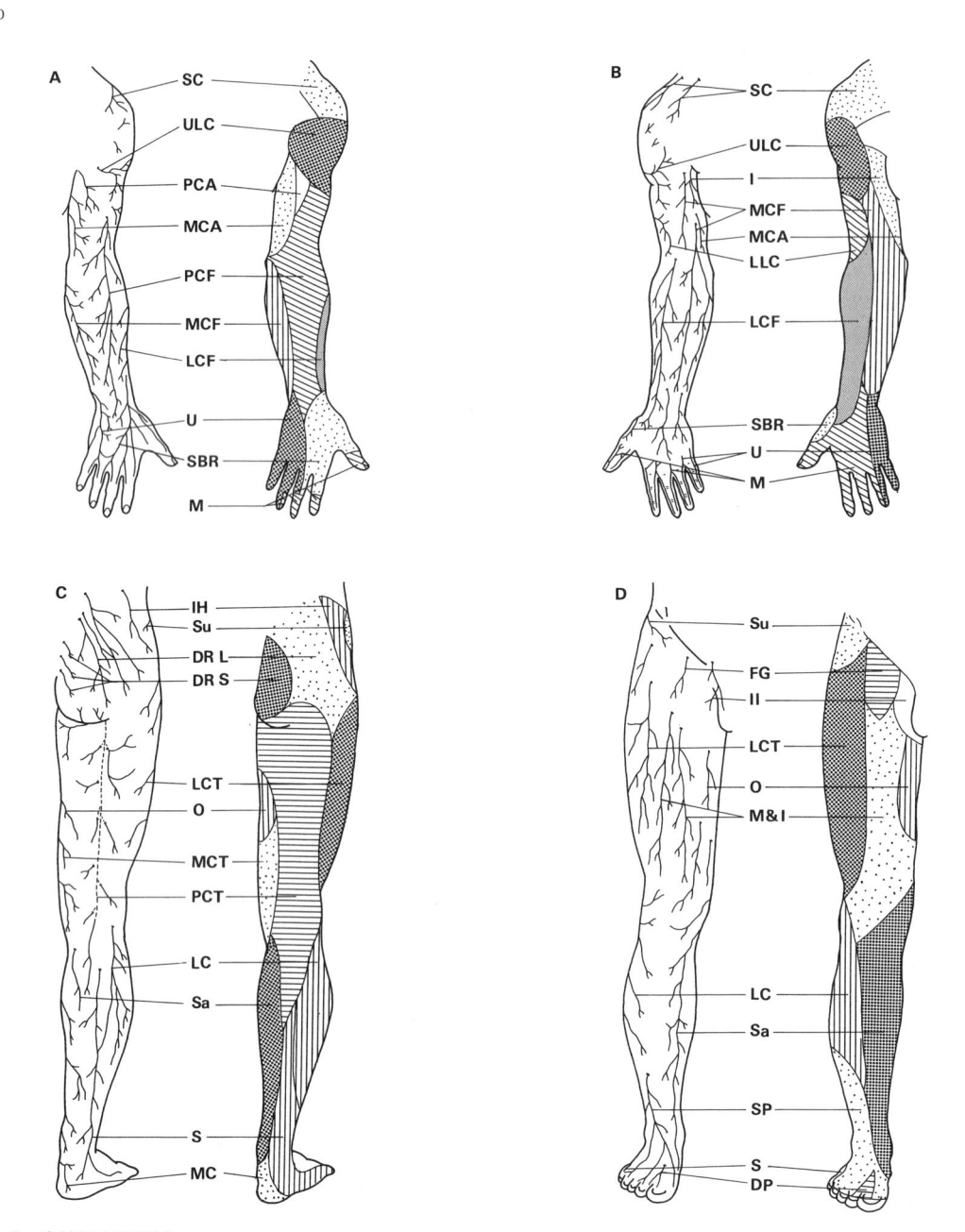

図 6.3 皮神経支配領域
A 上肢後面.
B 上肢前面. SC：鎖骨上神経 C 3,4, ULC：上外側皮神経 C 5,6, I：肋間上腕神経 T 2, PCA：後上腕皮神経 C 5,6,7,8, MCA：内側上腕皮神経 C 8, T 1, MCF：内側前腕皮神経 C 8, T 1, M：正中神経 C 6,7,8, SBR：橈骨神経浅枝 C 6,7,8, LCF：外側前腕皮神経 C 5,6, LLC：下外側上腕皮神経, U：尺骨神経 C 8, T 1, PCF：後前腕皮神経.
C 下肢後面.
D 下肢前面. Su：肋下神経 T 12, II：腸骨鼠径神経 L 1, DRL：腰部背側枝 L 1,2,3, DRS：仙骨背側枝 S 1,2,3, LCT：外側大腿皮神経 L 2,3, O：閉鎖神経 L 2,3,4, MCT：内側大腿皮神経 L 2,3, PCT：後大腿皮神経 S 1,2,3, LC：外側腓腹皮神経 L 4,5, S 1, SA：伏在神経 L 3,4, S：腓腹神経 L 5, S 1,2, MC：内側踵骨枝 S 1,2, DP：深腓骨神経, SP：浅腓骨神経 L 4,5, S 1, M & I：内側および中内側大腿皮神経 L 2,3, FG：陰部大腿神経大腿枝 L 1,2, IH：腸骨下腹神経 L 1.

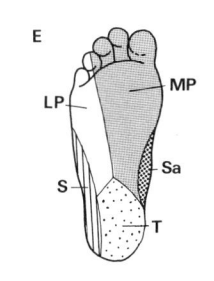

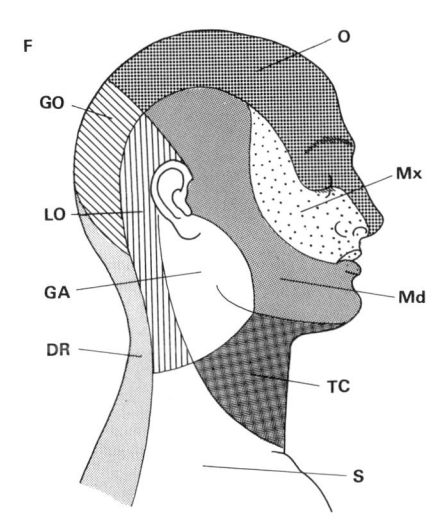

図6.3 皮神経支配領域（つづき）
E 足底．T：脛骨神経 S 1,2, MP：内側足底神経 L 4,5, LP：外側足底神経 S 1,2, S：腓腹神経 L 5,S 1,2, Sa：伏在神経 L 3,4.
F 頭皮および顔面．DR：後枝 C 3,4,5, GA：大耳介神経 C 2,3, LO：小後頭神経 C 2, GO：大後頭神経 C 2,3, O：眼神経, Mx：上顎神経, Md：下顎神経, TC：横皮神経 C 2,3, S：鎖骨神経 C 3,4.
(Williams PL, Warwick R, Dyson M, Bannister L H (eds) 1989 Gray's anatomy, 37 th edn. Churchill Livingstone, Edinburgh より許可を得て引用).

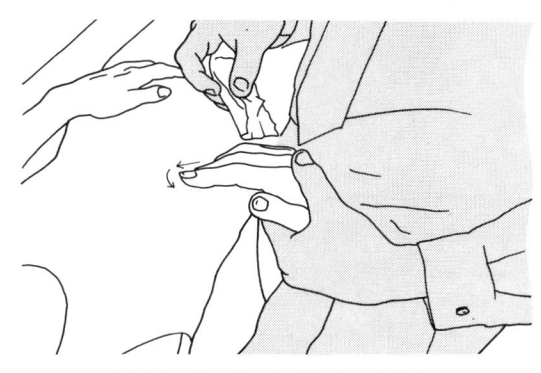

図6.4 他の指と比較しながら行う．

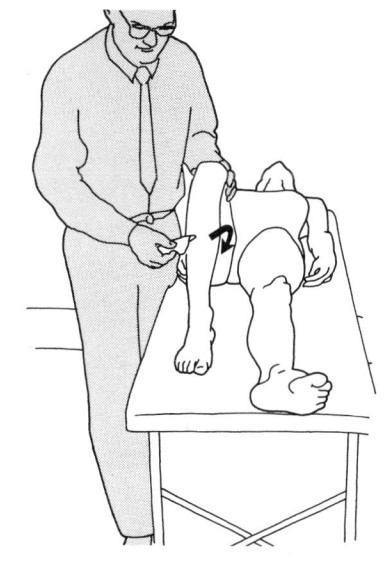

図6.5 すべての皮膚節と皮神経支配領域を横断するように検査する．

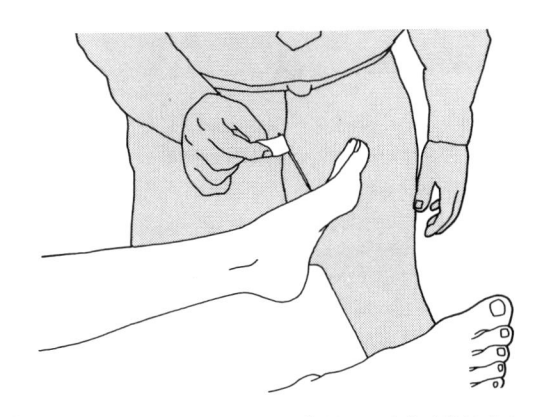

図6.6 たわむようにしたピンを使用して表在感覚検査を行う．

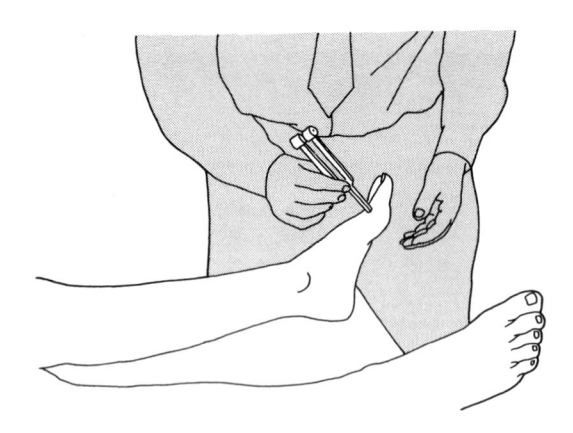

図6.7 音叉を使う．

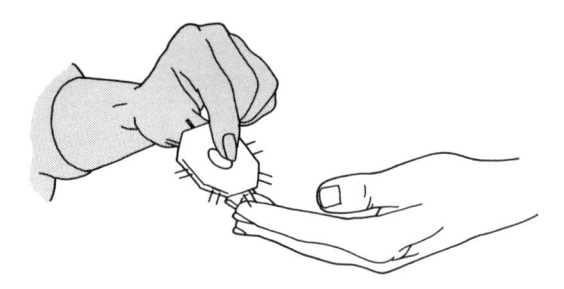

図6.8 MackinnonとDellon（1988）によって勧められた二点識別計．

1987）．末梢神経において，振動覚は末梢神経の太いA線維グループを通じて伝導し，細い神経線維より血液循環の影響をより受けやすいのである．

検査で使用する音叉は256 Hzのものがもっとも適しており，さらに高い周波数の音叉は聴覚の検査に使用される（Phillipsら1987）．検査に最適の部位は，内側上顆や鎖骨のような骨突起表面である．四肢全体に沿って骨突起表面を検査するべきである．音叉の先端部分を叩き，根元を遠位の骨突起表面上に置く（図6.7）．すべての検査に際して，患者にどんな感覚を検査しようとしているのか，事前に理解してもらう必要がある．まず最初に額か胸骨に音叉を置いてみることで，患者が音叉を当てられた周囲の感覚を理解することができる．コミュニケーションの方法を明確にしておかなければならない．たとえば患者は検査中，「はい」とか「いいえ」と答えたり，「ぶんぶんいう」とか「ぶんぶんいわない」と答えるようにする．振動覚の検査では上・下肢の左右差と同肢の近位と遠位を比較する．一度音叉の先端の部分を叩いても，その音叉の振幅は徐々に減衰していく．したがって2回の検査が必要である（たとえば左側を最初に検査したら，次は右側を先に検査する）．

Mayo Clinic（1981）は，近位ではなく遠位での脱失を伴った一肢における明らかな振動覚脱失は，末梢神経の障害を示していると示唆している．四肢から肢帯まで振動覚の変化がわずかな場合には，中枢神経系の障害の可能性がある．

振動覚は，健康人では正常時に手指や下腿前面に喪失を認められない（Van AllenとRodnitzky 1976）．

しかしよく知られていることだが，老人では（およそ60歳以上）つま先の振動覚喪失があることがある．振動覚は位置覚と緊密に一致する．振動覚が障害されていないときには，位置覚にはめったに変化はないものである（Van AllenとRodnitzky 1976）．

固有感覚

固有感覚検査は必ず行われるものではないが，特により重度の神経損傷の場合には行う価値のあるものである．固有感覚の低下は足関節の捻挫のような障害で明らかであるが，その場合も非神経系の構造が損傷されているだけでなく，多くの場合神経系も必然的に同様に損傷を受けているものである．一般的には，正常者は四肢の関節での1〜2 mmの動きを認識することができる．検査方法は，患者に反対側肢のある指の肢位を真似するように求めたり，あるいは特定の指を検者が動かすのを真似て動かすよう指示する．また患者はPTの他動的な動きに対して「上」とか「下」とか口頭で反応してもらうこともある．そのとき患者は必ず閉眼であることを確認する．

片足立ちやホッピング等のバランステストは，変化した神経伝導に対する適切な検査方法であると思われる．

二点識別

神経伝導がさらに低下している場合には，静的，動的二点識別の正常認識が減少しはじめる．MackinnonとDellon（1989）は，自分達の使っている二点識別計（discriminator）の使用を勧めている（図6.8）．使いやすいこと，科学的であること，紙ばさみ

協同医書出版社の好評書

系統別・治療手技の展開 改訂第3版
感覚器系―外皮／リンパ系／結合組織（非収縮組織）と筋系／関節系／神経系／その他の治療手技

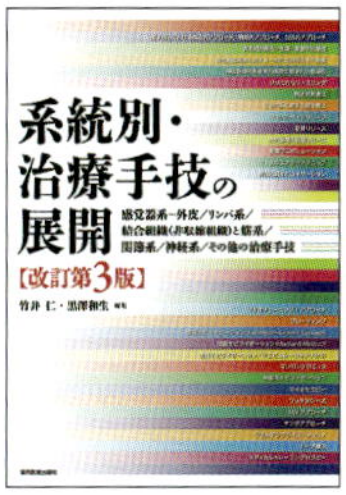

竹井 仁・黒澤和生●編集
B5変・522頁　定価7,150円（本体6,500円+税10%）　ISBN978-4-7639-1075-2

「マニュアルセラピー」学習のためのバイブル的教科書

本書は、初版が刊行されて以来、人体構造の正確な解剖・生理学・運動学を踏まえたさまざまなマニュアルセラピーを理解するための基本的な教科書として評価されてきました。基礎系の記述を一本化して整理したためわかりやすくなり、卒前教育での専門基礎科目の教科書としていっそう使いやすくなりました。また本書には、各手技の入門的な解説書としても十分な内容が盛り込まれており、理学療法、徒手医学、東洋医学といったジャンルを問わず広く活用できます。

マリガンのマニュアルセラピー 原著第7版

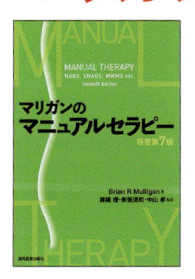

Brian R. Mulligan●著／藤縄 理・赤坂清和・中山 孝●監訳
A5・200頁　定価3,300円（本体3,000円+税10%）　ISBN978-4-7639-1090-5

マリガン・コンセプトによる新しいモビライゼーション・テクニックを豊富な写真とコースそのままの軽妙な解説でわかりやすく紹介

患者が自動運動をしながら、最終域で他動的に力を加えることで痛みを消失させる新しいモビライゼーション・テクニック（マリガン・コンセプト）について、多くの写真、そして詳細かつコースそのままの臨場感のある解説文で構成されています。今回の改訂版では新しい手技や写真が多数掲載され、より充実した内容となっています。

バトラー・神経系モビライゼーション
触診と治療手技　David S. Butler●著／伊藤直榮●監訳
B5変・276頁　定価6,050円（本体5,500円+税10%）　ISBN978-4-7639-1027-1

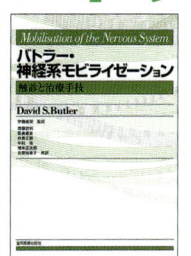

神経-整形外科的疾患における、神経系についての
検査と治療に関係した科学、理論、概念、仮説、そして技術を提供

「神経系モビライゼーション」の第一人者であるバトラーの単著。神経系モビライゼーションは、多要素から成るアプローチを目指すことで徒手療法の可能性を広げるものであり、本書には、その理論的基礎を理解し、その上で一人一人の患者の主観的・身体的評価所見に基づいて臨床推論を行いながら治療を実践するためのすべての基本が集約されています。

マイオチューニングアプローチ入門

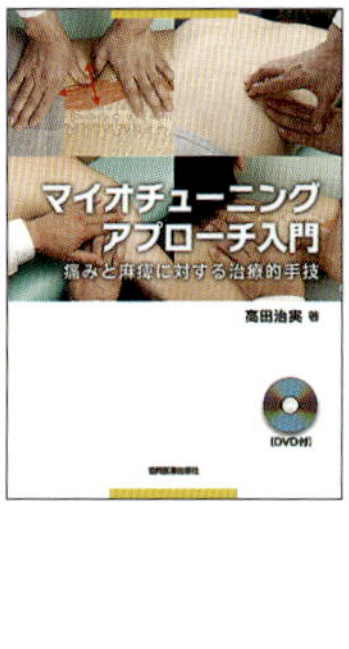

痛みと麻痺に対する治療的手技　[DVD付]
高田治実●著
A4・216頁・カラー・DVD付　定価6,600円（本体6,000円+税10%）　ISBN978-4-7639-1055-4

痛みや痺れ、筋緊張の異常等を改善し
運動療法の効果を高めるための治療的アプローチ

マイオチューニングアプローチ（MTA）の基礎理論と基本的な触診法、質の高いアプローチを行うための治療技術を、解説文と豊富な写真で解説。付録DVDには本書で解説した触察法と治療技術の実際を約70分の動画で収録し、その理解と技術をさらに深めることができます。マイオチューニングアプローチを理解し実践するための必携書です。

協同医書出版社
〒113-0033 東京都文京区本郷3-21-10
Tel. 03-3818-2361／Fax. 03-3818-2368
kyodo-isho.co.jp

協同医書出版社の好評書

人間の運動学 ヒューマン・キネシオロジー
電子書籍あり

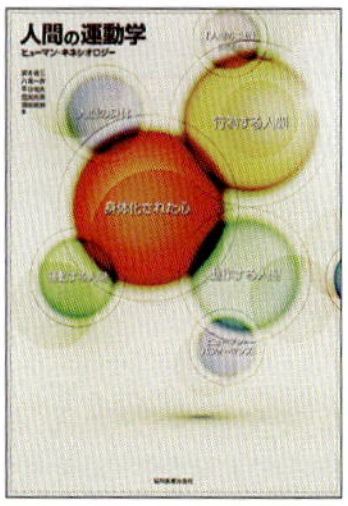

宮本省三・八坂一彦・平谷尚大・田渕充勇・園田義顕 ● 共著
B5・804頁　定価8,800円（本体8,000円＋税10％）　ISBN978-4-7639-0039-5

教育、臨床の垣根をとりはらった、すべての「運動の専門家」のための新しいテキスト

基礎と臨床をつなぐ画期的な内容構成で、臨床現場でも幅広く活用できる、新しい運動学の基本図書。解剖学、生理学、運動の力学的メカニズム、関節運動学など、運動学の基礎となる知識をくまなく網羅。さらに発達、姿勢・歩行分析、運動学習、病態の解説や神経科学の研究成果など、研究から臨床にいたる知見も詳細に盛り込んでいます。

神経筋促通手技 パターンとテクニック 改訂第3版

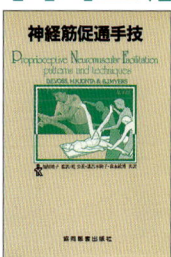

D.Voss、M.Inota、B.Myers ● 著
福屋靖子 ● 監訳　乾 公美・溝呂木絢子・森永敏博 ● 共訳
B5・446頁　定価8,800円（本体8,000円＋税10％）　ISBN978-4-7639-0039-1008-0

固有受容器を刺激し神経筋機構の反応を促通するPNFを開発者自らが解説した教科書

運動療法で使用されるファシリテーション・テクニックの中でも代表的な手技であるPNF（神経筋促通手技）を、開発者自らが解説した教科書。PNFの技術体系を、イラスト図版と写真を用いてわかりやすくまとめています。理学療法士、作業療法士の養成校の教科書から、臨床家の知識、技術のリフレッシュのための参考書と、幅広く活用できる内容です。

片麻痺を治療する[I] 体幹 座位, 起立, 立位のリハビリテーション
電子書籍あり

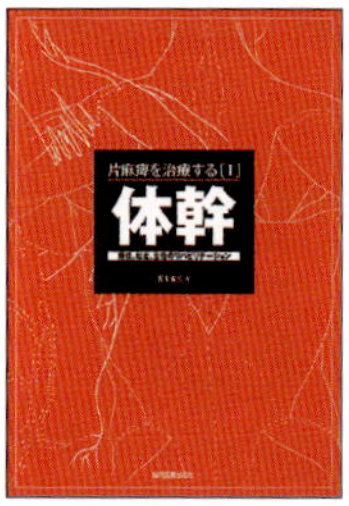

宮本省三 ● 著
B5変・326頁　定価5,500円（本体5,000円＋税10％）　ISBN978-4-7639-1084-4

体幹の機能回復、「正しい座位」の実現が、生活行為向上のキーポイント

セラピストなら「座位」の機能次第で生活の質が変わることは誰でも知っています。しかし「体幹」は今まで上肢下肢ほどに語られてきませんでした。それはなぜか──。著者はまず、近年の脳科学の知見に照らし、「体幹」が手に劣らない巧緻な運動・知覚器官であることを解き明かします。そして、そこから導かれる治療技術を詳述し、生活行為を確実に向上させる可能性を示す、画期的な一冊です。

図解 関節・運動器の機能解剖 全2巻
電子書籍あり

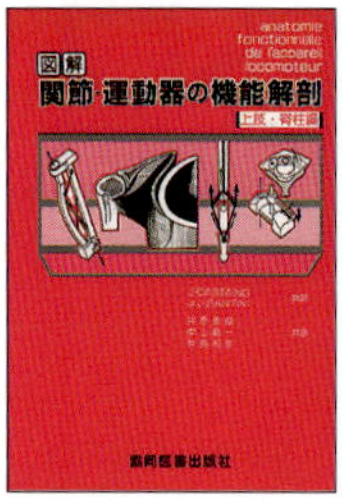

J. Castaing ● 他著
井原秀俊・中山彰一・井原和彦 ● 共訳

人間の関節・運動器の形態と機能を簡明なイラストと解説によって動的・立体的に統合したテキスト

世界的に有名な理解しやすい斬新なイラストで学ぶ機能解剖学のロングセラー書。関節・運動器の形態と機能を身近なモノの構造や運動にたとえたイラストで解説し、臨床家にとって不可欠な知識はもちろん、人体の機能解剖学を学ぶ学生にとっても、知らず知らずのうちに関節・運動器の力学的な働きの主要なポイントが理解できる優れたテキストです。

整形外科、リハビリテーション、神経科、小児科、スポーツ医学、体育と、活用範囲の広い基礎図書。

上肢・脊柱編
B5・200頁
定価4,620円（本体4,200円＋税10％）
ISBN978-4-7639-1005-9

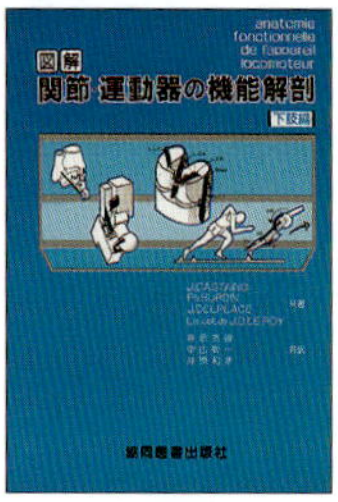

下肢編
B5・170頁
定価4,180円（本体3,800円＋税10％）
ISBN978-4-7639-1006-6

協同医書出版社
〒113-0033 東京都文京区本郷3-21-10
Tel. 03-3818-2361/Fax. 03-3818-2368
kyodo-isho.co.jp

を開いて使うものよりも，再検査にも適した道具である．Szaboら（1984）は，振動覚閾値の変化は12％の振幅変化で感知されたが，二点識別覚では70％の幅の減少を示すまで正常であるとしている．正常者では，指腹では3mmの間隔を，足底部では2～3cmの間隔の違いを感知できなければならない．

年齢と感覚検査

加齢の進行に伴い，痛覚，振動覚，触覚には少しずつ衰えが現われてくる．理由として考えられることは，皮膚の特性の変化，神経系における血流の減少，マイスナー小体の数の減少などがある（Boltonら1966）．またより高齢の患者の一部にはコミュニケーションに困難が増していくことも考えられる．

運動機能検査

筋萎縮

筋萎縮は，時々患者が裸になっているときに観察される．これは客観的変化であって，その患者が良い方向に変化することに関わりをもち，意識的に変わることを試みることもできるのである．患者はしばしば筋萎縮に気がつかないが，患者の特にふくらはぎ・臀部においてみられ，それを指摘されると明らかにショックを受けると思われる．筋萎縮や筋力低下は障害の結果であることを丁寧に説明する必要がある．筋萎縮は以前の外傷の結果（筋肉あるいは神経学的な）ある程度の永続的な筋力低下を残す場合もある．一方，腫脹や浮腫は筋萎縮の広がりを隠すことがある．

筋萎縮は筋組織の触診や反対側の筋組織と比較することで明らかにされるが，立位や臥位のようなさまざまな肢位での観察，あるいは収縮時や弛緩時の筋肉の状態の観察が有益であると思われる．

反射検査

反射検査は，骨格筋の急速な伸長が筋の反射的収縮を生じるという事実を利用したもので，その結果は反射弓の状態次第である．中枢の影響は運動単位の反応性を修正する．検査には以下のことが必要である．

1. 患者の完全なリラクゼーション．
2. 検査する腱はわずかに伸長した肢位であること．被験肢は反射検査実施前に他動的に動かしておくこと．
3. 適切な刺激．
4. 必要に応じた反射増強法．

反射検査にはこつがある．腱に打腱器を落とすようにして，2，3回叩く．この方法で同じ振幅の力がかかるようにする．すなわち，ちょうど打腱器の重さと同じ力である．PTは正常範囲を理解する経験が必要とされ，左右両側間の反応の微細な違いは無視してよい．反応を引き出すことが困難な場合，他の部位の筋を働かせる，収縮させる（たとえば歯を食いしばる，拳を握る）といった増強法を用いる．増強は検査する筋に直接影響しないことを確認する．たとえば，下肢を検査するために歯を食いしばるなどである．

反射は，下位運動ニューロンの外傷で低下し，上位運動ニューロンの疾患や外傷で亢進するものである．反射の広がりは上位運動ニューロン障害を表わしている．これに関しては，上腕二頭筋反射の検査で上腕三頭筋反射が誘発される場合や，腕橈骨筋反射の検査で上腕二頭筋反射と上腕三頭筋反射の両方が誘発される場合などがある．反射は訓練後あるいは患者が不安な状態のときなどは，よりはっきりと現われる．反射検査の結果の解釈は，他の神経伝導の検査結果と総合的に判断すべきである．たとえば膝蓋腱反射（L3，4）の低下がみられる場合には，大腿四頭筋の筋力低下を示すものかもしれないということである．図6.9のA，B，C，D，Eは，もっとも一般的に行われる上下肢の反射検査である．

PTが行った臨床上の観察結果のいくつかが，事前に考えていたよりも速く反射が変化することを示している．たとえば，下肢の反射が腰の牽引を行っている間に変化したといったようなことや，神経系のモビライゼーション後にも変化が認められる．これらの逸話的な観察の背景となっている機構は明らかではない．

筋力検査

筋力検査は簡潔なハンドリング，神経解剖の知識や

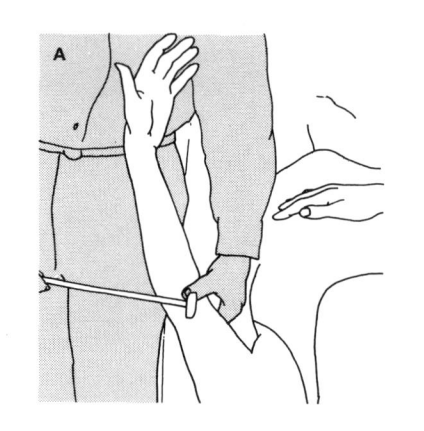

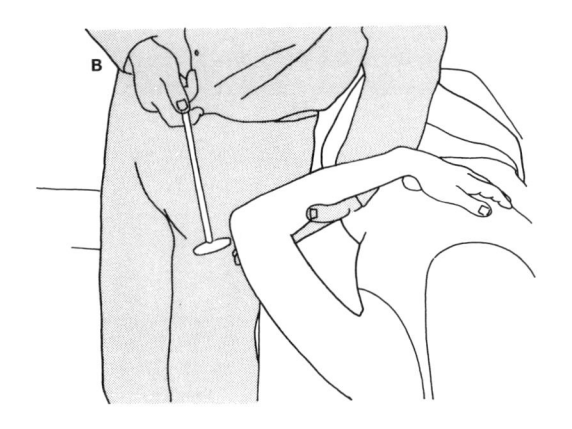

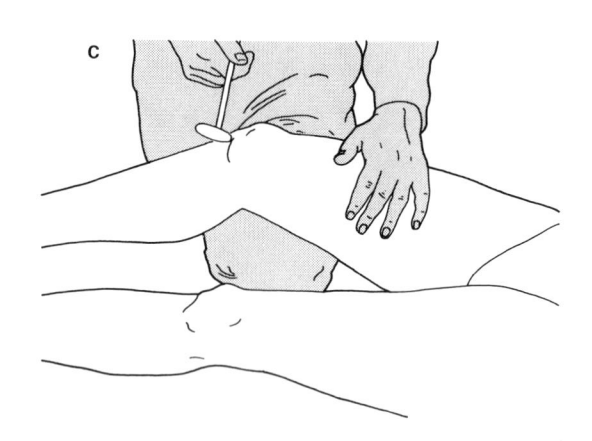

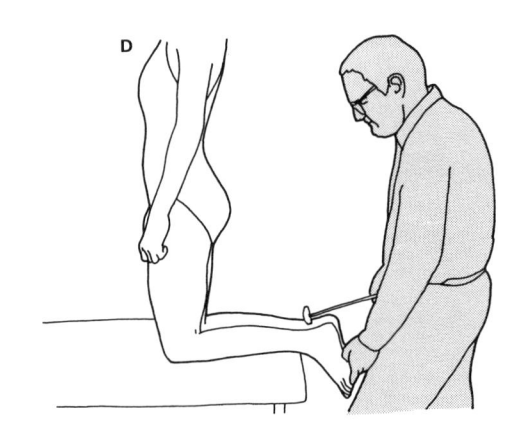

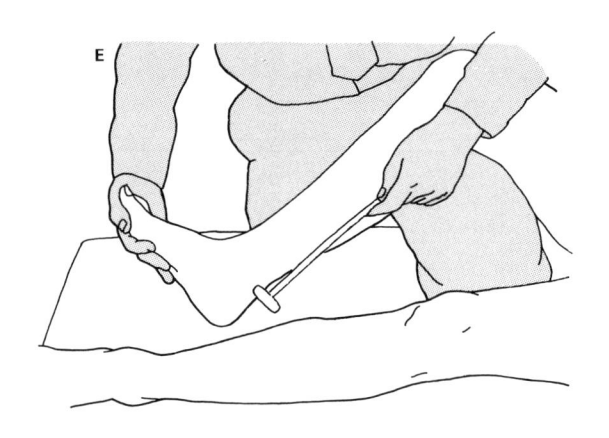

図6.9 反射検査
A 上腕二頭筋（C6）．B 上腕三頭筋（C7）．C 大腿四頭筋（L3,4）．D アキレス腱（S1,2）．E アキレス腱別法

患者とのコミュニケーションなどが必要とされる，こつの要るものである．筋力検査は段階づけに多くの方法がある（DanielsとWorthingham 1972, Mayo Clinic 1981）．標準的には0から5の段階づけで，これはオーストラリアの理学療法士学校で教えられたものである（表6.1）．

この分類においては必要に応じて，特に5の段階においては次のように細分することもある．たとえば長母指伸筋は抵抗に抗して，全可動域を通して母指の関節を動かすが，触診すると収縮筋の腱部は他側と比較すると少し「柔らかい」と判断されるものである．私は十分な強さには5+を使い，それよりわずかに弱いときには5，それよりさらにわずかに弱いときには5−を使うことにしている．これらの筋力検査は他側肢と比較したり，正常な状態と比較することで行われるものである．PTに対してよりも，患者に対する，患者自身で容易に改善度を測れる簡易検査については，この章の後で述べる．この簡易検査についてはさらに後に議論し図解する．筋力検査結果は解釈を要する．たとえば痛みは実質的な筋収縮の強さを妨げてしまう．また，脱神経支配後には，障害のある筋群には側副軸索が発生するような代償的な機序が働き，運動単位の発火の頻度や筋線維の肥大が増加してくる．BohannonとGajdosik（1987）はこの機序を論評してきた．また，あり得る潜在的筋力不足に配慮する必要がある．徒手的筋力検査でその損失を発見するまでは，必要な神経支配の損失量はつかめないのである．Wohlfart（1959）は，筋萎縮性側索硬化症によって起こる部分的神経支配除去にもかかわらず，第3脳神経（動眼神経）に至るまで，感知できる筋力低下がないまま脱神経支配が進行する可能性があると述べている．

皮膚節と同じように，筋節（myotome）は，一定の脳神経や脊髄神経によって支配されている筋，あるいは筋群である．特に神経叢領域で神経線維が分岐するために，一本の脊髄神経によって支配されている筋は広く分散されている．しかし筋群の一部は神経支配から孤立しているので，ただ一つの脊髄神経，あるいは末梢神経のテストに使われるのである．たとえば長母指伸筋は，主に第5腰髄（L5）神経からの神経支配を受けている．

上肢筋力検査

概説書によると，この検査では筋の最大収縮を要求し，PTはその筋収縮に逆ってその収縮を破るように力を加えるのであるが，筋の一部にはふくらはぎの筋や上腕二頭筋のように，強すぎて最大筋力を検査できないものもある．そこで，手技を変更する必要がある．たとえばふくらはぎの筋力検査は立位で行い，上腕二頭筋は最大筋力の出にくい屈曲90°までの範囲内で行うなどである．

多くの効果的な方法があり，坐位での検査を好んでいる人もいるが，私は検査部位以外の身体部位のよりよい固定を得るために仰臥位での検査を好んで実施している．実施方法の説明では，患者は女性，PTは男性として述べていく．

《神経節レベルの検査》

C4 肩甲骨挙上筋群． 坐位で行うのがもっとも良い方法で，PTは患者の後方に立ち，手を患者の肩甲帯上に置き，できるだけ高く肩をすくめるよう指示する．その後ゆっくりと両肩に下方への圧迫を増していく（図6.10A）．

C5 三角筋群． PTは肩関節を30°に外転させた患者の側に立つ．PTは自分の体重を使って患者に「私に逆らうように力を入れて」と指示する（図6.10B）．

C6 上腕二頭筋． 上腕二頭筋の筋力検査は肘関節を屈曲90°より伸展位で行うのがもっとも良い方法である．肘関節90°より屈曲位では力が強すぎて正確に検査ができないからである．再検査は同様の肢位で実施しなければならない（図6.10C）．

C7 上腕三頭筋． 上腕三頭筋の筋力検査は，肘関節をより深く屈曲した肢位で行うのがもっとも良い方法である（図6.10D）．上腕二頭筋と上腕三頭筋の両

表6.1 筋力の段階

0 ＝収縮せず
1 ＝収縮を感知できる
2 ＝重力を除いた肢位でいくらか動かし得る
3 ＝重力に抗して全可動域動かし得る
4 ＝いくらか抵抗に抗して全可動域動かし得る
5 ＝最大抵抗に抗して全可動域動かし得る

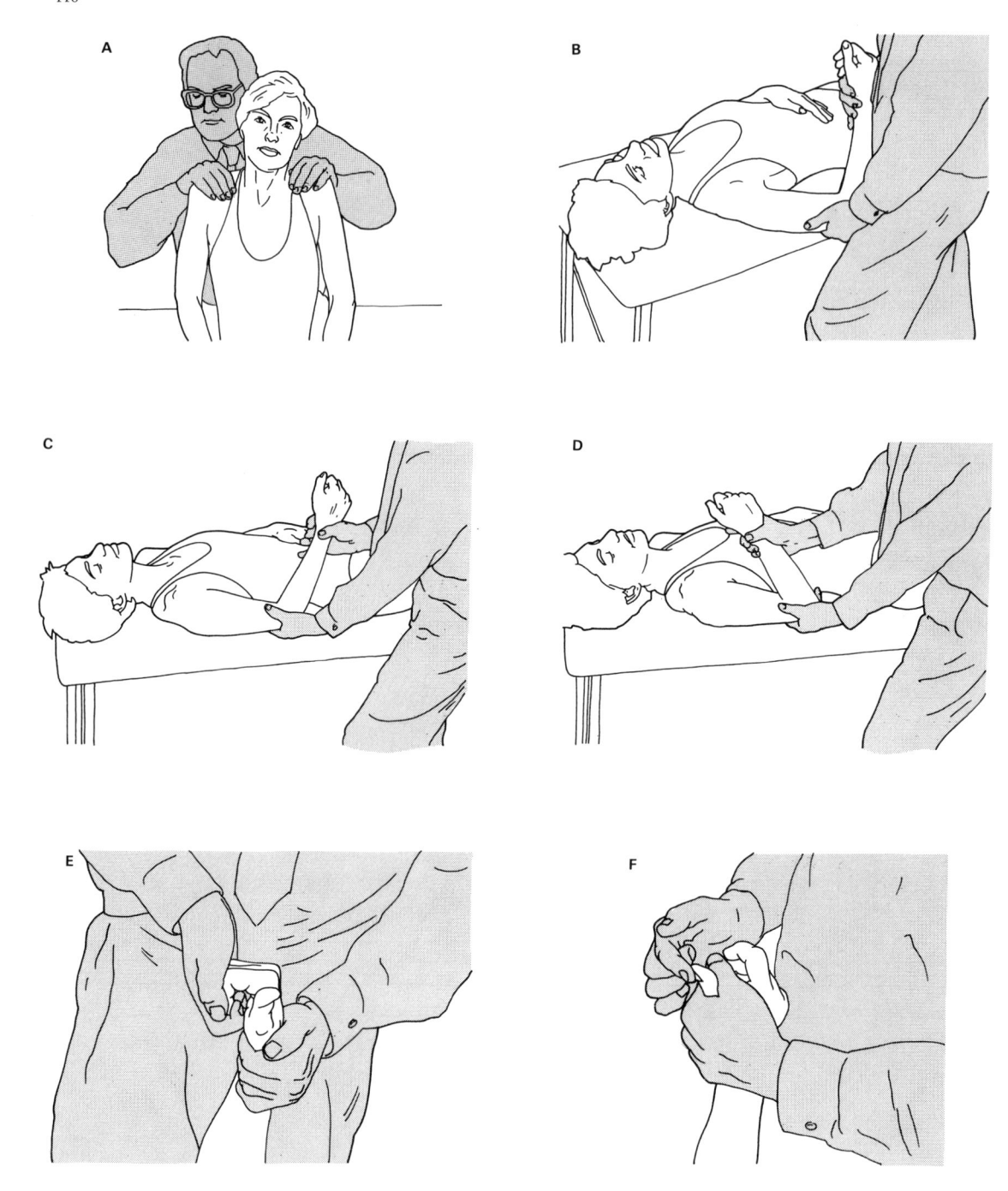

図6.10 神経節レベルの筋力検査
A 肩甲骨挙上筋群. B 三角筋群. C 上腕二頭筋. D 上腕三頭筋. E 長指屈筋群. F 長母指屈筋.

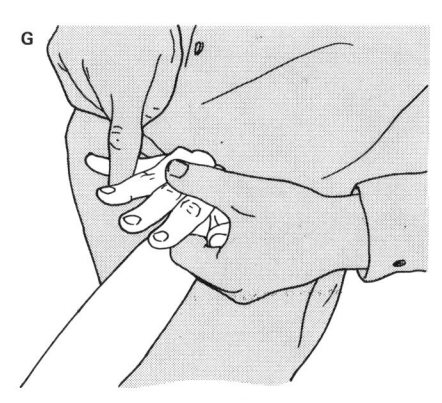

図6.10 神経節レベルの筋力検査（つづき）
G　骨間筋と虫様筋．

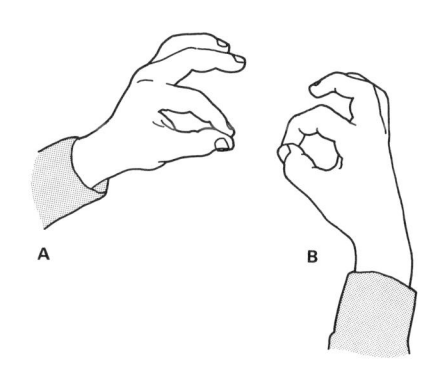

図6.11　「洋なしとオレンジ」

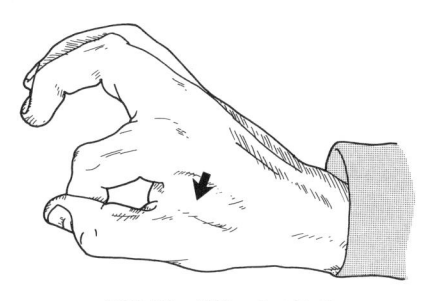

図6.12　鍵横つまみ検査

方の検査の際，PTは体重を意識的に使うようにする．

C8 長指屈筋群．　手の筋力検査では，患者が動きをごまかすのは簡単なことなので，注意が必要である．PTは患者の指先を保持し，患者に指を屈曲位に保つように指示する．それからPTは指を伸展させるようにする（図6.10E）．母指の指節関節の伸展も用いることができる．PTは自分の母指と手全体を患者の母指と母指球の周囲に置き，母指の手根中手関節と中手手指関節の動きをブロックする．PTは一本の指を患者の爪の上に置き，患者に母指を頭の方（伸展方向）へ押すように指示する（図6.10F）．この検査方法は全指を使った検査より事実をよりよく反映するものだと考えている．

T1 骨間筋と虫様筋．　これらの筋は，指を十分に開いたときに観察される．筋力がより上の段階では，患者は指節間関節を伸展して中手手指関節を90°まで屈曲して「プラットホームを作る」肢位をとることが要求される．この肢位は図6.10Gのように固定され，検者は一本の指を患者の各指の間に置き，「私の指をできるだけ強く挟んで」と指示し，患者が力を入れている間に指を引き抜こうとすることにより筋力を検査する．

《個々の神経幹の検査》

どの筋も筋群も検査できる，そしてその結果は筋力低下の原因を決める総体的過程の一部として利用される．さらに詳細には，Kendallら（1971），DanielsとWorthingham（1972）のような徒手的筋力検査で明らかにする．

橈骨神経．　患者に手関節を伸展させ，この肢位を抵抗に抗して保つよう指示する．橈側手根伸筋と尺側手根伸筋の腱は手関節を伸展している間，はっきりと触診できる．

正中神経．　患者に示指の遠位指節間関節を屈曲するよう指示する．PTは一側の手でこの肢位を支持し，他側の示指でその動きに抵抗を加える．

尺骨神経．　これは示指の外転に抵抗を加えて検査する．あるいは第1背側骨間筋の収縮を観察することでも検査できるし，小指球の明らかな痩せでも分かる．

その他の神経．　菱形筋（肩甲背神経）と前鋸筋（長胸神経）も検査できる．翼状肩甲は筋肉の損傷よりもむしろその筋への神経の損傷の結果として生じる．

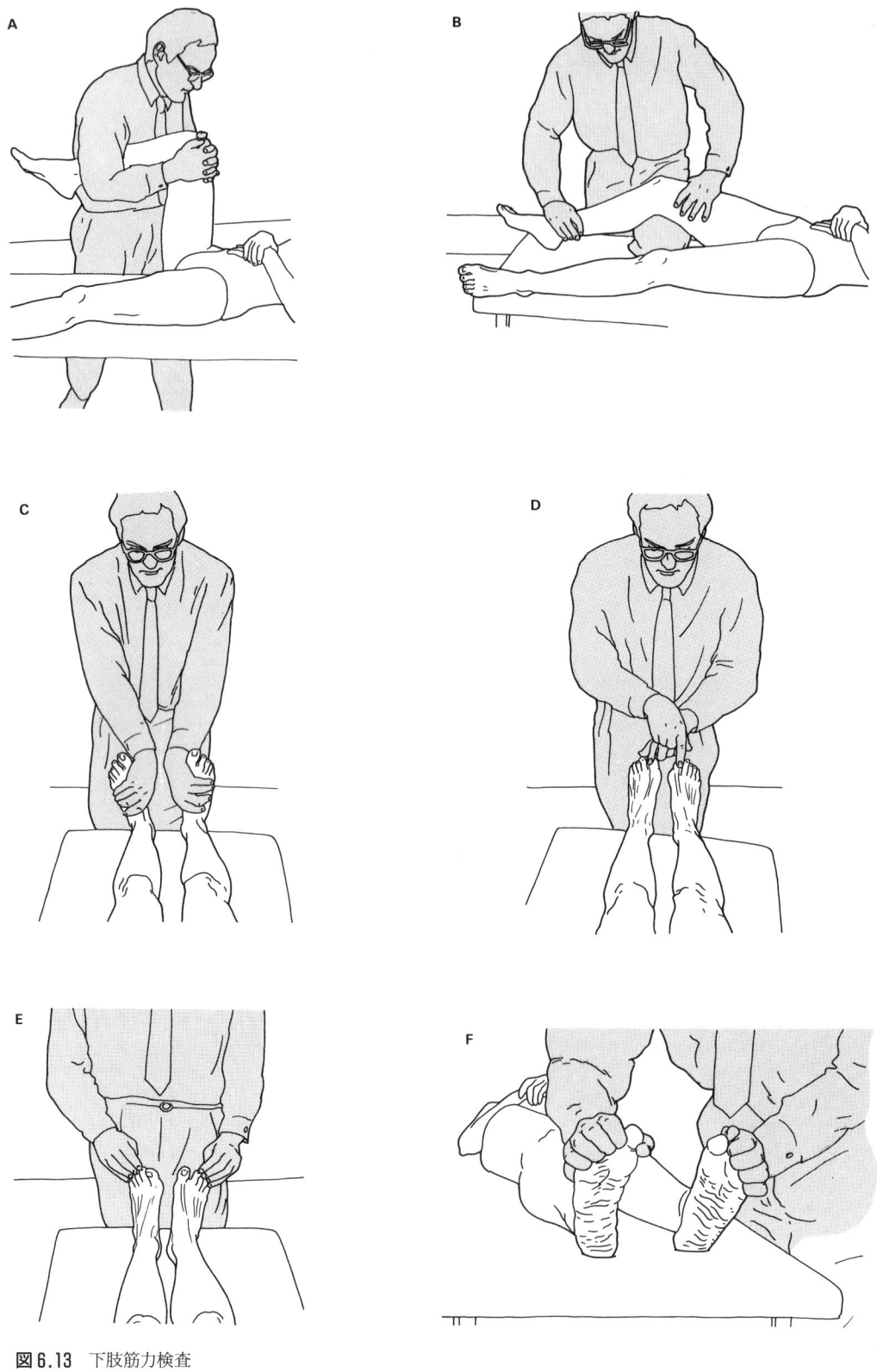

図 6.13 下肢筋力検査
　A　股屈筋群．B　大腿四頭筋．C　足関節背屈．D　母指伸筋群．E　足指伸筋群．F　足指屈筋群．

《患者にとっても有用な簡易検査》

正中神経を検査する場合には，患者に母指と示指で「O」を作るように指示する．深指屈筋の筋力低下がある場合には，洋梨のような形しか作れない（図6.11）．患者に実行できない明らかな動きがある場合は，それを患者に指摘し，それができることを目的として患者に改善を促すようにするべきである．図6.12のように鍵横つまみ検査は，尺骨神経支配の第1背側骨間筋を検査する有効な方法である．

下肢筋力検査

L2 股関節屈筋群． PTは自分の両手で患者の大腿部を包んで保持し，それから徐々に加える力に抗して患者に足を保持するように要求する．患者は全力を使って自分の足を保持する．それによって強さを評価するのである（図6.13A）．あらゆる検査の場合と同様に，強さの比較は反対側とで行う．

L3 膝伸筋群． PTは自分の膝の上に患者の膝を置き，できるだけ強く膝を伸展するように指示する．PTはその保持した力を破るように抵抗を加える（図6.13B）．膝がより強い力を発揮する膝伸展の最後の30°の間で検査する．

L4 足関節背屈筋群． 患者に足関節を背屈するよう指示する．そのとき前脛骨筋の腱がはっきりと触診できる．患者に，PTが底屈方向へ抵抗を加えている間，それに抗して背屈位を保持するように指示する．この検査は，検者が患者の足の間に手を置き下外方に抵抗を加えることでもっとも良く行える（図6.13C）．

L5, S1 母指の末節骨の伸展筋群． 患者に最大限に足関節と母指を背屈させ，PTは自分の示指の指先を患者の母指の爪の上に置き，抵抗を加え，それに抗して伸展位を保持するよう指示する．そこでPT自身の力の左右差を除外するために，反対側の手を使って検査することを勧めたい（図6.13D）．前脛骨筋の腱，長母指伸筋の腱などは緊張の変化で触診できる．足指の伸展（L5, S1）は図のように検査できる（図6.13E）．

S1 足関節外反筋群． 患者は両踵をつけて揃え，PTは手を患者の足の外側に置き，患者に足を外側にはね返すように指示する．患者の足関節が底屈しないように注意する．

S1, 2 足関節底屈筋群． 足関節底屈は，臥位では下腿筋群が強すぎて検査が困難なため，立位で行うのが最善の方法である．手際のよいPTは，治療やその他の検査を行うために患者に臥位になってもらう前に，この検査を行う．患者は片足で立ち，PTはバランスをとるために介助する．さらに，患者にできるだけ高くつま先で立つように指示する．この検査は少なくとも6回はくり返すべきであり，両足とも行う．また患者に十分な底屈位を行わせるためには，言葉で大いに元気づける必要がある．疲労の徴候を見逃してはならない．少しでも筋力低下が疑われたら，さらにくり返すよう指示する．

S2 足指屈筋群． PTは指先を患者の足指の裏に当て，患者に指先を下方に曲げるよう指示する．足指を背屈させるように力を加え，患者に抵抗させる（図6.13F）．

《患者にとっても有用な簡易検査》

踵で歩くことは足関節背屈の筋力を検査する良い方法であり，つま先で歩くことは足関節底屈筋の筋力を検査する良い方法である．これらの方法では，患者が自己評価できる点でも良い機能的検査である．重度麻痺のある患者では，患者とPTの双方にとって有用であると思われる別の機能的な徴候がある．たとえば股関節屈曲筋の筋力低下では，坐位で大腿部を持ち上げさせることが有効な検査であり，治療を受けに来るたびにくり返し行うことができる．大腿四頭筋の筋力低下も坐位で患者自身が測り，反対側と比較することが可能である．

それ以上の検査と分析

自律神経系の検査

PTは自律神経機能のごく一部しか検査できない．詳細な検査は特別な器具が必要となる．

交感神経障害の早期には，血管運動の不安定性が交感神経系の機能亢進の結果として現われ，顔面紅潮，皮膚温上昇，発汗異常等が特徴的に現われる．交感神経障害の後期では浮腫や血管運動の変化は鎮静化するが，運動時に痛みを伴うことがある（MackinnonとDellon 1988）．完全な交感神経障害では発汗がほとん

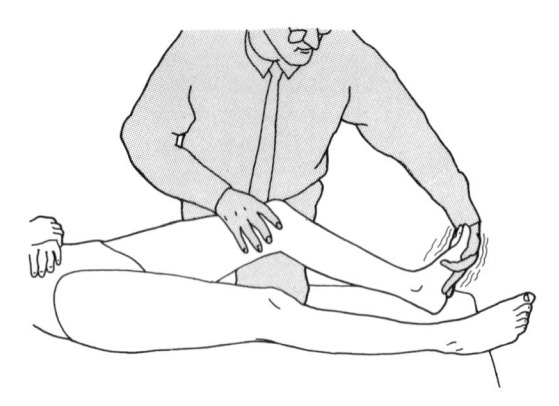

図6.14 足クローヌス検査

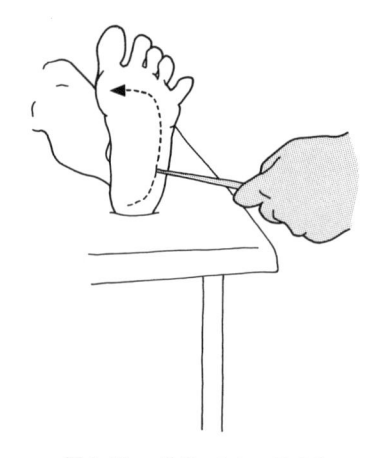

図6.15 バビンスキーテスト

どなくなるが,部分的な障害では過剰発汗がみられる (Bickerstaff と Spillane 1989).

ホルネル症候群は,眼への交感神経入力の欠如の結果として現われる.患側では縮瞳,眼瞼下垂,無汗症が現われる.交感神経が干渉し合っていると思われる部位は,脳幹,脊髄,頸部交感神経幹である.胸椎での病変がホルネル症候群の原因となっている (Mathers 1985).

チネル徴候

Tinel (1915) は,末梢神経を軽く叩くという簡単な検査について述べている.「チクチクするような異常感覚」の発生は軸索の再生を表わすものである.この検査は徴候の再評価として有益であるが,解釈する場合に注意すべきことがある.検査の適用は神経が表面にある部位に限定され (9章参照),正常な被験者でもたびたび陽性となることがある (Dellon 1984). Phalen (1966) は,この検査を手根管症候群の診断の一部として使うことを推奨している.Seror (1987) は,手根管症候群についてその検査を利用したことに関する文献を見直した結果,検査全体の58%で有効であったことを明らかにした(さまざまな著者が有効な検査であると言っていることに疑いを表明しているが).Dellon (1984) は,手根管症候群の多くの患者で外傷が重度のため,あるいは軸索の変性が原因ではないために,軸索の再生がないことを指摘している.

障害の段階づけ

神経学的検査結果は関与する分節レベルを明らかにするが,それ以上の解釈が可能であり,障害の段階が確認できると思われる.筋力低下はまず運動神経の伝導の変化で最初に出現する.神経支配の欠落による痩せが後の段階で現われ,それは神経線維の欠損や変性を意味する.Mackinnon と Dellon (1988) は感覚系において類推している.神経圧迫の早期では過敏な反応が現われ,神経圧迫が増していくにしたがって,後には感覚は鈍麻してくる.最初に変化する感覚は振動覚の認識であると述べている.

脊髄機能検査

主観的検査

重度な上位運動ニューロン障害は,痙直,粗大な運動パターンの変化,麻痺によって容易に明らかとなる.重度でない脊髄神経障害の場合には,「脊髄徴候」の存在をPTに喚起する手がかりがあったり,あるいは脊髄障害の可能性のある疑いのしるしを見つける糸口がある.

1. 手足の両側性に針で刺すようなチクチクする感じ.これは両側性の神経根の圧迫,あるいは両側性の

下肢の絞扼などの可能性はあるが，脊髄障害を示す明確な指標ではない．四肢すべてにおいてチクチクする感じがある場合は疑いの指標となり得る．脊髄外傷をもつ患者のなかには綿ふとんの上を歩く感じがすると言う人もいる．

2．頸椎症性脊髄病では，Clark（1988）は上肢の巧緻性の障害，手部の異常感覚，広範な筋力低下を記述している．彼は歩幅の広い，痙攣性のがたがた歩行（jerky gait）も特徴として記述している．

3．レルミット徴候が現われていることがある．これは頸部の屈曲と伸展を伴い，患者は体に身体全身に及ぶ電気ショックの訴えをすることである．

脊髄機能に関する身体的検査

患者が上位運動ニューロンと同時に下位運動ニューロンにも障害をもつために，混乱が生じることがある．そのために足クローヌスとバビンスキーテストという基本的な二つの検査がある．

1．**足クローヌス**． クローヌスを検査する場合，PTは患者の膝を軽く曲げ，同時に足関節を素早く背屈させる（図6.14）．強い「歯車様」の固縮が出現した場合，陽性である．

2．**バビンスキーテスト**． バビンスキー徴候は原始的屈曲反射の一つである．生後12〜16カ月後にこれがみられる場合には，大脳運動野あるいは皮質脊髄路に何らかの機能異常のあることを示しており，それから屈曲反射の抑制の消失がみられる場合も同様である．これは重要な検査であり，仮に正常だったら皮質脊髄路が機能的に正常であることを示しているのである（Van AllenとRodnitzky 1981）．検査に適切な棒として，丸いペン先や反射検査用打腱器の柄の端を使用する（図6.15）．Mayo Clinic（1981）では，脊髄障害が疑われていて異常反応がみられない場合には，爪やすりのような鋭く不快な刺激を用いて検査を実施することを提案している．正常な反応は，足指の屈曲と内転である．異常な反応は，母指の背屈とその他四指の開扇である．またこの検査は，くすぐったがりで適切に検査ができない人もいる．足の外踝の下方をこすったり（チャドック反射），ふくらはぎを強く握ったり，検者の指で下腿前面をこすり下ろす（オッペンハイム反射）などで同様な反応を引き出せる（Mayo Clinic 1981, Van AllenとRodnitzky 1981）．

バビンスキー反射の徴候は，反応の有無で記録される．

電気的診断法

主な電気的診断法の使用と注意点について，簡単な紹介を行う．これら検査の詳細は各文献を参照のこと．

電気的診断法使用の長所と短所

末梢神経における電気的診断の有効性には疑問をもつ人もいる（Sunderland 1978, MackinnonとDellon 1988）．正常な神経伝導検査（NCT）結果を示すにもかかわらず，神経障害の症状を強く訴える患者がおり，患者の訴えに対して疑問が生ずるという問題がある．電気的診断法では基礎をなす障害を確実に示唆する指標は得られない．仮に使用したとしても，結果は他の臨床的所見とともに判断するべきであると考える．検査の手続きと分析の詳細はHaldeman（1983），Kimura（1983），Robertson（1985），PetersonとWill（1988），LiebermanとTaylor（1989），TaylorとLieberman（1989）等が記述している．電気的診断法は以下の点で有益である．

1. 末梢神経由来のニューロパチーなのか，あるいは筋疾患なのかを決定する．
2. アルコール性あるいは糖尿病性の神経疾患のような，全身状態（systemic condition）の診断．
3. 重篤な神経外傷の回復や外科的処置の適応を決める有効な指標となる．検査から神経圧迫の程度を知り，その結果から圧迫除去術の予後を推測できる．
4. もし客観的測定ができるならば，それによって治療結果が比較できるし，したがって，臨床研究の一部となる．PTが臨床で経験する，より微細な神経損傷の場合には困難に遭遇することになる．
5. 神経解剖の破格を確定してくれる．

電気的診断法には困難と落とし穴がある．それらを以下で述べる．

1．**技術的側面**． NCTは，電極の一方は圧迫部位に対して中枢側に置く必要があるとされている．脳

脊髄幹近くに圧迫部位がある場合，これは不可能である．また深部の神経（たとえば前腕部の尺骨神経）に対して皮膚表面から刺激するには技術的な問題があるし，隣接した神経を刺激せずある一つの神経を刺激することも難しい．その結果，技術的側面とその解釈に多様性が生じ，正常値が研究所ごとに異なっている（Kimura 1984）．

2. **解剖学的，生理学的側面．** 神経の上にある皮膚の厚さはさまざまで，それが検査結果に影響している．検査測定可能な変化は，部分的神経外傷後の数週間は生じない．神経温度は神経伝導に影響を与え，冷やすと伝導速度の遅延と潜時の延長の原因となる（Kimura 1983）．また60歳を過ぎると伝導速度は遅延し，潜時は延長する（Peterson と Will 1988）．神経解剖における破格はかなり一般的で，結果を正確に判断できない原因となっている．

3. **病変に関連した問題．** この検査の感度は，神経伝導に関して早期の微細な変化を捉えるには不十分である．もちろん，この検査は神経結合組織の病変の広がりを測ることもできない．EMGと神経伝導の研究によれば，近位の神経損傷はより遠位の障害となって現われることが明らかにされている．外傷や糖尿病など二重挫滅あるいは多重挫滅症候群などの場合，単発性ニューロパチーに対する検査は誤った結果を招くことになる（Peterson と Will 1988）．

電気的診断検査の結果が「正常」な患者において，テンションテストで痛みを伴ったり，神経障害と判断できる病歴をもっている場合などは，PTにとって珍しくない臨床的逆説を示しているといえる．MackinnonとDellon（1988）はこの問題を取り上げ，電気的診断法による結果を吟味する場合，ごく軽度の絞扼について臨床上の相互関係と考慮すべき項目を強調している．この説を支持するものとして，二つの研究を引用している．第一は，Louis と Hankin（1987）の，手根管症候群をもち，電気的診断結果は正常でも臨床所見で異常を呈する場合は，手根管の圧迫除去術を行うとよい結果を得られるという報告である．第二は，Spindler と Dellon（1982）の研究で，手根管症候群に対する詳細な電気的診断結果と神経感覚検査結果とを相互に関連づけている研究である．電気的評価と臨床的評価は，早期の手根管症候群患者の70％，神経圧迫の中等度の64％，重度の30％で一致しないものである．この状況に対する適切な論拠は，神経線維束病変は一様に起こっていないということである．病理変化した神経線維束があったとしても，その検査はその中の正常な神経線維束を検査しているかもしれないのである．この検査は病変した神経線維束を特定できない（Mackinnon と Dellon 1988）．このような提案は，運動麻痺を伴わずに重度の感覚麻痺があるなど，正中神経の圧迫をさまざまに示す臨床所見によって支持されている（Mackinnonら 1987）．同様にEMG検査は，導出針の先の二，三の筋線維のみ検査できるものである．絞扼のある場所を特定する必要はない．神経全体に沿った軸索原形質流への多発的な圧迫は，筋肉のような測定の標的組織の変化を引き起こすと考えられる．

浮上してくる一つの興味深い見解は，患者の検査中の姿勢に関することである．理論的には，正常人では神経伝導は同じであるべきである．すなわち，たとえ，身体がどんな生理学的姿勢にあっても望ましい求心性と遠心性インパルスは有効であるべきである．患者の姿勢について神経伝導マニュアルで勧められていることは，混乱し矛盾している．Bielawski と Hallett（1989）は，肘関節を通過するところで尺骨神経の運動神経伝導速度を測定した．その患者達は運動神経伝導に関係のない尺骨神経奇形と思われて選ばれたのであった．そこで屈曲から伸展までは伝導速度に大きな差がないことを明らかにした．これは神経系が正常であったことを示すものなので特に驚くことではない．だが仮に，神経系が異常で，機械的に敏感な異常インパルスを発生する部位があるならば，それに伸張が加われば，そこで電気診断学的に明確となるだろう．

参考文献

Beatty S E, Phillips J E, Mackinnon et al 1987 Vibratory sensory testing in acute compartment syndrome: a clinical and experimental study. Plastic and Reconstructive Surgery 79: 796–801

Bickerstaff E R, Spillane J A 1989 Neurological examination in clinical practice, 5th edn. Blackwell, Oxford

Bielawski M, Hallet M 1989 Position of the elbow in determination of abnormal motor conduction of the ulnar nerve across the elbow. Muscle & Nerve 12: 803–809

Bohannon R W, Gajdosik R L 1987 Spinal nerve root compression: some clinical implications. Physical Therapy 67: 376–382

Bolton C F, Winkelmann R K, Dyck P J 1966 A quantitative study of Meissner's corpuscles in man. Neurology (Minneap) 16: 1–9

Clark C R 1988 Cervical spondylotic myelopathy: history and physical findings. Spine 13: 847–849

Daniels L, Worthingham C 1972 Muscle testing, 3rd edn. Saunders, Philadelphia

Dellon A L 1984 Tinel or not Tinel? Journal of Hand Surgery 9B: 216

Haldeman S 1983 The electrodiagnostic evaluation of nerve root function. Spine 9: 42–48

Kendall H O, Kendall F P, Wadsworth G E 1971 Muscle testing and function. Baltimore, Williams & Wilkins

Kerr A T 1918 The brachial plexus of nerves in man: the variations in its formations and its branches. American Journal of Anatomy 23: 285

Kimura J 1983 Electrodiagnosis in diseases of nerves and muscles. Davis, Philadelphia

Kimura J 1984 Principles and pitfalls of nerve conduction studies. Annals of Neurology 16: 415–429

Lieberman J S, Taylor R G 1989 Electrodiagnosis in upper extremity nerve compression. In: Szabo R M (ed) Nerve compression syndromes. Slack, Thorofare

Louis D S, Hankin F M 1987 Symptomatic relief following carpal tunnel decompression with normal electroneuromyographic studies. Orthopaedics 10: 434–436

Mackinnon S E et al 1987 Chronic human nerve compression: a histological assessment. Neuropathology and Applied Neurobiology 12: 547–565

Mackinnon S E, Dellon A L 1988 Surgery of the peripheral nerve. Thieme, New York

Maitland G D 1986 Vertebral manipulation, 5th ed. Butterworths, London

Mathers L H 1985 The peripheral nervous system. Butterworths, Boston Mayo Clinic 1981 Clinical examinations in neurology, 5th ed. Saunders, Philadelphia

McLeod J C, Lance J W 1989 Introductory neurology, 2nd ed. Blackwell, Melbourne

Peterson G W, Will A D 1988 Newer electrodiagnostic techniques in peripheral nerve injuries. Orthopaedic Clinics of North America 19: 13–25

Phalen G S 1966 The carpal tunnel syndrome: seventeen years experience in diagnosis and treatment of 654 hands. The Journal of Bone and Joint Surgery 48A: 211–228

Phillips J H, Mackinnon S E, Dellon A L et al 1987 Vibratory sensory testing in acute compartment syndromes: a clinical and experimental study. Plastic and Reconstructive Surgery 79: 796–801

Robertson K B 1985 Electrodiagnosis in neurological rehabilitation. In: Umphred D A (ed) Neurological rehabilitation. Mosby, St. Louis

Seddon H 1972 Surgical disorders of the peripheral nerve. Williams & Wilkins, Baltimore.

Seror P 1987 Tinel's sign in the diagnosis of carpal tunnel syndrome. The Journal of Hand Surgery 12B: 364–365

Spindler H A, Dellon A L 1982 Nerve conduction studies and sensibility testing in carpal tunnel syndrome. Journal of Hand Surgery 7: 260–263

Sunderland S 1978 Nerves and nerve injuries, 2nd ed. Churchill Livingstone, Edinburgh

Szabo R M, Gelberman R H, Williamson R V et al 1984 Vibratory sensory testing in acute peripheral nerve compression. Journal of Hand Surgery 9A: 104–108

Taylor R G, Lieberman J S, 1989 Electrodiagnosis in upper extremity nerve compression. In: Szabo R M (ed) Nerve compression syndromes. Slack, Thorofare

Tinel J 1915 Le signe du fourmillement dans les lesions des nerfs peripheriques. La Presse Medicale 47: 388–389

Torg J S, Pavlov H, Genuario S E et al 1986 Neuropraxia of the cervical spinal cord with transient quadriplegia. Journal of Bone and Joint Surgery 68A: 1354–1370

Van Allen M W, Rodnitzky 1981 Pictorial manual of neurological tests: a guide to the performance and interpretation of the neurological examination, 2nd edn. Year book, Chicago

Wohlfart G 1959 Clinical considerations on innervation of skeletal muscle. Americal Journal of Physical Medicine 38: 223–230

7 テンションテスト：下肢・体幹

基本テンションテストの概念

　下肢伸展挙上（SLR）や腹臥位膝屈曲（PKB），他動的頸椎屈曲（PNF）のようなテンションテストはよく知られており，神経-整形外科的検査の一角をなしている．これら伝統的検査法や比較的新しいテンションテストは基本テストの範疇にあると考えられている．その理由は，神経系は身体をくまなく複雑な網状を呈して行き渡っているだけに，よく知られている基準的な反応を示す，容易にして反復できる基本テスト方法がルーチンの検査として必要であること，それから検査をさらに進めるための出発点としても重要であるからである．検査や治療はしばしばこれらテストに由来するものがあり，たとえば股関節内転・内旋は，SLRという基本テストに付加されたものであるということができる．基本テストには以下のものがある．

- 他動的頸椎屈曲（PNF）
- 下肢伸展挙上（SLR）
- スランプテスト
- 腹臥位膝屈曲（PKB）
- 上肢テンションテスト（ULTT）1, 2, 3

　「正中神経テンションテスト」といったような，身体を貫く主たる神経のそれぞれにテンションテストが用意されていれば便利だが，これは実際不可能なことである．神経系の網状の構造が複雑であるのに加えて，変則的に相互に入り組んでいる状態が当たり前であるし，そのように複雑なシステムが一度病的状態になると，臨床場面で非常にバラエティーに富んだ徴候を示すのは当然のことである．したがって，基本テストはある特定の神経幹に対して偏ったものである一方，たいていの場合，これら基本テストは神経系のある特定分節に対するもっとも正確なテスト法であるとはいえない．このことは，下肢より神経解剖学的に複雑な上肢の場合は特にそうである．

　基本テストは可能な限り簡単にしてある．これはハンドリングがやさしくかつ正確にテストをくり返せるばかりでなく，そのテストを用いてより容易に研究もできる．

　理学療法士（PT）が基本テストの派生型を用いて適切に検査できるようになる前に，基本テストの手技に熟達することが不可欠である．テスト法については次の二つの章だけでなく，9章の「より良いテンションテストのガイド」と題したセクションにも記述してある．

　運動の組み合わせを記述するのに用いられた表記法は「IN：DID」システムである．たとえば，下肢を股関節内転し伸展挙上した位置で足関節を背屈させた場合 'IN：SLR/H Ad DID：DF' と記載される．この方法によれば，付加的増感検査を連続して記録することが可能である．先の例でいえば，背屈は最後に付け加えられたわけである．詳細な記録法については9章を参照されたい．

　各々の基本テストは以下の項目に沿って述べる．

1. 歴史的背景．
2. 方法．方法については，検査が最終可動域まで適用できる状態を想定して記載されている．その理由は，現われている障害が重症で神経過敏な状態ではテスト自体が限定されてしまうからである．神経過敏障害（irritable disorder）に対するテンションテストの方法やその分析方法については9章で扱う．その章は本章に関連した重要なところである．
3. テストに対する正常反応．

4. テスト実施の適応.
5. 一般に用いられるテストのバリエーションと増感検査.
6. テストに関連する神経系のバイオメカニクス.

テストの記載上，便宜的に患者を女性とし，PTを男性としておく．

あらゆるテンションテストから得られる必要な情報

次に述べる情報はあらゆるテンションテストから引き出す必要がある．

1. 徴候反応．有益な情報とは，症状が始まる領域（P 1）やそれがどのような症状であるか（たとえば疼痛や自発的に生ずる異常感覚），またその症状は患者が訴えているものであるのかどうか，限界領域での症状（P 2）は何かというものである．
2. 抵抗の感受．有益な情報とは，最初にいつその抵抗感を感じ取ったか（R 1），またいつその抵抗感がなくなりそれ以上の運動が可能になったか（R 2）である．また運動中の抵抗の性質（たとえば急に抵抗が増したのかそれとも徐々にか）も記録されるべきである．
3. 徴候反応と抵抗感の両方の評価は，各々のテンションテストの構成要素を加えたり，取り除いたりして，なされるべきである．これらの問題は9章で詳しく論じる．

他動的頸椎屈曲（PNF）

歴史的背景

O'Connell（1946）は髄膜炎の臨床徴候の一つとして，Brudzinski（1909）の他動的頸椎屈曲（PNF）徴候を挙げている．Troup（1986）は，坐位での他動的頸椎屈曲と下肢伸展挙上を組み合わせた検査を提示している．他動的頸椎屈曲は重要な基本テストであり，他のテストと組み合わせるだけでなく，単独でも有用なテストとして常に考えておくべきである．

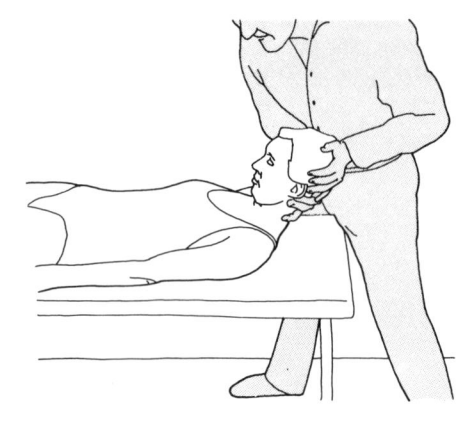

図7.1 他動的頸椎屈曲

方法

標準姿勢は，あらゆるテスト・再テストに適用される．患者の上肢はともに体側に置き，下肢は揃える．

患者は背臥位になり，枕は使用しないほうが望ましい．PTは患者に頭を少しベッドから持ち上げるように求め，引き続いて他動的に「下顎が胸郭につく」角度まで頸部を屈曲させる．一方の手で胸郭を固定してもよいし，図7.1のように両手で患者の頭部を保持してもよい．あらゆるテンションテストに通じることだが，徴候反応や運動の可動域，運動中に感受した抵抗感は記録され分析される．

正常反応

他動的頸椎屈曲は疼痛のないテストであるのが正常であるが，無症候の健常者で頸椎・胸椎接合部が引っ張られるように感じることもある．これはたぶん脳脊髄幹や髄膜組織よりむしろ関節や筋に関係していると考えられる．しかしながら，他動的頸椎屈曲の維持に加えて，下肢伸展挙上のような手段を付け加えるとその識別は容易となる．その構造的相違点の基礎については5章や9章で論じている．

適応

他動的頸椎屈曲はあらゆる脊髄障害に適応がある．また脊髄に起因する頭痛や上・下肢痛にも適応があると思われる．ところがこのテストは容易に無視されて

しまうテンションテストの一つであると，私は感じている．そして多くの場合，下肢伸展挙上が妥当な検査法である場合，本検査では腰椎障害を確定できないのである．また胸椎症状に対するテストとしても，しばしば忘れられる．

Troup による研究（1981）で他動的頸椎屈曲テストの重要性が明らかになった．Troup (1981) は，産業調査で背部痛や坐骨痛を訴える全ケースのうち 22% が他動的頸椎屈曲テストが陽性であり，また病院を紹介された者のうち 35% が陽性であったと報告している．これらは坐位で頸部を屈曲してテストしたときに得られた数字である．しかし，腰痛/坐骨神経痛に対する他動的頸椎屈曲テストの陽性所見は，通常背臥位で実行されたときにみられるもので，私はその数字を背臥位で実行されたテストのものと比較しようと思う．背臥位で他動的頸椎屈曲テストを行うと他の脊髄組織からの影響を受けない良さがあり，テスト結果についてより良い解釈が可能となる．また，別の治療日に同じテストを再現することも容易で，その理由は，脊椎の他の部分は自動的に同じ位置に定まるからである．坐位における頸椎屈曲はスランプテストに不可欠な要素であり，多くの患者にこの二つのテストは区別して行うべきである．坐位と背臥位での他動的頸椎屈曲テストの際に感受すると思われる相違点については，この本のⅠ部を理解することによって明らかになる．

バリエーションと増感付加

どのような頸部の運動も力学的に神経系に影響を与えていようし，テンションテストではあらゆる方向の運動を考慮する必要がある．たとえば他動的頸椎伸展，側屈，あるいは側屈と回旋の複合運動などは，相対伸張のテストとしてよく利用される．一度期待された反応が得られたら，普通に行われる増感付加方法として知られるのは，下肢伸展挙上か上肢テンションテストを加えることである．別の見方をすれば，他動的頸椎屈曲もまた下肢伸展挙上や上肢テンションテストの感度を高める要素であるといえる．ただ，他動的頸椎屈曲は一般に，腹臥位膝屈曲（PKB）に加えて行われることはあまりない．この特殊なテクニックは，後で述べるように患者が側臥位になる必要がある．

他動的頸椎屈曲に上部胸椎の屈曲を加えることで，

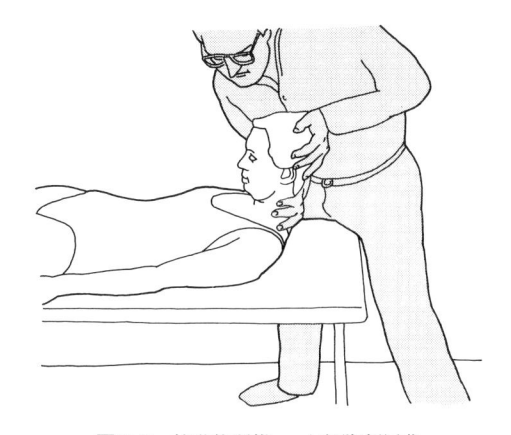

図 7.2 他動的頸椎 → 上部胸郭屈曲

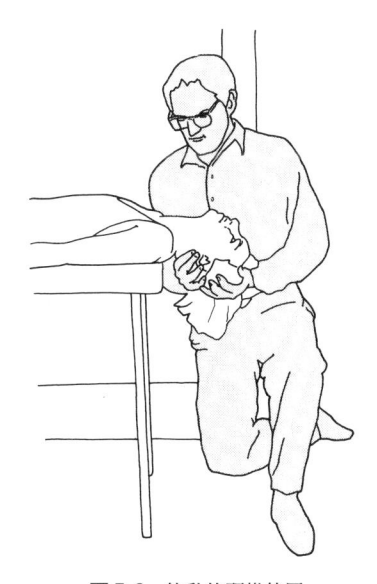

図 7.3 他動的頸椎伸展

屈曲の構成要素をさらによく検査できる．それには PT の一方の手を，胸椎を屈曲させる必要から胸椎レベルまで滑り下ろす必要がある（図 7.2）．このテストによって，非神経系構造物にはほとんど影響を与えることなく腰椎内の脳脊髄幹や髄膜だけを動かすことができる．

屈曲の構成要素が上位頸椎屈曲あるいは下位頸椎屈曲に分かれる患者もいる．その反応は相対伸張の加わる部位によって異なることもある．

他動的な頸椎運動はなにも屈曲に限ったわけではない．他動的頸椎伸展（PNE）は，ルーチンに実施されるわけではないものの有用なテスト法である．これ

は，障害に相対伸張の疑いが強いときや，患者の主訴が頸椎伸展に異常な徴候を示している場合には特に有効な方法である．神経系は脊柱管の短縮にも適応しなければならず，伸展に対するこの適応自体が徴候となろう．検者は，患者の頭部を支持しながらベッドの端までずり上がるようにして移動させる．そして頸椎と胸椎の接合部をベッドの端まで出させる．頸椎伸展は後頭から胸椎にかけて行われる（図7.3）．この姿勢は上位や下位頸椎伸展に加えて頸部後方牽引を検査する際にも好都合である．たとえばSLRや上肢テンションテストのような他のテンションテスト法に対する頸椎伸展の影響は，必要に応じて検査される．

バイオメカニクス

他動的に頸部を屈曲すると，その影響は頸椎や上位胸椎に限られるわけではない．Troup（1981）の臨床研究を支持する実験があるし，他動的頸椎屈曲は腰椎症状にも影響を与えるということを，我々は通常みて知っている．死体の頸部を他動的に屈曲すると，脳脊髄幹や腰椎部や坐骨神経路の一部の髄膜が動き，伸張もされるという研究結果がある（BreigとMarions 1963, Breig 1978, Tencerら1985）．神経系の「他の端」（the 'other end'）には伸張がみられないのだから，つまり，坐骨神経路や腰仙神経根が比較的緩んでいて，神経髄膜組織に可動性がみられるのである．他動的頸椎屈曲を一側あるいは両側下肢を伸展挙上した状態で実施すると，おそらく動きはより少なくなり，テンションはより高まることになる．こうした特性については2章で論じ，実例で説明した．伸展によって神経路全域にわたってテンションはより少なくなるが，確かにいくらか神経路の移動はみられる．こうした神経路の移動は，たとえば敏感な硬膜スリーブの部分が骨棘や椎間板の突出部の上を通る場合には，神経症候を引き起こすことになる．

他動的頸椎屈曲とそれから派生する多様なテストは，軛突起関節や仙腸関節，それに脊柱起立筋といった，他の腰部組織を動かすことなく腰椎の神経系にある変化をもたらすため，診断的に価値の高いテスト方法である．もしも他動的頸椎屈曲によって腰痛を再現できたなら，その痛みの源泉は（たとえばクモ膜や瘢痕化した硬膜といった）神経系に存在するか，それともそれに結び付いた組織の病理的変化に関係しているかのどちらかであると推察できる．

下肢伸展挙上（SLR）

歴史的背景

下肢伸展挙上テストの起源にはいくぶん不明瞭な点があり，議論されている．Dyck（1984）は興味深い歴史的概説を行っている．Dyckの文献解釈にしたがえば，下肢伸展挙上によって引き起こされた痛みは坐骨神経によるものであるという認識を示した最初の人物は，セルビア人のLazar Lazarevicであり，1880年の報告だとしている．大部分の教科書はそのテストの創始者として1864年のLeseagueを挙げており，そのテスト法は彼の弟子であるForstによって一躍有名になった．しかしながらLeseagueは，SLRによって生じる痛みはハムストリングスによって坐骨神経が圧迫を受けた結果だと述べた．またLazarevicは足関節を背屈すると患者の坐骨神経痛が強まることと，同様の操作で死体の坐骨神経路のテンションが増すことも証明した．もしも下肢伸展挙上機構が障害されれば，下肢は伸展できないことは多くの動作から明らかであり，過去何百年の間に医師ばかりでなく素人さえそのことに気づいていただろう．事実，脊椎捻挫を検査するには両下肢を伸展すべきであると提案している紀元前2800年頃の報告がある（Beasley 1982）．

「下肢伸展挙上」という用語は，「Leseagueテスト」あるいは「Lazarevicテスト」よりはるかに広く用いられており，長所がある．Forstが記載しLeseagueテストと名づけたテストは，伸展した下肢を挙上して疼痛を引き起こし，次に膝を屈曲して疼痛が止むかどうかをみることで，股関節痛か坐骨神経痛かを識別する方法を最初に記述したものの一つだろう．もし疼痛がなくなれば坐骨神経痛と診断されたのである（図7.4A, B）．

方法

患者を診察台の上にゆったり心地よい状態で背臥位に寝かせ，検者はその脇に立つ．体幹と股関節は中間位に保持する．検者の一方の手はアキレス腱の下に，

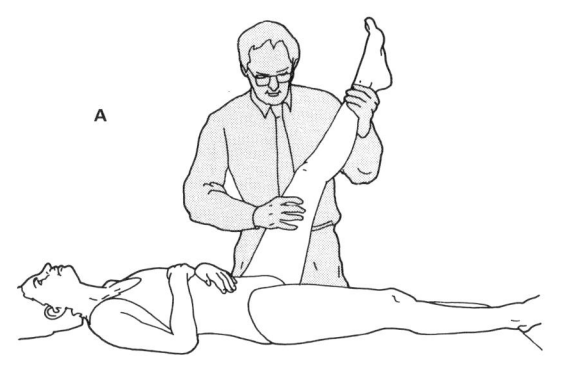

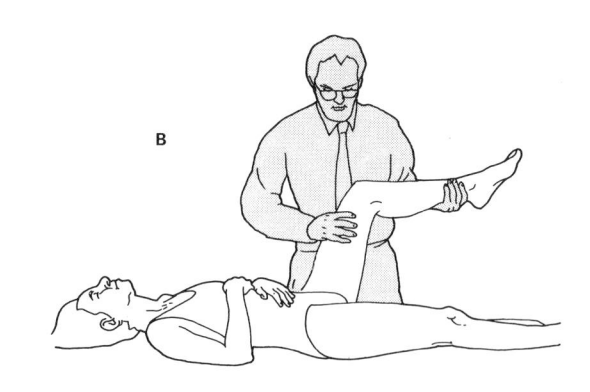

図7.4 Forstによるラセーグ徴候
AにおいてSLRによって引き起こされる股関節周辺の痛みは，股関節自体の問題か坐骨神経が原因でもたらされる．Bのように膝関節を屈曲しても痛みが減じたなら坐骨神経痛の疑いが強い．なぜなら股関節の構造は何も変化させていないからである．

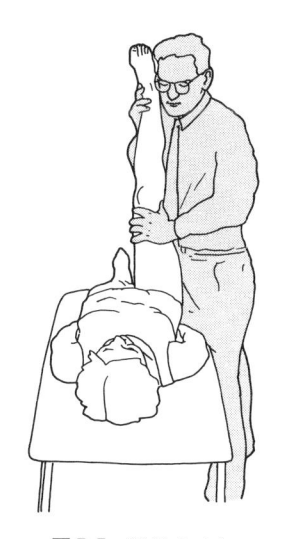

図7.5 SLRテスト

他方の手を膝上に置く．検者は下肢を膝が屈曲しないように膝上に置いた手で押さえながら，ベッドに対して垂直に持ち上げる．堅いテコが股関節を定点として動くように下肢を持ち上げる（図7.5）．この簡単で容易に再現できる伸展挙上のプロトコールを提案したのはBreigとTroup（1979）である．そして下肢のあらかじめ決定された症候反応もしくは可動域が確認される．あらゆるテンションテストと同様にこの運動中の可動域，症候反応，感受した抵抗について記録する．そしてこれら反応はもう一方の下肢のSLRと，正常と考えられる反応（下記を参照）と比較される．その際できれば枕は頭の下に置かず，必要とした場合は，後に行われる再テストの際にも同じ枕を使用すべきである．頸椎の位置がSLRの可動域や疼痛反応に違いをもたらしたなら（LewとPeuntedura 1985），このことは正確に再評価する場合に必須の条件となる．一つあるいは二つの枕を使用する例として，頸椎に強直性の屈曲変形があったり，伸展位で激しい疼痛がみられた場合などがある．

正常反応

SLRの正常反応の範囲はきわめて広い．Troup（1986）は，健常者におけるSLRの正常な可動域は50〜120°の範囲であると述べた．またSweetmanら（1974）は，22歳から63歳までの500名の郵便局員のSLRを検査したところ，最低が56°，最高が115°，平均で83.4°であったと報告している．SLRがこの範囲を越えて動く人達もいるが，それでも正常とみなさなければならない．Troup（1986）が認めているように，可動域計測それだけでは臨床上あまり有用でない．症候反応や反対側のSLRの可動域，それに患者が提示していることなどとともに，解釈されるべきである．SLRの可動域はまた，日ごとに変化することもある（Gifford 1987）．Miller（1987）は100例，Slater（1989）は49例の健常者をそれぞれテストしたところ，結果は同様であった．健常者にみられる主要な症状を認める三領域は，大腿後面，膝部後面，それに下腿後面から足部にかけてであった．

SLRの検査中に評価する価値のある姿勢応答がいくつかある．SLRに無症候を示す人のなかにも，頸

部を伸展したり屈曲あるいは側屈したりする者がいる．また対側下肢の股関節が伸展する者もいる．こうした反応には注目する必要がある．

適応

SLRは重要なテンションテストと考えてよい．非常に多くの情報をそれから拾い集めることができ，下部腰椎椎間板に起因する問題が，神経系のバイオメカニクスを障害しているかどうかだけを評価するテストより，はるかに勝るものである．SLRは脊髄や下肢のあらゆる症状に対してルーチンに行われる検査であり，それは交感神経幹を含めたつま先から脳に至るまでの神経系の働きの状態を検査する．これは頭痛から足部の症状までを含んでいるが，こうしたケースにはおそらくさらに増感検査が必要になるだろう．ひどい外傷がどこにあるのか，障害のどの部分が神経過敏と考えられるのか，あるいは足関節背屈という構成要素や股関節屈曲位からの膝伸展といった要素を含んだSLRのテストを，上肢の症状に対しても実施すべきである．上肢と下肢の神経系の連絡構造についてはI部で述べた．

バリエーションと増感付加

SLRは通常背臥位で実施されるが，側臥位でテストする必要がある場合もあろう．側臥位で観察される正常反応は，背臥位の場合とわずかに異なることに注目すべきである．おそらくこれは，腰椎の側屈によるものと考えられる（Miller 1987）．SLRの検査を腹臥位で行うことも可能である．これは坐骨神経路が伸張状態にあるとき，臀部の坐骨神経を触診する際に好都合な肢位である（9章参照）．この方法は患者をベッドの脇まで寄せ，下肢を垂らして行う．

バリエーションはHF/KE（初めに股関節屈曲位の位置で，次に膝を伸展する）というように，ある運動とそれに連続して付加された運動内容によって名づけられる．

もっとも通常用いられ，有用な増感付加は以下のようなものである．

- 足関節背屈
- 足関節底屈/内反
- 股関節内転
- 股関節内旋
- 他動的頸椎屈曲

増感付加をテンションテストに適用するには二つの方法がある．まず，初めに足関節を背屈してからSLRを行う（DF/SLR）か，あるいはある角度までSLRを行い，後に増感付加を行う（SLR/DF）方法である．これら二つの方法の違いは3章および9章で述べた．本来初めに伸張した位置で運動を加えていくほうが最良の反応が得られる．

増感付加を組み合わせるのも有用である．たとえば股関節を内転，内旋しながらSLRを行うなどである．

《足関節背屈（DF）》

背屈を付加すると，脛骨神経路にさらにテンションを与えることになる（Lazarevic 1884, Macnab 1971, BreigとTroup 1979）．最初に足関節を背屈し次に下肢を持ち上げるか，SLRの限界に達したところで背屈させるという二つの方法がある．図7.6のように下肢を自分の肩の上にのせ，一方の手で膝の伸展位を保ち，他方の手で足関節を背屈させるのがもっとも良い方法であると思う．もう一つ勧めたい別の方法は図7.7に示すようなものだが，これはたぶん下肢が小さい患者により有用な方法である．膝伸展位を維持するために検者の前腕を脛骨骨幹部に当てることに注意してほしい．SLRを行う際，初めに足関節を背屈させる手技は，下肢中間位で背屈するとそれに関連した症状がいわゆるアキレス腱部に生ずる場合に有用である．もし，この肢位を維持したままSLRを加えてこの症状が悪化するなら，神経系の構成要素に明らかに障害があると考えてよい．検者はアキレス腱は動かさず，股関節部のみを操作する．SLRを行う際，足関節に背屈を加えることで，SLRによって引き起こされる脊髄症状が変化するようであるなら，それはより有用な増感手技であるといえる．

SLRに足関節背屈を加え，そのうえ足指を伸展し足底筋膜を伸長しながら足部を外反すると，さらに鋭敏なテストになる．この手技は脛骨神経路に沿ってさらにテンションを加えることになるからである．膝関節を伸展挙上し足関節を背屈させた状態に足部の外反を加えるという手技は，まだ未報告だが，強力な増感運動である．これは論理的にいって脛骨神経路に沿っ

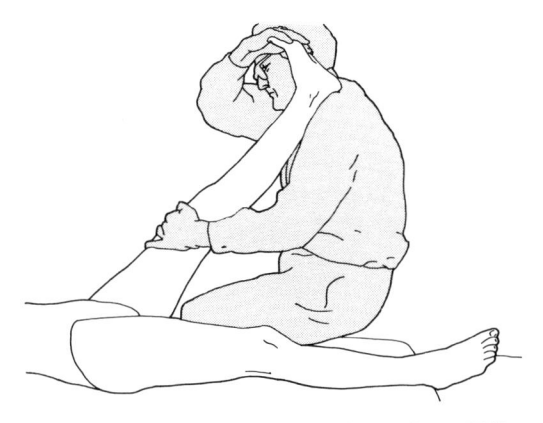

図7.6 SLR→足関節背屈．SLRを行った後，足関節を背屈する．

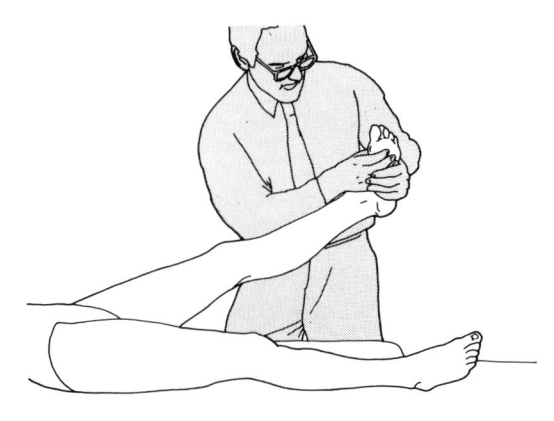

図7.8 足関節底屈→内反→SLR

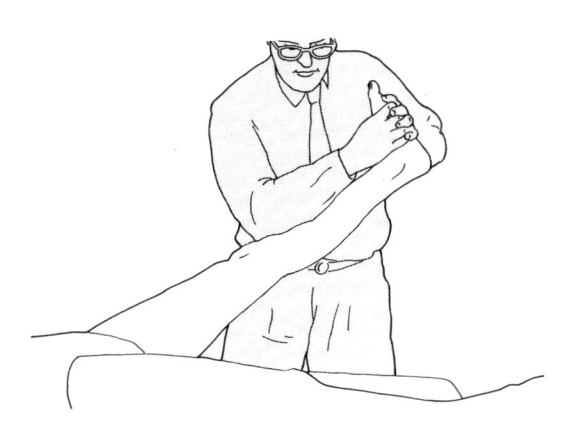

図7.7 足関節背屈→SLR．先に足関節を背屈してから，SLRを行う．このテストは検者が両手で患者の足部を保持し，前腕部で膝関節伸展を維持しながら行う．

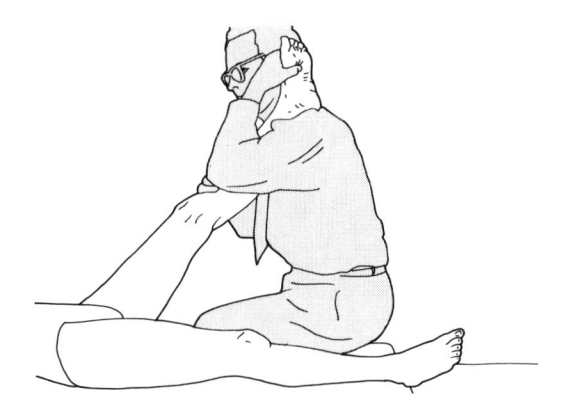

図7.9 SLR→足関節底屈→内反

て，よりテンションを加えたことになる．足関節背屈に組み合わせるもう一つの有用なテストは，SLRに足関節背屈を加え，さらに足部を内反させる方法（SLR/DF/INV）である．これは腓腹神経に沿ってテンションを加えたことになり，おそらく「腓腹神経テンションテスト」と呼んでよいほど特定の神経にテンションをかける．腓腹神経は注目されにくい神経で，これに関連すると考えられている症状よりもはるかに多くの症状に対して関連がある神経であると思う（12章参照）．

《足関節底屈と内反（PF/I）》
　足関節底屈に足関節内反を加えると，総腓骨神経路

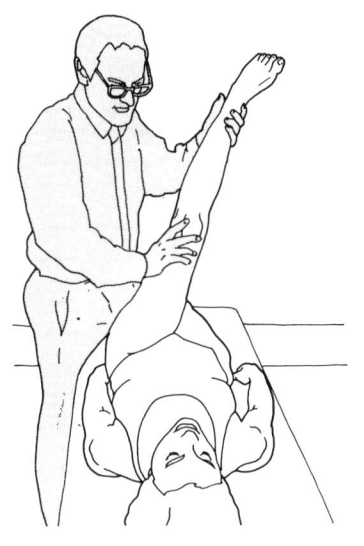

図7.10 SLR→股関節内転

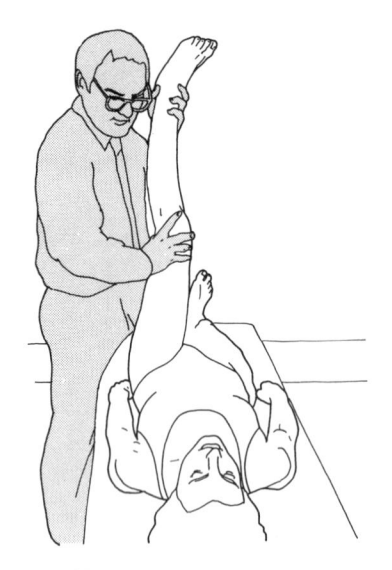

図 7.11　SLR → 股関節内旋

にテンションを与えることになる（Nobel 1966, Sunderland 1978, Borges ら 1981, Styf 1988, Slater 1989）．背屈のときと同様，底屈と内反は SLR を開始する以前に加えてもよいし，SLR 終了後でもよいだろう．もし底屈と内反を先に行うなら，図 7.8 に示すような手技が有効である．すなわち，検者の前腕部で膝伸展を維持しながら両手で足部の肢位を固定する．図 7.9 では，SLR に加えて足関節底屈/内反を行う場合に術者の肩に下肢をかつぐ方法を示している．下肢を SLR の望ましい角度まで持ち上げ，その後，底屈と内反を加えるのである．SLR に底屈と内反を加えることは脛骨に当てた副木による障害や慢性の足部の捻挫といった障害を検査する際，臨床的に大変価値がある．

《股関節内転》

これは SLR への強力な増感付加法である（Sutton 1979, Breig と Troup 1979）．坐骨神経路は坐骨結節の外側を走っているので，SLR に内転を加えると（中間位で内転を加えただけでも）その神経系にかなりのテンションが加わる（図 7.10）．内転をかなりの可動域にわたって検査しなければならないのなら，PT はテストする下肢の反対側に立って検査するとうまくいく．股関節内転を加えているときは SLR の角度は変えてはならない．

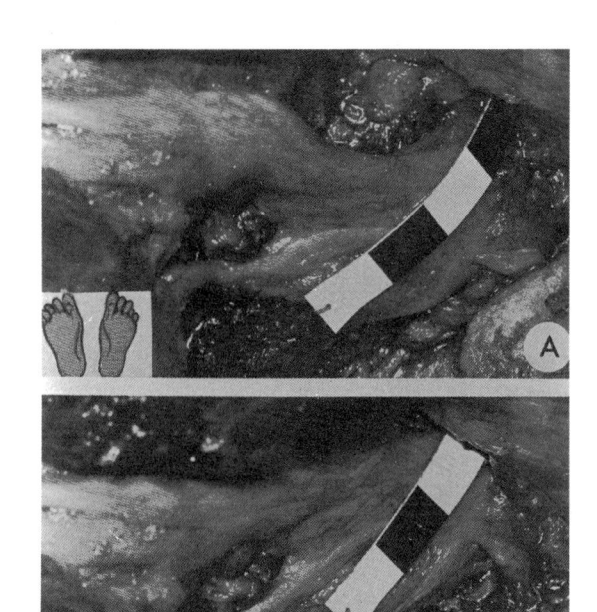

図 7.12　左仙骨神経叢に対する股関節内旋の影響
A　長さ 4 cm のマーカーが S2 と S3 の神経根に縫いつけてあり，マーカーの一方の端は大坐骨孔内に侵入した状態で仙骨神経叢を横切る形で斜めに置かれている．左隅の足部の位置は下肢運動を示している．
B　股関節を内旋すると緩みはなくなり，一方の端が大坐骨孔内上方に引っ張られる．
（Breig A, Troup JDG 1979 Biomechanical considerations in the straight-leg-raising test. Spine 4：242-250 出版社と著者の許可を得て引用）．

《股関節内旋》

股関節内旋を加える（図 7.11）と，坐骨神経路がさらに増感されることになる（Breig と Troup 1979）．図 7.12 に注目してほしい．下肢中間位で内旋を加えている間，神経根は界面構造に関して予期された下方より頭側の方へ移動し，これによって神経が伸張されていることは明らかである．このことは神経系の弾性と運動の可逆性を強調していることになる．しかし下肢を伸展挙上した状態のときに内旋が加わると，その反対になるのももっともである．臨床的に重要なことは，SLR に股関節内旋を加えると脊髄や下肢の症状をしばしば悪化させるということである．そしておそらく坐骨神経の脛骨神経部より総腓骨神経部のほうを増感すると思われる．

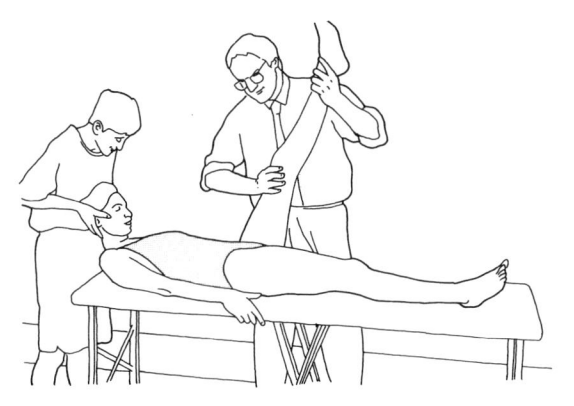

図7.13 SLR→アシスタントを使って頸椎屈曲

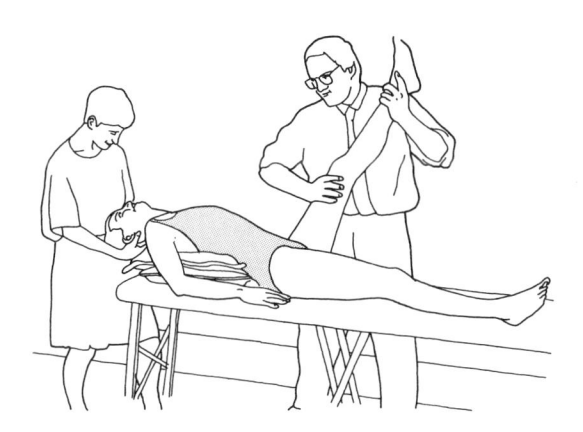

図7.14 アシスタントに脊椎伸展位をとらせた後にSLR

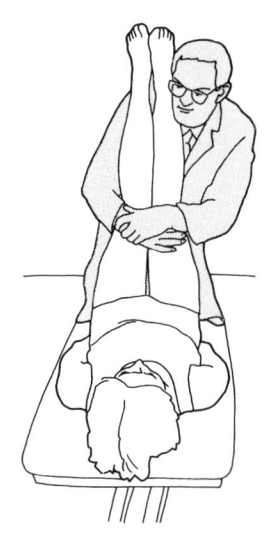

図7.15 両側同時のSLR

《頸椎屈曲と伸展》

これは「他の端」に行われる便利な付加テストである（図7.13）．Cyriax（1978）は，SLRに頸椎屈曲を加えることによって症候反応やSLRの可動範囲に変化をもたらすことを述べた．それを確認したのは，Lew（1979）の基準となる研究，引き続いて行われた追試験（LewとPeuntedura 1985）であった．同様に，他動的頸椎伸展や側屈が有用な付加テストとなる患者もいる．このテスト法でのSLRの反応は，他動的頸椎屈曲がSLRの前に行われたか後に行われたかによって違ってくる．テンションテストの範囲とか複雑さが拡大するにしたがい，明らかになったのは，頸部をハンドリングすることの困難さである．これはPTの物理的限界というものである．テンションテストに付加された他の構成要素を固定し，持ち上げたり

するのを手伝うアシスタントのいる恵まれたPTはわずかしかいない．SLRに頸部の運動を加える場合，小柄な患者を対象にもっとも大柄で体の柔らかいPTだけが他動的頸椎屈曲を実行できるということになる．別の方法は患者にそれを自動的に実行させるか，始めから枕の上に患者の頭をのせておくか，手助けを求めるかである．

頸椎伸展の検査もできる．図7.14のようにアシスタントの助けを借りてSLR反応に対する頸椎伸展の効果が測定される．この図のように，脊椎は枕の上に伸展位におかれることに注意する．この肢位における脳脊髄幹や髄膜の緩み方次第でSLRの反応は違ってくる．

他のSLR

弓のつる（bowstring）テスト（Macnab 1977）を用いている臨床医もいる．下肢を症候反応が出現するまで伸展挙上し，ほんのわずかだけ引き戻す．この肢位で膝窩部の脛骨神経を触診する．そこで神経を圧迫したときに症状が悪化するようであれば，このテストは陽性である．膝の後面を触診すると痛みを呈する状態であれば，神経系の構成要素がその症状に関わっているかどうかを調べるために弓のつるテストが用いられる．SLRテストの際に神経系がピンと張られているなら，これら症状はおそらく悪化を示すだろう．

両側同時の SLR（BSLR）を実施するには，検者の両膝をベッドの上について患者の両下肢を自分の肩の上にのせ，それをベッドから垂直に持ち上げる（図7.15）．小さな患者なら検者はベッドの脇に立ってでもおそらく下肢を持ち上げられるだろうが，重くて厄介なテストなので PT は注意すべきである．ある程度まで両側下肢を挙上し，もしその必要が生じれば両下肢をさらに持ち上げる．

もし一側下肢に痛みのある患者で，対側の SLR でも同様の症状が出現した場合，交差 SLR は陽性とみなされる．このテストは「健側下肢挙上テスト」としても知られる．このテストは，椎間板脱出を検査するのに最適である（Hudgins 1979, Urban 1985, Khuffash と Porter 1989）．それはたぶん過敏になっているか付着している硬莢膜が突出部を横切って動くか，あるいは椎間板を押し出したためである．

バイオメカニクス

SLR を実施すると数多くの構造物が動かされる．そのなかには神経系のみならず，ハムストリングスや腰椎，股関節，仙腸関節，筋膜などが含まれる．これらあらゆる構造物のバイオメカニクスが重要であり，これら構造物の病理学的変化が SLR に影響を与える．本書では神経系に的を絞って言及する．

SLR は，足部から脳脊髄幹に沿って大脳に至るまでの神経系を動かし伸張する（Breig 1978）．またこのなかには腰部交感神経幹も含まれ（Breig 1978），臨床的観察やその解剖学的な推定から交感神経鎖もその範疇に含まれる．上肢の神経系もそれに含まれる（2章）．2章で，SLR のバイオメカニクスについては，テンションポイントの概念とか一連の付加された構成要素の影響などについてかなり詳細に論じた．

臨床的に通常，両側同時の SLR は一側のみの場合と反応は異なる．一側のみの SLR では硬莢膜や神経根が脊柱管を横切って引っ張られるが，両側の場合はそのような運動は起きないと考えられる．というのは対側下肢がすでに伸展挙上しているからである．また両側同時の SLR は，一側のみの SLR よりも腰椎を屈曲させることになる．

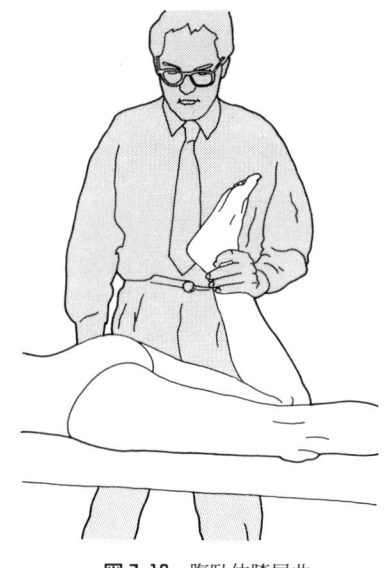

図7.16 腹臥位膝屈曲

腹臥位膝屈曲（PKB）

歴史的背景

上位腰髄神経症のほうが下位に比べて生じにくい．したがって腹臥位膝屈曲は，しばしば忘れ去られ，SLR の従兄弟ぐらいの扱いしか受けていない．Estridge ら（1982）によれば，まず最初にこのテスト法に信頼をもたらしたのは1919年の Wasserman の仕事である．彼は軍人が訴えた大腿前面と脛部の痛みに合った身体的徴候を探索した後に，テンションテストの手段として提案した．腹臥位膝屈曲でさらにテンションを増すためには，O'Connell（1946）は股関節伸展を加えることを推奨した．最近 Davidson（1987）は，脊椎の位置を変えて腹臥位膝屈曲の基準となる研究を実施した．腹臥位膝屈曲は大腿四頭筋の伸長と同じかもしれないし，そうでないのかもしれない．すべてのテンションテストを通じて次のような疑問が常に生じる．「伸長されている構造物は一体何なのか」．

方法

患者はPTの脇で腹臥位となり，PTの方に顔を向ける．もしこの姿勢が腹臥位膝屈曲をテストをするたびに維持されるなら，再テストはより妥当なものとなる．検者は下腿を摑み，あらかじめ決定された症候反応が生じるまで膝を屈曲する．あらゆるテストと同様に運動中の可動域，症候反応，抵抗を記録する（図7.16）．生じた反応は対側の腹臥位膝屈曲と比較する必要がある．

正常反応

無症候のボランティアの大集団における腹臥位膝屈曲に対する反応は未だ実証されてはいない．しかし臨床的観察から大方の人々の膝は屈曲可能で，その結果，踵は臀部に接触する．正常な症候反応は，大腿四頭筋部が引っ張られるように感じるか痛みを訴える．またテストに伴う姿勢応答も評価に値する．臀部は持ち上がるかもしれないし，患者は股関節を回旋しようとするかもしれない．もちろんこの痛みの原因や結果として生じる疼痛回避肢位は，直接神経系によるものとは限らないだろう．筋や筋膜もしくは腰椎の過伸展から生じた可能性もある．この識別はSLRのときほど容易ではない．以下に述べるように，スランプ肢位で腹臥位膝屈曲を用いるテクニックは各組織を区別する一方法であり，「伏在神経テンションテスト」の際にも用いられる．PTが制限の原因となる構造的な位置を特定するには，なおそのうえに主観的手がかりに頼る必要もある．

適応

腹臥位膝屈曲は膝，大腿前面，股関節，上部腰椎症状を訴える患者にはルーチンに実施することを推奨する．また以下に述べる伏在神経を検査するバリエーションは，伏在神経支配領域に症状がみられる場合に使用されるべきである．腹臥位膝屈曲は，SLRに著しい陽性反応が伴う場合に価値のあるテスト法である．下部腰椎や坐骨神経根が著しく侵されているならば，上部腰椎神経根も二次的に障害されているかもしれない．もしも患者がテストと似たような方法によってこ

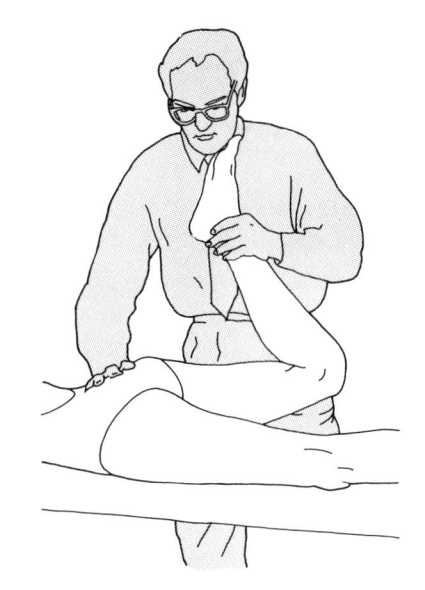

図7.17 股関節伸展 → 腹臥位膝屈曲

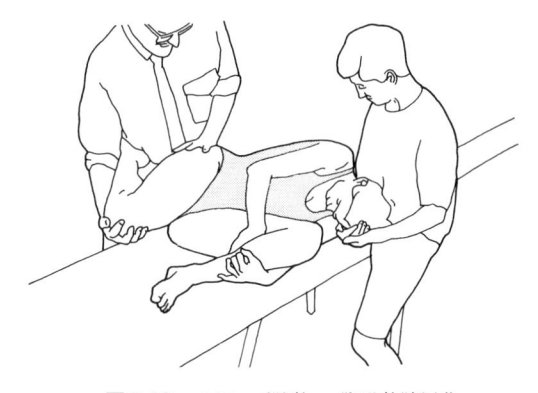

図7.18 スランプ肢位 → 腹臥位膝屈曲

れらの症状が出現すると言うなら，腹臥位膝屈曲テストは実行されるべきである．たとえば膝立ち位やハードル越えによって生ずる痛みは二つのそのような例ということになる．

バリエーションと増感付加

O'Connell（1943），Macnab（1977），Grieve（1981），CorriganとMaitland（1983）等は，膝屈曲位で股関節を伸展すると，腹臥位膝屈曲テストをさらに感度の高いものにすると述べている．しかしその一方，Davidson（1987）は無症候の100名のボランテ

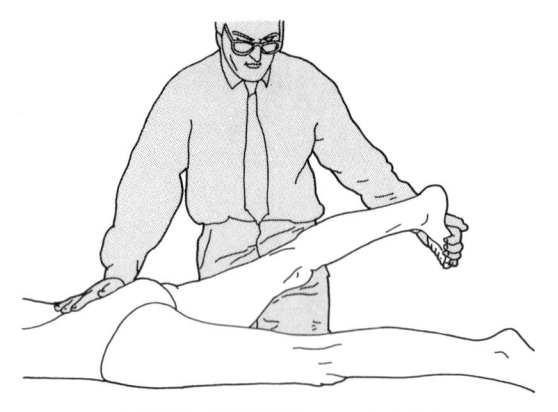

図 7.19 伏在神経テンションテスト

ィアを使った研究で，中間位で腹臥位膝屈曲テストを行ったほうが股関節を伸展して行うより症状の再現性に優れ，より感度が上がると報告した．臨床的に「錯感性股神経痛」を伴う患者（外側大腿皮神経絞扼，12章参照）は，これら症状の再現性では，腹臥位膝屈曲を行った後，股関節を伸展したほうがしばしば良い結果が得られる．またこのテストを股関節内転のある角度で行ったときのほうが敏感になることさえある．枕もしくは検者の膝の上に屈曲した膝関節をおくことで股関節伸展を付加できる（図 7.17）．このバリエーションはおそらく「外側大腿皮神経テンションテスト」と呼べるほど特定の部位を刺激する．

腹臥位膝屈曲は股関節内・外転位，内・外旋位でも実施できる．こうした方法は健常者の神経にかかるテンションや運動に小さな変化をもたらすばかりではなく，病理的変化が加わった場合は，これらテスト方法のうちいくつかは重要性を増すことだろう．この場合，患者の症状を悪化させる肢位がもっとも良い手がかりとなる．

腹臥位膝屈曲にスランプテストを加える（Davidson 1987）ことは有用である．というのも，神経系それ自体が障害を受けているのか，神経系とは別の構造的欠陥によるものかを識別するのによい手段となるからである．このテストは側臥位が最良の肢位（図 7.18）で，アシスタント（経験を積んだ者が望ましい）が必要になる．経験の少ない術者は頭頂に近い部分を持つべきである．患者の体幹と頸部を屈曲位に保持し，術者は必要に応じて頸部伸展を許すところに位置しなければならない．一方の検者はテスト側の患者の足を自分の腰の上に置き，次に患者の膝を屈曲する．必要に応じてさらに股関節伸展を加えていく．この肢位で求められる反応が得られたなら，頭頂部を操作する術者は，脊椎と下肢の位置を一定に保ちながら頸部を伸展してよい．いかなる下肢症状の変化も神経系の障害と関連して起こるのである．この肢位をとっている間，再度頸椎屈曲を加えることでその変化を確認できる．Davidson は 1987 年にこう記している．腹臥位膝屈曲をとった後スランプ肢位をさせるテストを 40 名のボランティアを対象に行ったところ，頸部屈曲で，無症候のボランティアの 62.5% が反応増強を示し，12.5% が逆に低下した．また頸部伸展により 20% は反応が減じ，30% が増大に転じた．

大腿神経は内側を通って膝に向かい，伏在神経として足背部付近の皮膚に枝を出している．このことは，Dyck（1976）が指摘したように，腹臥位膝屈曲が大腿四頭筋群に連絡する大腿神経上部の真のテンションテストであることを証明する．そのテストはおそらく伏在神経のテンションを緩める．大腿/伏在神経テストは腹臥位で実施される．伸展した下肢を外転し，膝は伸展した位置から股関節を伸展，外旋する．この肢位で足関節を操作することで，きちんとした区別が可能となる．すなわち足関節外反と背屈を加えることでもっとも強い増感付加となるが，伏在神経の分配はまちまちなため，むしろ底屈のほうが力学的に伏在神経路を鋭敏に刺激するかもしれない（図 7.19）．

腹臥位膝屈曲位に，足関節背屈や，底屈と内反を加えることは，しばしば従来の腹臥位膝屈曲反応を変化させる．神経路に病的変化がみられる場合は特にそうである．なぜこのようなことが起こるのか，また神経系の連絡網をなぜ緊張させられないのかを解剖学的に分析するのは困難である．おそらく筋膜路を介して大腿部の大腿神経にさらにテンションがかかるためであろう．

SLR と同様，両側同時に腹臥位膝屈曲を行うのは有用だろう．膝の屈曲角は容易に比較し得る．たぶん疼痛反応は一側のみの場合とは違っていよう．

バイオメカニクス

伏在神経は膝屈曲・伸展の関節軸の裏側を走行しているため，腹臥位膝屈曲テストでは緩んでいる状態だろう．したがってすでに指摘したように，腹臥位膝屈曲テストはおそらく大腿四頭筋やそれをとり巻く筋膜

に分布する大腿神経の付着部を介してのテンションテストである．テンションは大腿神経を経由して第2，3，4腰髄神経根に伝達され，ある種のテンションを与えるとともに，脳脊髄幹や髄膜のわずかな動きをもたらす（Dyck 1976, Davidson 1987）．脳脊髄幹に沿った伸張と動きの広がりは，たぶん SLR を伴った場合よりも少ないと思われる．Christodoulides (1989) はミエログラフィーによる研究で，腹臥位膝屈曲テストは第4，5腰椎の椎間板突出に対する検査として用いられるべきであると発表した．したがって第4腰髄神経根が引っ張られると，すでに伸張し興奮状態にある第5腰髄神経根をさらに引っ張ることになる．

もし腹臥位膝屈曲テストが股関節伸展位で実行されるならば，外側大腿皮神経に沿ってテンションがさらに加わる．というのも，その皮神経は屈曲・伸展の股関節軸および主大腿神経幹の前方を走行しているからである．しかし股関節を伸展させると腰椎に伸展方向の力が加わるため，脳脊髄幹のテンションを緩める．Davidson（1987）は，男女100名の若年健常者を対象に腹臥位膝屈曲テストを股関節中間位と伸展位で行ったところ，股関節中間位のほうがより感度が高かったと報告している．しかしこのテストが股関節伸展位でなされるなら，おそらく大腿神経の界面組織をより大きく動かすだろう．これは神経系が病的接触領域に接触するとき，症候を引き起こす運動になる可能性があるかもしれない．

スランプテスト

歴史的背景

スランプテストは比較的新しいテンションテストの一つであるが，長年，坐位で膝を伸展して実施するよう提案されてきた．Woodhall と Hayes (1950) によれば，Petren が1909年にテンションテストとして坐位で膝を伸展する方法を採用したのがその始まりであった．1942年に Cyriax は「坐骨神経外鞘炎」を診断するため，坐位での膝伸展に加え頸椎屈曲を組み合わせた．Inman と Saunders (1942) もまた腰痛の原因となっている場所の特定を試みるため，脊椎屈曲と下肢伸展挙上を組み合わせて用いることを提案した．下肢伸展挙上の角度の増加に伴い症状がひどくなれば下部腰椎病変が疑われ，一方体幹屈曲角が増すことで症状が悪化すれば上部腰椎病変の示度とされた．Maitland (1979) はこのテストに関する基準となる研究を行い，当テストを「スランプテスト」と名づけ，今日徒手療法においてよく用いられるに至る礎を最初に築いた (1986)．後方視的にみると，このテストは神経系の連続性と腹臥位膝屈曲や下肢伸展挙上などの既成テストを利用しながら論理的に進歩を遂げてきた．

方法

非神経過敏障害の患者に対する検査法を順を追って述べる．神経過敏障害の検査については9章で扱う．

1. 患者は診察台の端に深く腰かけ，大腿部を坐面で十分に支持を受けた状態におき，膝を合わせる．ちょうど膝部後方に生じる折り目が診察台の突端に当たるように置くべきである．この開始肢位によって，股関節の位置が変わっても元の位置に戻すことができる．患者は手を背部に回し軽く組む．検者は患者の脇に立ち接近し，そのとき一方の足を診察台の上にのせる（図7.20A）．静止状態での症状は以下に掲げた各ステージの後に現われた症状や症状の変化と同様に記録される．そして各々の段階で構成要素が動いた角度は視覚的に評価される．

2. 患者に「スランプに陥った」ような，「がっかりしている」ような姿勢をとらせ（患者の腹部を軽く押すとこのような姿勢を促せるかもしれない），その間，検者は患者の頸椎を中間位のままにしておく（図7.20B）．次に胸腰部を屈曲させ，股関節を屈曲するというよりむしろ脊椎を「弓なりにする」ように過圧 (overpressure) を加える．一方，仙骨は垂直に立たせておかなければならない．こうした姿勢をとらせるには検者の膝をベッド上に置き，患者の頸椎と胸椎の境目付近に自分の腋窩を置くようにすると容易にできる．私の場合，自分の肋骨と前腕を使って脊椎を後彎させ，同時にもう一方の側に水平圧をかけておく．このテストのどの要素でも患者の反応を評価することを忘れてはならない

3. 脊椎屈曲位を維持したまま患者の「顎を胸部につける」ように頸部を屈曲させ，その方向に過圧を加える．頸部を屈曲し，上方から過圧を加えた後に患者

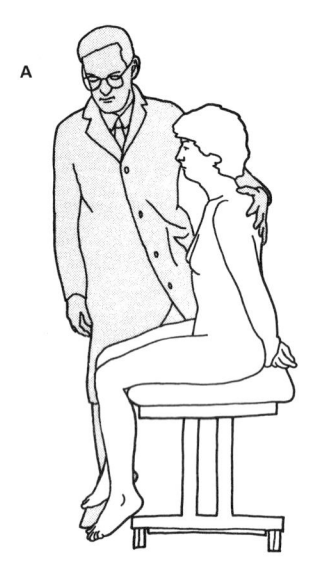

図 7.20 A　スランプテスト　ステージ 1

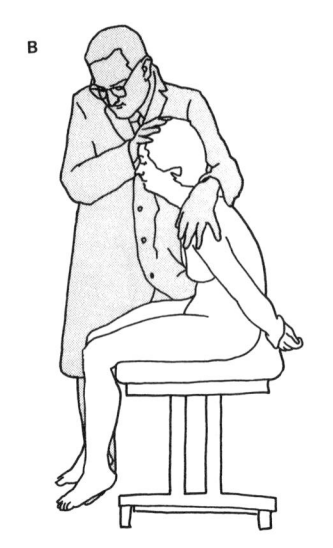

図 7.20 B　スランプテスト　ステージ 2

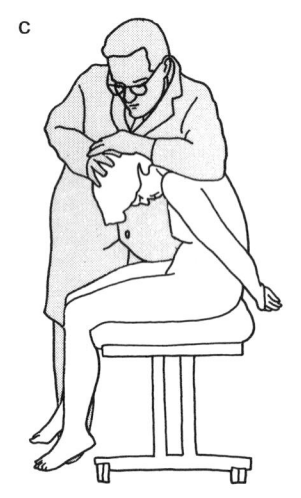

図 7.20 C　スランプテスト　ステージ 3

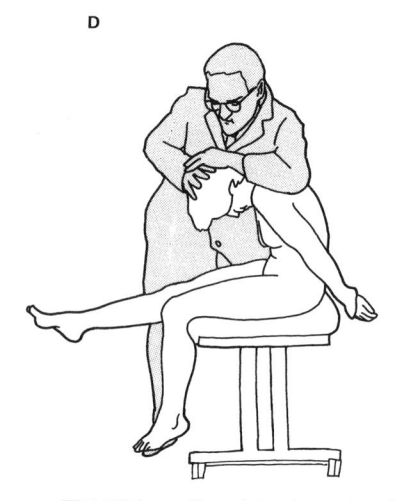

図 7.20 D　スランプテスト　ステージ 4

の反応を評価する.「第 7 頸椎を腋窩を使って」圧迫すると,両方の手で患者の頭部を操作できることになる（図 7.20C）.

4. 患者に自動的に自分の膝を伸展させ,検者はそのときの反応を評価する（図 7.20D）.検者は常に左側の膝から伸展させるよう習慣づけるとよい.というのは,そうしたほうが反応を記録する際それを思い起こすのに便利だからだ.どちらかの側の痛みが強い場合,良い（痛みの少ない）ほうをまず検査する.こうすると痛みの強い側から予期される重要な情報が得られる.指示としては「膝を真っ直ぐに伸ばして下さい」というのがもっとも妥当だろう.

5. 次に患者に足関節を背屈するよう求める（図 7.20E）.患者には,「足関節を背屈して下さい」と言うより「足首を上に曲げて下さい」と言うほうがわかりやすい.また足全体を真っ直ぐに伸ばそうとする患者もときどきみかける.その場合「足首を上に曲げて下さい,足首だけですよ」と指示したほうがよいだろう.

6. 屈曲した頸部をゆっくりと伸展方向へ緩め（図 7.20F）,そのときに起こる反応を注意深く評価する.

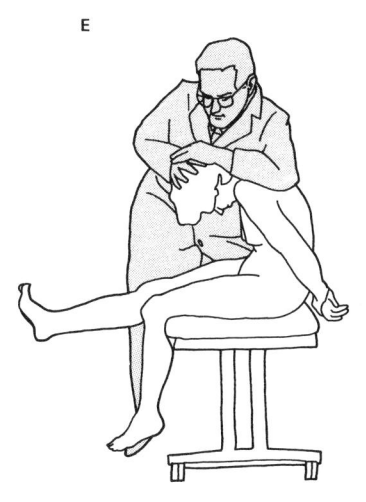

図7.20 E　スランプテスト　ステージ5

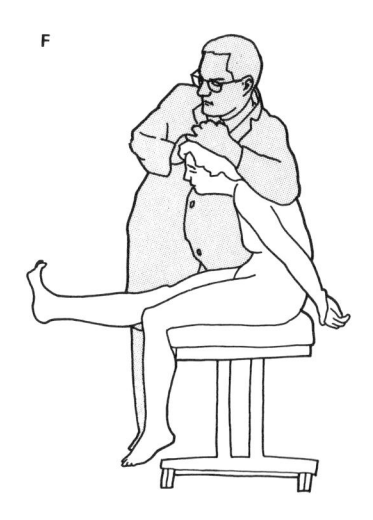

図7.20 F　スランプテスト　ステージ6

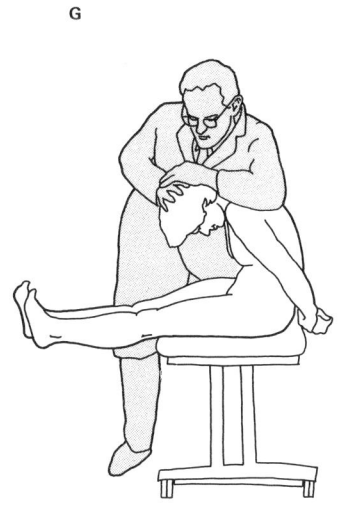

図7.20 G　スランプ肢位→両側膝伸展

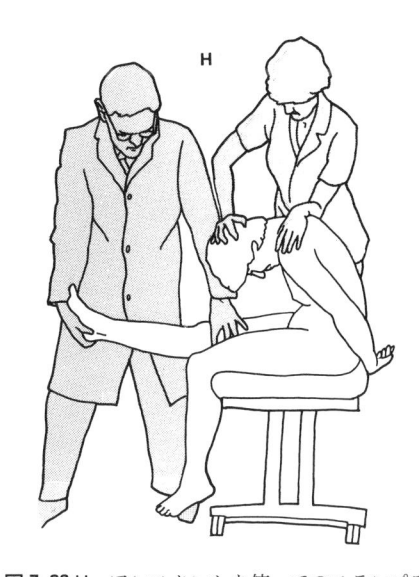

図7.20 H　アシスタントを使ってのスランプテスト

症状が即時に緩和されたり，変化が現われたりする者がいる一方，頸椎伸展位で遠く離れた背面に症状の変化がみられる患者もいよう．また何の変化ももたらさない患者も少数だがいることだろう．どのようなものであれ症状に変化がみられた場合，頸椎の伸展角度のうちどこで症状が変化したかを知ることが重要である．

7. もう一方の下肢に対して同様の手順で検査する．症状が出現した運動域や疼痛反応を他側と比較する．

8. スランプ肢位で両膝を伸展させ，頸部屈曲を緩めた影響を記録する（図7.20G）．膝を伸展した角度が非対称ならそれを記録する．

　これは無症候の対象者に対する検査法を述べたものである．頸部屈曲を伴うスランプテストと呼ばれるこの検査がいったん完了し，左膝の伸展がハムストリングス部位の疼痛によって制限されたなら，この肢位を保ったままゆっくりと頸部屈曲を緩める．もしハムストリングス部位の症状に変化がみられたなら，こうした症状の変化は神経原性のものであると推定できる．

　Maitland（1986）が用いた，より深い股関節屈曲

を加える手技のように，上記のバリエーションを使う臨床家もいる．このような方法は Massey（1982），Leung（1983），Grant（1983），Butler（1985）などが行った基準となる研究のなかで用いられた手技であった．股関節屈曲（大腿を屈曲するだけでなく体幹も屈曲する）は増感運動として後から付け加えることができる．

スランプテストは多くの生体構造に関わる強力な検査法で，正確に反応を評価し，解釈するには注意深いハンドリングが求められる．仙骨が垂直に保たれれば，より容易に正確な再評価ができるだろう．基本テストは股関節屈曲を可動域いっぱいまで行わないことを特に明記しておく．こうすることで無用に神経系にテンションがかかることがなくなる．このことで検査の安全性が少し高まる．

もし熟練したアシスタントが手伝ってくれるなら，PT が下肢の運動を検査している間，体幹の肢位を維持する役割を担う（図 7.20H）．

《スランプテストに関する予防処置》

スランプテストはハンドリングやその解釈に熟練を要する複雑なテストである．5 章に挙げた一般的予防処置や禁忌事項が考慮されなければならないし，とりわけ中枢神経系に障害を受けている場合は注意を払う必要がある．

1. 全テストを実施しなければならないというわけではない．疾患が刺激に対して過敏であると思われる場合は，スランプテストの一部を検査する．たとえば過圧せずスランプ肢位をとっただけで腰椎症状が出現したケースでは，わずかに頸椎の屈曲を加えただけで症状は悪化するだろう．これがたぶんこのような特定の患者に必要な検査のすべてであろう．ある患者に対して，あるいは疾患の特定の段階では，スランプテストを行う必要はないし，行わない方が賢明であろうと思われる．

2. スランプテストの構成要素のうち，屈曲要素は不安定な椎間板性の疾患を危険な状態におく可能性がある．屈曲要素は椎間板内部の圧力の増加や椎間板を後縦靭帯か硬膜への押し出しをもたらすために，明らかな椎間板傷害の症状をしばしば悪化させる．不安定な椎間板性の疾患の可能性が疑われたら，テストを実施しないか，症状が現われた時点でテストを中断すべきである．スランプテストを行うすべての PT は，自らの身体でそれを実施しておくべきである．それはちょうど閉所恐怖症検査のようにまったく心地よいものではないだろう．

正常反応

スランプテストは実施した対象者のほとんどに，ある種の不快な反応や痛みさえもたらす．こうした反応によって被験者が正常であるか否かが分析，決定される（9 章参照）．以下に掲げた反応はこれまで述べた方法に対する正常反応として提案したものである．これら基準となる正常反応はおよそ 250 名に及ぶ無症候の健常対象者から得られた研究成果から生まれたものである（Maitland 1979，Leung 1982，Grant 1983，Butler 1985）．これらの研究からわかった正常反応は以下のようなものである．

- スランプステージ 2．（図 7.20B）スランプ肢位——無反応
- スランプステージ 3．（図 7.20C）スランプ肢位に頸部屈曲を加えた状態——健常者のおよそ 50% が T8, 9 領域に疼痛を訴える．この反応は高齢者ほど一般的な反応からずれる傾向がある（Butler 1985）．
- スランプステージ 4．（図 7.20D）ステージ 3 の肢位に，さらに膝伸展を加えた状態——伸展した膝の背側やハムストリングスの領域に痛みと膝伸展の可動域制限がいくらか加わる．この制限は左右対称でなければならない．
- スランプステージ 5．（図 7.20E）ステージ 4 の肢位に，足関節背屈を加えた状態——足関節背屈にある程度可動域制限が加わる．
- スランプステージ 6．（図 7.20F）ステージ 5 の肢位から頸部屈曲を解放した状態——全領域の症状が減少し，膝伸展と足背屈の可動域が増大する．

適応

スランプテストは以下の場合ルーチン検査とすべきである（ただし必ずしも最初に行う必要はない）．

1. 脊髄症状がみられるとき．
2. 主観的検査から，スランプテスト陽性となる可能

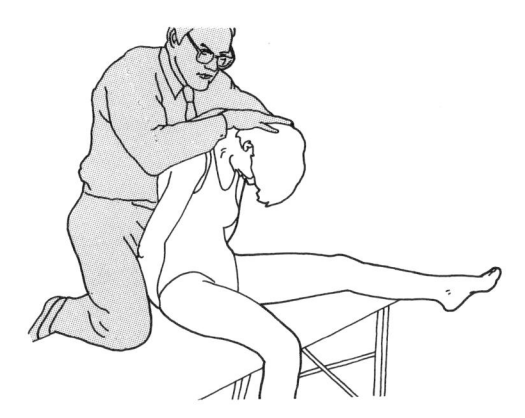

図7.21 スランプテストのバリエーションとして閉鎖神経を検査する．

性がうかがわれるとき．たとえば，患者が車に乗り込むときとかボールを蹴ったときに痛みが強くなると訴える場合などである．
3. 下肢伸展挙上とか腹臥位膝屈曲という神経モビライゼーションを治療手技として用いる予定のとき．スランプテストなど別のテンションテストを実施しておくことは，反応や，ことによると障害の進行具合を再評価することができ，有益である．
4. 退院を控えた患者の神経系がきちんと動き，伸長することを確認するとき．

バリエーション

　一度基本テストを実施したら，さまざまな疾患に対応するためにテスト法を変える必要があろう．神経過敏障害（9章）や神経系に過伸張がみられる（過可動）患者には，たとえば以下の二つの検査が適用される．

　過可動患者の神経系を十分検査するには，通常のスランプテストにさらに伸張を加える手技を用いる必要があろう．すなわち，股関節内転と内旋に伴って，より深く股関節を屈曲する必要がある．いくらか脊柱を側屈すれば求める反応が得られるかもしれない．下肢伸展挙上に用いられる増感付加テストのうちいくつか（股関節内転，内旋，足関節の肢位を変化させること）は，容易にスランプテストに付け加えることができる．
　スランプテストはまた鼠径部を捻挫した際，神経（もっとも適応になりそうなのが閉鎖神経）の役割を検査するのに都合のよい肢位である．もし，下肢を外転して症状が出現した場合，体幹を屈曲し頸部の位置を変えてみるとよい（図7.21）．外転した下肢は椅子の上にのせて支持してもよいかもしれない．頸部を屈曲または伸展することで鼠径部の痛みの反応が変化するなら，その場所にたぶんその障害の神経原性の要素が存在する可能性がある．

　スランプ肢位に上肢テンションテストとそのバリエーションを，両側あるいは一側だけ加えることもある．McLaughlin（1989）は，50名の無症候の対象者に対しスランプテストと両側上肢テンションテストを組み合わせて実施したところ，坐位での標準スランプテストと同様の反応が理に適う形で返ってきたことを報告した．両側上肢テンションテストを加えることはC8，T1レベルの中枢神経系を固定することにつながり，脊椎や上肢が原因の相対伸張上肢障害の検査や治療に有用である．

長坐位でのスランプテスト

　長坐位でのスランプテストは，評価だけでなく治療手段としても便利なものである．患者自らがそのテストをどのように実行するかを観察するのにも有用な検査である．この検査によって，どの場所に制限があるかがわかる．可動制限があるのは神経系とは限らない．この仮説は遠位の構成要素を動かすこと，たとえば膝をさらに伸展させたり足関節を背屈することで，正しいか否かが証明されることになる．

　長坐位でのスランプテストは本質的には，「他の端から」スランプを行うのである．すなわち，下肢と下部体幹から神経系に及んでいるテンションを第一に取り上げるのである．これは，異なるテンションと神経系/接触領域関係が検査されることを意味している．臨床的にはしばしば坐位でのスランプテストのときとは異なる反応を示す．

《方法》

1. 患者に長坐位をとらせる（図7.22A）．必要なら壁に向かって足をつけ足関節を背屈してもよい．
2. 体幹屈曲を加える．体幹を屈曲させながら脊柱が弓なりになるように過圧してもよい（図7.22B）．
3. この姿勢を維持しながら，頸部を屈曲する（図7.22C）．検者が患者の背後で膝立ちになれば患者の頭部をコントロールしやすく，体幹の姿勢を保持する

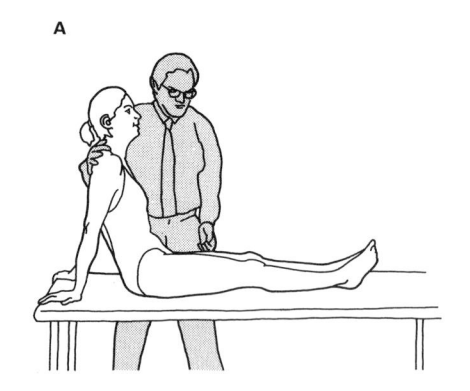

図 7.22 A 長坐位でのスランプテスト ステージ 1

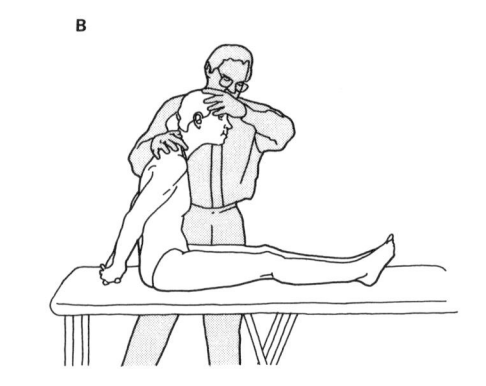

図 7.22 B 長坐位でのスランプテスト ステージ 2

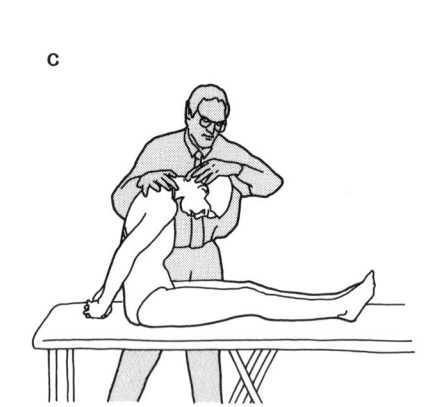

図 7.22 C 長坐位でのスランプ → 頸椎屈曲

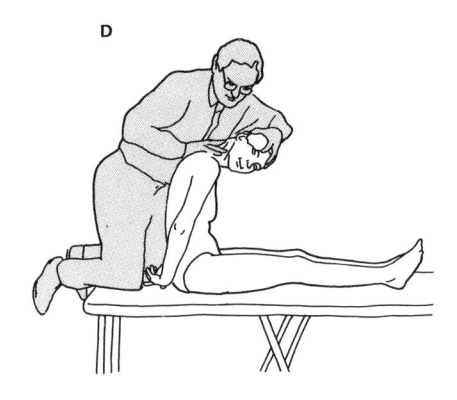

図 7.22 D 長坐位でのスランプ → 頸椎屈曲と回旋

ことも可能だ.

4. このスランプ肢位で頸椎や上部胸椎の運動を検査するのは容易である．図7.22Dのように頸部を右に回旋し検査する．バリエーションとして一方の膝をベッドの端から垂らし膝屈曲を許すことによる影響を検査したり，ベッドのもう一方の端に患者を移動させ同様の方法を他側下肢にも適用し，両者を比較することも有用である．上肢テンションテストの際に用いるバリエーションも重ねて実施できる．数多くの複雑なテンションテストのときと同様，アシスタントをつけると大変便利である．また膝伸展位を維持するのにストラップを用いてもよい．

《適応》

長坐位でのスランプテストは，長坐位でスランプ肢位をとると症状を訴える患者に特に適応がある．ベッドで読書をしたり，ボートを漕いだりする姿勢がその一例である．またこの姿勢は坐位で頸椎や胸椎の運動性を検査するのに便利で，スランプテストを含んだホーム・プログラムを患者に指導するのにも効果的な手段である（11章参照）．

バイオメカニクス

スランプテスト中に神経髄膜組織で実際に何が生じているかは，数少ない死体を使った研究や生体による研究から仮説が立てられ，推定されているにすぎない（これについては2章で論じた）．

完全なスランプテスト肢位での頸椎屈曲や膝伸展，足背屈の運動は，末梢および中枢神経系がいっぱいに引き伸ばされているか，また物理的にそれ以上の運動を許さないかどうかで限界域が決まることは明らかである．健常者で頸椎屈曲を緩めたとき，膝伸展や足背屈の可動域が増大する反応が得られることがその証拠

である．神経系はもっとも直線的な構造を有した接続路である．

　身体は緩みのない状態で構成されているため，スランプテストによって神経系に最大のテンションが加わるはずである．このことは50名の腰痛患者を対象としたMassey（1985）の研究とよく関連している．彼女は患者達に他動的頸椎屈曲（PNF），腹臥位膝屈曲（PKB），下肢伸展挙上（SLR），スランプの各テストを実施して，スランプテストがもっとも症状を再現しやすいことを報告した．

　スランプテストの反応をさらに深く理解することは可能だ．たとえば下肢伸展挙上か他動的頸椎屈曲のどちらか，あるいはその両方で症状を再現できても，スランプテストではまだ陰性の患者群がいる．これはたぶん，他動的頸椎屈曲や下肢伸展挙上ほどには，神経系に大きな運動をスランプ肢位では与えないためかもしれない．あるいはテンションや運動が一方の端部で生じたため，他方では同程度の運動ができなくなったためかもしれない．また病的神経過敏あるいは「重度の癒着」を引き起こしている例では，テンションが他方の端で加わったという理由で，症状を再現するのに神経/接触領域関係を必要としないためかもしれない．

　もう一つ考慮すべき重要なことは，スランプテストは神経系のテンションテストとして妥当なものかもしれないが，また同時に脊柱管内の硬膜嚢の前後の複合運動が行われた場合は，前・側方方向の運動性を検査できる点である．あるいは背内側皺襞（1章）のような構造物が引き伸ばされるのかもしれない．したがって，これらの組織を検査するには他動的頸椎屈曲や下肢伸展挙上を用いるのは適切ではないと思われる．

　坐位での下肢伸展挙上の結果は，従来の背臥位でのそれとは異なっていることを，長年にわたって多くの先駆者が指摘してきた．それゆえ，患者が訴える症状は信用できないと結論づけるためにこのことを取り上げる臨床家がまだ何人かいる．しかしながら坐位は界面組織を劇的に変化させ，脊柱は背臥位のテスト時とは同じ位置にはないだろうし，患者は坐位でのテストのときのほうが脊柱を屈曲させやすいだろう．脊柱管のバイオメカニクスや病理など，すでに知られていることを考慮すると，このテストは器質的な病理変化が存在するか否かを判定するテストとしてみなすべきではない．神経系は症状を変化させる潜在的に小さな動きとわずかな姿勢調整機能を有しているという，すでに知られているバイオメカニクスを考慮すると，これらのテストは大変粗いもののようにみえる．がしかし，こうしたことにしばしば重点を置いて強調するのは不当と思われる．

参考文献

Beasley A W 1982 The origin of orthopaedics. The Journal of the Royal Society of Medicine 75: 648–655

Borges L F, Hallett M, Selkoe D J, Welch K 1981 The anterior tarsal tunnel syndrome. Journal of Neurosurgery 54: 89–92

Breig A, Marions O 1963 Biomechanics of the lumbosacral nerve roots. Acta Radiologica 4: 602–604

Breig A, Troup J D G 1979 Biomechanical considerations in the straight-leg-raising test. Spine 4: 242–250

Breig A 1978 Adverse mechanical tension in the central nervous system. Almqvist & Wiksell, Stockholm

Butler D S 1985 The effects of age and gender on the slump test. Unpublished thesis, South Australian Institute of Technology, Adelaide

Christodoulides A N 1989 Ipsilateral sciatica on femoral nerve stretch test is pathognomic of an L4/5 disc protrusion. Journal of Bone and Joint Surgery 71B: 81–89

Corrigan B, Maitland G D 1983 Practical orthopaedic medicine. Butterworths, London

Cyriax J 1942 Perineuritis. British Medical Journal 578–580

Cyriax J 1978 Textbook of orthopaedic medicine, 7th edn. Baillierre Tindall, London, vol 1

Davidson S 1987 Prone knee bend: an investigation into the effect of cervical flexion and extension. In: Dalziell B A, Snowsill J C (eds) Proceedings of the Manipulative Therapists Association of Australia, 5th Biennial Conference, Melbourne

Dyck P 1976 The femoral nerve traction test with lumbar disc protrusion. Surgical Neurology 6: 163–166

Dyck P 1984 Lumbar nerve root: the enigmatic eponyms. Spine 9: 3–6

Estridge M N, Rouhe S A, Johnson N G 1982 The femoral stretching test. Journal of Neurosurgery 57: 813–817

Gifford L 1987 Circadian variation in human flexibility and grip strength. In: Dalziel B A, Snowsill J C (eds) Fifth biennial conference proceedings, Manipulative Therapists Association of Australia, Melbourne

Grant A 1983 The slump test. Unpublished thesis, South Australian Institute of Technology, Adelaide

Greive G P 1981 Common vertebral joint problems. Churchill Livingstone, Edinburgh

Hudgins W R 1979 The crossed straight leg raising test: a diagnostic sign of herniated disc. Journal of Occupational Medicine. 21: 407–408

Inman V T, Saunders J B 1942 The clinico-anatomical aspects of the lumbosacral region. Radiology 38: 669–678

Khuffash B, Porter R W 1989 Cross leg pain and trunk list. Spine 602–603

Leung A L 1983 Effects of cervical lateral flexion on the slump test in normal young subjects. Unpublished thesis, South Australian Institute of Technology, Adelaide

Lew P C 1979 The straight leg raise and lumbar stiffness.

Unpublished thesis, South Australian Institute of Technology, Adelaide

Lew P C, Puentedura E J 1985 The straight-leg-raise test and spinal posture. In: Proceedings Fourth Biennial Conference, Manipulative Therapists Association of Australia, Brisbane

Macnab I 1971 Negative disc exploration. Journal of Bone and Joint Surgery 53A: 891–903

Macnab I 1977 Backache. Williams & Williams, Baltimore

Maitland G D 1979 Negative disc exploration: positive canal signs. Australian Journal of Physiotherapy 25: 129–134

Maitland G D 1986 Vertebral manipulation, 5th edn. Butterworths, London

Massey A E 1985 Movement of pain sensitive structures in the neural canal. In: Grieve G P (ed) Modern manual therapy of the vertebral column. Churchill Livingstone, Edinburgh

McLaughlin A 1989 Combined slump tests. Unpublished thesis, South Australian Institute of Technology, Adelaide

Miller A M 1987 Neuro-meningeal limitation of straight leg raising. In: Dalziel B A, Snowsill J C (eds) Fifth biennial conference, Manipulative Therapists Association of Australia, Melbourne

Nobel W 1966 Peroneal palsy due to haematoma in the common peroneal nerve sheath after distal torsional fractures and inversion ankle sprains. The Journal of Bone and Joint Surgery 48A: 1484–1495

O'Connell J E A 1946 The clinical signs of meningeal irritation. Brain LXIX: 9–21

O'Connell J E A 1943 Sciatica and the mechanism of the production of the clinical syndrome in protrusions of the lumbar intervertebral discs. British Journal of Surgery 30: 315–327

Slater H 1989 The effect of foot position on the SLR responses. In: Jones H, Jones M A, Milde M (eds) Sixth biennial conference, Manipulative Therapists Association of Australia, Adelaide

Styf J R 1988 Diagnosis of exercise induced pain in the anterior aspect of the lower leg. American Journal of Sports Medicine 16: 165–169

Sunderland S 1978 Nerves and nerve injuries, 2nd edn. Churchill Livingstone, Edinburgh

Sutton J L 1979 The straight leg raising test, unpublished thesis, South Australian Institute of Technology, Adelaide, Australia

Sweetham B J, Anderson J A, Dalton E R 1974 The relationships between little finger mobility, lumbar mobility, straight leg raising and low back pain. Rheumatology and Rehabilitation 13: 161–166

Tencer A F, Allen B L, Ferguson R L 1985 A biomechanical study of thoracolumbar spine fractures with bone in the canal, Part III. Spine 10: 741–749

Troup J D G 1981 Straight-leg-raising (SLR) and the qualifying tests for increased root tension. Spine 6: 526–527

Troup J D G 1986 Biomechanics of the lumbar spinal canal. Clinical Biomechanics 1: 31–43

Urban L M 1985 The straight leg raising test: a review. In: Grieve G P (ed) Modern manual therapy of the vertebral column. Churchill Livingstone, Edinburgh

Woodhall B, Hayes G J 1950 The well leg raising test of Fajersztajn in the diagnosis of ruptured intervertebral disc. The Journal of Bone and Joint Surgery 32A: 786–792

8 テンションテスト：上肢

　上肢のために開発された神経テンションテスト（上肢テンションテスト：ULTT）は，下肢や体幹に用いられているテストよりも，最近になって発展してきた．それは，もっぱら理学療法士（PT）が用いてきたテストである．このテストが，理学療法よりも他の専門家に神経-整形外科的検査法の一つとして受け入れられるようになるには，もう少し時間をかけた研究が必要と思われるが，それにしても Maitland の評価・治療の手がかりになって当然である．私はこの章で，左側上肢と非神経過敏障害（non-irritable disorder）に対する四つの基本テンションテストについて述べる．

- ULTT 1 ：肩関節外転を利用する，正中神経を主としたテスト
- ULTT 2a：肩甲帯を下制し，肩関節を外旋させる，正中神経を主としたテスト
- ULTT 2b：肩甲帯の下制に加えて，肩関節を内旋させる，橈骨神経を主としたテスト
- ULTT 3 ：肩関節を外転して，肘関節を屈曲させる，尺骨神経を主としたテスト

上肢テンションテスト1

歴史的背景

　上肢テンションテスト（「腕神経叢テンションテスト」または「Elvey テスト」としても知られている）は，テンションテストとしてはもっとも新しいものである．このテストは，1979 年 Elvey によって開発されて発展し，最近になって注目されるようになった（Elvey 1983, 1986, Elvey ら 1986, Kenneally ら 1988）．Kenneally ら（1988）は，「下肢伸展挙上の上肢版」として「上肢テンションテスト」と名づけた．これは，便利で役に立つ類のものであり，下肢伸展挙上を，下肢と脊椎疾患をもった患者の評価・治療に用いるのと同じように，上肢と頸椎疾患を検査する場合に用いる．

　長年の間，「上肢に対する有効なテンションテスト法となり得る」ということを臨床家と研究者はそれとなく述べてきた．1934 年，Chavancy は，上肢の伸展，外転，挙上に伴って，牽引していく一つの方法を提案した．1951 年には，Frykolm も似たようなテスト方法を提示した．しかしそのテストは，テストする上肢とは反対側に頸椎を側屈させて，神経系をピンと緊張させるという点で異なっている．1956 年，Smith は，本書で ULTT 1 として書かれている方法と似た腕の動きを盛り込んだテストを，死体（ヒトとサル）を使って研究した．この研究では，頸髄に起こる合成運動について，正確に言及している．1973 年，Pechan は「尺骨神経テンションテスト」として知られるテストを考案した．このテストは，この章の後半で紹介する上肢テンションテスト3に似ている．1978 年，神経バイオメカニクスの重要性に注目していた Cyriax は，症状を呈する手関節肢位に対して，肘関節の伸展を加えることを提案した．

　長年にわたり外科医は，麻酔された患者の上肢がある特定の肢位におかれたままだと，伸張性ニューロパチー（stretch neuropathy）の危険があることを知っていた．肩関節の外転と肩甲帯の下制は，もっとも危険な肢位として知られている．

　Elvey の初期の報告や死体での研究以来，オーストラリア第三施設での多数の卒前・卒後研究で，そのテストとその異形を検証してきた．500 人以上が参加して，南オーストラリア科学工業技術研究所単独で，上肢テンションテストの基準となる研究が行われた

(Kenneally 1985, Rubenach 1985, Fardy 1985, Bell 1987, Landers 1987). 死体を用いた研究が上肢テンションテスト（Elvey 1983, 1988, Ginn 1989, Selvaratnam ら 1989）の研究に利用された．最近になり，このテストは実際に臨床で施されるようになり，コリース骨折（Young 1989）やむち打ち症（Quintner 1989），手術後の手の過敏症（Sweeney と Harms 1990）を含むさまざまな障害との深い関わりも注目されつつある．それでもまだ，この上肢テンションテストは，主流をなす医学文献上で，議論される必要がある．

上肢の各神経に対するテンションテストの可能性が，提示されている（Kenneally ら 1988）．1988 年 Kenneally らは，関節の運動軸に関連して，神経の走行部位を検査することにより，個々の神経に選択的に緊張刺激を加える技術を開発できることを示唆した．臨床経験が示すところでは，このテストはいつでもできるとは限らず，特に，上肢の複雑な神経解剖学を考慮するならば困難である．上肢に関しては，四つの基本テストを用いることを，私は推奨する．これらのテストは，特定の神経幹にバイアスをかけることによって，強く神経系を伸張する手技を基本としている．

方法

ここで示しているテストの方法は，左 ULTT 1 に関するもので，非神経過敏障害で，手指，手関節，肘関節，肩関節，頸部の可動が正常であることを前提としている．前章と同様に，便宜上，患者は女性，PTを男性として表わす．

1. 患者は，ベッドの左端に寄って，背臥位の正中位をとる．枕は通常必要ない．使用する場合は，後の再検査でもそれとほぼ同じ物を用いる必要がある．検者は，左足を前方に一歩踏み出した肢位で患者の方を向き，右手で患者の左手を持ち，自分の母指と四指の先端が正しく下方に向くようにして確実にコントロールする．患者の上腕は，検者の左大腿部に静かに置く（図 8.1A）．

2. 動かしている間，肩甲帯に対して下制方向に，同じ力を継続して加える．これは，検者の拳で肩甲帯をベッドに向かって垂直に押し下げることによって，もっともうまく行われるし，そうすることで肩甲帯を中間位に保持できる．したがって，外転時に，肩甲帯の挙上を防ぐことができる．便宜上，別の肢位で行うPT もいることを断っておく．それについては以下で検討を加える．続いて患者の上肢は，水平面でほぼ 110° に外転される．外転運動の要素は，患者の腕をPTの大腿部に置いた状態で行うと腕の安定も良く，運動調節も良くできる．この方法で，動きのコントロールと十分な支持を保ちつつ，歩くようにして腕を外転方向に上げて動かすことができる（図 8.1B）．

3. この肢位を保って，前腕を回外にし，手関節と手指を伸展させる（図 8.1C）．

4. 肩関節を，側方へ回旋させる（図 8.1D）．

5. 肘関節を，伸展させる（図 8.1E）．最初の基本肢位を正しく維持しておかなければならない．

6. この肢位を保ち，頸を左に側屈，それから右へ側屈を加える（図 8.1F）．患者に頭を側方へ向けるように指示すると，必然的に患者は頸を側屈させるより，むしろ回旋してしまう．テストを施す前，どういうことが求められているかを患者に説明する必要がある．「天井を見たまま，耳を肩に近づけて下さい」という指示は有効である．

検査のもっとも重要な部分，というより実際はどのテンションテストを行うにしても，一度テストの一部分が行われたなら，これらの肢位は，次の運動要素を加えるまで，しっかり保持しておく必要がある．症状や徴候の変化については，検査の各段階において確認し，判断しなければならない．

《別のハンドリングの方法》

図 8.2 では，一部の PT が好んで使用するハンドリングの方法の一つを示した．第二段階で，ベッド上にのせてある検者の拳で肩甲帯を下制位に保持するよりも，むしろ患者の上腕に沿って，PTの前腕を当て，患者の肩甲帯を左肘で支えるというやり方である．場合によってはこのほうが支持しやすいだろう．テストの始めのうちに回外位にすることに注意する必要がある．臨床家によっては，まず頸を側方に回旋させた後，回外運動を加えるという方法をとる．このことは，毎回同じ基本テストを用い，テストを付加する順序を入れ替えれば症状を再現させることにつながる可能性のあることを PT が認識していれば，臨床的にはたいして重大ではない．

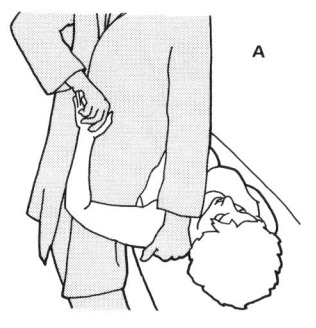

図8.1A　ULTT 1 ステージ1

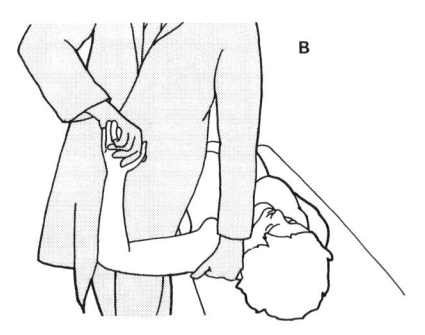

図8.1B　ULTT 1 ステージ2

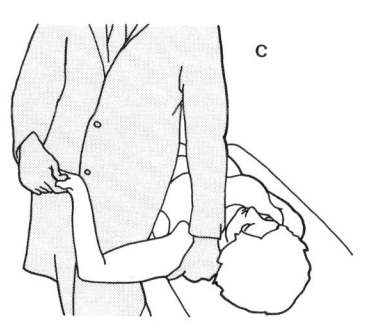

図8.1C　ULTT 1 ステージ3

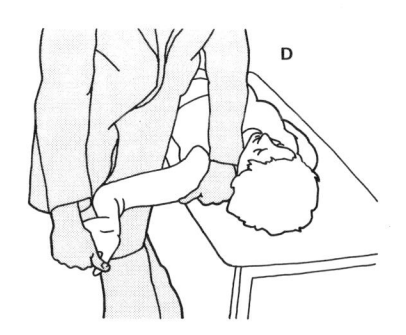

図8.1D　ULTT 1 ステージ4

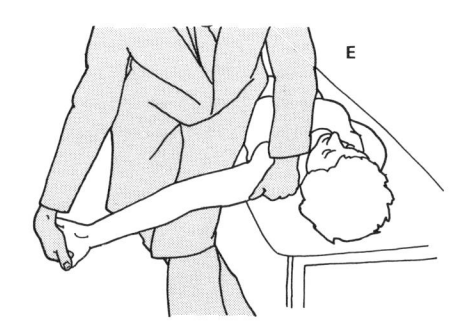

図8.1E　ULTT 1 ステージ5

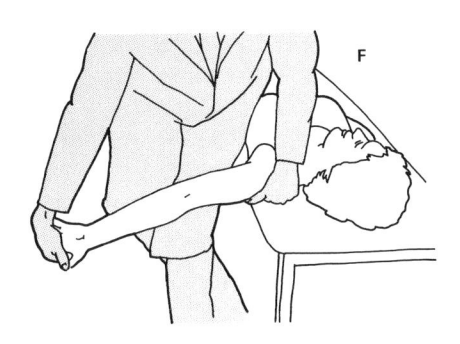

図8.1F　ULTT 1 ステージ6

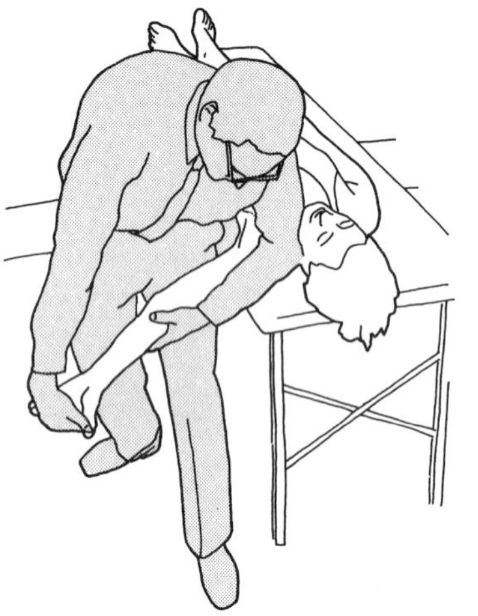

図 8.2 ULTT 1 別のハンドリングの方法

《テスト手順について》

Kenneallyら（1988）により提案された方法は，手関節と手指の伸展をテストの最後に利用したものである．しかし，私は肘関節の伸展を最後に加えることを勧める．手関節の伸展域を評価するより，肘関節の伸展域を評価するほうが視覚的に捉えやすい．もう一つ重要な要素として，最後に肘関節を伸展させたほうが，おそらく安全性が高いためである．簡単にいえば，神経は手関節におけるより肘関節のほうが強く，不器用な人や経験の浅いPTにとっては，上肢クワドラント障害（upper quadrant disorder）を悪化させることは少なくなる．Kenneallyら（1988）も，このテストに肩甲帯を下制させる方法を加えることに重点を置いた．以下に述べるULTT 2は肩甲帯の下制次第なのだが，私は，ULTT 1の場合は下制要素を維持しさえすれば十分であると思っている．したがって，このテストは外転検査としては，より優れているといえる．

最初に，患者に反対側の側屈をさせ，神経系にあらかじめストレスをかけておけば，患者に「側方に頸を曲げて下さい」と求める厄介なことを避けられるのではという気にもなる．このやり方は時には必要だが，このテストでは，最初に頸を正中位で行う必要があると考える．すなわち，この肢位では常時といってよいほど敏感に反応する．これが，正確なテストの再試行を容易にさせ，頸椎内の神経系に少し余裕をもたせることにつながり，結局，患者にとってより安全なテストになる．それはまた，ただ単にテストする側に側屈

する方法を用いるよりも，むしろテストする側から遠ざけたり近づけたりするほうが，四肢の症状の構造的原因を区別するのに利用できるということでもある．

《予防処置》

テストに際しては，万全の配慮が不可欠である．5章でリストアップした予防処置と禁忌は，再チェックすべき問題であり，次章の「より良いテンションテストのガイド」（166ページ）も参考にすべきである．一般的な注意事項以外に，ULTTでは，次に示す特別な二つの注意事項がある．

1. PTは，下肢より上肢のテストのほうが，患者の症状を悪化させやすいことを肝に銘じること．上肢の神経は下肢の神経に比較して弱く，いっそう複雑な走行をしている．反復活動をする際には，多くの仕事が上肢によって行われ，それがまた，神経過敏になって，そして炎症を起こした神経系に直面する可能性が大である．
2. 上肢のテストは，多くの関節と筋肉が関与しており，複雑である．これらの構造の一つ（たとえば，鉤突起関節の伸長）がテスト中に神経過敏にされたかどうかなど，忘れがちである．

主観的検査は可能な限り包括的なもので，PTがこの情報と病理学の知識とを結び付けることができ，熟練した適切な手技を用いれば，不用意に障害の悪化を招くことはほとんどないのである．

適応

ULTT 1は，腕，頭，頸，胸椎のどの部分であれ症状のみられるすべての患者に対して推奨できるテストである．主観的，身体的検査においてみられる徴候が神経系の働きの障害（4, 5章参照）であって，それが患者の障害の要因なのかどうかを，最初の検査で見極める必要がある．重度で，神経過敏性の障害がある場合，最初にこのテストを行うことは省略されるか，あるいは行うとしても，神経過敏障害に見合った検査が行われる（9章参照）．神経系の検査に不慣れなPTには，テストに関連した所見を得るため，非神経過敏障害のすべての人に上肢テンションテストを行うことを勧める．

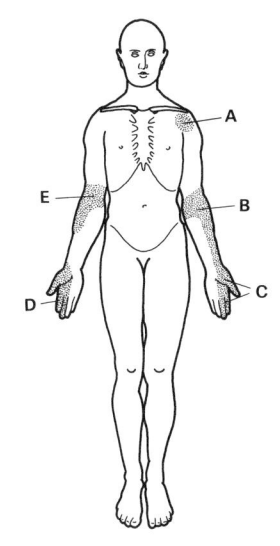

図 8.3 ULTT 1 に対する正常反応（Kenneally et al 1988 を改変）

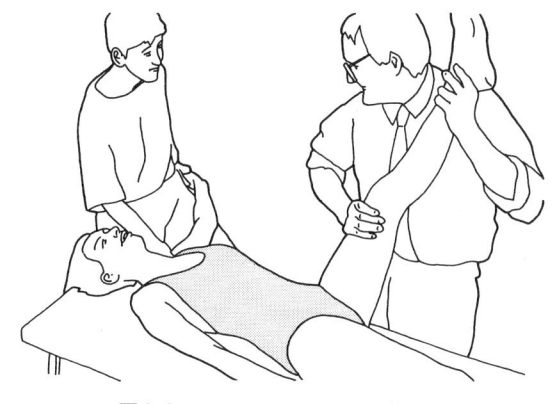

図 8.4 ULTT 1 に SLR を付加する

正常反応

Kenneally ら（1988）は，400人の一般成人ボランティアを対象にして，上肢テンションテストに対する正常反応について整理した．

1. 肘関節窩の中（ボランティアの99％）に，前腕の前面部・橈骨面へと下へ広がっていく深部痛や引っ張り感を感じたり，手の橈骨側（80％）に同様の感覚が生じる．
2. 母指と三指（示指，中指，環指）に明らかにひりひり痛む感じがある．
3. 稀に，肩関節前面部に引っ張り感がみられる場合がある．
4. テンションテストする側とは反対方向へ頸を側屈すると，約90％は反応が強まる．
5. テンションテストする側へ頸を側屈すると，70％は反応が弱くなる．

以上の正常反応については，図8.3 にまとめて示した．Pullos（1986）は，一般成人100人にこの上肢テンションテストを行い，テスト中の肘関節伸展角度の制限は，16.5～53.2°の間であることを提示した．

増感付加とバリエーション

上肢のテンションテストを行うためには，多くの構成要素がある．それは「増感」と言うよりも「バリエーション」と言うほうが適切だろう．下肢のテンションテストで生じる明らかな増感が，身体上部1/4 においても同様かどうかは明らかでない．神経解剖学的にも複雑な上肢では，ある特定の一神経を増感する小さな動きを行うと，他の神経からテンションを取り除くことができる．どの要素も変化させることが可能であり，また，必ずというわけではないが，ほとんどの要素はその範囲が広がるとテストの感受性を高めることになる．

いったん基本テストに対する反応が確認できれば，それ以上の検査にあたっては数多くのバリエーションと方針が現われるようになる．二，三例を挙げると，回外に代えての回内，手関節の橈骨/側方への偏位，肩関節の伸展・屈曲の変化の程度を変えることなどである．PTが，症状を悪化させるような行為について，患者の訴えを聞き，神経バイオメカニクスの知識の裏付けを得て，これらを行うならば，とり得る組み合わせは無限にある．9章では，より発展しつつある基本テストについて検討する．

ULTT は，「もう一方の端（the other end）」，つまり手から先に行うことも可能になる．これは，手，手関節，前腕などの部位に原因があるかもしれない症状に対して有用である．この場合，手関節の伸展と橈骨の偏位で，痛みを起こす肢位が再現できる．それから

近位の要素を伸張することで，テンションを加えることができる．また，他の四肢にテンションを加えることもできる．対側の ULTT と SLR の二つは，大変有用な付加である（図 8.4）．

南オーストラリア科学工業技術研究所の基準となる研究では，いくつか ULTT 1 のバリエーションを検証したものがある．これらの研究は，テストの影響が広い範囲に及ぶことを指摘し，また相対伸張症候群をもつ患者の包括的な検査が必要であることを示した．Rubenach（1985）は，実施中の ULTT 1 に，対側の ULTT 1 を付加したときの関連について検証した．最初のテストで現われた上肢の症状のほとんどは，この方法で軽減した．これと似た症状の変化は，両側の SLR をテストに付加した場合に現われたことが報告された（Bell 1987）．Fardy（1985）は，ULTT 1 実施時の頸部肢位の効果について調査し，無症候性の若年者の上肢テンションテストに対する反応は，テストする側から離れるように頸部を側屈すると，最大限に亢進することを立証した．Landers（1987）は，ULTT 1 を，異なる肩関節外転位の角度（70°，110°，130°，150°）で検討し，第 5，6，7 の頸椎神経根と関連する症状がみられる至適角度は，肩関節外転位 110° であることを見出した．McLaughlin（1989）は，スランプテストに及ぼす両側の ULTT 1 の影響を検証した．スランプ反応へは最小の影響しかなかったが，腕と体幹に症状のある患者に対して用いるには十分である．

バイオメカニクス

ULTT 1 は，事実上明確に複雑なテストである．すべての上肢の組織と，頸，胸部の多くの組織は，このテストの間中動いている．解剖学的に考えて，また正常な人にみられる症候反応から，最大限にテストされる神経系の構造は，前手根間神経を含む正中神経であることは推測できる．しかし，神経系を動かしている間に何が起きているのかをより明確にすることは可能なのである．2 章で述べた，上肢が動いている間に生ずる伸張と動きの量についての要点を説明した研究を参照してほしい．

肩関節が外転している間，C 5，6，7 の神経根は伸張し，固有の神経孔の外に引っ張られる．肩関節下制の肢位を維持すると，神経根と上腕神経叢がある程度伸張した状態に保持される．Lord と Rosati（1971）は，肩関節を外転している間の腕神経叢への「滑車作用」について述べている．それは烏啄突起の周囲を包み込んでいるからである．その神経叢のすべての索は，特別な神経幹に偏位することなくこの肢位で伸張されている．肩関節の外転に関する臨床研究によれば（Maitland 1977，Davidson ら 1981），第 5 頸椎神経根に疼痛のある患者に対しては，肩甲骨の挙上と肩甲上腕関節の外転によって症状は改善する．痛いほうの手を，自分の頭上にのせて休めている患者もいる．したがって，下制の維持と滑車作用は，症状の再現には欠かせない点である．

肩関節の側方回旋が神経系に及ぼす効果は，明らかでない．Reid（1987）は，2 死体——防腐処置されたものとされていないもの——を使った研究で，上腕のねじれの変換に関する研究を行った．この研究では，肩関節を側方回旋させると腕神経叢の神経索のテンションは減退することが明らかにされ，その動きはテンションテストの動きから除外しておくべきであると結論づけられた．Reid（1987）はまた，肩関節外転によって生じる症状は，しばしば側方回旋によって減少できることを臨床上確認したとも述べている．この所見は一般的なものである．私は，テストをより簡単なものにするのなら，どんなことでも有用であると考える．しかしながら，この研究に関していえば，側方回旋の間テンションは減少するのだろうが，神経系の動きは増感的特徴があると，考えることが重要である．側方回旋して，特に可動域いっぱいの方へ上肢が動くときにしばしば痛みが生ずる場合は，肩甲上腕関節包の制限があると一般的には考える．その制限が，肩甲上腕関節包からくるものなのか，神経系からくるものなのかを分析することは，その構造上の相違を考えれば，そう難しいものではない．PT は，患者の状態に応じて最終的な処置を選択するにあたり，側方回旋の要素を必要としない場合もある．

肘関節の伸展は，肘の橈骨神経と正中神経をはっきりと伸張させ，それに随伴して尺骨神経は弛緩する．さらに手関節と手指の伸展は，正中神経と尺骨神経を伸長し，橈骨神経を弛緩させる．

伸張分配のパターン，そして症候反応は，病理学的過程で生ずるものと完全に異なることは銘記しておくべきである．いったん増感されれば，くり返して臨床徴候が現われ，ULTT 1 は頭痛や脊椎症状（時には

腰椎にも）に影響を及ぼすのである．

上肢テンションテスト2

歴史的背景

臨床推理を行っているPTの間で急速に明らかになったことではあるが，神経原性の要因が疑われる症状のある患者に対してULTT 1を用いる場合，必ずしも上肢を挙上の肢位に変える必要はないということがある．というのも，肩関節の外転中に肩甲帯の下制を適切に維持することができないため，ULTT 1はいっそう困難であったのである．そこで，新しいテンションテストの開発とULTT 1のバリエーションがどうしても必要になってきた．こうした状況下で，ULTT 2は数多くの要因を検討した上で，開発され発展した．当初，キーボード・オペレーターやタイピストがとる姿勢，特に肩甲帯の下制や前方突出姿勢に合ったテストが必要であった（Butler 1987）．Smith（1956）によるサルとヒトの死体を使った二つの研究では，腕神経叢と頸髄に与える肩甲帯の下制の重要な影響について明らかにした．そして実際，おおまかではあるが上肢の神経解剖学的調査において，肩関節の下制は明らかに神経構造に影響を与えることが示されている．Elvey（1986）は，頸椎神経根のモビライゼーション治療法の一部として，肩関節の下制を使用する方法を示唆した．Sunderland（私的文書1988，1989）は，上肢テンションテストの技術に，もっと肩甲帯の下制を組み入れるべきだと主張してきた．

ここで示された方法論は，個人的に私がもっとも良いと考える方法である．肩甲帯を下制した肢位は，神経系により強い伸張力を与える．私は，この鍵となる肩の下制という肢位に，二つの基本テンションテストが含まれるというところに価値があると考える．その二つとは，正中神経偏位の方法と橈骨神経偏位の方法である．

方法（正中神経偏位の方法）

ここでの方法は，患者の左腕の場合について述べる．

1. 患者は，少し斜めに，ベッドを横切るように横になる．そのとき，頭部をベッドの左側に寄せ，肩甲骨をベッドからはみ出させて自由にする．検者の右側大腿は，患者の左肩関節に凭れるように位置する．検者は右手で患者の肘関節を持ち，左手で患者の手関節を持つ（図8.5A）．なぜ最初に腕を交差させる肢位をとるかといえば，テストの手技の間，PTの手の動きが最小の変化ですみ，滑らかで，より良い動きのコントロールができるためである．

2. 検者は自分の右大腿を使って，注意深く患者の肩甲帯を下制していく（図8.5B）．この肢位では実際に，テスト中ずっと患者の顔を腕の下から見ることができ，言葉以外のものから情報を収集できる．大腿を使ってきわめて敏感に感じることが可能であり，また，明らかに有利なことは肩の下制を維持でき，患者の腕に対して運動の組み合わせを両手で自由に行えることである．このテストは，腕を自由に動けるようにし，ベッドの端に平行になるようにして，およそ10°の肩関節外転位で実行しなければならない．

3. 肩関節の下制を保持したまま，次に検者は，患者の肘関節を伸展する（図8.5C）．

4. 肩甲帯の下制と肘関節の伸展の肢位を保持したまま，次に検者は，両腕を使って患者の腕全体を外側に回旋する（図8.5D）．

5. この肢位を維持したまま，検者は自分の左前腕を回内し，患者の手の方へ滑り下ろす．検者の親指を患者の母指と示指の間の水掻き空間に滑り込ませる．それから，患者の手関節と五本の手指を伸ばす．この肢位は，指先までも含めた腕全体を良くコントロールできる（図8.5E）．

6. 増感付加運動としてもっともよく知られているのは，肩関節の外転である（図8.5F）．ULTT 2に付け加えることのできるその他のバリエーションと増感肢位については，次の橈骨神経に対するULTT 2のところで検討する．

いったん症状が再現され，それがより遠位であるならば，肩関節の下制を緩めてその影響を評価することができる．より近位の場合，再現された症状に何らかの変化があれば，評価のために手関節を動かすことになる．肩甲帯を下制した場合に検者が感ずる度合いについて細心の注意を払うのは大切である．いったん前腕の症候反応が得られても，その原因が神経に由来するものならば，ごくわずか肩関節の下制を緩めることで，たいていその症候反応は軽減するであろう．

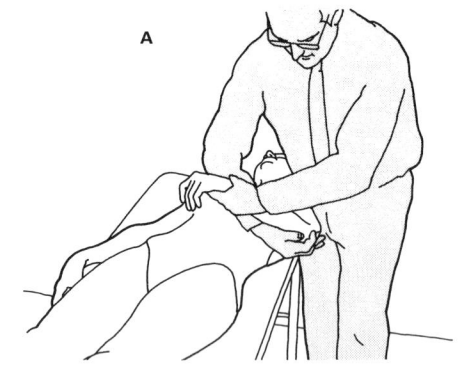

図 8.5 A　ULTT 2（正中神経偏位）ステージ 1

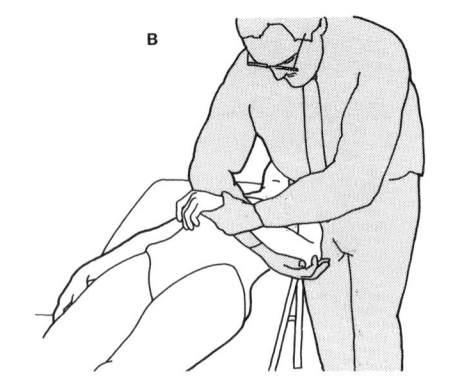

図 8.5 B　ULTT 2（正中神経偏位）ステージ 2

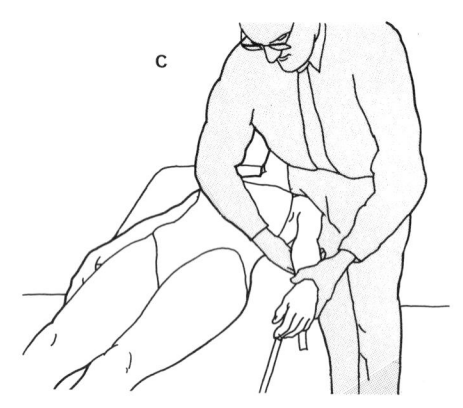

図 8.5 C　ULTT 2（正中神経偏位）ステージ 3

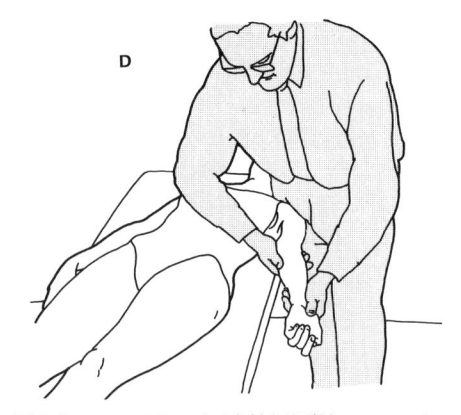

図 8.5 D　ULTT 2（正中神経偏位）ステージ 4

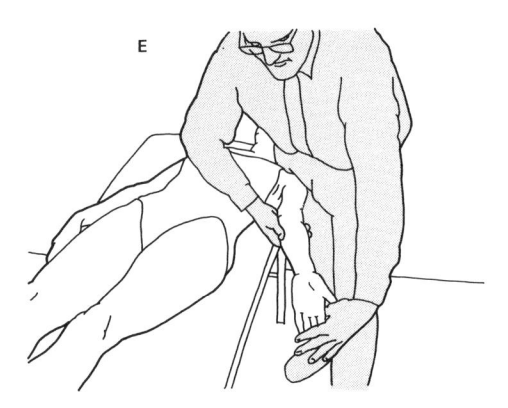

図 8.5 E　ULTT 2（正中神経偏位）ステージ 5

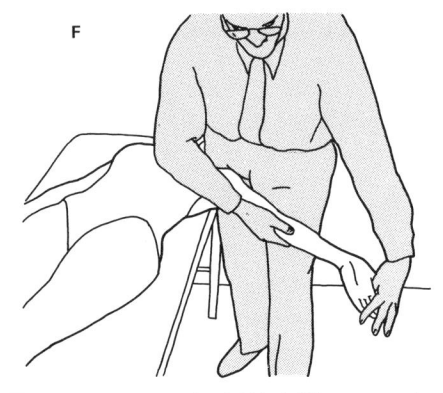

図 8.5 F　ULTT 2（正中神経偏位）ステージ 6

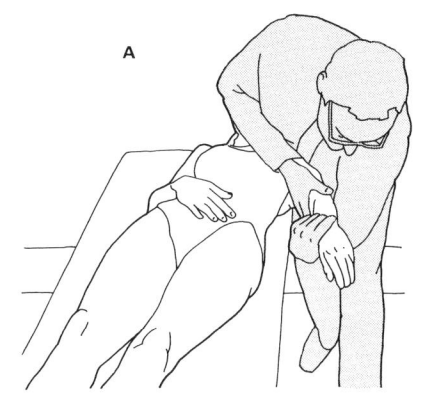

図8.6A　ULTT2（橈骨神経偏位）ステージ1

図8.6B　ULTT2（橈骨神経偏位）ステージ2

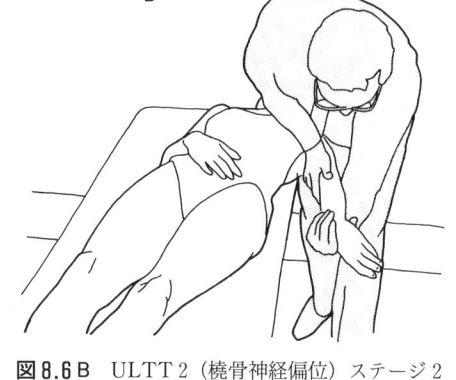

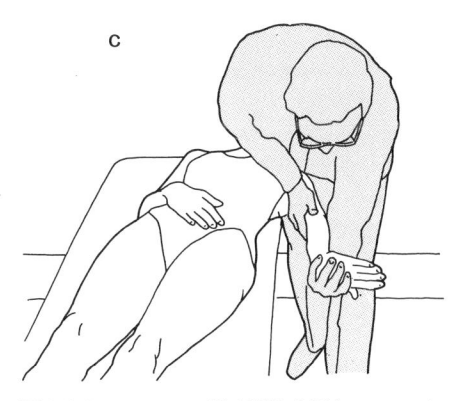

図8.6C　ULTT2（橈骨神経偏位）ステージ3

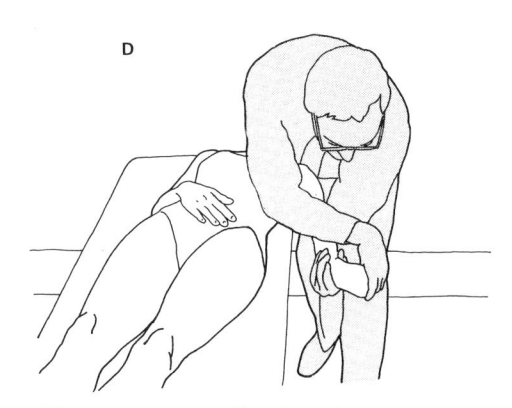

図8.6D　ULTT2（橈骨神経偏位）ステージ4

方法（橈骨神経偏位の方法）

1. 開始の肢位，肩甲帯の動き，肘関節の伸展までは，正中神経偏位の方法と同じである．

2. その肢位を維持したまま，次に肩関節を内側に回旋する．これが，このテストの鍵となる．検者は，できる限り自分の左腕を患者の腕の下に潜り込ませて，患者の手関節を握らなければならない（図8.6A）．それから，患者の上肢全体を肩関節が内旋するように誘導する．このとき必然的に前腕の回内を伴う．患者の上肢を内旋させることで，検者は，患者の左肘関節に対して自分の左肘関節をあてがい，関節を「ロックする」ことができる．このようにして，肘関節の伸展位を保ったまま，内旋を保持する（図8.6B）．もしその位置が十分に，確実に保持されているならば，患者の腕を導くために，検者が自分の腕を比較的自由に使えることを自覚することになる．最終的にはこの自由になっている右腕が，たとえば，橈骨骨頭のモビライゼーションやテニス肘の場合に通常影響を受ける神経系に対して肘の深部を摩擦するような手技を用いて処置するときに，とても重要となるのである（14章）．

3. 次に，患者の手関節を自動的に，また検者の左手を使って他動的に屈曲する（図8.6C）．母指関節の屈曲と手関節の尺屈は，表在性の感覚枝を介して，橈骨神経をさらに神経過敏にする．検者は，患者の手関節，母指，手指の屈曲をコントロールするために，自分の右手を患者の腕に沿って下方へ少し滑らせるというやり方も選択できる（図8.6D）．

適応

ULTT 2 を ULTT 1 と同様，すべての脊椎，胸椎，上肢の障害に対して検査する必要がある．相対伸張要素の主観的徴候があるとき，特にこれらの症状が明らかに肩関節の下制を含む動作に関係するならば，最優先で（つまり，このテストが初期の検査の基本となることを意味している），この ULTT 2 を行う必要がある．橈骨神経支配領域での症状が，明らかに橈骨神経偏位のテストの必要性を示していることがある．テニス肘やデケルバイン病のような障害に関しても，ULTT 2 の橈骨神経偏位のテストを優先的に行う必要がある．

正常反応

ULTT 2 に対する正常反応についての研究は，行われていない．したがって，反対側の上肢と比較して検討しなければならない．テストの偏位によって正中神経支配域または橈骨神経支配域に症状が現われるのか，あるいは神経に沿ってなのかを予測する必要がある．これらのテストで，多少の症状を感じるのは普通である．ULTT 2 は，相対的に中間域に位置する界面構造と共に神経系の動きと伸張をテストするための，一つの方法である．この方法は，肩関節の非神経構造が相当に伸長される ULTT 1 と比べて，神経系に対してより優れた検査となり，最終的にはより優れた治療にも結びつく．

一般的なバリエーション

1. 肩甲帯を下制している間，PT は，肩甲骨の前方突出または後方牽引を加えることが可能である．検者は，こころもちしゃがむような姿勢になって，肩甲帯を「持ち上げる」ようにして前方突出を行う（図8.7）．患者自身がベッドの端の方へさらに動いてしまったときは，つま先に重心をのせて，自分の大腿を使って患者の肩甲帯を元に引き戻すことができる．この前方突出によって，肩甲上神経はしっかりと伸展される．

2. ULTT 2 の肢位において，有効でかつさらに神経過敏性を上げるためには，反対方向への頸部側屈，もしくは（あるいは併用して）肩関節の伸展または外

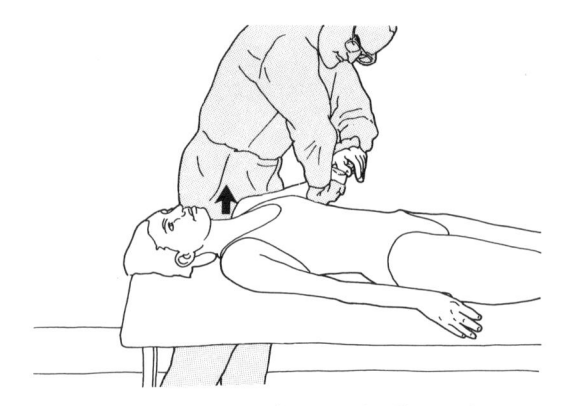

図 8.7 ULTT 2 肢位で肩甲帯を持ち上げる

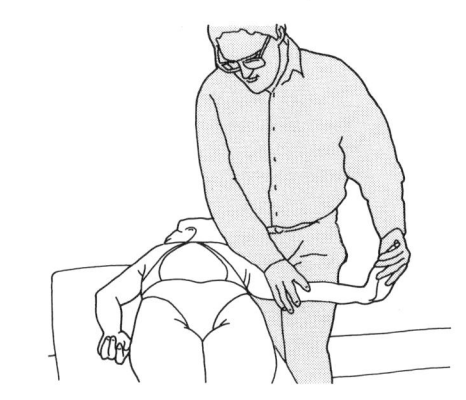

図 8.8 腹臥位での ULTT 2

転を加えることである．肩関節の外転は，肩関節の下制の要素が消失するまで，40°か 50°までは通常可能である．

3. 必要ならば，肘関節の伸展よりも肘関節の屈曲と，あるいは回外と前方突出の組み合わせを加えることができる．

4. 手関節の回内，回外と同時に，尺屈，橈屈を加えることができる．さらに複雑な肢位で行う場合は，アシスタントの補助がぜひ欲しいところである．

5. すべてのテンションテストと同様に，バリエーション追加の順序は変更可能である．たとえば，正中神経偏位のテストでは，肩関節の側方回旋を，肘関節の伸展前に加えることもできる．また，橈骨神経偏位のテストでは，母指の遠位の要素と手関節の屈曲を，最初に行ってもかまわない．

6. ULTT 2（橈骨神経偏位の方法，正中神経偏位の方法の両方とも）は，患者を腹臥位にして行うこと

も可能である．頸椎の一側へ圧力を加えるような手技のとき，または胸椎へ手技を行うとき，これはとても便利である．PTは，患者を動かすことなく速やかにULTT 2を行い，その効果を評価できる．この肢位は，テストにおける肩関節の後方牽引の効果を検査するためにも，優れた肢位である（図8.8参照）．

上肢テンションテスト3

これまで述べてきたテスト（ULTT 1, 2）で，神経系を伸張し，動かすための基本肢位は，肩甲帯の下制位，または肩甲上腕関節外転位を確保することであった．それはともに肘関節の伸展動作を含むものであり，そのことで，尺骨神経とその起始については効果的な検査をしそこなう可能性がある．それゆえ私は，基本テストの一部分として，肘関節を屈曲する方法をテストに追加する必要があると考える．

歴史的背景

おそらく解剖学的にはきわめて明らかなため，また肘で他の神経と比較しても，それから「肘の外側の尺骨突起部」症状も決して珍しいことではないという理由から，尺骨神経を伸張する目的で考案された検査についての報告はたくさんある．Pechan（1973）は，尺骨神経にストレスを与える方法を工夫した最初の人物であると思われる．最近の雑誌論文では，図8.9に示したような「肘関節屈曲テスト」が紹介された（BuehlerとThayer 1988）．明らかにそのテストでは，肩甲帯の外転と下制を使用することで，神経をさらに伸張することができた．私が以下に述べるテストは，それらのテストの中から多少発展させて考え出したものである．ハンドリングの便利さと，尺骨神経に関連している症状を再現するための最善の方法についての臨床分析，それからその起始点もまた一原因となっている．

方法

1. 患者とPTはULTT 1と同じ開始の肢位をとる．そのときPTは，足構えに注意する必要がある．そうすればできるだけ足は動かさないで，スムーズな流れ

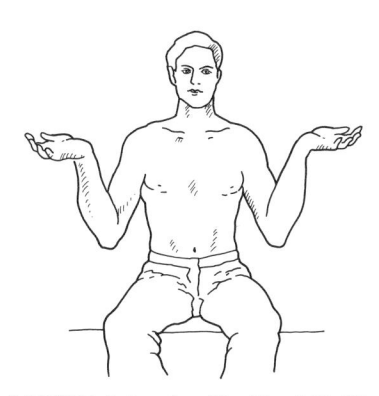

図8.9 肘関節屈曲テスト．（Buehler MJ, Thayer DT 1988 The elbow flexion test: a clinical test for the cubital tunnel syndrome. Clinical Orthopaedics and Related Research 223: 213-216 より許可を得て引用）．

でテストを行える．患者の肘関節はPTの左鼠径部，ちょうど上前腸骨棘のあたりに置く（図8.10A）．あるいは右側のほうがやりやすい人もいるだろう．

2. 患者の手関節を伸展し，前腕を回外する（図8.10B）．

3. 上記の肢位を維持したままで，肘関節をいっぱいに屈曲する（図8.10C）．

4. それから肩関節の下制は，検者の右腕をベッド方向に押しながら行う．下制しながら，今度はしっかりと下制をそのまま保持してベッド方向に握った手を押し下げる．この肢位で，肩関節の側方回旋を加えることも可能である（図8.10D）．

5. この肢位を維持したままで，肩関節の外転を加える．しかし，患者の手は耳の上の方に位置することが大切である．これをスムーズな動きで行うためには，PTの体を安定させなければならない．そうすれば，ベッド方向に押されている腕の回旋軸が決まってくる．ここで足構えを変えることなどないように，最初から十分注意しておくことが，非常に重要である（図8.10E）．

6. このテストでは，最初に頸を側屈させて（または他の必要な肢位で）テストすることが可能である．または，テストの進行中，患者の頭を側屈する方向に押しながらテストすることも可能である（図8.10F）．

このテストには多くの構成要素があり，手順から落としてしまいがちである．次の手順に移る前に，構成要素をすべて保持し，安定した状態を維持しておかなければならない．このテンションテストには，いささ

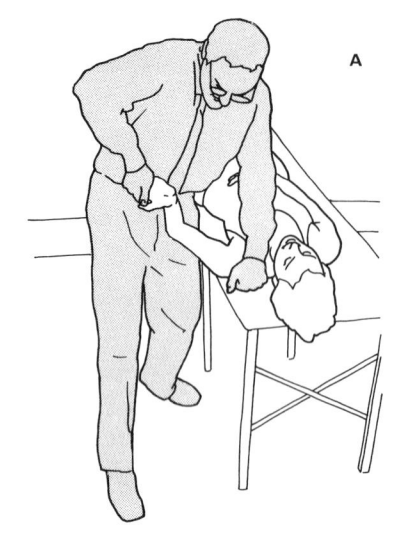

図 8.10 A　ULTT 3 ステージ 1

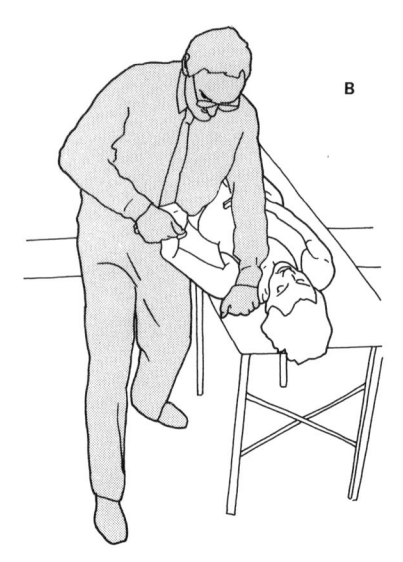

図 8.10 B　ULTT 3 ステージ 2

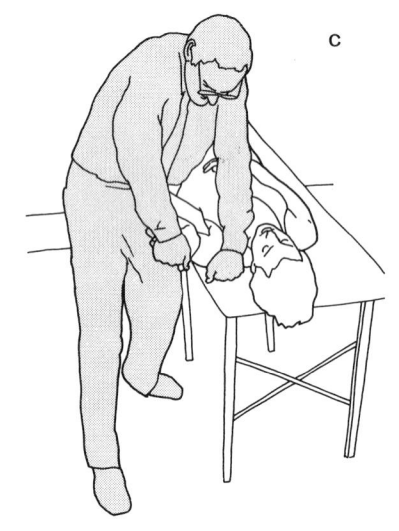

図 8.10 C　ULTT 3 ステージ 3

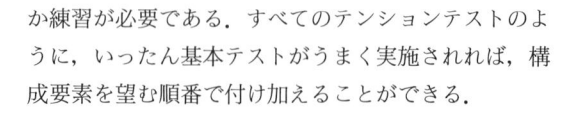

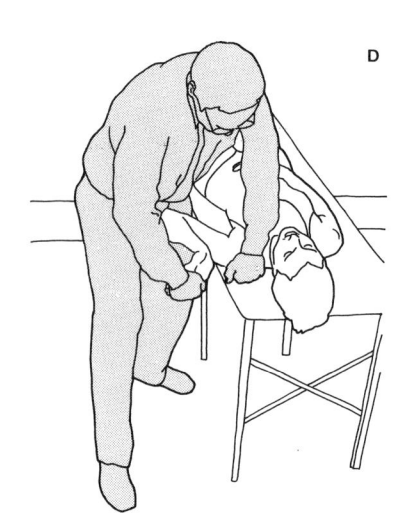

図 8.10 D　ULTT 3 ステージ 4

か練習が必要である．すべてのテンションテストのように，いったん基本テストがうまく実施されれば，構成要素を望む順番で付け加えることができる．

適応

ULTT 3 は，明らかに尺骨神経偏位のテンションテストである．私は，このテストをテンションテストの基本テストとして位置づけるべきだと考えている．

ULTT 1 と ULTT 2 では，肘関節屈曲をいつも用いるわけではないため，尺骨神経とその連接部位に対して十分なテンションがかからないと考えられる．C8 と T 1 の神経根障害は，徒手療法にとって難治であることはよく知られている．そして私が普段の臨床でこのテストを用いるのは，そのような障害に関わるすべての構造を突き止める方法を探すことを促してくれるからである．そうすることで，「ゴルフ肘」のような，他の上肢機能障害での尺骨神経の役割がわかって

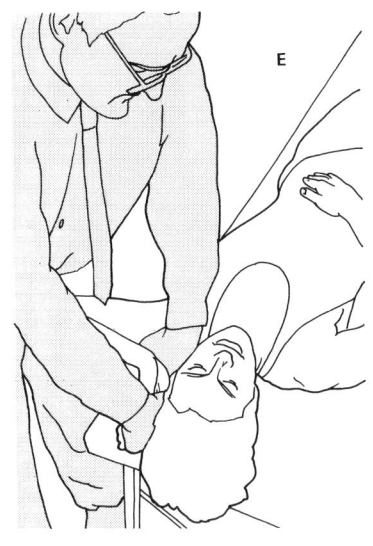

図 8.10 E ULTT 3 ステージ 5

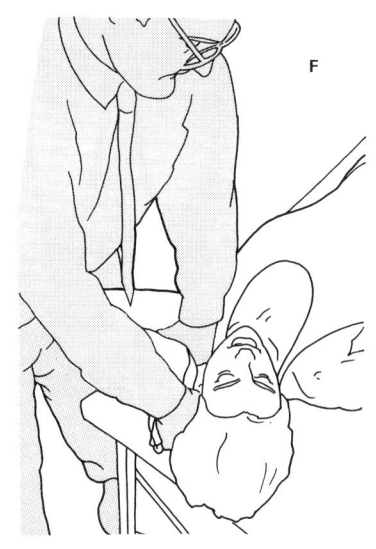

図 8.10 F ULTT 3 ステージ 6

くるのである．ULTT 3 は，その障害に尺骨神経が関わっていることが疑われる場合に行われるべきである．患者が提示する手がかりの一例としては，ゴルフスイングのトップの位置で，尺骨神経域に沿って手関節が痛むと言うことがある．そのような姿勢は，ULTT 3 でとる肢位に似ている．

ある患者に ULTT 1 を行ったところ制限がみられ，正中神経分布の症状があった場合，とりわけ腕神経叢に伸張部位がある場合は，やはり ULTT 3 を行う価値がある．正中神経への連結神経叢の動きと伸張を最善にするためには，尺骨神経への連結神経叢の動きと伸張をもできるだけよくしておく必要がある．それゆえ，尺骨神経のテンションテストを介しての治療は，手根管症候群の治療の一部分ともなり得るのである．

正常反応

ULTT 3 に対する正常反応の基準となる研究は，行われていない．したがってその反応は，患者のもう一方の上腕にも行って，比較する必要がある．無症候性の若年層での正常反応は，肘関節の真ん中付近または手の尺骨神経支配域に感じる，ある程度の灼熱感とひりひりする痛みである．明らかにこのテストは，ULTT 1 や ULTT 2 ほど，正常被験者にとって誘発される徴候もなく，伸ばされたときの抵抗もない場合もある．以上の点は，相対神経伸張コースに参加した多くの人達を簡単に検査した結果によるものである．

その他の上肢テンションテスト

これらの基本テストとバリエーションは，頸部と上肢のすべての神経構造の動きと伸張に適用できるはずである．しかし，筋皮神経，長胸神経，腋窩神経，肩甲上神経に対しては，このテストの最中，もう少しストレスを与えることが必要かもしれない．テンションテストを行っている間，検者は，これらの神経について必ず気にとめておく必要がある．長胸神経は，肩関節の下制と頸椎と胸椎の反対側への側屈によって伸張されるだろうし，腕の前方突出は，肩甲上神経を伸張する．また，筋皮神経とその末梢神経枝，前腕外側の皮膚神経はともに，肩甲帯の下制，肘関節の伸展，外旋によって伸張されるだろうし，わずかに肩の外転を加えると，さらに伸張される．肩関節の外転と側方回旋では，腋窩神経が伸長される．

さらに改良されたテンションテストとその分析については，次章で述べる．

参考文献

Bell A 1987 The upper limb tension test and straight leg raising. In: Dalziell B A, Snowsill J C (eds) Manipulative Therapists Association of Australia, Proceedings 5th biennial conference, Melbourne

Buehler M J, Thayer D T 1988 The elbow flexion test: a clinical test for the cubital tunnel syndrome. Clinical Orthopaedics and Related Research 233: 213–216

Butler D S 1987 The concept and treatment of adverse mechanical tension in the nervous system — application to repetition strain injury. In: Dalziel B A, Snowsill J C (eds) Manipulative Therapists Association of Australia, Fifth biennial conference, Melbourne

Chavany J A 1934 A propos des neuralgies cervico-brachiales. Bulletin Medical (Paris) 48: 335–339

Cyriax J 1978 Textbook of orthopaedic medicine, 7th edn. Baillierre Tindall, London, vol 1

Davidson R I, Dunn E J, Metzmaker J N 1981 The shoulder abduction test in the diagnosis or radicular pain in cervical extradural compressive monoradiculopathies. Spine 6: 441–445

Elvey R L 1979 Painful restriction of shoulder movement: a clinical observational study. In: Proceedings, Disorders of the knee, ankle and shoulder. Western Australian Institute of Technology, Perth

Elvey R L 1986 Treatment of arm pain associated with abnormal brachial plexus tension. Australian Journal of Physiotherapy 32: 224–229

Elvey R L, Quintner J L, Thomas A N 1986 A clinical study of RSI. Australian Family Physician 15: 1314–1322

Fardy E 1985 The upper limb tension test: an investigation of responses to the upper limb tension test and the effect of passive movement of the head in sagittal and coronal planes in young asymptomatic subjects. Unpublished thesis, South Australian Institute of Technology, Adelaide

Frykolm R 1951 Cervical nerve root compression resulting from disc degeneration and root-sleeve fibrosis: a clinical investigation. Acta Chirurgica Scandinavica (Suppl) 160: 1–149

Ginn K 1989 An investigation of tension development in upper limb soft tissues during the upper limb tension test. In: Proceedings, International Federation of Orthopaedic Manipulative Therapists, Congress, Cambridge

Kenneally M, Rubenach H, Elvey R 1988 The upper limb tension test: the SLR test of the arm. In: Grant R (ed) Physical therapy of the cervical and thoracic spine, Clinics in physical therapy 17. Churchill Livingstone, Edinburgh

Kenneally M 1985 The upper limb tension test. In: Proceedings, Manipulative Therapists Association of Australia, 4th biennial conference, Brisbane

Landers J 1987 The upper limb tension test. In: Dalziell B A, Snowsill J C (eds) Manipulative Therapists Association of Australia, Proceedings 5th biennial conference, Melbourne

Lord J W, Roseti L M 1971 Thoracic outlet syndromes. In: CIBA Clinical Symposia 23: 20–23

Maitland G D 1977 Vertebral manipulation, 4th edn. Butterworths, London

McLaughlin A 1989 Combined slump tests. Unpublished thesis, South Australian Institute of Technology, Adelaide

Pechan 1973 Ulnar nerve manoeuvre as a diagnostic aid in its pressure lesions in the cubital region. Ceskoslovenska Neurologie 36: 13–19

Pullos J 1986 The upper limb tension test. Australian Journal of Physiotherapy 32: 258–259

Quintner J L 1989 A study of upper limb pain and paraesthesiae following neck injury in motor vehicle accidents: assessment of the brachial plexus tension test of Elvey. British Journal of Rheumatology 28: 528–533

Rubenach H 1985 The upper limb tension test: the effect of the position and movement of the contralateral arm. In: Proceedings, Manipulative Therapists Association of Australia, 4th biennial conference, Brisbane

Selvaratnam P J, Glasgow E F, Matyas T 1989 Differential strain produced by the brachial plexus tension test on C5 to T1 nerve roots. In: Jones H M, Jones M A, Milde M R (eds) Manipulative Therapists Association of Australia, Sixth biennial conference proceedings

Smith C G 1956 Changes in length and posture of the segments of the spinal cord with changes in posture in the monkey. Radiology 66: 259–265

Sweeney J E, Harms A D 1990 Hand hypersensitivity and the upper limb tension test: another angle. Pain (Suppl) 5, S466

Young L 1989 The upper limb tension test response in a group of post Colle's fracture patients. Unpublished thesis, South Australian Institute of Technology, Adelaide

9　適用，分析，さらなるテスト

テストに欠かせない事項

　前の三章（6，7，8章）で述べた身体的検査の方法は，すべての理学療法士（PT）が自分に合うように多少変型する必要がある．PTは一人一人体型や体格が異なる．同様に患者も治療台も理学療法部門も異なるのである．PT自身の手の当て方，足構え，個々の患者への適応も異なる．その上で検査を適合させることが大切であり，PTと患者との結びつきを他よりもより良くする必要がある．ここで重要な点は，身体的検査手順である．その身体的検査手順というものは，望ましい動きを正確に検査することであり，そしてその動きを解釈することができることでもある．加えて，その技術がPTと患者の双方にとって安全であるということである．ほとんどのPTは，この検査の手順を間違うことはないはずである．基本テストを習得してから，PTは実際にテンションテストを行い，テストの感触をつかむことがとても大切である．一度，基本テストを習得してしまうと，新しいテンションテストのためのハンドリングに熟練することや，それまでの技術を基としたバリエーションは急速に進歩するものである．とはいうものの，このテストを行うために欠かすことのできない事項がある．

　テンションテストを行うときに，検者がしなければならない事項は以下のとおりである．

1. 患者のすべての症状を，熟知していること．
2. テストを開始する肢位での症状を熟知していること．
3. テストの進行中は，注意深く患者の症状を観察し，テストによって引き起こされた痛みや不快感は，もともとの訴えとは違うものであることを患者にはっきりと区別させること．患者の症状については，テスト要素一つごとに再評価する必要がある（患者がテストに集中し，自分自身が症状の変化を感じたらすぐにPTに報告すべきである点を理解していることが必要不可欠である）．
4. 以下の点に注意し，必要に応じて記録する．
   (a) 最初に症状が出る動きの範囲（P1）．
   (b) その障害が非神経過敏性かどうか．そのときは，以前の明らかな症候反応に立ち戻って検査を行うか，あるいは動きの範囲を検査し，その反応に注目する．
   (c) 症状のタイプと部位について．
   (e) 運動に対して，テスト中に感じる抵抗について．特にその抵抗がどの範囲で生じたか．
   (f) 上記所見と対側の腕，脚に同様の検査を行ったときの比較，さらに正常として認められていることとの比較．
5. 相対伸張が障害と関連した要因となっている場合，また症状の訴えが相対伸張に関係していると思われる場合には，それを確認する目的でさらに十分なテストを行う．このときのテストでは，感度を上げる方法や感度を下げるための手技が付加として必要となるだろう．PTは，主観的検査で得られた情報から，どれくらいの可動域なのか，症状の程度はどれほどなのか，どの症状が再現できるのか熟知しておく必要がある．

検査所見の関連性

　テンションテストの検査所見は，大別すると次の三つの方法で分析することができる．第一は，神経系の力学的部分の異常を示す所見であるかどうか．第二は，これらの所見は，検査を受けている患者に特定のもの

なのか．第三には，検査所見についてのさらなる分析が，部位の特定，力学的部分の変化した部位を見つけ，そのことから治療上のヒントを提供できるかということである．

テンションテストに対する正常反応

テンションテストは多くの人にいくらかの不快感を生じさせる（Kenneallyら1988）．生体では，何らかの組み合わせ運動を行うと，硬い組織からの抵抗や痛みの反応があったり，あるいは，その両方が生じたりする．これは，テンションテストに対する正常反応なのである．スランプテストやULTT 1に対する正常反応については，すでに述べてきている（7，8章参照）．正常反応について知ることは，確かに有用であるが，絶対に欠かせないものではない．提示してあるように基本テストのシステムを用いるのであれば，これらのテストに対する正常反応を知っていることは非常に有益である．そうでなければ，この章の始めに挙げた「テストに欠かせない事項」の中から重要な点を取り上げて利用すると，適切なテストが可能となる．ここで覚えておくべきことはテストによっては複雑で，正確な再検査が非常に難しいものもある点である．しかし，Philipら（1989）は，患者の症状をスランプテストが陽性か陰性かを基準としたところ，セラピスト間で高い信頼性が得られたことを提示した．テンションテストの経験をある程度積んだ上ではじめて，特殊な障害，たとえばテニス肘で橈骨神経偏位のULTT 2が陽性の場合，そのときの正常反応を明確に知ることができるようになる．予期される正常反応との比較が必要であるのと同様，検査を受けている患者特有の反応なのかを考慮することは重要である．

確実性/関連性

通常「陽性」という用語を，テンションテストで用いるのは，そのテストが関連のある症状を再現できる場合，あるいは特定の領域で制限を受ける場合である．このテストの検者には，陽性であるかどうかと同様，是非テストの妥当性についても考慮してほしいのである．単に運動の範囲を指摘するというよりもむしろ，90°膝屈曲で腹臥位膝屈曲が陽性と述べたほうがよい．所見としては，痛みの反応や運動の範囲よりも，他に現在みられている障害の特徴を考慮する必要がある．患者の全体を見通すための分析を必要とするのである．以下に示す二つの例は，このような考え方の重要性を強調するものである．

1. ある長距離ランナーが，1時間走ったところ，軽度ながら右大腿部前面に気になる痛みを訴える．あらゆる関連性のある組織についての身体的検査上では，損傷を受けた形跡はなかった．しかし，腹臥位で右膝を曲げると，十分には曲がるが左側に比べて固さがあり，大腿前面と腰部に，わずかな突っ張り感が出た．それは左側よりも右側の場合により多く感じられた．この患者の場合，このような徴候と症状とは関係しており，この人を悩ます痛みが悪化しないうちに，できるなら改善しなければならない．障害が増感状態になっているときには，より具体的な検査を受けることになる．つまり，患者が1時間走った直後に同様の検査をするのである．

2. 一人の患者が，疲労が蓄積するような右前面大腿部痛を訴えていて，それは回復が困難であり容易に悪化し，50ヤードも歩くと立ち止まって休まなければならない．身体的検査をすると，自動的な脊椎の運動は，痛みによっておよそ半分の範囲しか動かず，股関節屈曲は40°が限度であった．腹臥位で膝を曲げると80°で少し痛みがある．この患者の場合は，腹臥位で膝屈曲すると最初の事例よりもはっきりした「陽性」を示しているが，検査のこの段階では関連性ははるかに少ない．股関節と腰椎については，少なくとも上に示した障害の段階においては，大いに注意すべきである．

定義──テンションテスト陽性

「陽性」という言葉を我々は使い続けている．この用語は臨床上非常によく使われるので，妥当性があることは間違いのないところである．以下に示すような場合，テンションテストは，陽性であると考えることができる．

1. 患者の症状を再現するとき．ここでは，まだ神経系の関わり合いを意味していないとしても，さらなるテストの必要性がある点に注意すること．
2. テストへの反応は，遠位の身体部位の動きによ

って変化することがある．たとえば，他動的頸椎屈曲テストが大腿後面の痛みのためにSLRにおける反応を変化させるとき，SLRは神経系の力学により関連したテストに直結する．

3. 左側をテストしてから右側をテストする場合と，正常であると分かっていることからテストする場合では差が生ずる．これらの違いは，可動域でみられたり，動きの最中に感じる抵抗感であったり，動きの間の症候反応に現われたりする．健側を比較に用いるとき，健側も同じ障害にかかっていることも考えられるので用心する必要がある．

テンションテストのさらに進んだ分析を可能にすることそして，最終的に，相対伸張の部位を確定するためには，検査の特徴のいくつかを議論する必要がある．

テンションテストの分析で欠かすことのできない特徴

1. テンションテストが陽性だからといって，それが必ずしも神経系の力学的な障害を指すとは限らない．それは，単独に存在する神経過敏という生理学的障害である可能性がある．その場合，神経内瘢痕化や拘束のような身体構造上の変化（病態力学）は存在しない．

神経系周囲の微小循環と組織圧の変化が何らかの構造的変化が起こる以前に確かに存在するようである．標的組織の過敏症に関連する症状は，テンションテストを行うことによって，おそらく再現できると思われる．病態生理学の状況は，それ自体が単独で生じたり，病態力学と組み合わさって発生するのかもしれない．何ら病態生理学的変化がないままで病態力学的状況を考察することは困難である．

テンションテストのもう一つの重要な点は，症候を示す周辺の界面構造に対して力を加えることになっても，神経系そのものが正常な点にある．たとえば，SLRでは硬膜靭帯を引っ張ることになるが，その代わり神経過敏になっている後縦靭帯にも力を加えることになる．

2. テンションテストが陽性であるということは，症状のある部位から離れた部位を検査すること，その部位の痛みに関連するかもしれない原因を識別するための検査をすること，これらの正当な理由を検者に与えることになる．たとえば，他動的頸椎屈曲によって腰椎の痛みが再現したとき，相対伸張の部位は，頸椎と腰椎の間，またはそれを含む（場合によってはそれを越える）どこかになるだろう．同様に上肢テンションテストでは，手関節の伸展によって頸部の症状が変化するとき，神経幹，神経根，脳脊髄幹に沿った部位のどこかに原因があると考えられる．顕著な付加的効果を伴って，数多くの部位が伸張されているはずである．たとえ相対伸張を与える部位が，「主要部位」へ与える影響がわずか数％だとしても，その部位のテンションの軽減によって，主要部位へ明らかな症候変化をもたらしたはずである．たとえば，臨床で私がよく注意することといえば，T6のテンションポイントの範囲の治療が，L4支配域の椎間板障害と関連する徴候，症状を変化させるという点である．これは重要な問題である．神経系のハンドリング技術に慣れるには時間がかかる．そのためPTの多くは，症状から離れた部位あるいは症状のある領域と関連する部位を十分に検査しようとする考えがない．

症状のある区域，または，関連部位から離れたところの検査を行うにあたって，損傷を受けやすい領域を最初に検査するのがもっとも良い方法である．たとえば，SLRが陽性でハムストリングス域に関連した痛みが再現されるとき，早期に検査すべき部位は，T6のテンションポイント域と上脛腓関節周囲の区域である．

3. 検査技術は，この検査の包括的概念の一部をなすべきである（Elvey 1986）．基本テンションテストそれ自体は，かなりおおまかで限界がある．たとえば，左臀部に痛みのある患者には，SLRを検査するだけでは不十分である．それが陰性の場合には，多くの検査の結果から，相対伸張が患者の症状に関係していないことを確認する必要がある．神経原性の症状は，SLRの肢位だけでは再現できないかもしれない．脊椎側屈の肢位で，SLRに股関節の内転，内旋を組み合わせることで再現できる可能性がある．上肢では，ULTT 1のような一つのテンションテストだけでは不十分である．患者の症状は，腕を挙上するだけの肢位では再現されず，腕を背中の後方へ位置させることで再現できることもある．患者の訴えと神経系のバイオメカニクスに合致する新しいテンション肢位を作りだすために，その症状の原因となっている肢位について主観的な手がかりとバイオメカニクスについての知識を活用する必要がある．この点については，この章

の後半で述べることにする．基本テストは，原因を探るテストとして，また完全に異なる肢位で治療をした後などの再評価として利用することができる．

関節検査に熟練したPTは，関節を多くの方向に動かして検査を行うし，運動をいろいろ組み合わせて検査する．神経系にも，このような詳細な評価が必要である．

4. 増感する，あるいは減感するという要素を加えることが，障害について神経系要素の関わりを確かめるために大いに役立つ．この付加を与える部位が，症状がある部位から離れているならばなおさらである．たとえば，SLRテストで胸郭の痛みを再現したとき，その神経系が原因だということがすぐに疑われる．加えて，足関節の背屈でさらにその痛みが増幅するときは，神経系のメカニズムが変化したという疑いがより濃くなる．こうした例で変化する唯一の組織が，神経系なのである．感度を下げる付加的要素を加えることがまた有益である．たとえば，立位で脊椎を前屈した状態で，頸椎を伸展したときに腰椎での症状が軽減したとすれば（PTが腰椎を注意深く固定したと仮定して），神経系障害を強く疑うことになる．その症状の起因が少なくとも神経原性のものが含まれていることを推察することが可能なのである（この章の後半「簡易検査」のセクション参照）．

5. 関連する神経幹は，いつもその長さに沿って触診する必要がある．このことが，伸張部位や絞扼部位を鑑別する助けとなり，また，病理学的徴候をみることもある．たとえば，刺激過敏状態の神経上膜組織は，触診すれば痛みを生じ，神経を軽打（チネル徴候）すると，神経分布域に異常感覚を引き起こす．これは，神経線維が障害によって影響を受けていることを示すものである．具体的な触診の技術については，この章の後半で述べる．

6. テンションテストは，当該の痛みや症状を完全に再現できないときもあり，その場合PTは，似通った症状，あるいは反対側の肢とは異なる症状が再現できればよしとする必要があるだろう．なにしろまだこのテストは未完成なのである．伸張，動き，界面組織に関係する症状を見つけるには，30分あるいはそれ以上かかるだろう．ただ，これだけの時間がいつも必要なわけではない．また時間をかけても再現できるわけでもない．検査するPTは，よく知っている症状と比較できればいいと思うにちがいない．それもまた検査に一致したものでなくてはならない．痛みがもっとあいまいで，偶然に痛んだというようなことを言う患者の場合，そのような症状の完全な再現はできそうにない．

7. テンションテストを受けた患者に対しては，必ず神経学的検査を行う必要がある（6章）．これは，上位運動ニューロンと下位運動ニューロンの伝導につ

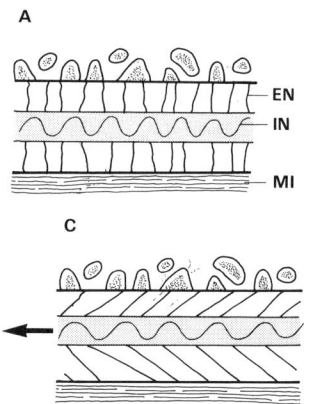

図9.1 検査に有用な神経系のメカニクス
A 力学的に隣接している組織に囲まれた神経系の部分を表わしている．実線は神経内と神経外の結合組織を示している．
MI：力学的接触領域，IN：神経内，EN：神経外．
B 神経内構成要素の検査，またはシステムの弾力性の検査（たとえば，スランプテスト）．
C 神経外構成要素の検査，または隣接組織に関係する組織の動きの検査（たとえば，股関節屈曲位での膝関節伸展）．
D 接触領域に垂直な方向へ行う神経系の動きの検査（たとえば，触診）．

いて主観的・客観的検査を含んでいる．安全のためだけではなく，診断と予後のためにも行うものである．神経学的症候は，優れた再評価を促すものである．正常な神経系の働きに伴って生じる神経学的変化は，しばしば驚くほどのものである．

8. 検査にあたるPTは，神経系の働きは三つの方法で検査できることを覚えておく必要がある（図9.1 A，B，C，D）．第一に，その弾性を検査すること（図9.1B）．たとえば，テストする側とは反対方向への頸椎側屈を組み入れたスランプテストやULTT 1である．第二に，接触領域に関連した運動能力を検査する（図9.1C）．テンションのかからない動きにおいても同様で，たとえば，頸椎は中間位で肘を屈曲し肩関節の下制を検査する．第三に，足部背面のような部位では，触診によって神経系の横運動を検査することができる．肘関節屈曲のような生理学的な動きもまた，界面構造に対して垂直方向に神経系を動かすこともできる（図9.1D）．

9. 相対伸張の徴候と症状の原因分析が特に難しいのは，症状が広範囲に及んでいる場合，神経系に沿って多くの部位に関わっている可能性がある場合，非神経組織の関与があったりする場合である．しかしどのような分析も，臨床推理過程によって立証される，あるいは反証される仮説でしかない．ある仮説は立証されなくても強化されるかもしれないし，逆に後退することもあるだろう．症状の原因やその部位に関して「やってみる」ことは仮説を立てることであり，その仮説を支持，あるいは棄却することになる情報の集積が，この分野の理学療法の発展をもたらすのである．

相対伸張部位の確定

症状の正確な限局の重要性

テスト開始前ばかりでなく，テスト中も症状の部位について患者に質問することは，正確な評価のためにきわめて重要なことである．SLRテストは，その典型例である．患者がテンションポイントに痛みを訴えたとき，すなわち，SLRテスト中に感じる膝の後ろ側の痛み，あるいは腓骨頭の痛みは，起こり得る「テンションポイント痛」とみなせる．ハムストリングスの制限が，この部位に症状を生じさせるとは考えられない．この症候反応は，たとえ患者が訴えるものではなくても，神経系の働きに何らかの不調が生じたことを示している．SLRの場合には，相対伸張の部位は，足部や腰椎，またはもっと上部の胸椎にもみられるはずである．その部位が神経内であるか神経外であるかを決定するには，もっと明確な証拠と解釈が必要である．総腓骨神経のテンションポイントの痛み，または「灼熱感」はきわめて一般的にみられる．そうなれば，評価に際して臨床推理を行うPTは，テンションを与える部位が下腿部なのか，足部なのか，もっと上位の大腿部なのか，脊柱なのかを次に探求することになる．

テンションテストで再現された症状は，以下のように分類することができる．

1. 生理学的症状．すなわち，組織の伸長に対する正常な症候反応．

2. 臨床生理学的症状．すなわち，テストで刺激されて生じる異常な症状，しかしその区域の基部構造には何らの異常もないもの．たとえば，腰痛の患者にSLRテストをすると，患者は60°あたりで膝の後面に痛みが生じ，一方，反対側では80°でハムストリングス域に痛みが再現されることがある．構造上，膝の後面部に特別悪いところがあるわけでもないのに，この区域に症状が現われるのである．一方，症状の原因はどこか別のところ，たとえば腰椎のような部位に存在している可能性がある．時として，明らかな臨床生理学的症状のパターンが変化することもある．たとえば，右のアキレス腱炎では，スランプテスト中に右膝伸展の動作を行うと，最初にふくらはぎに痛みが生じ，次にハムストリングスの痛みが生ずる．ところが，スランプテスト中の左膝伸展に対する反応では，最初にハムストリングス域の痛み，それからふくらはぎで痛みが生ずる．そのような反応は，何か悪いところがあって，それには神経系も含まれているだろうということを指摘している．痛みが神経系から生ずるという仮説を反証または立証するために，そして，相対伸張の源泉がどこにあるのかを探し出すためにも，検査する側の技能向上が不可欠の条件である．増感と減感の手技を用いることで，生理学的，臨床生理学的症状の要因が神経原性であるかどうかを証明するために一歩踏み込んだ分析が可能になるだろう．

3. 神経原性/神経病理学的症状．ここでは，症状を

神経系を巻き込んだ何らかの病理から生起するものとして捉え，できるだけ検査によって確かめることにする．構造上の鑑別，主観的検査や追究的検査から得られた情報も含め，すべて有効な情報は，この結論を導く目的で活用されなくてはならない．これまで私は，神経系から生じるすべての症状を含むような，大まかな語を使用してきた．軽度の傷害であるほど，確実な証明は困難なのである．

神経系に沿った部位

臨床家は，常にといっていいほど一つ以上の神経系の分節，一つ以上の構造が巻き込まれていることを思い起こすだろう．神経系に沿った相対伸張の部位は，さまざまな情報から探ることができる．

1. 主観的検査から．ある症状の区域（たとえば，神経に沿った皮膚節は損傷を受けやすいポイントとして知られる）は，病源を確定するための助けになる．明らかにその病歴は，特に外傷が分離されているようなとき，大いに参考になる．
2. 神経学的検査から．知覚と運動の欠損障害は，神経幹，神経根やあるいは脊髄レベルの損傷を示していると思われる．神経根のレベルと神経幹に沿った部位はまた，同定できることもあるだろう（6章参照）．
3. 神経系の触診（170ページ参照）．
4. 患者の症状がテンションテストによって再現された場合，状況によっては，症状が存在している区域がその症状の源泉である．たとえば内側の膝の痛みの場合，その区域の傷害歴をもつときには，もし伏在神経のテンションテストで痛みが再現されると，理論上その主要部位は伏在神経と膝関節の界面構造ということになる．別の状況として，臨床生理学的症状と徴候があれば，そのような分析は困難になる．
5. 構成要素付加の順序．もっとも良い症状の再現は，症状の源泉が最初に伸張され，それから他の構成要素から付加的に伸張されるときに生じると予期される．たとえば，橈骨知覚神経が手関節部分で傷害されている場合には，手関節尺側偏位と回内要素を，基本テストで述べたように最後に行うのではなく，最初に行えば，ULTT 2（橈骨偏位のテスト）はいっそう感度の高いものになるだろう（8章）．
6. 界面構造の検査．病変の影響は神経系に限定されるわけではないため，界面組織の検査は，テンションの部位を突き止めるためのもっとも良い方法の一つである．PTは，筋や関節の検査に関しては専門的に行えるが，テストから得られる身体所見は，いつもその構造に要因があることを示すわけではない．たとえば，症状のある肋骨横突起関節の触診で，痛みが生じ抵抗が感受されるとき，肋間神経か交感神経幹に原因があると考えられる．同様に，性器と大腿との神経が伸長されると痛みがあることからして，腸腰筋が緊張していると考えられる．損傷を受けやすいとわかっている部位に対しても，優先して検査を行う必要がある．

神経内，神経外の部位

テンションテスト陽性を示すときの病変部位は，神経内・神経外のどちらか，または両方のこともある．これらの病理学的過程については3章で検討し，関連の神経バイオメカニクスについてはすでに2章で論じてある．多くの場合，病変の部位や，あるいは主たる病変部位を同定することができ，その状況に応じた治療が行われる．たとえば，テンションテスト陽性を示す要因が神経外のとき，つまり，神経床または界面構造にあるとき，その界面構造に対する治療が必要であり，神経床内で神経を動かすことが必要である．その過程が神経系内部のものであれば，治療中にいくらかのテンションを加える必要があるだろう．両方の過程が障害を受けている場合，最善の治療反応は，神経内・神経外の両方を治療するときに得られる．ある傷害が神経内にあるときは，もう一段階部位の絞り込みが可能である．その傷害は，伝導組織または（あるいは同時に）結合組織に関係している可能性がある．表9.1は，一つの仮説である．これは，神経内もしくは神経外の伸張部位を探す場合，その手がかりとなる例を挙げたものである．これらは，私の臨床分析，AsburyとFieldsの論理と仮説（1984）（4章参照）に依拠したものである．同様に，中枢神経系内での脊髄の徴候と症状は，結合組織に由来するものとは区別して考える必要がある．

神経以外の組織からの症状の要点

神経以外の構造は，その組織が直接的な損傷を受けることで症状の原因となり得る．患者が表現する症状

表9.1 ある徴候，症状が神経相対伸張の神経内部位と神経外部位を表わす——仮説として（Asbury & Fields 1984, Butler 1989を改変）

	神経外部位	神経内部位	
		伝導組織	結合組織
種類と分布	挟まれた痛み，激痛 易受傷部位の周囲	燃えるような，チクチクする，びりびりする 神経支配領域	痛みは神経幹に沿っている．皮膚節には関係ない
定常性	間欠的→持続的 症状は短時間	より持続的 症状は時間的に長引く	間欠的→持続的
認識	精通	不慣れ 「異様な」「神経過敏な」	少しは慣れている
悪化/軽快する要素	↑接触領域の運動で	↑神経系の伸張で特に活動	↑伸張で ↑↓運動で
身体的徴候	界面構造内での匹適徴候	神経学的徴候と症状 触診→症状が他に現われる	触診→限局痛
テンションテストでの症状反応	↑または↓運動で	↑伸張で	↑運動で ↑伸張で
例	斜角筋の緊張→神経系が刺激過敏	瘢痕化した神経線維内鞘での神経腫と未熟軸索	神経鞘の刺激過敏

は，中枢神経系か末梢神経系のどちらかを巻き込む形で第一次ニューロンが損傷を受けたことによって損なわれた結果なのかもしれず，注意が必要である．特に症候学中心のアプローチをとる場合には，神経系がきわめて重要になってくる．

神経以外の組織は，軸索伝導のメカニズムの障害，あるいはその廃用や誤用によってもたらされる栄養変化という形態をとった相対伸張の部位から，直接的に影響を受けることがある．軸索原形質流の変化がその障害の一因子であることを示唆するようなものがあれば，テンション徴候に対する治療がより優先することになる．説明のつかない症状や徴候の持続は，目に見える皮膚の変化，つまり発赤や光沢，腫脹などが手がかりになる．骨粗鬆症のようにX線像で変化がみられるものもある．また，病歴からみて神経以外の組織に関係があるとわかる，十分な証拠があったかどうか，「特徴は一致したか」どうかを手がかりとするべきである．より重度の神経損傷によって麻痺を生じた場合は，他動的運動によって軟部組織の伸展性を維持する必要がある．

さらに進んだテンションテストの活用

ある患者の障害について，基本テストだけで検査するのは不十分である．ある一つの基本テストが，もっとも良く症状を再現させるということは稀である．すでに，7章と8章では増感テストとテストのバリエーションについて検討した．発展させた臨床推理技能を使うことによって，新しいテストを工夫することができる．この推理の第一の決定因子は，解剖学的知識の活用と患者の話を聞くことである．

1. 解剖学的知識の活用． たとえば，SLRテストで足底屈と内反を付け加えると，総腓骨神経路に沿って動きと伸張が加わるのは明らかである．同じく，他動的頸椎伸展では，テンションを減少させ神経系に動きを与えることは明らかであろう．一般的にみられる破格（変異）についての認識も必要である．

2. 患者の話を聞く． たとえば，女性の患者がブラジャーの肩ひもを上へ上げるとき症状を訴えた場合，この肢位そのものを，一つのテンションテストとすることができる．痛みを再現する肢位に彼女の腕を固定すれば，他の構成要素（動き）である頸椎屈曲や手関節の動きを加えたり，除いたりが可能になる．またある患者が，歩いていて左へ曲がる際に左股関節に痛みが生じたとき，神経系の増感法として知られる股関節内旋を，この検査に付け加えることは理に適っている．仰臥位で，股関節内旋が可能であり，それから股関節を屈曲し，膝を伸展し，さらに頸椎の動きを加える．股関節内旋は，スランプテストの一部分として検査することも可能である．患者が，速い動きや，ある肢位を維持すると症状が現われそうだと訴えたときは，その特徴をテストに組み込むことが可能である．

生理学的運動を加えるだけでなく，関節の副運動，筋収縮や筋膜の伸長を加えることもできるだろう．たとえば，腹臥位でのULTT 1で上腕骨頭に前後の圧迫を加えれば，ハムストリングスはSLRの肢位で収縮され，また足底筋膜はSLR/足関節背屈の肢位で伸長される．

これも，症状を「探り出す」という考え，あるいは，Maitland（1986）が言うところの「痛みを見つけ，それに痛みを与える」という考えを前面に押し出したものである．この考えには，主観的検査から得られるすべての情報，解剖学的知識，そして試行錯誤しながらの動きが必要である．

神経過敏障害のテンションテスト

前章のテンションテストでは，完全な検査のできる非神経過敏障害について述べてきた．しかし，その方法は，重度で神経過敏障害（irritable disorder）の検査の一部分として使用することも可能である．神経系は，全身くまなく走る一つの連続体である．したがって，遠隔にあるただ一つの構造を触れることなく静かに動かすという能力は，診断を下すためにも，そして治療をすることを目的としても，計り知れないほど貴重なものである．たとえば，ある重症の腰部領域の損傷に対してPNFを行うと，腰椎の神経系を動かすことはできるが，他の構造を動かすことはない．頸椎に不快なむち打ち損傷がある場合には，足関節のみを背屈させるとき頸部の症状を亢進することができるものがある．

比較的重度の神経過敏障害では，テストのすべてを行う必要はまずあり得ない．たとえばULTT 1で，肩関節の外転位50°で神経過敏性と考えられる症状が悪化し，そこで手関節の伸展をするとさらに症状が悪化するようなとき，それが検査の限度である．その段階で，必要な情報は十分得ることができる．神経系にモビライゼーションをするのであれば，さらに詳細な情報（おそらく対側のULTTやSLRから得られる）が必要になるだろう．しかし，界面構造をモビライゼーションするのならば，修正されたテストを再評価として使用することが可能である．すでに神経系はその障害の一部分として関与している．スランプテストで，少し脊柱を屈曲して座っていると腰痛が生じ，若干の頸部屈曲でその痛みが悪化するようであれば，神経系がその障害の一部であることを確証するには検査として十分である．また，ULTT 2の肢位で，患者の肩甲帯を下制するためにPTが大腿を使用することは，おそらく必要ないことである．患者の腕をベッドの上に置き，PTの腕を使って静かに肩関節の下制をしていくほうが，もっと良く支持ができる．より良いテンションテストのためのガイドは，次に述べる．

より良いテンションテストのガイド

1. ハンドリングの技能は，非常に素早く身につける人もいるが，だいたいは習得する必要がある．基本テストは適切に行われなければならず，派生的な方法を付け加える前に，PTはしっかり練習しておかなくてはならない．スランプテストや上肢テンションテストの習得はもっとも難しい．それらのテストは患者に使用する以前に，無症候の被験者で十分に練習する必要がある．

2. どの構造を検査する場合でも，予測を立てることから始めるのが一番良い．主観的検査はそのために役に立つ検査である．それは，身体所見が患者の訴えに見合ったものになるはずだからである．例を挙げると，患者がサッカーボールを蹴ることが可能であれば，おそらくSLRでは標準の測定範囲が予想できる．また，身体的検査の際，最初に健脚を検査すれば，PTは，受傷した方の脚についてより確かな予測が可能になるだろう．このことは，障害が神経過敏である場合や，その神経過敏の程度についてPTが不確かである

ような場合，特に重要になってくる．

　患者自身もまた，このテストに何が予期されるのか知る必要がある．患者は，テストについて，また起こりそうな症状などを知ることが不可欠である．患者は，自らの症状と関連する反応はもちろん，気になるすべての反応について知る必要がある．ULTT 1 で一般にもっとも難しいハンドリングは，頭部をテスト側から離すような形で側屈するよう，患者に要求するときである．だいたい患者は，離れる際に頭部を回旋させてしまう．この側屈の手技を上肢テンションテストで使おうと考える PT は，最初の時点で患者に対して実際に示しておくのを忘れてはならない．

3. 症状の出現時（P1）にテンションテストの構成要素を行い，それから症状のなくなる範囲に入ってちょうど P1 が消滅する時点で，次の動きを加える前に再度同じテンションテストの構成要素を行うと，より確かな解釈ができるだろう．そのとき患者はさらにリラックスし，もとからある症状と二重になっていなければ，自分の症状のさまざまな側面を表現するのは簡単なものだと思うだろう．同様に，テンションテストに構成要素を付け加えるときや省くとき，動きは反応の変化がわかるように可能な限り最小に抑えることが望ましい．動きが大きいほど，より多くの構造が連動してしまう．これらのハンドリングでは，最終的に，神経原性の症状の推察を容易にするのである．これもまた，神経過敏障害あるいはその可能性のある患者に対するハンドリングの大きな助けとなる．非神経過敏障害で，特に症状が探り出されたものは，他の構成要素を付け加える間も症状を再現した肢位を保持しておく必要がある．

4. テストに際して，補助があれば大変役に立つ．テンションテストに熟練した PT がアシスタントであれば言うことはない．しかし理学療法部門のスタッフならば誰でも，補助する方法を練習しておくべきである．たとえば，SLR に頸部の肢位を付け加える，あるいは対側の ULTT を加えるような組み合わせは，補助があればはるかに楽になる．できるならアシスタントは，動かさない部分を不動のままで確実に保持しておくべきである．そうすれば PT は一つの要素だけを動かすことができ，その動きに対する抵抗を感じることが可能になる．それによって，症状に関連するその抵抗の解釈が引き出せるのである．

5. 単に「症状を探る」のではなく，動きへの抵抗を感じとることを忘れないでほしい．神経系の働きの変化に関連して生じる抵抗は，症状が再現されるよりも可動域の早い段階で感じる場合がよくある．その治療は，症候反応よりもむしろ抵抗の量によって決められる．その症候の部位を同定することの重要性は，先のセクションですでに検討した．

持続保持テスト

　神経系のテストとして肢位を持続的に保持することの重要性を指摘し，その点について証明をしてきた人もいる．たとえば，Mackinnon と Dellon（1988）は，浅橈骨神経の絞扼について検査するため，テストするときに前腕部の過回内を保持すれば，1 分以内で予想される症状が出現することを提示した．Buehler と Thayer（1988）は，肘隧道での尺骨神経の絞扼について，肘の屈曲位を維持すること（8 章で図解）を提案した．Clare（1989）は，腕から力を抜いて体側にだらりとぶら下げておくテスト「free arm hanging test」を 60 秒間行う方法について提示した．これは，身体の縦軸方向のテンションに対する，上腕神経組織の反応の評価を補助するために行うものである．患者の痛みが，反復性疲労損傷（14 章）によると診断されている場合は，正常の無症候群に比べ，テスト中の早い段階で症状を訴えた．

　テストの肢位を保持することで引き起こされる症状は，前章で述べたテンションテストを適切に行うことでも再現できるだろう．しかし保持するやり方は，治療の次の段階の再評価を正確なものにする．症状の再現に要する時間は客観的な基準となり，動きを伴わないので，テストの再現はより簡単で正確なのである．

　また，これらの持続保持テストは，患者が，ある時間肢位を保持した後で症状を訴える場合でも，十分に適切な方法である．

簡易検査

　患者の身体的検査を行っているときに，簡易テンションテストを組み込むことが可能である．典型例としては，患者が立っている状態から脊柱を前方に屈曲したとき，たとえば L4 周辺に痛みを訴える場合がそうである．診断学的にいえば，この痛みは，関節や筋肉の多数の原因から生じているものであり，なかでも腰

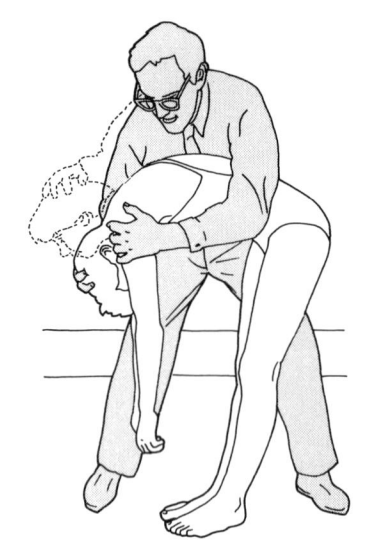

図9.2 腰椎の徴候を誘発するために行う頸椎の屈曲，伸展の肢位．神経系に対する簡易検査

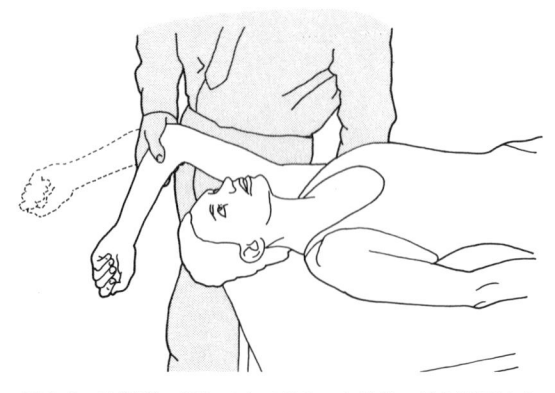

図9.3 神経系に対してクワドラント肢位で行う簡易検査

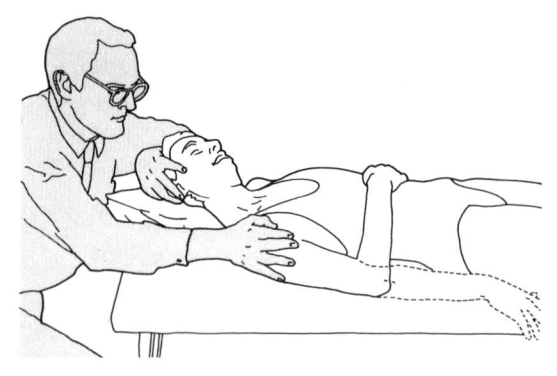

図9.4 僧帽筋の長さを検査中に神経系の機能を確かめるテスト

椎の神経が一番の原因のように思える．しかし，患者がその痛みが生じた肢位を保持したままでいられる間，この痛みの反応に変化があるかを確かめるため，さらに頸椎の屈曲と伸展を加える．これによって，その障害に相対伸張の要素が示される可能性がある（図9.2）．つまりこれは，検査に優先順位をつけるための助けとなる．たとえば，頸部の動きで腰痛が変化するようだと患者が訴えたとき初回の診察時にスランプテストを行う必要がある．

その他の例をいくつか以下に挙げる．

1. 患者が肩関節クワドラント肢位で痛みを訴えたとき，同様の手技を行うことは簡単であり，肘関節の伸展と，手関節と手指の動きを変化させることも簡単である（図9.3）．むしろ患者が，動きの変化を自動的に行えるかもしれない．同様の情報を与えることで変化するであろう他の関節というのは，頸椎の関節であり，対側の腕またはSLRに関係する関節である．

2. 上部僧帽筋の長さをテストすれば，その長さに対する神経系の関与の度合いや引き起こされた症状について検査することができる．まず肘を屈曲させて行い，次に同じ動きで肘を伸展させて行い比較するとよい（図9.4）．

これらすべての検査できわめて重要な点は，一つの手技が異なる神経系伸張状態で遂行され，そして，神経/接触領域関係のもとで用いられることである．しかも基底にある非神経組織は，変化を受けることはなく，仮にあったとしても無視できるほどわずかだという点である．

記録

必ず正確な記録を保管し，対面治療や連絡をとるたびごとに記録の更新を行うことが不可欠である．初回の評価で，今後の治療につながる基礎をつくることは，とりわけ重要である．たとえば，上腕の痛みと母指に針で刺すようなチクチクした痛みのある患者に最初に行ったULTT1の結果が，表9.2のように記録されたとする．表9.2は以下のように読み取る．

表9.2 最初のULTT1の記録

肩甲上腕関節外転	手関節伸展	回外	側方回旋	肘関節伸展	頸椎側屈	頸椎側屈
85° 痛み 腕に	✓（全可動域）	✓（全可動域）	45° 痛み↑	120°	検査側へ	検査側とは反対に
針で刺すようなチクチクした痛み感覚	肩関節外転による症状に変化なし	症状の変化なし	針で刺すような痛み感覚同じ	全部激痛↑++	↓症状の全部（除：手関節の症状）	5°
母指	肩関節外転により手関節に痛み			頭痛訴え		↑全部（除：手関節の症状）

肩甲上腕関節の85°外転位で，患者の上腕の痛みと，針で刺すようなチクチクした痛みが再現できた．手関節の伸展は可動域いっぱいで，その動きによって手関節の痛みが生じたものの，肩関節外転から生ずる症状は変化しなかった．回外は可動域いっぱいで，症状には何ら変化はなかった．外旋は45°で制限され，痛みが亢進し，針で刺すようなチクチクした痛みは同じだった．肘の伸展は120°で制限され，すべての症状が劇的に亢進し，患者は頭痛を訴えた．テスト側への頸椎側屈では，手関節以外のすべての症状が緩和した．テスト側から反対側への頸椎側屈では，5°の位置で，手関節を除くすべての症状が亢進した．

　記録をとるのは，どちらかといえば個人的な作業である．記録はできれば同じような形で行われ，PTから別のPTへと受け渡しのしやすいものが望ましい．しかし，次に示すように，PTの記録の仕方で同じものなど一つもないであろう．上記の例で，私が好むやり方をみてほしい．患者の症状を再現できたとき，それについてはアンダーラインを引く（肩関節の外転と手関節の伸展で再現された症状を比較してほしい）．ある要素がテストに劇的な効果を及ぼしたときは，＋（プラス）の数で強調してある．また，可能な限り運動域を広げたこと，また症候反応によって修正している点にも注意してほしい．この症候反応は，痛みに限ったものではなく，頭痛であったり，吐き気を感じることさえある．

　評価という方向性に沿って特別な治療を記録する際に，私は，「IN（最初に）：DID（次に）：」システムを用いている．治療の一例を，表9.3に示した．

　この例では，最初に手関節の伸展を行い，次に肩関

表9.3 治療記録

初めに：手関節伸展	肩甲上腕関節外転90°中等度の痛み発生	次に：肘伸展IV+で2回痛みあり 針で刺すようなチクチクした痛みの再生が短い

節90°までの外転運動が行われる．それが，この患者にとっては中程度の症状が生ずる範囲なのである．ここで用いた手技は肘の伸展であるが，グレードIVで痛みが生じるまで2回くり返した．しかし，針で刺すようなチクチクした痛みはほんのわずかであった．もう一つ，私の個人的な記録の仕方をみてほしい．2回くり返して行ったら，その数字にアンダーラインを引く．仮に，振動する一連の動きを20秒間行ったならば，アンダーラインは引かない．

　その患者がそのうちいつか治療を受けるとすれば，あらゆる反応を時々記録しておく必要があるけれども，必要不可欠なことを速記説明しておくとよい．たとえば「IN：ULTT 2 (radial with wrist in neutral)／DID：Sh Dep 2×IV sl pain」．これの読み方は次の通りである．「初めに，手関節中間位で橈骨神経偏位のULTT 2肢位にし，次に，肩の下制を，わずかな痛みを感じるグレードIVで20秒間2回」．

神経系の触診

　テンションテストと伝導の検査は，神経系を検査する二つの方法である．三つ目のアプローチ法は，触診である．多くのPTにとって，神経系の触診というのはまだ新しい考え方である．関節と筋について思考することが支配的であるため，おそらく神経系の触診という考えは脇へ追いやられてしまったのである．それでも末梢神経系に関しては進んで触診が利用されていて，有効な情報を集めることができる．身体における神経の配置を改めて思い起こさせるような，それ相応の方法が求められているのかもしれない．私はいつも，はっきりと目で見てわかる足背部の浅腓骨神経枝がたやすく触れられるということを，大学院生たちが初めて知って驚くのをみると，逆にびっくりしてしまう．ほとんどの学生が神経を腱と勘違いしているようである．

触診の使い方

　1．末梢神経系の臨床解剖を学ぶ（再学習する）ために，触診ほど良い方法はない．とりわけ治療と思考が関節優先であるPTにとって，触診が神経系解剖の理解と認識の幅を広げるために大いに役立つ．また，個々の神経がそれぞれに違いがあり，同質の構造ではないことも教えてくれる．たとえば，橈骨神経の触診では，より強い局部痛が生じ，異常感覚は稀である．これに対して，肘や上腕の尺骨神経の触診では，容易に異常感覚が生ずる．橈骨神経の神経支配を受けている結合組織は，橈骨神経の症状が生ずる原因の一部となり得る．一方，尺骨神経の症状は，中に含まれている一次ニューロンによるものと思われる．かなり多くの線維束と結合組織のある部分では，触診を行うことで神経の反応を得ることは難しい．線維束の配列については，すでに1章で検討した．

　触診によって関節や筋周囲部に痛みを再現するとき，PTはおそらく触診する指を神経の上に置いているはずである．腰椎後第1枝はその例である．Maitland（1986）が述べたように，片側の前後の圧迫を行う場合，この神経への圧迫は避けられない．また，橈骨頭部に前後の圧迫を加える場合，触診する母指は常に橈骨神経に触れている．同様に，距骨への前後の圧迫では，腓骨神経を触診している．触診は，どんな大きさの神経にも痛みを引き起こすことができる．歯痛を思い出してみればいい．歯への神経は小さいが，歯痛を我慢できる者などいないであろう．

　2．触診によって神経損傷の評価をすることもできる．触れることのできる正常な神経は，硬く丸く感じて，左右に動かすことが可能である．神経が緊張している場合には，この横方向の動き（滑り）の範囲は狭くなる．この可動域は，神経が周囲の界面構造に付着していると部分的に失われる．神経は腫れているかもしれない．それは，通常絞扼部分の上の方にあって，硬く肥厚しているように感じる．ハンセン病や遺伝性の運動と感覚のニューロパチーなどの末梢の神経障害のなかには，明らかに長い部分にわたって神経が肥厚していることもある．絞扼部位で肥厚がみられるのはわずかな領域だけである．部分的な神経の肥大は，シュワン鞘腫のような末梢神経の腫瘍の存在を示していることもある．これらは，横方向に神経を回すように動かすことはできるが，神経に沿った軸方向に動かすことはできない（Thomas 1984）．

　3．触診による症候反応は，相対伸張の部位の局在をみるために役立つ．触診によって局所的な痛みが誘発されるようである．誘発される部位としては，神経過敏状態にある部位および瘢痕化した結合組織神経鞘，またはそのどちらか，あるいは異常インパルスの発生する機械的増感部位が考えられる．以下で述べるように神経が「弦をひくようにはじかれ」て，そして神経路に沿った他の場所で症状が感じられる場合には，異常インパルスの発生部位を確認することができるだろう．おそらく，その部位が症状の発生源なのである．触診は，神経の構造上の差異を明らかにする助けにもなる．たとえば，浅橈骨神経が橈骨上ではじかれ，これがさらに遠位の手首や手指で症状が再現される場合には，この症状は，神経原性の要因が関係するようである．というのも神経以外の構造はまったく触れられていないからである．神経系が，特に機械的・化学的に増感されている部分では，四肢での神経の触診において，たとえば前腕の浅橈骨神経の場合のように，頸部痛のような近位症状の再現が可能である．これに相当するのが脊柱管でみられるようである．頸部の触診中に腰痛を訴える患者，あるいは腰の触診中に頸部痛を訴える患者は，スランプテストが陽性のことが多い．

触診された部分が痛いとき，また，神経系が緊張すると痛みが亢進するとき，神経系がより深く関与している．たとえば，触診で膝内側の伏在神経が痛みを感じ，さらに足首を動かすことで伏在神経がさらに緊張し，その疼痛がいっそう増加した場合，その触診で顕在化できた痛みは神経原性のものと推論できる（7 章参照）．SLR を行っていて，下肢を触診しているときに足部アーチの痛点が悪化する場合は，同じく神経原性のものと考えられる．

神経の圧痛は，絞扼部位に非常に頻繁に生ずる（Saal ら 1988）．絞扼の診断には神経の圧痛がもっとも有効な身体的徴候であることを，多くの臨床医は気づいている．一般に，神経路に沿った部位に相対伸張異常の原因がある場合には，神経は触診に対してより敏感になっている．

4．触診は，局部マッサージや摩擦による治療に匹敵する．振動圧迫の方法は，神経，あるいは強擦の対象となる周囲の筋膜に行う手技である．考えてみれば Cyriax と Russell（1977）によって提唱された横方向への摩擦手技は，かなりの神経幹に行われていたにちがいない．おそらく，摩擦による効果のいくぶんかは，神経を介して加えられた力や，接触領域の変化から神経に与えられた影響に起因するのであろう．

5．触診を行うことで，破格をみつけだすことができる．たとえば，足部で腓腹神経が異常に肥大している場合，通常は浅腓骨神経枝にある軸索の一部の位置を動かしているかもしれない．このような場合，浅腓骨神経枝は，おそらく小さくなっているか，完全に消失してしまっているだろう．

触診と治療の技術

神経は，直接触診することができる．つまり「はじく」ことや，チネルテストと同様に「とんとんと軽くたたく」ことができる．はじくとは，神経を横切るようにして指の爪で静かに引き寄せることを意味する．このとき，触診を行った部位か，その上下で，症状が再現するかもしれない．腓腹神経と足の総腓骨神経枝，前腕浅橈骨神経，腕の正中神経と尺骨神経は，この技術を行うのに適した部位である．神経分布に関連した症状を再現する目的で神経をたたくというチネルテストについては，すでに6章で述べた．

神経幹が緊張しているとき，神経を触診するのは有効である．神経がピンと張っている状態なら，症状を再現することはたやすくなる．特に症状そのものが神経内の過程に関与している場合はそうである．通常の神経系破格についての理解が必要であり，3 章ですでにいくつか述べている．おそらく「破格」という言葉はもっとも適切な表現とは言えない．むしろ「正常のバリエーション」と言うほうがよい．というのも，神経系は不規則な走行をしているためである．常に優れた解剖のテキストを一冊，用意しておくことを勧める．

容易に触診できる部位

表在部の神経や太い神経は，軟部組織を通して触診することができる．すべて主要な神経幹では，少なくとも二カ所，触診できる部位がある．他の徒手手技と同様に，触診にも練習が必要である．以下に，容易に触診できる部位を列挙する．

《下肢》

坐骨結節と大転子までの距離のほぼ 3 分の 1 の場所で坐骨神経を触診することができる．患者は，腹臥位になり，ベッドの脇からはみ出るような形で SLR を行う．すると，坐骨神経がピンと張った状態になり簡単に触診ができる（図 9.5）．脛骨神経が触知されるのは，膝関節後方中央部の膝窩動静脈の外側を走行している箇所である．膝の後外側部では，総腓骨神経が大腿二頭筋腱の内側で触診できる．ここから，下方へ辿って，腓骨小頭周囲をからむところまで触知できる．

脛骨神経は，内踝と水平の位置，またその後方でも触診することができる（図 9.6）．ここでの脛骨神経は，5 mm 以上の厚みをもっており，足部が背屈，回外位のとき，腱のように表出してくる人もいる．また，その位置から内側，外側の足底神経として足の方へ辿ることができる．足背部では，簡単に浅腓骨神経が触知できる．この神経は，特に足部を底屈・内反位にすると際立って見えてくる．この神経は，筋膜内に隠れるまで下肢へと辿ることができる．深腓骨神経は，第 1 水掻き部で 4 cm ほど近位の，第 1 第 2 中足骨の間にあるのが触ってわかる．神経の硬く丸い感じと長母指伸筋の柔軟な腱との違いは明らかである．腓腹神経は，足の外側面で触れることができる．このとき，母指の爪で神経を横切るようにして注意深く探り出す．この神経は外踝後方へと上方へ辿れるし，さらにアキ

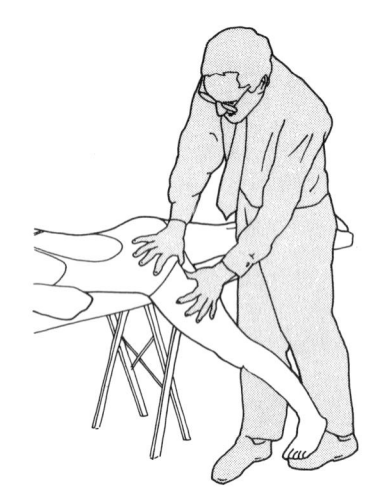

図9.5 臀部から行う坐骨神経の触診

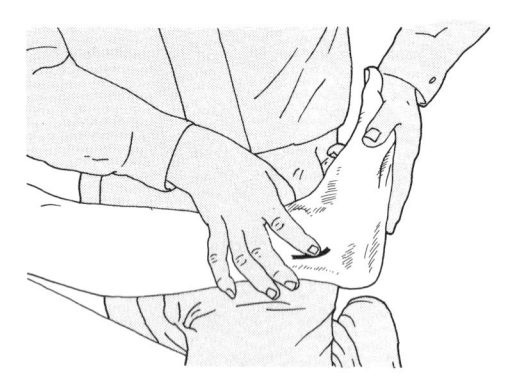

図9.6 後脛骨神経，内踝後側の触診

レス腱と並んで上向し，ふくらはぎへと辿ることができる．足部を背屈，回内位のとき，この腓腹神経は外踝後方にはっきりと見える人もいる．

大腿神経は，大腿動脈の外側に沿って，鼠径靱帯のほぼ中間あたりで大腿に入り込んでいる．相当の皮膚と筋膜を介さなければならないが，触診は可能である．膝関節レベルでの主な神経枝である伏在神経は，縫工筋腱と薄筋腱の間で触れることができる．膝蓋下の神経枝は，時として脛骨上部ではじく手技を用いることで触れることが可能である．外側の大腿皮神経は，上前腸骨棘の約1cm内側の鼠径靱帯のある深層で触れることができる．

《上肢》

腕神経叢の後神経束と肩甲上神経は，頸部の外側基部で触れることができる．このとき神経叢の同定が難しいとき，患者の肩甲帯を下制し，ピンと張らせることでわかりやすくなる．また，肩甲上神経は，肩甲切痕付近の深層部で触れることも可能である．頸椎の前面を触診するとき，浮き出ている脊髄神経から指先を離してはならない．患者の腕が外転位ならば，この触診への反応は違ったものになる．特に頸椎をテストする側とは反対方向へ側屈したとき，鎖骨に沿って指の爪を移動させると，皮下にある鎖骨上神経を触診することが可能になる．

腋窩下方では，正中神経と尺骨神経が容易に触診できる．橈骨神経はこれらの神経よりもやや深部に位置する．これらは，患者の触診に対する症候反応の分布によって確認できる．また，尺骨神経は，腋窩から肘の内側上顆につながり，正中神経は，腋窩から尺骨神経より前方に続いて，肘につながる．この二つの神経は，ピンと張っておくと確認しやすい．母指を患者の腋窩に位置して肩甲帯を下制するとき，PTの手の動きは，特に正中神経では相当な動きと伸張を与えることになる．同様に橈骨神経も，反応を導き出すのは難しいが，他の神経より少し後方で触れることが可能である．橈骨神経は，橈骨溝から出てくるところで，三角筋停止部の2～3cm下方でも触れることができる．その場所は，グローブなしで闘った昔のボクサーが好んで標的とした場所である．

肘では，橈骨神経が橈骨上腕骨関節で付着している部位で触れることができる．正中神経は，上腕二頭筋腱のわずか外側部で触れることができる．また尺骨神経は，尺骨神経溝で非常にわかりやすい．尺骨神経溝の尺骨神経は，練習にはうってつけの場所であり，おそらく触診技術の用い方の評価にも適している．図9.7は，尺骨神経を検査するために有効な肢位を示している．尺骨神経は，硬く丸いという感じがし，肘を伸展すると横方向への動きがみられることに気をつけなくてはならない．この動きは肘を屈曲すると，神経がピンと張ることによって失われる．

前腕では，浅橈骨神経は橈骨の手掌側と外側面で触れることができ，また「はじく」ことができる．この橈骨神経の硬い感じと，この神経の隣にある腕橈骨筋の柔軟な腱とを比較するとその違いがよくわかる．橈骨神経は，解剖家の嗅ぎタバコ入れ（訳注：長母指外転筋と伸筋腱の間のくぼみ）へ続いており，また表層の橈骨神経枝が延びており，これを指爪ではじくよう

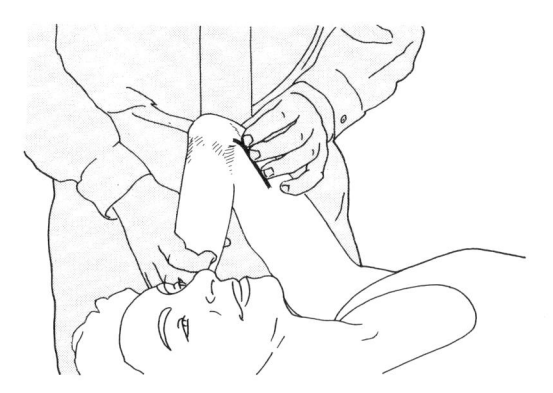

図 9.7 尺骨神経検査に有用な肢位

にすると容易に触診することができる．また，手ではほかに尺骨神経も触れることができ，ちょうど有鉤骨鉤の内側に位置している．

大後頭神経は，頭蓋骨の基部で筋膜の出口あたりで触れることができる．

その他多くの神経を触診することができる，たとえば指にある指神経は，特に腫れ上がったところがあったり，傷跡がある場合には触れることができる．また，やせている人のほうがたやすく触知が可能になる．興味のある読者は，解剖の良いテキストを一冊用意して，熟練すればどの神経が実際に触診できるかを見てみるといい．さらに望ましいのは，敏感な箇所が引き出されたときには，その基底にあると思われる構造を考察し，症状の分析と構造上の区別によって，その敏感な構造とは具体的には何なのかを明らかにしようと試みることである．

神経損傷の分類

ずいぶん前から，とても便利で有効な神経損傷の分類法が，内科と外科にはある．徒手治療者が臨床場面で扱う患者の種類に関係のある分類について，以下で検討する．現在のところ重要な分類は次のものである．

1. 上位運動ニューロンと下位運動ニューロンの損傷による分類．
2. 末梢神経損傷の分類：Sunderland (1951) の5段階分類法，Seddon (1943) のニューラプラクシア，軸索断裂，神経断裂の分類．

このセクションではPTのために提案されている分類法にも触れることにする．

上位運動ニューロン/下位運動ニューロン

両者の徴候・症状については6章で概説した．上位運動ニューロンについて，もっと事細かに検討を行うことにする．治療を受けに来る患者のある程度は，場合によっては一時的で，軽度の神経索損傷の患者であるとみなすことは妥当である．また，Torgら(1986) が述べたように無変性の神経索損傷の患者や，わずかな神経損傷の患者にも，ごく一般的に接するのが実状である．PTには，微細な神経索損傷があるかどうか，これを知る手だてはない．もしこのことが，検査において重大な懐疑をもつことに積極的につながるのなら，それが唯一の利点といえるかもしれない．神経索損傷の明らかな徴候がある場合には，初期にモビライゼーションは禁忌となる．そのような患者には，開業医や専門医による評価や治療が必要である．しかし，対麻痺のような重度損傷の場合，ハムストリングスの伸長は当然の対応である．しかし，そのような伸長が実際に神経系に何をもたらすのかという考察は，これまであまりなされてきていない．両下肢症状のような疑わしい指標がある場合，それから上向きのバビンスキー反応のような明らかな指標がない場合も，アドバイスとしては，注意して続けることである．

末梢神経損傷の分類

神経損傷の分類は古くから存在する．Seddon (1943) は，ニューラプラクシア，軸索断裂，神経断裂の種別で神経損傷を分類した．Sunderlend (1951) は，より重篤な神経損傷（神経断裂）を番号によって三種類に分類した（図9.8）．これらの分類は，神経の伝導障害，あるいはそれに伴う運動麻痺や感覚麻痺などの機能障害を基にしている．

これらの分類は，むしろ重篤な神経損傷とその外科的治療とに関連の強いものである．しかし，PTが臨床で出会う患者の大多数，PTが行う治療への適用には制限がある．実際この分類法は，こうした患者への適用を意図して作られたものでは決してない．適用の制限には，以下のように数多くの理由がある．

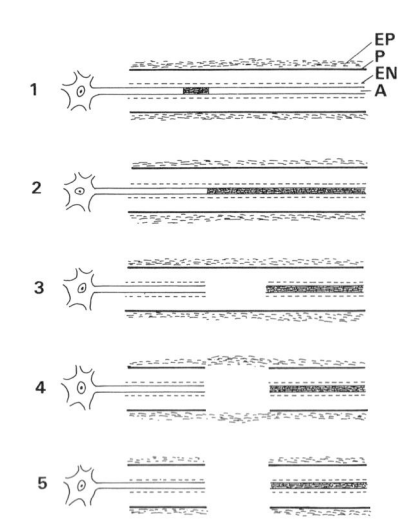

図9.8 Sunderlendによる，神経損傷の5段階．EP：神経上膜，P：神経周膜，EN：神経内膜，A：軸索．
1 伝導の寸断．
2 神経内膜は正常での軸索の切断．
3 神経周膜は正常での神経内膜と軸索の切断．
4 神経上膜以外の切断．
5 神経幹の完全な切断．
(Sunderlnad S 1978 Nerves and nerve injuries, 2 nd edn. Churchill Livingstone, Edinburghより．出版社と著者の厚意により許可を得て引用)．

- PTが診る患者の大半は，神経の伝導障害に関連する機能的障害がみられないか，仮にあったとしてもきわめて軽微である．PTのもとへ持ち込まれる主要な問題は，多くの症状のうちの一つである．
- 前章で述べたように，すべての症状が神経線維の変性によるものではない．したがって，結合組織について考える必要がある．
- 神経伝導障害が疑われるような場合，ほとんどの患者に対して使用できる方法は，たいてい徒手による神経学的検査だけである．電気診断を行える余裕があり，またそれを必要とするPTや患者はそう多くない．電気診断の落とし穴について，特に損傷が重度でない場合については（PetersonとWill 1988）周知のことである（6章参照）．分類ではこうした問題は言及されない．

医学的モデルを考察し，相対伸張の要素のある症状をもって理学療法の外来を訪れる患者についてみるなら，Sunderlendによる分類では，ほとんどが段階1か，段階1の「上」で前もって命名されていない段階に属する．これらの障害はニューロパチーであるとみなされるが，症状が神経原性の障害である確証はなく，臨床所見による推論に支持されるのみである．こういった症状は「オカルト（目に見えない）ニューロパチー」とでも名づけるのが一番だろう．正確な病理解剖学的な根拠は現われていない．

このあとに続くセクションでは，PTに適した神経損傷の分類について述べてみる．この分類は，必要に応じて医学モデルとともに使用できるものである．

《微細な神経損傷の分類の試み》

Sunderlend（1978）は，自分が提示した分類にあてはまらない障害群についても言及している．その患者のなかには，神経伝導そのものが正常に機能しているものの，「機能の倒錯」を認めるものがあり，これを「神経過敏損傷」と名づけた．Sunderlandは，これを局所的な病変が要因となり生じるものと考察した．次に，Sunderland（Jewett 1980において）は，段階1の病変を「虚血性遮断」と「脱髄性遮断」とに下位分類する必要性を示した．同様の理由から，Jewett（1980）は，「段階0」の分類を設定する必要性について言及した．

Lundborg（1988）によっても，このような細分類の試みがなされた．彼は「前・分類1」として二つの分類を定義した．一つめは，伝導遮断が神経内の血流停止に起因し，代謝障害を引き起こすがすぐに回復するもの．二つめは，神経内の浮腫によって生ずる遮断で，数日から数週間で回復するものである．両方とも，虚血が基本要因であり，神経線維そのものの損傷もない．末梢神経の結合組織鞘の微細な損傷については，まだ分類の試みは行われていない．

これらの，すでにある分類法を基にして，症状や微候の強調，あるいはその相互関連，I部で議論した先行研究の知見などを加味して，この患者群に対する妥当な分類法がみえつつある．しかし落とし穴もあるため，分類について触れる前にそれらを確認しておく必要がある．

1. ある程度の重複は避けられないこと．
2. 臨床において出くわすものを病理解剖へ関連づけるには，常に大きな困難を伴うこと．特に，神経系については難しく，末梢神経損傷に関連する症候はさ

まざまである．たとえば「土曜夜麻痺」のような無痛性の急性神経圧迫から，激しく痛む灼熱痛を伴うものまで幅広い．単純化すると，神経損傷には痛みを伴うものとそうでないものがあり，その理由については未だよく解っていない．疼痛と感覚障害というのは，末梢神経，中枢神経の両方で生じる現象であり，臨床で対象となるのは人である．このことを常に認識する必要がある．ところが，これに関連する多くの研究は動物実験によるものなのである．

複数のPTが指摘しているように，テニス肘やハムストリングス痛の患者は，テンションテストに対して反復性の反応パターンがみられる．したがって，これに基づく分類はかなり容易である．ひとたび神経幹に損傷が起こると，身体動作に伴う力学的変位に一致する反応がしばしば現われることは，まず間違いない．

PTのための分類

PTが，以下に述べる各種の末梢神経損傷を同定し，解釈できるのは当たり前だと私は思う．

1. 潜在性の損傷
2. 生理学的な疼痛
3. 神経における炎症や神経過敏
    a. 神経上膜内の神経過敏
    b. 神経周膜の裂傷
4. さまざまな段階の線維症
    a. 神経内
    b. 神経外

症候学や身体的な徴候，さらに双方の関係を考慮して分類の確定を行う．当然，神経病理学に関する知見にも依拠しなくてはならない．

《潜在性の損傷》

神経の界面組織に考慮せず，神経バイオメカニクス，病理学，またその結果としての症状を正しく理解することは不可能である．末梢神経とその界面組織は，複雑な運動分節を形づくっている．運動中の正常な神経の働きは，神経とその周囲組織の力学的統合性に依存している．神経幹に沿ったどこかの神経や界面組織から受ける影響によって，これらの特徴は複雑さを増していく．神経の界面組織の損傷や神経系の損傷は，他の部位の神経系に潜在性の損傷を起こす状況となり得る．

神経幹に損傷を引き起こす臨床例を挙げると，手根管における浮腫（Faithfullら1985），ハムストリングス断裂後の脛骨神経周囲の血腫，コリース骨折（12章参照），神経過敏性の交感神経幹（Lundborg 1988），隔壁症候群（Mubarakら1989）等がある．当然，この潜在性の損傷の分類には，副子やギプスによる固定も含まれなくてはならない．固定には多くの理由があるが，固定を必要とする外傷は，往々にして神経に影響を与えるほど重大なものである．関節固定は臨床上無症候性のニューロパチーの素因をつくる可能性があり，そのニューロパチーが臨床上明らかな外傷によってより早められることもある．モビライゼーションはその外傷となる可能性をもっているのである．

このほかに，立証されてはいるがまだ認識されていない損傷状態というと，痙性（StoneとKeenan 1988）や片麻痺の肩（Chino 1981）がある．

臨床上重要な点は，第一に，明らかに病的状況が疑われる徴候がある点．第二に，多くの障害で，神経の力学的統合性の検査がされない限り，その障害が「固定化した（fixed）」ものであると言明できない点である．たとえばハムストリングス断裂の患者の場合，明らかに筋に原因があることがわかっていても，退院するまでには，坐骨神経の運動と伸張の最大範囲を確認する必要がある．頸椎椎間関節捻挫の患者でも，ULTTで問題がないという確認が必要である．姿勢に関する助言を行う際も，それが神経系に及ぼす影響についての考慮が必要である．神経力学上制限がある場合，神経系が刺激過敏にならないうちに，あるいは悪くとも神経系の内外に線維芽細胞の増殖が起こらないうちに，早期に介入することが望まれる．

《生理学的な疼痛》

テンションテストに対する正常な反応には，いくつか特有の症状があり，ほとんどが疼痛と不快感である．構造的な区別によって，これらの症状は，神経原性，あるいはそれ以外に起因するものかを推測できる．損傷がなければ，それは生理学的な症状であり，神経系に起因するものと確証できれば，それは神経原性のものと判断できる．

これらの反応が脈管に起因していることはよくあることで，このときの反応は代謝的なものである．あり

そうな筋書きとしては，低酸素状態の軸索が異所性に興奮するということがある．たぶん線維分離が原因で，それは最初に大きな線維に代謝性の影響が生ずるためである．(Noordenbos 1959)．しかし，痛みの原因となる可能性はほかにもたくさんある（4章参照）．神経への血流減少は，約 8% の神経の伸長から始まり，約 15% で停止する（Lundborg と Rydevik 1973, Ogata と Naito 1985）．ニューロンは血流に対して特に敏感で，神経が 6% 以上の伸長状態になると異所性に興奮するのである．このような状況が，テンションテスト中に生じていることは想像でき，Millesi (1986) の上肢に関する研究では，この点を以下のように明確に証明した．手首と肘を屈曲位から伸展するとき，正中神経は神経床を 20% 伸ばさなくてはならない．この 20% の一部は，接触領域と関連する神経系の滑りによって生じ，残りは伸張によるものである．我々が日常生活の活動で行うほとんどの動作では，神経の伸長は 6% 未満である．これは Lundborg (1988) によると，すぐに回復可能な虚血性遮断に分類される．

テンションテスト以上に，正常の症候反応の原因として考えられるものがほかにある．神経系の結合組織は，神経支配を受けており，そのこと自体が症状の原因となり得る．また，神経に結合・隣接する筋膜，神経節のニューロンプール，あるいは脳脊髄幹からの影響も考える必要がある．ULTT 1 のような複合的なテストでは，神経線維に起因する症状，結合組織由来の症状，非神経組織の伸張による症状，それぞれをテストすることが可能である．また，結合組織が神経線維を保護していると考えると，「正常の」症状が，神経線維に対する力学的な影響から生じることはなさそうである．

これらの生理学的な症状もまた，神経系損傷があることを明白にしている．しかし，実際の傷害部位からは若干の距離があるかもしれないことに留意しなくてはならない．臨床家たちは，テンションテストに対する正常な反応について，多くの有益なデータを集めてきた（7章，8章）．これについては，注意深く十分に解釈する必要がある．テンションテストに対する異常な反応というのは，ほとんど神経系に沿った部分で相対伸張の部位を示している．たとえば，腕神経叢の索周辺の線維拘束は，ULTT 症候反応につながる．その反応は，可動範囲の早い段階で現われ，正常の場合とは異なる反応である．それは，動きの少ない伸張の前段階で，6〜15% あたりで危険評価基準に達してしまうからである．テンションテストでわかるのは，どこか悪いところがあって，神経がもっとも影響を受けているらしいということだけである．つまり，相対伸張の部位を探し出すためには，経験を積んだ臨床家の手技にかかっている．患者に十分な質問をして，それを身体的検査で得られた知見と結びつけて考えるとき，大抵すべての手がかりが得られる．熟練した技能による筋肉や関節のような神経界面組織の検査は，先へのステップとなる．

《神経系の炎症と神経過敏》

考慮すべき二つの分類がある．一つは（a）炎症を起こす過程が神経上膜に限られている場合，二つめは（b）神経周膜の裂傷の場合である．

神経上膜内の神経過敏． 神経上膜は十分に脈管化し，神経支配を受けている．ここは，特に反応が敏感な組織であり（Millesi 1986），簡単に損傷される．弱い圧迫や摩擦のようなわずかな外傷でも，神経上膜浮腫を起こす（Triano と Luttges 1982, Rydevik ら 1984）．神経上膜の裂傷は，足関節捻挫のような傷害ではよくみられる（Nitz ら 1985）．神経上膜は外側の結合組織鞘であるため，常に界面組織と擦れ合う可能性がある．

神経の圧迫による外傷と比較して，神経系の刺激過敏について論理的な結論を導き出した文献報告はほとんどない．神経鞘のバリアがあるため，神経上膜での炎症は重症で永続的なものでない限り，線維束の中身には影響を及ぼさない．このバリアの特徴についてはすでに 1 章で述べている．

臨床的にみて，炎症を起こした神経上膜は，触診したり伸ばしたりすると痛みが生じるようである．刺激過敏な分節が，硬い界面組織に逆らうように滑ると痛みが生ずる．痛みが誘発されても，テンションテストでの可動域はほとんど狭くならないかもしれない．

臨床上で重要な点は，神経の状態を理解し，神経内の病変にならないように治療することである．姿勢的，人間工学的技術，そして電気療法的技術を利用するのと同様に，この段階でも他動運動による治療が可能である．この治療については，次章で詳しく述べることにし，ここで言及しておく点は，界面組織の悪化状況，全可動域内での緩やかな神経/接触領域の動き，そし

神経周膜の裂傷. 神経周囲で炎症が持続するとき，それは炎症反応が神経内部から始まっている可能性がある．Sunderland（1976）は，持続する神経過敏と神経周囲への圧迫で起こる事象の段階を詳細に示した（3章参照）．本質的には，まず血液の供給がなくなり，その結果として生じる毛細血管の損傷，浮腫，線維束内部の炎症反応が，神経線維と神経内膜の細管に潜在的な損傷を与える．そこで神経周膜の拡散バリアが存在するため，最終的には神経束に達してしまう炎症反応を取り去ることは難しい．線維束内部の線維芽細胞が活動するための電位が存在し，神経内膜液の圧力が高まると，それは神経の伝導に影響を及ぼしやすいと考えられる．

これらの患者は，一般的に神経系の傷つきやすい部分（たとえば神経枝はどこにあるのか，あるいは管の中か）で持続性の痛みを訴える．それを触診すると，神経は痛みがあり，腫れている．確かな仮説ではないが，末梢神経の結合組織に関連する患者の訴えは，他の結合組織に関するものと同様であるというのである．しかし，少し変わった表現（たとえば「握りつぶす」「燃えるような」「むずむずする」）では，神経線維と関係する可能性がある（表9.1参照）．

臨床上で重要なことは，神経を圧迫するもの，あるいは機能をいっそう悪化させる活動などを取り除くことである．そうでなければ，神経や結合組織への損傷（おそらく不可逆的である）を防ぐことは難しい．ギプス固定が神経を圧迫することは十分に起こり得るし，キーボードを使い続ける秘書などは，手根管のところに腫れが生じるだろう．末梢神経の損傷を伴った病変の進行過程を知るためには，理学療法の知見を基本にする必要がある．他動的運動の手技は，間違いなく神経内部の圧力変動を引き起こす．特に，手根管を通して神経のモビライゼーションが可能な部位では，神経を「搾る」ようにすると神経内液を取り除く助けになるだろう（Elvey 1986）．手根管症候群の患者は，自分で手首を動かして痛みを軽減するが，これもおそらく同様のメカニズムと思われる．

《線維症》
炎症期に対する線維症の反応は，神経内部または外部，もしくはその両方で生じる．

持続的な炎症があるとまず例外なく，線維芽細胞が神経外部あるいは内部で瘢痕組織をつくる結果となる．前述の分類よりはずっと可能性がありそうだが，伝導で測定し得る変化はないだろう．特に神経内膜の管を破壊するような神経内部の線維症があるときなどは無理である．MackinnonとDellon（1986）は，もっとも悪性の神経束が症状の要因となっており，また損傷のない神経束は電気診断テストで正常を示すことを明らかにした．

神経内，神経周囲の線維症は大きく変動しやすく，外傷の大きさや種類によるものだけではない時間的・構造的要因に左右されている．重症の神経線維の組織破壊と神経内膜細管の破壊のある患者には，Sunderlandの段階3に分類される人もいる．他の患者は，神経内膜あるいは神経周膜の瘢痕に未熟な軸索が多少捕捉されているだけなので，分類するのは難しい．

線維症は，症状がどんな段階でもある部分としてみられるのだろうが，必ず進行するわけでもない．また，同じ神経に沿っても異なる段階が生じることさえある．たとえば，手根管内で正中神経の伸展性が減少すると，他の部位では神経過敏が促進される可能性がある．

臨床上，PTが特に考慮する点は，瘢痕の形成を避けることである．また，神経のある部位に瘢痕ができてしまったとき，その潜在的な症状の進行状態を理解しておく必要がある．これについては，すでに先の章で述べてきた．瘢痕形成段階においては，線維芽細胞の活動の影響を最小限に抑え得る段階があるにちがいない．しかしその活動がまだ少し残っているような後の段階になると，戻すことは不可能である．

線維症は，神経床内を滑る神経の能力が変えられるような場合は神経外部のもので，その神経が伸長する能力が変えられるような場合は神経内部的なものである．神経腫のマッサージは，よく行われている手技であるが，PTは自分たちの手技をもっと優れたものにすることができる．PTは，神経内部，外部両方の線維症に対処するために，手技の改良が可能であるということを認識する必要がある．この特性については次章で述べる．

この段階では，神経幹神経は瘢痕化した神経上膜か，未熟な軸索または神経腫に捕捉されており，神経内膜あるいは神経周膜の瘢痕に捕捉されていることもある．このようにして，異常なインパルスの発生するメカニズムが形成される結果となる．

PTは，重症の神経系損傷の管理上の役割に精通し，それを認識してきた．しかし本書が標榜するのは，より微細な神経系の障害の管理であることを，改めて強調しておく．

分類された障害に関して留意すべき重要な点は，これらの分類と臨床上患者の現状とを結び付ける明白な科学的証拠を欠いているということである．特に「前・分類1」では，なおさらである．ある症状について，その要因がニューロパチーに由来するものであると言明するには，まだまだ多くの落とし穴がある．神経の生検は，微細損傷の場合には問題外であるから，組織学的証明など望めないことははっきりしている．同様に，電気診断法では微細な神経損傷に対して大きな欠点があり，生化学試験から利用できる証拠も存在しない．したがって構造的差異とその領域への細かな注意，その損傷の性質と病歴，動物実験からのデータの推定，そして解剖学的研究からの推定を含めた臨床推理が使われてきたのである．依然として臨床では，捉えにくい神経損傷をみつけるためのもっとも感度の高い方法は，テンションテストを行うことである．無症候性の絞扼に関連する症状（3章）も，テンションテストによって再現することが可能である．

参考文献

Asbury A H, Fields H L 1984 Pain due to peripheral nerve damage: an hypothesis. Neurology (Cleveland) 34: 1587-1590

Buehler M J, Thayer D T 1988 The elbow flexion test: a clinical test for the cubital tunnel syndrome. Clinical Orthopaedics and Related Research 233: 213-216

Butler D S 1989 Adverse mechanical tension in the nervous system: a model for assessment and treatment. Australian Journal of Physiotherapy 35: 227-238

Chino N 1981 Electrophysiological investigation on shoulder subluxation in hemiplegics. Scandinavian Journal of Rehabilitation Medicine 13: 17-21

Clare H A 1989 The clinical testing of upper limb neural tissue in repetitive strain injury. In: Jones H M, Jones M A, Milde M R (eds) Manipulative Therapists Association of Australia, Sixth biennial conference proceedings, Adelaide

Cyriax J, Russell G 1977 Textbook of orthopaedic medicine, 9th edn. Bailliere Tindall, London, vol 2

Elvey R L 1986 Treatment of arm pain associated with abnormal brachial plexus tension. Australian Journal of Physiotherapy 32: 225-230

Faithfull D K, Moir D H, Ireland J 1985 The micropathology of the typical carpal tunnel syndrome. Journal of Hand Surgery 11B: 131-132

Jewett D L 1980 Functional blockade of impulse trains caused by acute nerve compression. In: Jewett D L, McCarroll H R (eds) Nerve repair and regeneration. Mosby, St. Louis

Kenneally M, Rubenach H, Elvey R 1988 The upper limb tension test: the SLR test of the arm. In: Grant R (ed) Clinics in Physical Therapy 17, The cervical and thoracic spines. Churchill Livingstone, New York

Lundborg G 1988 Nerve injury and repair. Churchill Livingstone, Edinburgh

Lundborg G, Rydevik B 1973 Effects of stretching the tibial nerve of the rabbit: a preliminary study on the intraneural microcirculation and the barrier function of the perineurium. Journal of Bone and Joint Surgery 55B: 390-401

Mackinnon S E, Dellon A L 1986 Experimental study of chronic nerve compression. Hand Clinics 2: 639-650

Mackinnon S E, Dellon A L 1988 Surgery of the peripheral nerve. Thieme, New York

Maitland G D 1986 Vertebral manipulation, 5th edn. Butterworths, London

Millesi H 1986 The nerve gap: theory and clinical practice. Hand Clinics 2: 651-663

Mubarak S J, Pedowitz R A, Hargens A R 1989 Compartment syndromes. Current Orthopaedics 3: 36-40

Nitz A J, Dobner J J and Kersey D 1985 Nerve injury and grade II and III ankle sprains. The American Journal of Sports Medicine 13: 177-182

Noordenbos W 1959 Pain. Elsevier, Amsterdam

Ogata K, Naito M 1985 Blood flow of peripheral nerve, effects of dissection, stretching and compression. Journal of Hand Surgery 11B: 11-14

Peterson G W, Will A D 1988 Newer electrodiagnostic techniques in peripheral nerve injuries. Orthopaedic Clinics of North America 19: 13-25

Philip K, Lew P, Matyas T A 1989 The inter-therapist reliability of the slump test. Australian Journal of Physiotherapy 35: 89-94

Rydevik B, Brown M D, Lundborg G 1984 Pathoanatomy and pathophysiology of nerve root compression. Spine 9: 7-15

Saal J A, Dillingham M F, Gamburd R S, Fanton G S 1988 The pseudoradicular syndrome. Spine 13: 926-930

Seddon H 1943 Three types of nerve injury. Brain 66: 237-288

Stone K, Keenan M E 1988 Peripheral nerve injuries in the adult with traumatic brain injury. Clinical Orthopaedics and Related Research 233: 136-144

Sunderland S 1951 A classification of peripheral nerve injuries producing loss of function. Brain 74: 491-516

Sunderland S 1978 Nerves and nerve injuries, 2nd edn. Churchill Livingstone, Edinburgh.

Sunderland S 1976 The nerve lesion in carpal tunnel syndrome. Journal of Neurology, Neurosurgery and Psychiatry 39: 615-616

Thomas P K 1984 Clinical Features and differential diagnosis. In: Dyck P J, Thomas P K, Lambert E H, Bunge R (eds) Peripheral neuropathy, 2nd edn. Saunders, Philadelphia, vol 2

Torg J S, Pavlov H, Genuario S E et al 1986 Neuropraxia of the cervical spinal cord with transient quadriplegia. Journal of Bone and Joint Surgery 68A: 1354-1370

Triano J J, Luttges M W 1982 Nerve irritation: a possible model of sciatic neuritis. Spine 7: 129-136

III

治療と治療の可能性

10　治療

歴史的背景

　神経系のモビライゼーションの概念と治療法は特に新しいものではない．「神経伸長」として知られている手術療法は，前世紀末のフランスやイギリスにおいて一般的に行われていた．この治療は，通常，坐骨神経や腕神経叢に適用され，坐骨神経痛から運動失調に至るまでのさまざまな症状に対して行われてきた．坐骨神経を伸長する場合，外科医は，臀筋溝あるいはそれより下部を切開したうえで，その坐骨神経にフックを取り付けたり，坐骨神経の下に術者の指を置いたりして，神経を強く伸張した．どの程度，強く引くかということは，どの方向に引くかと同様に重要な問題であった．「イギリス医療ジャーナル」（*British Medical Journal*）には，「露出した神経を皮膚の高さより約6インチ上に，2回引き上げることにより，長軸方向に強く伸長した」，あるいは「その肢の全重量を神経で支えた」という報告がある．そのほかには，脈拍に著しい変化が現われるまで神経を伸張したとの報告もある（Cavafy 1881）．この当時，一つの改良した方法として，「M. Gilletteの神経伸長法」が考えられた．この方法は，神経の走行に対して，丸みのある平らなフックを直角に差し込むことで行われた．この方法では，アシスタントがフックにその肢を押しつけ，その加えた力を測定できるようにダイナモメーターがその器具に接続されていた（Cavafy 1881）．

　神経伸長が一般的に行われるようになってから，死体の神経を用いた張力による裂傷の研究が盛んになった．当時の死体研究の一症例として，肝硬変をもつ37歳の男性の坐骨神経があるが，その神経は，断裂することなしに100 lbsの張力に耐えたと報告されている．しかしながら，その男性の左側の坐骨神経は，90 lbsの張力で断裂したと述べられている．もう一つの症例は「蠟病」で死亡した小柄な17歳の少女のもので，この症例では坐骨神経が断裂するまでわずか84 lbsの張力にしか耐えられなかったと報告されている．文献によると，平均体重が240 lbsの場合，裂傷を引き起こす直前の張力は140 lbsであったと報告されている．これらの研究と臨床所見からすると，治療に適する張力は，30 lbsと体重の半分までの間であると推定できる．失調症状を伴う場合は，下方向への伸長が最適であると考えられる．しかしながら腰痛症状の場合は，上側方への伸長が効果的であると考えられる．対象者は，著明な回復を示した者からたまたま死亡に至った者までいた（Symington 1882, Marshall 1883）．

　これらの報告は，末梢神経の伸張強度を若干示している以外は，歴史的に興味があるだけであった．それらは，安全かつ効果的に他動的および自動的な神経系モビライゼーションを行う際に要求される重要な技術というものではない．しかしながら，これらは，医学における変化がいかに速いかを思い出させてくれる．神経伸長法は100年前に受け入れられたが，手根管症候群が理解されるようになってまだ30年余しか経過しておらず，ましてや痛みの特殊経路の存在が知られるようになったのが約20年前であることを考えると，これは実に興味深いことである．神経-整形外科的障害を全般的に理解するには，多くの未解決の問題が残されている．

一般的な治療のポイント

　1．神経系を動かさなければ，どんな治療的運動も行うことはできない．現在，行われている徒手療法において，ほとんどの理学療法士（PT）は，神経系を

不注意に動かしている．たとえば，ハムストリングスの伸長では，坐骨神経やその枝はいうまでもなく，脳脊髄幹と髄膜が動かされ伸張される．クワドラント (quadrant) (Maitland 1977) として知られている手技を用いて行われる肩関節の最終可動域でのモビライゼーションは，腕神経叢およびそれらに関連する神経根や神経幹を動かすことになる．さらに，愛護的に行われた呼吸訓練でさえも，胸椎の神経組織や腕神経叢を動かすことになる (McLellan と Swash 1976)．同様に，僧帽筋や腸腰筋の伸張においても，関連する神経系が伸張されるものと考える．本書において神経系モビライゼーションを紹介するかなり以前から，患者の徴候や症状は，他動的および自動的モビライゼーション手技によって改善されてきたものと考えられる．しかしながら，PT が良い治療結果を求めると同時に治療の限界をも理解しようとするのであれば，神経系について現在知られていることに考えを向けることが絶対必要である．もし，モビライゼーションを必要とする障害組織が神経系であることが確実視されたならば，その手技は，より専門的でより洗練されたものとする必要がある．たとえば，SLR を行う場合，特定の神経系組織に対応するように改良した手技として，足関節背屈と股関節内転を組み合わせて行うこともある．さらに，神経系に対しての特殊な予防処置と禁忌も存在する．予後予測を行うことは，臨床推理過程の一部であり，それはまた，障害に関連する組織によっては異なったものになると考える．

2. Maitland (1986) は，分析的評価を行うことが，基本概念であることを強調している．分析に続く治療手技は，今まで学んできた手技を行うだけにとどまらず，より多くの要素を含んだものとなる．実際に治療手技を行使するにあたっては，操作技術，患者とのコミュニケーション，バイオメカニクスの知識，また再評価を行う能力など，さまざまな要素を加味する必要がある．予後徴候を解釈するには，熟練した再評価と関連する病理学的変化を認識することが重要である．ある特定の疾患に対する決まりきった手技や治療法は存在しない．基本となるものは，臨床推理である (5章参照).

3. 提示した治療手技は，経験的なもので，臨床推理過程に依存したものとなっている．現段階において，実験的な検査に基づいて行われた神経系モビライゼーションと他の治療方法を比較した研究が一つだけ存在する．Kornberg と Lew (1989) は，二重盲検法を用いて，段階 1 のハムストリングス裂傷を伴った 28 名のプロのオーストラリア式フットボール選手を調査し，伝統的治療を受けた 16 名と，伝統的および神経系モビライゼーション治療を受けた 12 名の治療効果を比較検討している．神経系モビライゼーション治療を併用した 12 名の選手のなかでは 1 名だけが，1 試合以上を欠場したが，伝統的治療を受けた 16 名の選手は，すべての者が 1 試合あるいはそれ以上の試合を欠場した．

4. 神経系モビライゼーションによる治療手技は，簡単に覚えられるものでもなければ，短期で身に付けられるものでもない．それは，関節に対するアプローチよりも難しいといわれることさえある．なぜならば，骨のようにテコの原理を用いて動かすわけでもなく，また視覚化することも困難で，さらに身体全体について考慮することが要求されるからである．生理学的反応の影響も，関節に対するアプローチよりも，より大きく，より広範囲に及ぶものと考えられる．おそらくそのことを一層難しくしているものは，多くの PT にとって，神経系は，少なくともバイオメカニクスの観点から考えるには比較的新しい組織であり，かつその組織に対する基本的な知識が，関節や筋に比較して一般に乏しいことが挙げられる．

5. 患者の検査結果に基づき，PT が，患者の障害に関連のある重要な伸張要素を見出し，しかもそれを変化させることが必要であると確認した場合には，運動によって行われる三つの治療法がある．

● 直接的な神経系のモビライゼーションは，通常，テンションテストやそれから派生したやり方で行われるが，触診を用いて行う方法もある．
● 治療は界面組織や関節，筋，筋膜，皮膚などの関連する組織を通して行う．
● 姿勢矯正（指導）のような間接的治療と人間工学的思考を組み合わせて治療に応用する．

本章および次章では，これら三つの治療法について述べる．本章では，主に直接的な神経系モビライゼーションに主眼をおいて解説する．

モビライゼーションの基本原則

ひとたび神経系を動かす必要があると判断した場合には，実際の治療方法は，二つの主要な概念に基づき選択する．

1. Maitland の概念．すなわち，これは障害の重傷度，irritability：被刺激性の持続的疼痛（以下，神経過敏性），および障害の特性に基づく徴候や症状の治療を目的としている．それらの要素を考慮することがMaitland 概念の根本原理である．この点に関しては，神経系モビライゼーションによる治療方法は，Maitland によって主張されてきた関節に対する治療法と何ら変わるところはない．その概念に本来備わっている臨床推理過程は，関節モビライゼーション以外の治療方法も容易に取り入れることができると考えられる．

2. 特性についての思考の拡大と「特性」の取り扱い方．「特性」という言葉は，Maitland (1986) によって使われた用語の一つであるが，病理学のなかで用いられる場合よりもさらに広い意味に理解されている．最新の病理学的知識は，臨床推理過程に取り入れられると同時に，その過程自体によって妥当性が評価されている．病理学との関連で考えるべき要素としては，変化した神経系機構の部位やそれに関連のある神経系組織，そして，神経系の正常な機構を妨げる可能性のある神経系の周囲やそれに沿った組織である．他の考えるべきことは，神経機構の変化が生理学的変化においてどのぐらいの割合で起こるかということである．すでに，神経系については非常に多くのことが知られており，治療方法の決定に際しては，多くのことを考慮に入れる必要がある．

PT にとって，良い治療を行うために重要なことの一つは，伸長よりむしろモビライゼーションを選択することである．モビライゼーションの実施にあたっては，必然的に伴ってくるすべての要素を考える場合，たとえば術者が感じとる抵抗に対する判断，感じとられる症状や，運動と症状の因果関係，強弱をつける治療部位および必須事項としての再評価などがあるが，これらの事項は，関節モビライゼーションに対する場合と同様に神経系モビライゼーションに対してもあてはまる．神経系モビライゼーションは，ただ無造作に神経系を伸長するよりは，良好な治療と考えられる．

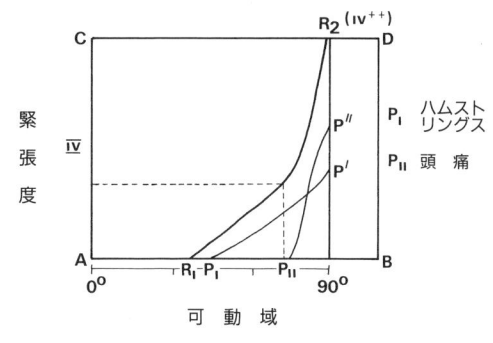

図 10.1 SLR の運動図

手技のグレード

どの手技を用いるかは，多様な症状や徴候によって決定される．下記にその要点を述べる．もっとも有効と考えられる手技を突き止める一つの方法は，運動に対する抵抗と，感知された症状との関連性を確かめることである．このことは，すでに関節に対する治療の点から，詳細に述べられている（Magarey 1985, Maitland 1986）．この理論に通じていない読者は，Maitland のテキスト (1986) の関連の章を参考にする必要がある．運動図は，関節に対してと同様に神経系にも適用できる．またそれは，PT が患者の症状にのみに頼ることなく，運動中に感知できる抵抗についても，十分注意を払うように指向するという目的をもっている．運動図を記載することは，「感知」能力の向上を促し，さらには，誘発された症状と感知された抵抗との関連について理解を深めることになる．これは，神経系モビライゼーションと関節モビライゼーションの双方に適用できる．

神経系は，関節と比較して，より多様な症状を引き起こすものと考えられる．このことは，より多くの症状（たとえば，異常感覚，熱感，嘔吐感）が，この運動図に記録される可能性が高いことを意味している．例として，運動が最終可動域（IV++）まで可能で，非神経過敏障害の患者の下肢伸展挙上（SLR）を，運動図に記録した（図 10.1）．SLR が 40° でハムストリングス部位に痛みを生じ，75° では頭痛が生じた．

表10.1 神経過敏性と病理学の関連性について．評価と治療における病態生理学的な優位性と病態力学的反応について．(Butler & Gifford 1989を改変)．

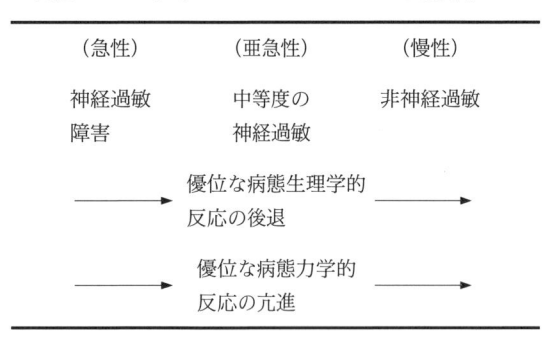

(急性)	(亜急性)	(慢性)
神経過敏障害	中等度の神経過敏	非神経過敏

→ 優位な病態生理学的反応の後退 →
→ 優位な病態力学的反応の亢進 →

これらの症状は図に記録することができる．PTが，神経過敏性や予防処置といったすべての要因を考慮に入れて，頭痛が再発する少し手前で中止するようなSLRを治療手技として用いる場合にもまた，運動図に記録することができる（点線で示す）．この手技は約70°のSLRで，そのグレードは，およそIV－で行う必要がある．

これらの運動図は，有効に利用できる．記録することによって，評価ならび治療に関するPTの思考過程を明確に示すことができる．また，学生にとっては，その手技を視覚的に捉えて検討することができるので，特に有用なものと考える．

病態力学と病態生理学の活用

神経系モビライゼーションは，生体力学的な損傷（病態力学），あるいは炎症反応（病態生理学）が原因と考えられる徴候や症状に適用できる．これら二つの原因は，どちらか一方がより影響を及ぼしているため，その治療を優先させる必要があるが，当然両者は共存しているものと考える．病態生理的な状況は，病態力学的な状況を引き起こす原因ともなる．病理学と神経過敏性は，広範囲にわたり関連性をもっている（表10.1）．神経過敏性については，5章で簡単に述べた．神経過敏性の概念は，Maitland (1986) がより詳細に述べている．

神経過敏障害の場合
（病態生理学的に優位な障害）

神経過敏障害の治療は，PTにとって興味をかき立てられるものである．この障害の主な症状は，持続性の疼痛であり，その痛みは容易に引き起こされ，またそれが消失するまでに長時間を要することが知られている．PTがよく遭遇する神経過敏障害は，ある特定の段階のむち打ち症や重度の外傷およびギランバレーのような急性の炎症性ニューロパチーなどにみられる．安静は，重要な治療法と考えられる．しかしながら，適切な運動は，症状に対し良好な治療効果をもたらすものと考えられ，さらに重要なことは，炎症後に生じる瘢痕化を抑制することである．期待されるいくつかの治療効果を本章の後半で述べる．

神経過敏障害の原因が外傷性であるとき，通常，さまざまな構成組織に損傷が生じる．たとえば，むち打ち症を受けた場合，軛突起関節が強く伸長され，骨では骨梁が破損し，さらには，筋や神経も損傷されることがある．症状に関与するそれぞれの組織を明確に分類することや，各組織に対する治療の比重を明確に区別することは困難である．単独で神経系を動かすことでの診断的な意義については，すでに述べた（5章および9章参照）．神経過敏障害では，臨床的に，他の組織の動きを最小限にとどめ，一つの組織を動かせるという利点が神経系モビライゼーションにはある．

治療指針を説明するために一症例を紹介する．患者は，3週間前にむち打ち損傷を受けた．自動車と所持品の損傷程度から相当の外力が加わったことが推察された．この患者は，断続的ではあるが，わずかな刺激で容易に悪化する頭痛と，持続的な頸部中央から右肩にかけての痛みを訴えていた．どの症状も改善は認められず，どちらかといえば肩の痛みは少しずつ悪化する傾向にあった．患者は，カラーを装着し安静にしていた．左側への頸部回旋は30°に制限され，痛みにより患者を触診することも困難であった．

その障害が，重度の刺激過敏である場合，SLRや左側のULTTを利用した手技によって，この患者の検査を行うことが適切であると考える．

治療を開始するにあたっての指針

1. 治療手技は，症状を示す部位から十分に離れた遠隔部を操作することによって行われる．たとえば，前述の症例では，治療手技としてSLRか左側のULTTテクニックが用いられる．わずかに肩関節を外転した肢位での左肘関節伸展，あるいは右手関節を伸展するような手技も有効であると思われる．従来のSLRよりはむしろ，股関節を屈曲した肢位で膝関節伸展を行ったり，あるいは，わずかにSLRを行った状態で股関節を内転するような手技が有効と考える．軽度の神経過敏性のむち打ち症においては，ある程度，膝関節を屈曲した肢位で，足関節の背屈・底屈を行うことで治療を開始することも有効な手段である．上述した例は，治療開始に際して，すぐに利用できる手技である．

2. 治療当初は，刺激の少ない手技を用いる必要があり，いかなる症状も引き起こしてはならないし，これを助長してもいけない．その障害の，治療に関連した神経過敏性が明確になるまで，最初は治療を控えめに行うことが最良と思われる．なぜなら，いくらかの潜在的反応が起こる可能性があるからである．

3. この症例に用いるとよい治療手技のグレードは，大きな振幅であるグレードⅡで，症状に対して十分な注意を払い，可動域全域を通してゆっくりとリズミカルに行われる運動である．症状に対し同様の注意を払ったうえで，抵抗に対して逆らうように行うグレードⅣ−を治療手技として用いることも有効である（グレードがよく理解できていない読者は，Maitland 1986を参照のこと）．治療は，できるだけ大きな振幅運動を用いて行うべきである．たとえば，股関節を屈曲した肢位で，膝関節を20°伸展したときで，障害を悪化させる恐れがないと考えられるならば，伸展角度をさらに増大することも必要である．

4. 障害に伴う症状を継続的に観察することが重要である．これには，患者との継続的な言語あるいは非言語によるコミュニケーションが必要である．継続的な鈍痛は避けるべきで，もしPTが用いた手技によって若干の症状が出現したとしても，それが許容範囲内であると判断される場合には，治療手技はリズミカルに行うべきである．

5. 界面組織との関連を考慮して，神経系に対して適切な運動を行う場合は，患者をリラックスした安静状態にすることが重要である．それには，ある一定の時間，患者を痛みが緩和するような姿勢にすることも必要である．神経系にとって，もっとも一般的な界面組織は筋である．筋が縮小している場合は，神経系機構である滑りの現象が損なわれることがある．症状の変化は治療中にみられることもあり，あるいは治療後，数時間経過してから認められることもある．

6. 障害が，非常に軽度な神経過敏になっていると思われたときには，症状部位に対して特に愛護的な方法で他動運動を行うこともある．この治療方針おいて，前述のむち打ち症患者の例の場合は，右肩甲帯の下制および挙上をグレードⅡで行うことが適切な手技と考えられる．身体の他の部分のテンションを取り除くには，肘関節を屈曲し，膝の下に枕を置き，頸部を右方向に側屈させる必要がある．そして再び，上述した指針に従い，治療を継続することが重要である．手技を選択するうえで，界面組織の位置を考慮に入れるべきである．界面組織をその可動域の中間までに置くことが，神経系のより良い動きを引き出すことになる．このように，この症例では，肩甲帯の下制を行うことが，肩関節を外転するよりも効果的な手技と考える．

治療手技の展開

1. 神経系に対し有効に作用すると考えられる手技には，多くの種類や方法がある．したがって，PTは，より治療効果の高いと思われる手技を慎重に見定めることが要求される．患者の徴候や症状は，一人として同一なものはなく，それゆえにすべての患者は，それぞれ異なった治療法を必要とする．ある特定の手技によって徴候や症状の改善がみられた場合，PTは，その手技をただくり返すだけでなく，他の方法も試みることが重要である．ある特定の手技を効果的であると考え継続する限り，PTは，その治療法が他の治療法と比べ，最良なものであるかどうかを判断できない．したがって，一つの手技を別の手技と組み合わせたり，わずかにその形を変化させて行い，その結果として得られた反応を再評価していくことが重要である．

2. 反復回数を増やすことができる．私は，神経過敏障害において，連続的に愛護的な振幅運動を約20秒間行い，その治療効果を再評価する方法を好んで用いている．これらの連続回数を増やすこともあり，し

たがって，この手技が数分間続くこともある．

3. 手技の振幅運動を増大させることができる．この振幅運動は，いくつかの症状が再現される部位や，運動に対して抵抗が感じられる領域まで増大することができる．

4. 手技は，神経系のテンションをより高めた肢位で，くり返し行うことが重要である．前述の症例において，股関節を屈曲した肢位での膝関節の伸展は，頸椎をわずかに屈曲した状態で行うことが必要である．同様に，肩甲帯を下制する手技は，頸椎を側方に屈曲していった状態や，肘関節を伸展した肢位で行われる．ここでは，思考を症状の原因に集中することが大切である．障害の原因として，神経内部の構成要素が疑われる場合は，より神経系にテンションを加えるような手技を行うことが必要である．

5. 股関節を屈曲した肢位で膝関節を伸展するような，遠隔部から操作する手技は，症状の原因に対してさらに接近することができると考えられる．たとえば，膝関節を伸展した肢位で，股関節を屈曲するような従来からのSLRを利用することもできる．

6. その障害に関連する神経系以外の他の組織に対する治療効果も再評価する必要がある．界面構造に対する治療については，この章の後半で述べる．他の組織が損傷を受けずに，神経系が単独で損傷を受けることはきわめて稀である．それゆえに我々の患者では，治療後に，関節（自動運動，触診徴候）や筋（筋長，触診徴候，スパズム）を含め，他の関連組織に対し再評価を行っている．これは，徒手療法における基本的原理であり，継続的な学習を行ううえできわめて重要なことである．

この点について，患者に対して症状がどのように変化したかを問診することが必要である．神経系は，多様な症状の原因となることがあるので，すべての症状について問診することが重要である．激しい痛みを伴う患者においては，より軽度の症状の変化を容易に忘れてしまうことがあるので，この情報は，治療を進めるうえで重要な手がかりとなる．初期評価においては，胃痛のような，相対伸張とは元来関係がないような症状も認められるだろう．しかしながら，これらは，治療によって改善することも考えられ，それを見出す唯一の方法が問診である．

7. 神経系に対する治療手技は，その症状に応じて容易に変えることができる．症状がある手技によって惹起された場合，より愛護的にその手技を行うか，あるいはその手技での治療を断念するかどうか考慮する必要があるが，同様に，その手技が，よりテンションの少ない状態で施行できるかどうか検討する必要もある．すなわち，前述した，激しい痛みを伴う症例では，頸部を治療側へわずかに側屈した肢位で肩甲帯の下制を行うこともできる．さらに，この手技に，より大きな膝関節の屈曲や，いくらかの脊椎の伸展を加えることは，良好な治療効果をもたらすのに有効な方法であると考える．

非神経過敏障害の場合
（病態力学的に優位な障害）

障害が長期化するにつれ，組織の廃用性の問題が著しくなり，病態力学的障害の特徴である炎症性反応から，生成物が産出されるようになる．後述するが，病態力学的な問題を解消する唯一の方法は，力学的観点から考えられた治療手技を用いることである．薬物療法，ベッド上の安静，および電気治療では，問題を解決する可能性は少ないが，手術的治療は適応と考えられる．

神経過敏障害と同様に，典型的な治療手技は存在しないが，多くの手技が治療法として適応になるものと考えられる．それぞれの手技は不確定なものであり，その効果については検討しなければならない．理学療法外来を受診する多くの患者は，重度の非神経過敏の末期的な障害を呈している．

治療を開始するにあたっての指針

1. 最初に行う手技はいくらかの抵抗に逆らうように，グレードⅢあるいはグレードⅣの運動を用いて施行する．抵抗力が不足している手技では，力学的変化を起こさないものと考えられる．しかしながら，最初に行う手技は痛みの出現を最小限に抑えるように行う必要がある．

グレードⅢで行うモビライゼーションは，規定の可動域の最終域において，神経系のテンションを低く抑えた状態で短い周期で十分な運動を行うものである．逆に，グレードⅣの手技は，最終域において非常に小さな運動で神経系のテンションを持続するように行うものである．評価から得られたいくつかの病理学的所

見や検査結果から，一つの手技がもう一つの手技より適切なものと判断される場合もある．可動域を通じて行う大きな振幅運動（グレードIII）は，接触領域と関連して生じる神経系機能の異常（神経外部の障害）に対して用いられる．また，最終域での小さな振幅運動（グレードIV）は，神経内部の障害が優位であると考えられる部位に用いられる．一般に，グレードIIIは，グレードIVに比べて，症状を誘発する可能性は少ないものと考えられる．治療中に引き起こされたいかなる症状も，治療後，ただちに鎮静することが重要である．なぜか非神経過敏障害では，時として異常感覚が，治療後に数分間持続する場合もある（247ページ参照）．

2. 治療に用いる肢位や治療要素は，よく用いられる基本的なテンション肢位から選択されるとは限らない．非神経過敏障害の場合は，PTは，その障害によって影響を受けた運動をみつけだすために，より多くの時間を費やす必要があると考えられる．治療に最適な肢位を決定するには，主観的検査や神経バイオメカニクスの知識などからの手がかりを用いて前章で述べた身体的検査を行うことにほかならない．基本テストの一部に含まれない手技を用いた場合，基本テストは，その手技の有効性を再評価する目的で利用される．しかしながら，症状が基本テストで容易に再現されるならばこの検査は治療手技として使用され，障害の伸張要素が変化したかどうか再評価するには別の基本テストが用いられることになる．

3. 神経過敏性を，治療を決定する際に再度考慮することになる．神経過敏性の程度は，広く「非神経過敏」と呼ばれるグループのなかでも異るものと考えられる．最初は症状の原因から離れた部位に治療を行うことが望ましい．たとえば，腕神経叢の動きにいくらかの制限があると仮定した場合，最初に用いる治療は，その要素から離れた遠隔部を操作するように，初めに痛みを引き起こすようなULTTを行い，次に肘関節の伸展，あるいは頸部の運動を行う．神経過敏性が軽減することで治療に確信がもてたら，PTは伸張の源泉として仮定した部位より近位部の要素を治療するための運動を行うことができる．

4. 最初のモビライゼーションを行った後に，障害のすべての要素を再評価しなければならない．つまり，障害に関連するすべての組織的要素および別の神経系要素に対する影響を検査するのである．有効であると仮定して選択した最初の治療は，再評価によってその妥当性を証明されなければならない．

治療手技の展開

1. 必要に応じて，開始の手技を長時間行ったり，あるいは，強めに行ったりする必要がある．すなわち，症状が出現しないようにする注意の度合いはやや少なくなるが，より強い抵抗運動を用いて治療を行うことも考えられる．

2. 開始手技は同じでも，肢位によっては別の要素を治療することになり，一般にはテンションを増加させるような肢位で行われる．

3. 治療に用いる要素としては，症状の原因にもっとも隣接した組織が考えられる．たとえば，相対伸張の原因が肩関節である場合，症状を引き起こすようなテンション肢位にした状態で，肘関節の運動よりはむしろ肩関節の運動に関連する手技を行う必要がある．この手技は，初めに痛みを引き起こすようなテンション肢位をとらせ，次に肩関節外旋を行うものである．

臨床研究（2章参照）と臨床経験から，神経系にもっとも効果的な手技を行うには，まず初めに，伸張の原因として仮定されたものを含めたなかから，損傷した組織をみつけだす必要がある．治療は，損傷した組織に対して徐々に神経伸張を加えることで行われる．たとえば，深腓骨神経が，足関節の前面において相対伸張を生じ，足関節の底屈と内反を行うことで陽性徴候が認められた場合は，この運動を最初に行い，次にこの運動にSLRを加え，足関節の底屈と内反を治療手技として用いる．PTが神経系モビライゼーションに精通している場合，腰椎が原因である相対伸張障害の治療には，一般にスランプテストをどのような形で利用するかを考慮に入れるべきであるが，現実として，ほとんどのPTは膝関節の伸展を用いるものと考える．しかしながら，この手技は脊椎から離れた遠隔部の要素であるため，最終的には，スランプ肢位で脊椎を動かす手技が必要になると考えられる．

4. 一つの発展的な治療として，テンション肢位において，その障害の別の構造要素の治療も行うことができる．上述した症例では，初めにスランプ長坐位における足関節の底屈と内反を行い，次に，距骨の前後の圧迫を行った．

いくつかの別の発展的な治療を下記に述べる．

非神経過敏障害の治療

1. 治療に用いる最大抵抗については,「一般的な質問」のセクションで述べる.(190 ページ参照).ここで強調しておく一つの要点は,治療として唯一基本テストだけを用いる場合,通常,手技は徴候や症状を再現するような運動を含めるよりも,正確に神経系を動かすためには,強めに行うほうが,より有効と思われることである.わずかな力で障害を引き出す方法として,腰椎の障害での SLR を例として挙げるならば,脊椎を側屈位にした状態で,SLR の感度を高めるように股関節を内転および内旋することである.

結果として,PT が,関節にその原因があると判断した場合,関連する頸椎棘突起に対する強い前後の圧迫が,回旋運動の改善に有効と思われる.また,同様の効果は,非常に愛護的に行われる片側の横突起の圧迫や生理学的な複合運動によっても得られるものと考える.

2. 臨床推理法を行うことで,治療方法,治療回数,治療時間が決定される.治療は,20〜30 秒間持続するゆっくりとした振幅運動を一回の治療として考え,必要に応じて数回くり返し行われる.大まかな指標として,神経過敏性あるいは障害が重篤であるほど,この振幅運動を用いた手技の反復回数を増やす必要がある.PT にとっては,治療中にみられる患者の症状変化について問診する絶好の機会となる.病態力学的に非神経過敏障害であるとき,重大な懸念として,PT は手技を一,二回強く反復するだけでよいと考えるかもしれない.しかしながら,さらに効果的な治療を行うには,手技を長時間持続させることが重要と考える.経験的には,ゆっくりとした持続的な運動がより効果的であると思われる.おそらくこのことは,伸長に関する神経系の時間的特性において,多少なりとも適合しているものと考える(3 章参照).患者によっては,この肢位(テンション肢位)を持続している間に,症状が軽減したと報告する者もある.振幅運動は,神経系の周囲にある筋を活性化するのに有効と思われる.さらにこの症例においては,持続的な運動や非常にゆっくりとした振幅運動がもっとも効果的であると考えられる.この手技で用いられる持続時間は,長くても 10 秒以内にすべきである.

また別の患者においては,手技を敏速に行う必要がある.その手がかりは,主観的検査によって導き出される.たとえば,テニスのサーブ時に限って感じる痛みを訴える患者がいる.これは,周囲組織の俊敏な反応に神経系が順応できない状態にあると考えられる.このような場合,手技は,症状の再現や症状に変化をもたらす目的で,敏速に行うことが必要である.同様に,周囲組織に現れる多様な症状にも注意することが大切である.

3. 神経系が連続体であることを常に意識することが重要である.ほとんどの相対伸張障害において,縦方向および横方向のテンションを考慮する必要がある.ある患者において,上肢テンションテスト(ULTT)を行うことがもっとも有効と考えられる場合,スランプテスト(縦方向の神経系の運動)を行う必要もあり,その逆もまた同様と考える.スランプテストは,他方の上肢に最適な ULTT を行う際にも必要である.同様に,腹臥位膝屈曲が最適応となるには SLR を行う必要がある.

4. 非神経過敏障害の治療を行う際に,若干の不快感を伴うことは避けられない.これらの引き起こされた症状は,治療を進めるうえで重要な手がかりとなる.非神経過敏障害に対する神経系モビライゼーションは,その治療がどんなに強く行われたとしても,再現された症状は治療後ただちに消失するものと考えられる.これはほとんどの場合,伸長や圧迫により低酸素状態にあった神経線維に対して,即座に血液の供給が行われたためであると考える.症状が改善されずに持続する場合,他の組織が影響を受けたか,またはこの神経系の治療が,特にこの患者にとって,あるいは障害の時期にとって強すぎたためであると考えられる.すなわち,神経過敏性を誤診していた可能性も考えられる.

それまで PT は患者の頸部に触れてさえいないのに,再評価の際に患者が,「腰は治療によって大変良くなったけれど,頸はとても痛い」と訴えることは珍しいことではない.この患者の訴えに,適切に対応しなければ,患者との間のコミュニケーションを即座に失うことになる.この患者では,生体力学的な検討を加えることが有効と思われる.ある部位でテンションが変化すると,変化したテンションや界面組織に関連している神経系は,他の部位に症状を起こす場合もある.これは,誘発的な症状であり,患者にとって順応するにはある程度の時間を要するものと思われる.また,これらの接触領域に対し注意する必要があるという情

報を得ることにもなる．

　治療による痛みをできるだけ軽減するために，同じあるいは類似した運動を用いた可動範囲でのモビライゼーションを愛護的に行うことが必要である．股関節屈曲位での膝関節伸展は，強めのSLRやスランプ治療を行った後に用いるとよい．肩甲帯の下制と挙上は，強めのULTTを行った後に有効となる．

　5．接触可能な神経は摩擦によって治療でき，神経周囲の筋膜は振幅運動を用いた圧迫で動かすことができる．これは，伸張状態にある神経系にしばしば良い効果をもたらす．たとえば，テニス肘の治療として，多くのPTが用いている深部摩擦手技は，ULTT2の橈骨神経偏位肢位で行うことで，しばしばより良い効果が得られる．触診手技については，9章で述べた．

　6．その手技が効果的でないと判断される場合は，それを継続することはもはや価値がないことである．実施した手技を中止したならば，ただちにその手技を再評価する必要がある．この評価は，主観的検査および身体的検査を通して行われる．神経過敏障害の場合，症状が患者の障害と直接関連はないと思われても，すべての症状について尋ねることが重要である．神経系は連続体であることから，その一部を治療することで，身体のどの部位に治療効果が現われても不思議ではない．しばしば，即効性のみられる症状として腫脹，夜間痛，朝のこわばりなどがある．多くの場合，患者は聞かれなければ，これらの重要な症状の変化を述べることはない．もう一つ興味のある変化として，「神経の捻髪音」が考えられる．これは改善の前兆として，特に上肢にしばしば認められる．すなわち，患者は，特に大きな可動運動によって行われるモビライゼーションの間に，神経の走行に沿って軋むような感覚を訴えることがある．

　神経過敏障害に関してはすでに強調して述べたが，再評価のきわめて重要な点は，神経系モビライゼーションの他の徴候に対する影響である．もし特定の組織を動かすのであれば，他の組織に対する影響を認識することは徒手療法の基本的原理と考える．このことは，多要素からなる障害に対する治療法の基本なのである．

界面組織の治療

　テンションテストが陽性というだけでは，神経系のモビライゼーションが本当に必要なものであるとの確証にはならない．陽性のテンション徴候の原因である病理学的状況が神経外のものと関連をもつ場合，その状況の変化は，テンション徴候および関連症状を改善するものとなる．このような状況下では，PTは，テンション徴候の消失が確実となることをよく観察する必要がある．確かに，神経系だけがモビライゼーションを必要とする唯一の組織ではない．PTが界面構造の検査と治療に熟練すればするほど，神経系に対しての検査と治療についても上手になる．

　体のなかでのどの組織よりも明らかに注意しなければならない部位と接触領域がある．もしこれらの部位に，症状または症状の原因がある場合，この界面組織の治療をまず優先的に行わなければならない．これらは，3章で記述した重要な点である．

　神経系モビライゼーションの概念をよく知らないPTは，初期の段階で，障害を受けている非神経系の組織に対する治療を実施し，テンション徴候に対するその効果をみるほうをおそらく選ぶだろう．

　テンションテストと界面組織との関連性においては，どの組織の治療を優先させるかを判断するための継続的な再評価が必要である．たとえば「五十肩」のような障害で，その主な身体徴候が肩関節の可動域制限とULTTが陽性である場合，関節治療が優先して行われたとしても，その治療は，主要な制限組織である神経系の部位に対して効果を及ぼす．このように，関節および神経系双方の治療が必要である．たとえば，腹臥位やULTT1では，上腕骨頭に対して前後の圧迫を加えることができる．

　界面組織の治療が必要な場合，その組織にとっての中間位を常に考慮する必要はない．良好な治療結果は，界面組織をいかにテンション肢位において治療するかで決まることもある．たとえば，必要とされるならば，手根骨間運動はULTT肢位で行うこと，肋骨をスランプ中に動かしたり，膝関節をSLR肢位で動かすことなどができる．

　神経系の関与があるとするならば，以下のように，有効な治療方法をある程度広げて考える方がよいと思われる．

●中間位で行う神経系モビライゼーション（例：股関節内旋）
●関節の特定肢位で行う神経系モビライゼーション

（例：足関節内反位のSLR）
- 筋の特定肢位で行う神経系モビライゼーション（例：斜角筋を伸長した状態で行うULTT1）
- 筋膜の特定肢位で行う神経系モビライゼーション（例：足底筋膜を伸長した状態で行う足関節背屈のSLR）
- 神経系の特定肢位で行う関節テクニック（例：ULTTで行う上腕骨頭に対しての前後の圧迫，長坐位スランプの肋骨に対して行う片側圧迫）
- 神経系の特定肢位で行う筋テクニック（例：SLRでのハムストリングス収縮/リラックス）
- 神経系の特定肢位で行う神経系モビライゼーション（例：両側ULTT1での両側SLR）

神経の伝導変化や軸索原形質流による機能障害が起こった場合は，他の組織に対する考慮も必要である．あくまでも，治療の目的はすべての要素の徴候をなくすことである．目標組織が最適な状態になることが，細胞体の機能にとって，ひいては神経系全体にとって重要である（FarragherとKidd 1987，DahlinとLundborg 1990）．

次の11章においては，神経系モビライゼーションの自分で行える治療法について述べる．

治療実施に関する一般的な質問

《最初に治療するのは関節か神経どちらがよいか？》

この質問と同じように，「筋の治療が先か筋膜が先か？」という質問もあるはずである．この解答は本書では特に9章に述べられている．要するに，テンションテストに対する制限が神経以外の原因によるものであれば，神経以外の組織（関節，筋，筋膜その他）を最初に治療してよい．最初に一つの組織の治療を行ってその結果を評価し，続いて他の組織の治療と評価を行うという，試行錯誤のアプローチを使うことができる．

神経系の治療が優先される例を以下に挙げる．

- 神経系が障害におけるもっとも比較対象となる組織である場合，すなわち，神経徴候が，関節や筋などの他の組織から起こる身体徴候より患者の症状に密接に関連を示しているとき．
- 患者が障害のある他の組織についてすでに十分な治療を受けている場合．
- 一般的な徴候と症状のパターンあるいは，PTが知り得る病理学的原因が神経系に関わりをもつ場合．

ある状況では，これまでの既往歴が，神経系の関わりとモビライゼーションを行う必要性があるという圧倒的な証拠を与えるものである（247ページ参照）．

《神経系をどのくらいの強さで伸長すればよいか？》

この質問をする人に対し，私は通常忠告をし，単なるストレッチよりも神経系とその周りの組織のモビライゼーションについて考えるよう求めることにしている．この質問は，関節治療を主に行っているPTに対して「頸部はどのくらいの強さで牽引できるのか？」という質問をするようなものである．簡単な解答はない．治療における究極の目的は，有効な反応を引き出すため最小限の力を使った治療を用いることである．

明らかに，本章で前述の死体での実験の例がこの考えに少し役立つ．それらの実験で使用された力は，PTが患者の神経系の治療において使用できる力よりはるかに大きいものである．

この問いに対する解答は，臨床推理の技法に依存する．基本は，継続的な再評価の組織的アプローチを行うことで，これはMaitlandアプローチを用いるすべての臨床医が本来身につけているものである．いくらでも強力に作用するいくつかの治療法が採用されるが，どれが採用されるかの決定は，それより前に行われた治療により得られた結果に基づいてなされる．より多くの臨床推理の経験とより多くの知識をもつ臨床医が，より早く最適な治療方法をみつけることができる．とはいえ，神経系は強いので，強く取り扱われることに慣れている．特に非神経過敏障害では，強度の治療が必要となることがある．PTは，強い手技を実施するときも，簡単で愛護的な治療手技があるかどうか，常にそれを考える．たとえば，強いSLRを行うことよりも，脊柱をいくらか側方屈曲させ，また，症状の再現点で行われるSLRで股関節の内転をすることによって，より良好かつ安全な結果が得られるのではないかということである．たぶん，神経系に対する強度のモビライゼーションが施行されないうちに，界面構造への上手な治療方法が正当であるとされることと思う．

《治療中にみられるチクチクした感じや末梢痛の原因は何か？》

チクチクした感じは，痛みと同様に神経性の反応である．特に正中神経偏位のテンションテストにおいて，チクチクした反応はしばしばみられる（Kenneallyら 1988）．多くの場合，治療手技は，この感じの再現は最小限にとどめるべきである．その他の状況においては，引き起こすことが必要な場合もある．神経系の結合組織障害をみつけるためには，このような神経反応を起こさせる必要がある．しかしながら，PTは，チクチクした痛みは非神経過敏性の症状であり，また，非進行性障害の一部であるということを，治療の実施以前に知るであろう．私は，チクチクした痛みを障害の一部としてもっている患者に比べて，チクチクした痛みの訴えを以前に起こしていない患者に対しては，この痛みを起こさせたくないと思う．手技によって今以上の無感覚の悪化や広がりを起こしてはならない．ちょうど二番目の質問のように，再現するであろう症状の強さと種類を決める過程は，組織的な評価と再評価の結果なのである．

《治療のプラトーとはどんな状態か？》

予後を分析することは，PTが患者をある段階まで改善させたが，彼らの治療過程がプラトーに達してしまったという，よくある臨床的状態の場合にとる対応の，おそらく第一歩である．患者がなぜそれ以上良くならないのかという理由はあるだろうし，PTも患者も時間を無駄にしていると思うだろう．この問いに対しては，多くの解答がある．

- あなたは自分自身に公正であり，予後について正しい解釈をしているか．この重要な問題については，この章の後半で解説する．
- 障害はこれまで十分に治療されてきたか（189ページ参照）．
- 治療手技は障害に適合したものとなっているか，あるいは何らかの改良が必要であるか．
- 神経系に沿った部位に与える他のテンションのことを考え，また神経系自体が連続体であることを銘記しているか．もし運動によって症状が変化したときは，この症状に対する原因と関わりは，動かされた部位と症状のある間のどこにでも存在し得る．そこで，他動的頸椎屈曲により腰部症状の変化がみられれば，たとえ，一番それらしい原因が腰椎領域であっても，症状の影響は，頭部と腰椎部の間のどこにでも起こり得る．一般的にPTは，症状を呈する部位やそれに関連する部位をも越えて検査を実施することに自信をもつべきである．神経系における相対伸張は，さらに検査をすることについての妥当な解剖学的理由を提示している．

《神経系のモビライゼーションにおける他動と自動の違いは何か？》

モビライゼーションの他動および自動の様式はそれぞれ役割をもっているが，神経系に影響を及ぼす点からいえば，他動的運動が最適である．神経に対するほとんどの界面組織は筋である．最良な神経/接触領域の運動を起こすためには，周囲の組織を可能な限り弛緩させたうえで神経を動かすことが理論的に正しいようだ．他方，仮に筋が縮小しているのであれば，異常な神経/筋運動の関係が明らかになるだけである．家庭訓練の処方では，訓練の一部分を自動的に行う必要がある．私の観察によると，神経系のテンション肢位で筋治療を行うPNFアプローチでは，テンション肢位での非神経組織の治療，およびテンション肢位での自動的運動の使用という両方に価値を見出すことができる．

《過剰運動性と神経系については？》

神経系の治療では，運動の影響が予想されるすべての組織に対して注意を向けるべきである．理論的には，過剰な運動がみられる人では，運動の少ない人と比べて，より大きい可動性と弾性を伴った治療が必要である．神経系だけではなく，可動性は，皮膚，筋膜，循環系，関節，筋群にも及ぶものでなければならない．もし，これらの組織の一つがその可動性を失えば他の組織が影響を受ける．

《どれくらいの期間治療を継続すればよいのか？》

この問いに対する答えは，性質のまったく異なった二つの患者群について考えることで求められる．一番目のグループは，若干の治療をした後で，理学療法が彼らの障害のその段階に対して最適ではないと決定することができる場合である．その決定における二つの主要な問題点は，基本的病理学とその治療に対する反応とに関するものである．これらの患者は，外科手術，薬物，カウンセリングを必要とするか，あるいは，何

も必要としないかもしれない．二番目のグループは，おそらく長年，慢性的な障害をもっており，神経系のモビライゼーションによりゆっくりと良くなり始めてきたものである．総合的な評価においては，この人が回復しないという理由はないことを理解すべきである．それは，重度の外傷や病気の既往歴がないからである．これらの患者では，数カ月以上に及ぶ治療も道理に適っており，経済的にも意義あるものである．長期の治療ではその多くが，自分でできるモビライゼーションを行うことになるであろう．しかしながら，主要な指示は，絶えず治療を再評価することによって得られる．もし，患者が回復しないときは治療しても無駄である．

《神経系のモビライゼーション治療で何を行うのか？また，その結果をどのように説明するのか？》

この問いに対する解答は不明であるが，以下の仮説を示すことができる．絞扼神経の外科的減圧により絞扼領域またはその他の部位における症状を容易に和らげることができるとしても，その詳細なメカニズムについてはよく知られていない．

効果的に神経系を動かすためには，障害の裏にある病態生理学的および病態力学的過程を完全に理解することは必要不可欠なものではなく，そのような情報は有用なものではない事実を知るべきである．Maitland の概念に示される臨床推理過程は，効果的で低リスクの治療を提供できる（5章を参照）．それにもかかわらず，PT が，相対伸張の部位を少なくとも「試してみる」ことが大切で，仮説を証明しようと試みるのと同様，治療によって引き起こされる生理的・力学的な変化を考慮するか，または検査を試みるべきである．

神経系のモビライゼーションは，循環系（血管）ダイナミクス，軸索伝導系，神経線維および結合組織の力学的特徴に対して影響を及ぼすことができる力学的作用を有する．

● 新鮮血と水腫で囲まれ，「押し込まれた」末梢神経や硬膜が，運動によって何らかの良い影響を受けることがあるのは容易に考察できる．

● 神経内水腫の分散が，運動中に起こる神経系内圧の変化によって高められることがある（2章参照）．このことは，手根管症候群で苦しむ患者が，自分で行う手首のモビライゼーションによって，その苦しさを除去できる経験などで説明できるだろう．

● 髄鞘発育不全症が，その神経線維を動かすことで良い変化を来すことが考えられる．

● 損傷後にみられる結合組織の正常なメカニズムの回復は，神経がその周囲の結合組織によって絞扼される可能性を少なくする．脊髄管静脈洞神経は硬膜痕のなかに捕らえられる．類似の例として，結合組織鞘にとらわれた神経幹神経や，傷ついたまたは神経線維内鞘の瘢痕にとらわれた神経線維がある．

● 神経系を長くするように訓練することは可能である．ある程度の純粋なストレッチが起こり得ると同時に，より複雑なメカニズムが起こる．Bora ら（1980）は，縫合されたラットの神経がより滑らかになることを証明し，この特徴は，修復された神経がモビライゼーションに適合することを提唱した．おそらく，細胞体は損傷部位より信号を受けて（おそらくは逆行性の軸索原形質流により規定されるもの），神経系の正常化に働く．同様な合図が標的組織からも起こる．たとえば，ハムストリングスのストレッチは，坐骨神経の正常化に必要な神経栄養の伝達を起こすものであるかもしれない．この仮説を支持する興味深い臨床研究がある．Ramamurthi（1980）は，外科的に証明された椎間板障害患者のテンション徴候を調べ，西欧化されたインディアンでは，しゃがんだりかがんだりする姿勢をよく行っている伝統的生活スタイルのインディアンと比べ，このテンション徴候がみられる率が高いと報告した．後者では，長期に神経系がストレッチされてきたと仮定した．

● 急激な改善が起こるところでは，少なくともこの改善のいくぶんかは，低酸素症を呈する神経線維に対しての血流供給が改善するために起こるものである．神経系周囲の圧力均衡は不安定な状態にある．界面組織の治療および神経系のモビライゼーションは，この均衡状態を正常化し，十分な血液供給を促す．この点について，交感神経幹のモビライゼーション効果が直接的なものか，あるいは肋骨を通してのものかを安易に判断することはできない．交感神経幹と神経節中で起こる変化の病理学的な明らかな証拠が，Nathan（1986）によって示されたけれども，交感神経のねじれと屈曲角形成は，交感神経性維持症候群との関係を示すものではない．ウサギを用いた実験で，腰部交感神経鎖の刺激に続いて坐骨神経の著しい虚血が起こることが示された（Selander ら 1985）．

- 脳脊髄液の循環と濾過が正常運動により促進する．少なくとも，神経根代謝の半分がCSFより行われている（1章参照）．
- 正常な運動は，軸索伝導系を最適化するものである．これは，軸索原形質上での力学的な抑制の変化と血液供給の改善，結果として生じる軸索伝導に必要なエネルギーの増加によって，達成されると考えられる．
- 接触領域の正常化は，軸索原形質流に影響を及ぼす．Korr（1985）は，促通された体節によって起こる求心性の衝撃が，軸索伝導に必要なエネルギーに関係のある神経線維を遮断してしまうことを提唱した．体節の操作と関節運動の改善は，促通された体節からのエネルギーの供給を容易にする．

また，神経系のモビライゼーションが軸索の再生を促進するかどうかという問題もある．

- 縦方向に分極化した瘢痕は，軸索再生のためのより良い指標を提示している（Lundborg 1988）．
- より強い治療は，神経の微少な損傷を起こし，神経成長因子（NGF）のような軸索突起の促進要素を活性化させる．これらの神経栄養タンパク質の存在が，軸索の能動的再生と突起の伸長に不可欠なものとなる．Heumannら（1987）は，神経離断部位のNGFレベルが，正常神経の15倍であったことを実証した．Lundborg（1988）は，神経栄養の要素とそのニューロンへの効果についてよくまとまった要約を提供している．
- 神経の縫合後には，その部位での最小の伸張が最善であると思われている．それは，軸索が瘢痕部を通過して再生するための最適均衡を保つからである．考慮されてこなかったが，神経系を固定することは不可能である．手首の正中神経の縫合ケースで，手指，手部および肘が固定されている場合でもまだ，正中神経は肩と頸部の運動により動かされ伸張される（2章参照）．

これらの仮説と考察は，神経系，特に末梢神経はかなりの再生能力をもっているという事実とともに考慮されなければならない．

予後の決定

PTは，予後を考えることで技術を向上させることができるし，治療を行っている間で予後に対して適応していく能力を身につけることも可能である．多くの症例において，理学療法の治療に関する予後の決定は，連帯で行うよりもむしろ他の専門職によって行われている．多くの状況下で，患者の徴候と症状についての解釈と治療に対する反応の重要性を損ねることなく，理学療法治療の予後を決定するには，基本的な病理学的知識に基づいて行われる必要がある．

有効な訓練としては，初期評価に続く一定期間にどのくらいの成果が達成されるかについて計画的な推測をすることである．一定期間の治療を振り返り，PTが「私はなぜあの患者を80％回復させることができると考えたのだろう？」との問いを解明しようとするとき，何らかの自己評価と学習が行われる．

理想的な結果は100％に達したときに得られる．損傷を受ける以前はどのような点からみても痛みも不都合もなかった患者に関しては，100％とは，損傷のいかなる徴候からも完全に解放された状態を意味する．別の，慢性疾患を訴える再発患者での100％とは，患者を再損傷以前のレベル（希望としてはそれ以上）に戻すことを意味する．患者は，彼ら自身の治療について回復のパーセントを評価することができるが，PTもまた，徴候の変化を分析することにより同様に治療の評価を行うことができる．

理想的な結果を妨げる要因

1. **損傷の重症度．** 神経系に対する重度な外傷は，不可逆性の線維症や神経伝導における変化を起こすことがある．高所からの落下や交通事故などの重度の外傷では，必然的に多くの組織損傷を招く．神経系への損傷と同じように，損傷の生成物すなわち他の組織からの出血や浮腫が，元々の神経損傷を悪化させる要因となる．周囲の組織を動かすと痛みがひどかったり，硬直などのために神経系のモビライゼーションを行うことがより難しいものとなる．

2. **損傷部位．** 神経系の束内か硬膜内で病理変化が起こり，特に瘢痕ができている場合，この変化の一

部は不可逆性のものとなる．損傷が，たとえば，脊柱管のもっとも狭くなったT6の椎骨レベルのような傷つきやすい部位で起こると，その臨床的影響は損傷が別のところで起きたときよりもさらに悪化したものとなる．損傷が起こりやすい部位については3章で述べた．

3. **回復しない接触領域**．　神経系に隣接する組織にみられる変化は，通常，神経系のように多大な改善を示さない場合がある．この一般的な例として，脊柱狭窄症があり，それらは「年配婦人のせむし」のような固定した非生理学的姿勢，骨折後の角形成，神経上を覆う筋膜帯，先天性異常などがある．

4. **患者**．　多くの理由で，患者の問題に近づくことはさほど簡単ではない．理由はいろいろで，低い痛覚閾値から，PTのコミュニケーション技術の低さ，仮病，経済状態，そして症状の心理的内容などさまざまなものがある．患者には「神経的な人」もいれば「関節的な人」もいる（Maitland 1986）．これらのメカニズムはある程度類似したものである．たぶん，中枢で解釈される刺激に対して閾域がより低ければ，同じように痛みは「神経的な人」に起こることになる．大きな心理的要因のある障害においては，心理的要因に重なっている生理的要因の改変についての潜在能力は通常考慮されていない．

5. **症状の広がり**．　100％の治療結果を達成させるには，不定愁訴の患者のほうが限局した症状を訴える患者に比べてより困難な状態が予想される．しかしながら，PTは，最初このことをあまり気にしないほうがよい．二重挫滅（3章）のような状況では，神経系に沿ったある部位でのテンションの減少が他の部位での症状の軽減をもたらす．臨床的には，胸椎組織の正常運動の回復は，広範な種類の症状，すなわち腹痛，頭痛，および漠然とした四肢の症状といった，いわゆる「T4症候群」といわれるすべての症状の軽減につながるようである（McGuckin 1986）．

6. **徴候の広がり**．　両側SLRが30°でULTT制限を呈する患者は，片側SLR60°でテンション徴候のみを呈する患者に比べて，その治療は困難なものとなる．

7. **慢性化**．　障害が長期化すればするほど，解剖学的，生理学的，そして心理学的な関わりが必要となる．神経周膜の拡散障壁（diffusion barrier）のような神経系の防御機構を破るには時間を要する．

8. **職業**．　ある職業では，それに強要されて患者の疾患をますます悪化させ，神経系に不可逆的な変化を引き起こすことになる．その例としては，持続姿勢，くり返し運動，他の部分を固定した状態で身体の一部だけのくり返し運動（キーボード・オペレーター）あるいは，振動刺激との関わりのある状態（削岩ドリル操作者）である．

9. **手術後**．　症状はときに持続し，手術後に悪化さえすることがある．この主な理由として，手術の外傷で起こる結合組織の増殖がある．手術の失敗はさらに予後を悪化させる．

10. **先天性異常**．　神経系およびその周囲構造の先天性異常は，患者の相対伸張症候群を助長し，治療の潜在的能力を弱める．これらの異常についての詳細は3章で述べた．

11. **疾患**．　合併症の存在は，最良な結果を得る機会を少なくしてしまう．この一般的な例として，糖尿病と帯状疱疹がある．モビライゼーションによる治療は，症状を軽減させることにいくらか役に立つが，それが完全治癒に至ることはない．

12. **治療に対する反応**．　モビライゼーションの早期の試みに対する反応が不十分な場合，良好な予後は期待できない．

治療が進めば予後も変わるべきであり，それは主観的，客観的な治療に対する反応次第であり，さまざまな障害の特徴は時間が経過するにしたがって，より明らかなものとなる．以上，上記の事柄は，すべて治療の100％の結果に影響を及ぼすことがあるかもしれないが，必ずそうなるというわけではない．

一定期間の治療後に，それまで予測していた目標が実現しないならば，不吉な病理学的問題が根本にある可能性を考慮しなければならない．

予後についての考えは，PTが実行できることだけに限定されてはならない．モビライゼーション治療は，手術法，薬剤，足病治療，精神療法のような分野に関連した治療との統合で考えるべきである．

コミュニケーション

コミュニケーション技法とその重要性については，Maitlandのテキスト（1986）のなかで詳細に述べられている．徒手療法の究極の治療手技が，患者に治療

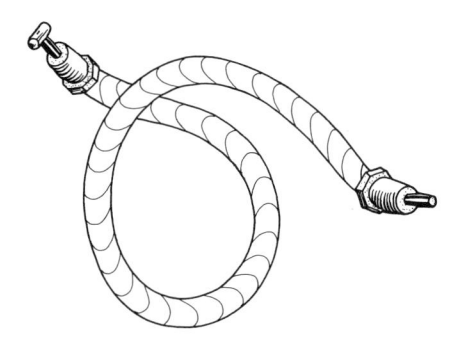

図10.2 神経系とブレーキケーブルの類似性

を行うときに用いるコミュニケーションであることを疑う余地はない．そのうえ良いPTは，治療を望む多種多様な患者それぞれに適用させるコミュニケーション能力を持ち合わせている．神経系を動かすという考えが，PTのコミュニケーション技術をより向上させる．

患者にその神経系が動くことを実感させるのは容易なことではない．ある程度の範囲において患者は，関節や筋についての理解はしやすいが，神経系に対してはやや難がある．私の経験上，ほとんどの患者で，手に至る太い神経の大きさを尋ねると，それは一本の木綿糸ほどの太さであると答える．患者に対して何の説明もなしに，治療は「神経を動かすことです」あるいはさらに悪いことは，「神経を伸ばすことです」と言った場合，多少奇妙なイメージが患者の心に浮かぶだろうし，治療者と患者の間のコミュニケーションを妨げることとなる．何らかの教育は必要であろう．たとえば，患者の臀部にある坐骨神経が小指ぐらいの太さであることを言い聞かせるべきである．また，なぜ頸部の伸展が，スランプ方法においてハムストリングス領域の痛みを軽減させるのかという説明は少し時間がかかるが，患者が治療を受け入れる明確なステップとなる．

治療における有効性を「ブレーキケーブル」との類似点に見出すことができる（図10.2）．神経系はケーブルであり，界面組織はその上を覆っているシース（保護被膜）である．シースを通してケーブルを動かすか，あるいはシースを治療することでケーブル自体を治療できる．ケーブルにはシースに対しての可動の範囲があり，シース自体も一定の運動性を有している．

患者の神経系に対する知識の欠如は，身体的損傷が原因で起きるものだけではなく，認識に関する症状にも及んでいる．Aubreyら（1989）の研究では，素人は，むち打ち症後の身体損傷がどういうものであるかについてはよく知っているが，情動抑制の欠如やうつ病のような認識に関する症状についてはほとんど気づいていなかったと報告している．

コミュニケーション技法は，治療に対しての根本的な反応をPTがどれだけ理解しているのかという点において重要である．治療期間中，その善し悪しにかかわらず，患者が症状の変化を受容することは，知識に基づいた良いコミュニケーションによって得られる．たとえば，読者で神経系のモビライゼーションを行っている者は，患者から出された下記の質問に合理的な解答を提示できることが望まれる．

「SLR治療の後に頭痛が起こるのはなぜですか？」「良くなっていると言われたけれども，良い方の腕に新たに痛みが起こったのはなぜですか？」

病態力学的側面より考えられる慢性障害では，その初期の治療によって若干の症状悪化が起こる場合がある．患者とこの問題を関連づけるコミュニケーション技法がある．前述の質問のとき，他の部位における悪化症状についての説明が必要である．神経系のモビライゼーションでは，このようなことが他のモビライゼーション手技に比べて頻回に起こることが予想される．その理由は，神経系が，力学的・生理学的に連続した組織だからである．主観的に，患者は悪化していると訴えるが，その訴えは解釈を必要とすることをいつも心にとめておくべきである．また，患者が自分の症状をすべて知っていて，それを治療者に伝えているのかを確かめなければならない．そして，治療の初期において，患者は進行した症状の訴えを起こすが，身体徴候は確実に良くなっていくことを理解させるべきである．長期間動かされなかった神経を動かすときには，不快感や若干の痛みは，仕方がないかもしれない．

コミュニケーションに大切なことは忍耐である．患者の神経症状がいつも疼痛というわけではないということは，神経系を考えるうえで重要である．たとえば，患者は痛み（ache）を訴えているにもかかわらず，それは苦痛（pain）とは違うと主張する．神経系に対する損傷は，症状が多様なものとなるであろうし，特に神経要素と結合組織の要素が含まれるときは，その

ことが考えられる．ある患者は自分の症状を十分に説明することが大変難しいと感じており，時には症状について話し合う場合に，「不快である」との表現を使うことは都合がよい．この「不快である」との表現は「痛み」よりはるかに幅が広いので，患者が自分の言葉で症状を述べることの助けになるのであろう．

他の専門職とのコミュニケーション

神経系のモビライゼーションが一体必然的に何を伴うものなのかを説明することは難しい．この概念は非常に新しいもので，またおそらくPTも含めて多くの医学を志す専門職にとってなじみの薄いものであろう．できる限り，障害を病理解剖学的用語で表現する必要がある．たとえば，医者が次のような一文のある手紙を受け取ったとする．「この患者は，ULTT 3の誘導法を用いて，神経系に見られるいくらかの相対力学伸張に対して治療を受けた」．すると，この手紙の受け取り主のほとんどは当惑し，おそらく手紙を破棄してしまうかもしれない．瘢痕，神経腫，拘束硬膜，神経炎，クモ膜炎，絞扼障害，ニューロパチー，神経病性，神経原性，二重挫滅などの用語のほうがずっと良い．関連ある病理学的過程において推定することも，PTにとって助けになる．患者の呈する障害の一部が神経系の損傷によることが明確になれば，神経学的検査で見出されるあらゆる変化，たとえば筋力の弱化や振動感覚の変化は報告されなければならない．このことは，神経原性の過程が関与しているという推論を導くこととなる．

他専門職との究極のコミュニケーションは，お互いに記録し，研究し，その成果を出版することである．

参考文献

Aubrey J B, Dobbs A R, Rule B G 1989 Laypersons' knowledge about the sequelae of minor head injury and whiplash. Journal of Neurology, Neurosurgery and Psychiatry 52: 842–846

Bora F W, Richardson S, Black J 1980 The biomechanical responses to tension in a peripheral nerve. Journal of Hand Surgery 5: 21–25

Cavafy J 1881 A case of sciatic nerve-stretching in locomotor ataxy: with remarks on the operation. British Medical Journal Dec 17: 973–974

Dahlin L B, Lundborg G 1990 The neurone and its response to peripheral nerve compression. Journal of Hand Surgery 15B: 5–10

Farragher D, Kidd G L 1987 Eutrophic electrical stimulation for Bell's palsy. Clinical Rehabilitation 1: 265–271

Heumann R, Korsching S, Bandtlour C et al 1987 Changes of nerve growth factor synthesis in non-neuronal cells in response to sciatic nerve transection. Journal of Cell Biology 104: 1623–1631

Kenneally M, Rubenach H, Elvey R 1988 The upper limb tension test: the SLR of the arm. In; Grant R (ed) Physical therapy of the cervical and thoracic spine, Clinics in Physical Therapy 17. Churchill Livingstone, New York

Kornberg C, Lew P 1989 The effect of stretching neural structures on grade 1 hamstring injuries. The Journal of Orthopaedic and Sports Physical Therapy June: 481–487

Korr I M 1985 Neurochemical and neurotrophic consequences of nerve deformation. In: Glasgow E F et al (eds.) Aspects of Manipulative Therapy, 2nd edn. Churchill Livingstone, Melbourne

Lundborg G 1988 Nerve injury and repair. Churchill Livingstone, Edinburgh

Magarey M E 1985 Selection of passive treatment techniques. In: Proceedings fourth biennial conference, Manipulative Therapists Association of Australia, Brisbane

Maitland G D 1977 Peripheral manipulation, 2nd edn. Butterworths, London

Maitland G D 1986 Vertebral manipulation 5th edn. Butterworths, London

Marshall J 1883 On nerve stretching for the relief or cure of pain. British Medical Journal 2: 1173–1179

McGuckin N 1986 The T4 syndrome. In: Grieve G P (ed) Modern manual therapy of the vertebral column. Churchill Livingstone, Edinburgh

McLellan D L, Swash M 1976 Longitudinal sliding of the median nerve during movements of the upper limb. Journal of Neurology, Neurosurgery and Psychiatry 39: 556–570

Nathan H 1986 Osteophytes of the spine compressing the sympathetic trunk and splanchnic nerves in the thorax. Spine 12: 527–532

Ramamurthi B 1980 Absence of limitation of straight leg raising in proved lumbar disc lesion. Journal of Neurosurgery 52: 852–853

Selander D, Mansson L G, Karlsson L et al 1985 Adrenergetic vasoconstriction in peripheral nerves in the rabbit. Anesthesiology 62: 6–10

Symington J 1882 The physics of nerve stretching. British Medical Journal 1: 770

11 自分で行う治療

はじめに

　もし患者が，治療動作やその方法を家庭内あるいはその他の場所で実践することができなければ，理学療法士（PT）が行う治療が，最大の効果を発揮するとは言いがたい．

　自分で行う治療には，主として二つの考え方がある．一つは，自分で行うモビライゼーション手技である．これは一人で行う治療であり，治療手技をより発展，継続させていくようなものでもある．もう一つの考えは，患者の姿勢をどうするかということと，神経系についての考え方をどう指導していくかということである．これら二つの考え方において，手技の教授にあたって治療の種類，いつ治療を行うか，またどの程度この治療を行うかは，それぞれの患者によって異なるものである．Maitland（1986）の概念の基本教義「技術は創意の賜物である」をここで強調しておくべきであろう．

　自分で行う神経系のモビライゼーションは，他の組織のモビライゼーションと比べて，特別に違うものではない．確かに，他の組織へ影響を与えず，目的とする組織だけを自分で動かすことは困難であるが，予防処置と禁忌，神経バイオメカニクス，病理学の知識を活用すれば，訓練を応用することは難しくないはずである．標的組織が明確でない限り，治療を行ううえでの近道はない．技術はモビライゼーションにある．

自分で行うモビライゼーション

　多くの原則と指針が提起されている．
　1. このモビライゼーションが処方される前に，PTと患者は，モビライゼーションによって起こる影響に注意しなければならない．このことは，臨床場面において確かめることができる．PTが行う治療手技により期待された反応を引き起こすことができているならば，家庭でのモビライゼーションも同様に行えば良い反応を引き起こすはずである．治療者が患者の障害を十分に理解し，その結果最善の治療指針を立てるまでは，四〜五回の治療を経なければならないであろう．

　2. 治療は患者に適したものを行う必要がある．同一形式の処方や訓練内容を説明したパンフレットなどあるわけもない（大量製作のパンフレットでは患者の協力を強化することにはつながらない）．自動的な治療が患者にとって有効であれば，自分で行う治療もその効果が期待できる．このことに必要な指針については，評価と治療に関する前章を参考にしていただきたい．

　3. 実際には，訓練の処方を受けたうちのわずかな患者だけが，処方通りに行っているにすぎない．仮に，薬物や訓練を受け入れたという文献から推定すると，単純な訓練処方を受けた患者の半数は処方通りに行っていないということである（Stone 1979, PeckとKing 1982）．また，実際にこの訓練を行っている患者の半数のうちかなりの割合で，やり方が不十分だったり過剰だったり，あるいは，どうしたわけかまったく異なった方法で訓練を実施している．これらの範疇に入る患者に対しては，的確な見極めと指導が重要である．しかしながら，神経系モビライゼーションの治療者に対する患者の協力は，筋力強化を行う治療者に対するそれより良いものと私は確信している．神経系に対して自分で行うモビライゼーションは，たいてい一つか二つの方法に大別でき，時間をとることもなく（一日に二〜三分間），あまり汗もかかず，治療が終わった後は気分もよくなったと感じることもある．

　患者の受け入れをよくする要素はいくつかある．処

方の簡素化（Stone 1979），PT が特定の患者をえこひいきしないこと（Bradshaw ら 1975）．また，患者の協力が得られない場合の効果についての患者の自覚（Peck と King 1982），訓練についての具体的指導，たとえば回数，頻度，治療中止の条件など（Glossop ら 1982，Peck と King 1982）である．専門家は自分の知力を過小評価する傾向があると思われるので，結果的には患者の知識を過大評価する可能性がある．

4. 自分で行うモビライゼーションは，非神経過敏障害に対してと同様に，神経過敏障害に対しても適応できる．神経過敏障害の患者の訓練処方にあたっては，多大な注意が必要である．しかしながら，患者が自分で訓練を行ったほうが良い場合もあり，その一例がむち打ち症である．ある種の急性の外傷性障害の場合，PT が，現われている症状の組織上の構成要素がどのように関与しているかを確かめることは不可能である．症候学的な分析と既往歴により，神経系への関連が推定できるかもしれない．神経過敏障害の訓練処方に関する同様の原則が，PT によって行われる実践治療に関しても存在する（検査と治療に関する前章を参照）．

5. 非神経過敏性の慢性障害であるほど，配偶者や家族，友人といった人が介助者になることができる．ほぼすべての症例で，ULTT の実施方法は，不慣れな者にとっては難しい．しかしながら，順応性の高いPT のところには常に特殊な症例があるものである．たとえば，南オーストラリア地方の Oodnadatta という町の羊の大牧場に住む人（一番近くにいる PT まで 1500 km 近く離れている）の場合，彼と妻が年一回，病院へ訪問するときに，どのように ULTT 治療を行えばよいか，彼女に的確な指導を行う労力を惜しんではいけない．スランプ長坐位手技を行う場合がそのよい例であり，その場合介助者が必要である．介助者による治療が処方されると「緊張調節弁」の考え方が利用価値の高いものとなる．たとえば，スランプ長坐位の治療では，患者の頸部の屈曲を調整すべきである．介助者が真剣に取り組めば，患者は頸部伸展により神経系のテンションを取り除くことができる（図 11.7 参照）

6. 私は，McKenzie（1981）により支持された力学的な疼痛の原理は，自分で行うモビライゼーションにとって最善なものと考える．このことは，治療中において，これらの症状がモビライゼーションをやめたときにおさまる限り，症状（この程度と種類については治療室で明らかに診られるものである）を起こす原因は患者自身にあることを意味している．患者には「痛みを感じるまで運動をし，伸長を緩めて，その症状が弱まりさえすれば治療を継続しても安全である」という原則に従わせるべきである．もし患者が，PT の助言と同様にこの簡単な原則に従うならば，治療を次第に強くそして長く実施することができる．

7. 訓練をどの程度，どのくらいの回数，そしていつ行うかという決定は，臨床推理に基づくべきである．これについての明確な解答はない．可動域，機能的な能力，痛みのない運動といったことを行うわずかな筋力を獲得させる以外は，さまざまな目標が考えられる．PT の行う他動的モビライゼーションに関して広くいえば，最適な治療を行うには，安全と身体徴候の確実な改善のために最小の力で行うべきである．ある病態生理学的状態においては，くり返し行われる愛護的なモビライゼーションが有効であるが，慢性の病態力学的立場からは，一，二回の強いモビライゼーションが最適で，しかもこれを長期間継続することが必要である．神経系まで達した重度の線維性反応は不可逆性の反応である．不可逆性の状態が起きると，私の経験であるが，家庭および治療室で継続的なモビライゼーションを行う必要があり，いくらかの治療効果が得られる．一つ考えなければならないことは，たとえ長期間経過していても，熱傷後の変形を受けた皮膚に対する圧迫衣服の効果である．そのような，危険性も低く潜在的に有効な治療を続けて刺激を与えることである．神経系，特に末梢神経は，下肢を伸ばす過程で簡単に適応できる事実が示しているように，長期間の適応能力をもっている．神経系に障害が起こると，その神経系は神経内反応の除去，潜在的に有害な神経内浮腫の除去を行う．この浮腫は損傷が外見上は治ってからも長い間続いていると考えられる．一日に二〜三分程度の簡単な訓練を続けることが有効な予防法になる．不可逆性の構成要素がみられる場所では，このモビライゼーションが維持療法としての有効な方法である．

8. 前章で示したような類似の進行原理は適用できる．しかしながら，妥協はいつも必要であり，適切な応用は PT の柔軟な考え方にかかっている．自分でモビライゼーションを行う際，テンションテストあるいはその構成要素には実施困難なものがある．たとえば，ULTT 2 は，自分で行うモビライゼーションでは実施困難であるが，ULTT 1 は，陽性でなくても利用で

きる．多くの状況下で，自動運動は，他動，自動介助運動に比べ利用しやすいものである．スポーツやエアロビクスを治療に取り入れることを躊躇してはならない．たとえば，自由形の水泳ストロークは，左右交互のULTTとして分析できる．水の浮力は自動運動を介助し，むち打ち症などの重度の神経過敏障害に有益なものとなる．その他の訓練の適応については，伸張状態での，自分で行う保持/リラックス・テクニックや，ベルトなどの抑制帯を利用することが考えられる．

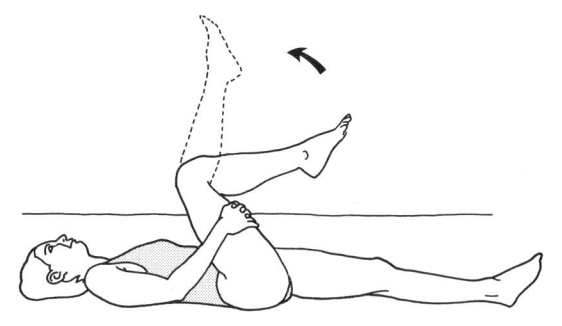

図11.1 股関節屈曲位での膝伸展自動運動

有効な治療

以下の図で説明するテクニックは，基本テストに他の要素を付け加えた変法テクニックである．ここで示されたものは一部分であり，PTは，可能な範囲でバリエーションを創作するべきである．

SLRテクニック

PTなら誰でもSLRを行っているはずだが，坐骨神経とその神経根をストレッチしようとしても，たいていはハムストリングスの表面的なストレッチしか行われていないのである．その筋のストレッチを神経系のストレッチに変える方法は，さほど難しいことではない．おそらく，正しい調整さえ行われれば，より効果的に神経系のストレッチを実施することが可能であろう．たとえば，SLRを股関節の内旋位で行うことは，神経系の増感手段としてよく知られたものであるが，この肢位が神経組織に接近するより良い方法であり，筋への強調をいくぶん緩和することができる．

ある脊柱および下肢障害に対しては，股関節の屈曲位をとって膝関節の伸展運動を行うところのSLR（図11.1）が有効な方法である．この方法は，神経過敏性の要素をもつ腰椎症状に対しても効果がある．なぜならば，ここで用いられている構成要素（膝伸展）には症状の原因からの要素が一部含まれているからである．ゆえに，膝関節の伸展運動は，SLRを介して自分で行うモビライゼーション・テクニックにおける利用価値の高い開始点となる．上肢の症状を呈する患者に対しては細かい配慮が必要で，この症状が大腿を屈曲位に保持するときに悪化し，腰椎の症状と結び付くときは特に注意が必要である．この状況下では，痛みを伴った著明な運動制限のあるSLRがみられる．この場合，股関節の屈曲を行う前に足関節の背屈あるいは股関節の内旋を行うべきである．このことは知っておいてほしいのだが，患者が背臥位で安静状態にあると，それだけですでに坐骨神経の経路内は良好な伸張状態にある．なぜならば，膝が伸展されているからである．私の経験上，むち打ち症や高所からの転落といった何らかの外傷をもつ患者では，頸部痛に対して足関節の背屈を開始肢位とすることが必要である．

より強力なテクニックとしては，ドアの縁を利用した方法がある（図11.2）．この方法は，SLRが90°に達していない患者にとって有効であり，足関節背屈，股関節内旋および頸椎屈曲などの増感テストを付加することにより，神経系に対してより直接的な作用を与えることができる．足関節の背屈を保持するにあたっては，ベルトやロープを利用することより，つま先を含めた足底全体を包み込めるタオルを使用することをお勧めする．この肢位で，患者が自分で運動をすることにより足関節の底屈や内反を付け加えることが可能である．以下にその他のテクニックを示す．

両側のSLRテクニック（BSLR）は壁を利用した方法で行う．一方のSLRに制限がある場合，制限された側をこの方法でモビライゼーションすることができる．両側下肢を壁につけ，制限のある側の膝を曲げる．そしてこの膝を伸展方向に押していくことでモビライゼーションを行う．踵に少しのパウダーをつけることで，滑りやすくすることができる（図11.3）．

ハムストリングスに対する収縮/リラックス・テクニックとは，容易に統合できるし臨床的にみても価値がある．おそらく，ハムストリングスのストレッチと同様に，この方法では，制限されたSLRにみられる筋の短縮要素を取り除くことで神経系に対しての良好

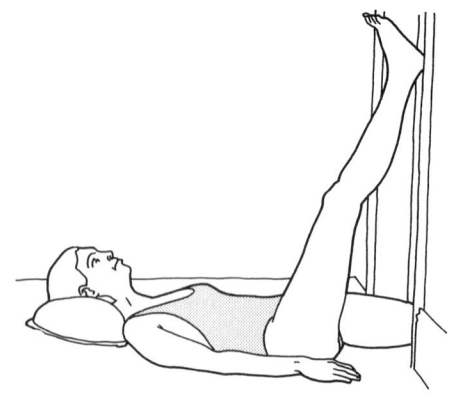

図11.2 ドアの縁を利用したSLR

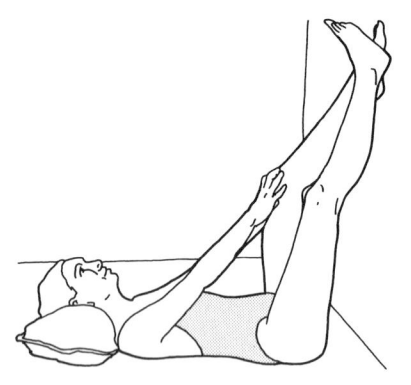

図11.3 壁を利用した両側SLR

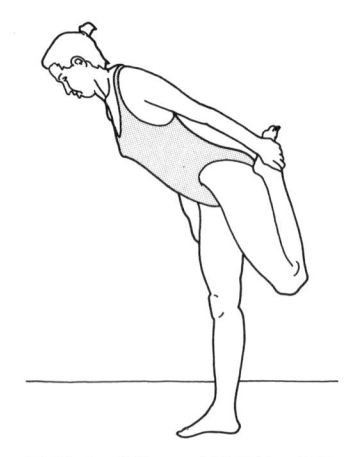

図11.4 立位での大腿神経の伸長

な接触を可能にしている．ある状況では，神経/筋の協調障害が出現し，これに対する最善のアプローチとしては，収縮/リラックスのような方法を神経系の適度な伸張状態で行うことである．

腹臥位膝屈曲テクニック

大腿四頭筋群がストレッチされると，大腿神経の上部が伸ばされることになる．SLRと同様に，ほんのわずかの水平思考によって，四頭筋のストレッチを大腿神経のストレッチに変えることができるのである．簡単な四頭筋/大腿神経のストレッチは，図11.4に示した立位姿勢でのストレッチである．もう一つの方法は，正座をして体を後方に傾けることである．

スランプ併用テクニック

《SLRとPKBに脊柱運動を付加する方法》

スランプ長坐位は，有効かつ基本的なテクニックであり，後に自宅で行う治療としてより精練した感度の高いものとすることができる．私は，しばしばこのテクニックをスランプ要素を呈した障害に対するホーム・プログラムの一環として用いる．患者は自分の前頭部が膝からどれぐらいの距離にあるかを容易に見ることができるし，このことが患者に目標を与える．足底を壁につけることで足関節の背屈を付加できる（図11.5）．あるいは，部屋の隅を利用して足の内反を保持させた坐位姿勢をとらせることで，足関節の底屈/内反が付加できる．また，この肢位で，簡単に股関節の内旋と脊柱の側屈を加えることもできる．

介助者を呼ぶ必要がない，より強力なスランプ・テクニックを図11.6に示す．このテクニックは，上部胸椎や頸椎胸椎連結部から由来する伸張障害，あるいはその部分に原因をもっている伸張障害に対して有効である．体が柔軟な患者では頭を枕の上に置いてもよい．非神経過敏障害を呈する若い患者では，このテクニックを用いて治療を行うべきである．この強い力を必要とするテクニックを用いる場合には，しばしば介助者が必要である．スランプ長坐位は，介助者の助けを借りて行う．そのときは脊椎を曲げるのに頭を下げ，それからさらに股関節を曲げるのである（図11.7）．
「緊張調節弁」の考え方は，訓練を処方するにあたっての原則のなかで，早期に検討されるものである．こ

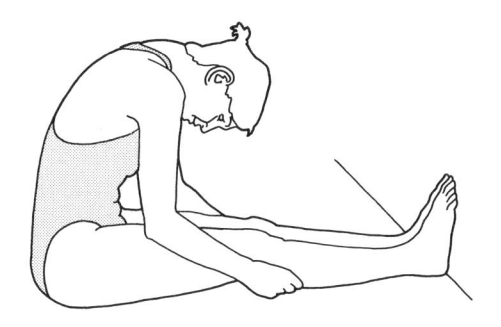

図11.5　足関節背屈位でのスランプ長坐位

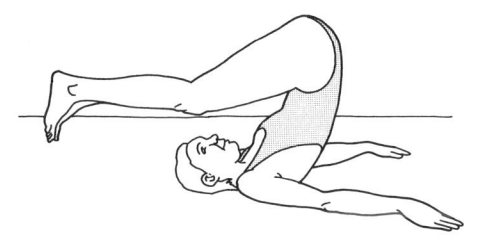

図11.6　スランプ転がり位

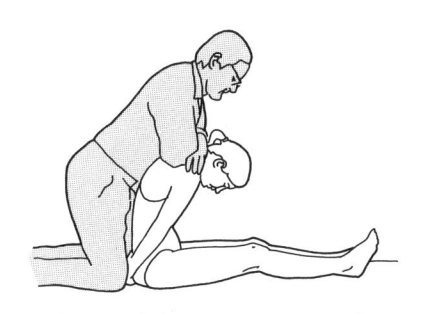

図11.7　介助によるスランプ長坐位

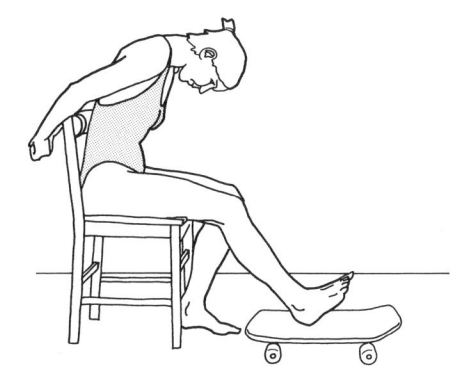

図11.8　膝の伸展補助にスケートボードを利用したスランプ坐位

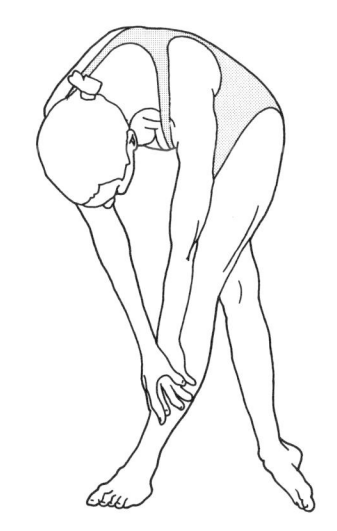

図11.9　足関節底屈内反と膝伸展位での立位スランプ姿勢

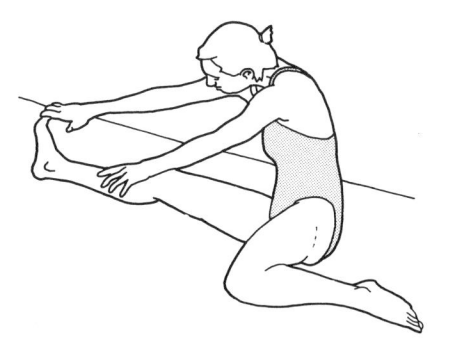

図11.10　ハードル競技者のストレッチ：膝曲げとSLRの組み合わせ

の治療を行うにあたって，必要ならばストラップで膝関節の伸展を維持することができる．

　スランプ長坐位をとるには，最初にとられるスランプのSLR部分ができている必要がある．ある障害では，スランプ坐位テクニックを必要とする．脚を動かすために介助者が必要であるが，創意工夫に富んだ患者がいて，図11.8に示されているように足をスケートボードの上に置き，効果的に下肢を動かすことができるようになった．このような工夫は，PTがすべて考えなければならないというものではない．必要とするモビライゼーションが患者に対して施行され，患者が動かす方法を自分でみつけだすようになると，その

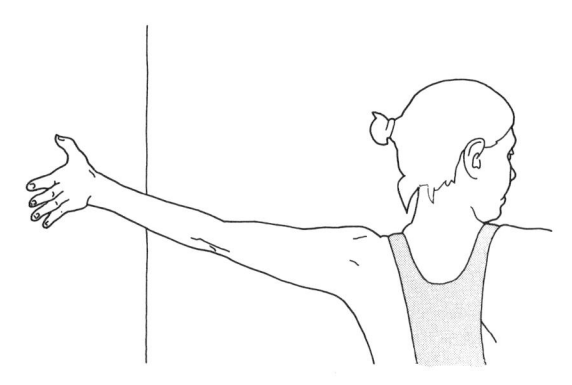

図 11.11 壁を利用した標準的な ULTT 1

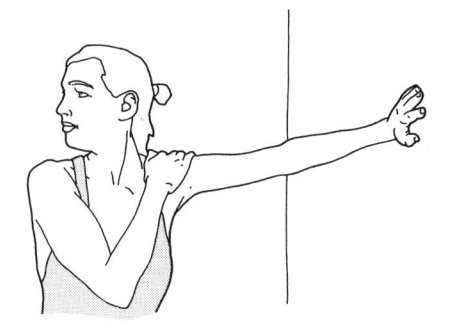

図 11.12 肩甲帯の下制維持を行う ULTT 1

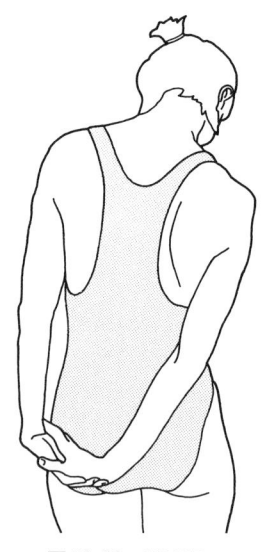

図 11.13 ULTT 2

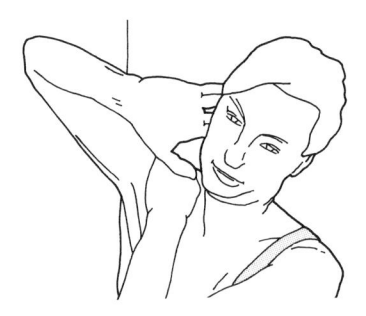

図 11.14 ULTT 3

反応はいたって効果的なものとなり，PT は必然的に新しい技術を学習できる．

患者は，特に仕事中では，横になることはままならない．同様に，患者はスポーツイベントなどでの待機中にもできる治療を望むかもしれない．このための有効な立位テクニック（図 11.9）としては，股関節の内転・内旋を行ったり変化をつけた足部と脊柱の肢位を利用することができる．

必要があれば，スランプ肢位に対して PKB を加えることができる．ハードル選手の姿勢をまねたようなストレッチ（図 11.10）はその一つの方法である．

上肢テンションテスト

残念なことに，上肢のモビライゼーション・プログラムを自分で行うことは，その対象患者にとって簡単なことではない．上肢は神経解剖学的機構が複雑なため，その障害を攻略するテクニックは下肢のそれに比べてはるかに精練されたものが要求される．下肢と比べて，症状が容易に悪化する危険性があるので，十分な注意が必要である．

急性の神経過敏障害では，テンションテストの一つの要素がテクニックとして利用できる．たとえば，神経に由来する頸肩症候が肩関節の外転 40°で悪化する場合，その外転可動域以下で愛護的な肘関節の伸展テクニックを用いることが可能である．より神経過敏障害に近い状態の場合では，他の上下肢を利用するというような，症状がみられる場所から離れた部位に対して行われるテクニックが有効である．肩甲帯の下制運動は，関節および筋の基本的な訓練プログラムではし

しばしば忘れられているが，この種の神経過敏障害にとっては有効なテクニックである．前方引き出しと後方引き出しの組み合わせによる肩甲帯の下制テクニックは，横になったりあるいは浮力や温水の作用が及ぶ浴室で行うことができる．

壁を使うテクニックは，ULTT 1 肢位を再現するもっとも合理的な方法である．図 11.11 に示した肢位は，モビライゼーションで利用される運動要素や肢位に見出すことのできる多くの可能なバリエーションのなかの一つの開始肢位である．これらのバリエーションを以下に示す．

- 肩関節の側方回旋，内旋が容易に付加できる．
- 肩関節における外転，水平屈曲，伸展の可動域を変化させることができる．
- 前腕は回内あるいは回外させることができる．
- モビライゼーション治療を頸部，体幹あるいは肘関節から開始できる．

ULTT を利用した自分で行うモビライゼーションの一つの問題は，肩関節を下制したまま維持させることが困難なことである．患者が自分の他方の手を使って下制の維持を行わなければならないであろう（図 11.12）．

ULTT 2 は，自分で行うモビライゼーションとしてはより難しいテストである．私が見出したもっとも良い方法は，図 11.13 に示す，両手を背中の後ろで組み合わせることである．肩関節の下制がモビライゼーションに必要とされる主要な運動要素ならば，立って机の隅をしっかり握り，膝関節を伸ばす動作を実施することができる．ULTT 3 をくり返すことは簡単である．このテクニックを強調したいときは，患者が自分の手を耳のあたりに軽く置き，肩関節の外転および手関節と肘関節の屈曲を行う（図 11.14）．また，患者が腋窩を壁に対して平らな状態にすることで，テクニックを強めることができる．

Klapp's crawling 肢位（図 13.5 参照）は，両側の ULTT を必要とする障害の治療にとって有効な方法である（13 章参照）．この肢位では，頸部の屈曲と側屈を取り入れることができる．

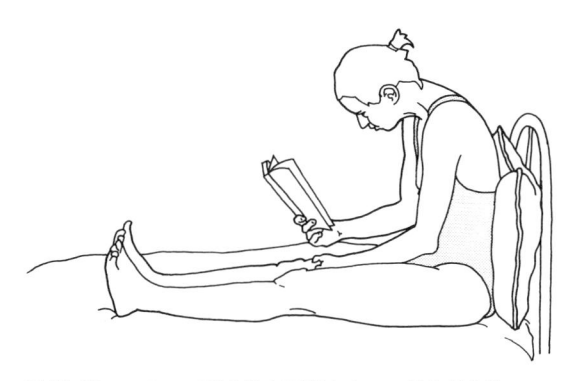

図 11.15　スランプ長坐位を再現するベッド上長坐位での読書

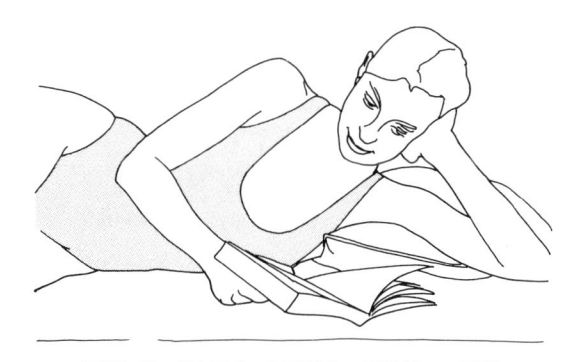

図 11.16　ULTT 3 を再現する側臥位での読書

姿勢

神経系が連続体であることとバイオメカニクスについての理解があれば，以前は意図されなかったであろう姿勢について検討することの意義が明らかとなる．以下に三つの姿勢を考察する．

1. 神経系が最大伸長された状態での静的な姿勢．
2. 動的な姿勢のなかの部分的要素をくり返すこと．
3. 静的な姿勢と動的な姿勢の組み合わせ．

神経系が最大に伸長された状態になる姿勢の明らかな例が数多くみられる．たとえば，ベッド上で読書をしている間に症状の訴えを起こした患者には，ただちに，その姿勢分析と姿勢の矯正を行う必要がある．なぜならば，このような長坐位の姿勢は，スランプ肢位

をくり返すことになるからである（図11.15）．ベッド上で読書をするときに多くの人がとっている側臥位は，ULTT 3肢位と同じである（図11.16）．運転中の頸部屈曲あるいはキーボードを打つときの胸椎屈曲にみられるような持続した姿勢について，神経系の伸縮性がまだ残されている限りでは，若干のストレッチを試みる余地がある．一定期間継続されたストレッチが症状に対して良い結果をもたらすことができる．

動的な姿勢のなかの部分的な要素のくり返しに関しては分析が必要である．この神経系に対するくり返しの影響については，12章で述べており，神経損傷のなかで過小評価された病因であるとの提議がなされている．この点について，姿勢の適応，たとえば持続的姿勢を含む運動をしている間に運動を中止するという場合の適応には，単なる筋肉と関節にとっての運動ということではなく，神経系が運動の全範囲に関わっていると考えることができる．

静的な姿勢と反復動作の組み合わせは，たぶんもっとも良くない方法である．一つの例は，脊椎を軽度屈曲した姿勢でタイプを打ち，顎を突き出した姿勢をとる秘書の例がある．彼女は仕事が終わってからも，帰宅中の運転でも，また，椅子に座ってテレビを観るときでもこの姿勢をとり続けるだろう．タイピングは，潜在的に手根管における正中神経に良い影響を与えないものである．このことは，タイピング姿勢では，交感神経幹がいくらかの伸長状態を呈することで起こるものであり（2章），さらに考えられることは，この姿勢が手関節において，正中神経領域の血流を抑制することである．もしもこの人が，この伸張状態にある姿勢から脱却できず，むしろ仕事が終わって自宅に戻り編み物やテレビ鑑賞を好むような場合，知らない間に起こる二次的な神経損傷の危険性が潜んでいることになる．

予防法

関節と筋のストレッチは一般的にみて損傷を予防する方法として受け入れられている．「神経系の健全な状態を保つためにはモビライゼーション訓練はどうであろうか？」という質問があるにちがいない．この質問に対する答えはさまざまである．まず第一に，神経系は，日常的に行うストレッチで動かされることは避けられない．これらの訓練で得られる利点としては，神経組織のモビライゼーションが得られることであり，結果的には標的組織にも利点が及ぶということである．すなわち，このことは，ウォームダウンと同じようにウォームアップも大切なことだといえる．予防的な手段として神経系のモビライゼーションを行うについては生理学的な理由づけがある．神経系が健全でかつ可動性を有していることによって，非神経組織が十分に伸長性を確保できるのである．推測として，ストレッチで生じた神経内の脈管系の活動の亢進が活動電位の酸素供給を促し，同時に軸索原形質輸送系に対しても酸素供給を促通することになる．

参考文献

Bradshaw P W, Kensey J, Ley P et al 1975 Recall of medical advice, comprehensibility and specificity. British Journal of Social and Cllinical Psychology 14: 55–66

Glossop E S, Goldenberg E, Smith D et al 1982 Patient compliance in back and neck pain. Physiotherapy 68: 225–226

Maitland G D 1986 Vertebral manipulation, 5th ed. Butterworths, London

McKenzie R A 1981 The lumbar spine: mechanical diagnosis and therapy. Spinal Publications, Waikanae

Lewit K 1985 Manipulative therapy in rehabilitation of the locomotor system. Butterworths, London

Peck C L, King N J 1982 Increasing patient compliance with prescriptions. Journal of the American Medical Association 248: 2874–2877

Stone G C 1979 Patient compliance and the role of the expert. Journal of Social Sciences 35: 34–59

IV
障害例と症例

12　四肢を中心とする相対神経伸張障害

はじめに

　この章では，四肢を中心とした精選した障害に関して相対神経伸張の役割について，いろいろな見地から検討する．神経系の検査と治療の原則については，II部およびIII部で述べた．この章では，下記の事項について概説する．

　1. 四肢にみられる障害．解剖学的知識，特殊評価，治療手技に関して，必要事項を詳しく解説しながら詳細な分析を行った．その情報の多くは，すべての相対伸張部位と関連している．
　2. 胸郭出口症候群において，検査を必要とする原因と一原因となる要因を示す．さらに神経系の機能を検査することの重要性についても解説する．
　3. 錯感性股神経痛は，神経絞扼の単独症例として述べる．
　4. 末梢神経の手術症例について述べる．本書では外科的症例検討を示し，検査手順の観点から症状の分析を行った．
　5. 筋損傷は，ハムストリングス裂傷に焦点を合わせて述べる．その管理と評価を行う際の神経系の役割について概説する．
　6. 反復性疲労損傷（RSI）における相対神経伸張の分析について述べる．さらに，その障害が示す種々の症状について概説する．

四肢

　手部と足部にみられるある種の特徴が，相対神経伸張症候群の悪化につながる．これらの特徴を下記に示す．

- 手部と足部は，非常に大きな可動性をもっている．
- 手部と足部の多くの神経は，皮神経である．
- 手部と足部の神経構造は，他の部位より豊富な神経支配を受ける．
- 症状の悪化は，損傷部位よりも近位部に著明に現われる．
- 四肢の神経系障害に対する認識が深まっていることから，その診断がより容易になってきた．

　手部と足部の神経系機能の検査原則は，類似している．基本テンションテストを行う際に，しばしばテストは，遠位部より近位部に向かい逆方向に行う．たとえば，最初に手部や足部にある神経にテンションを加えたうえで，次に，神経系全体を伸張するような運動を行う．

　他の身体部位においてと同様に，神経系の重要性は過小評価されてきたと考えられる．それについて，1960年にKopellとThompsonは以下のように述べている．

併発するニューロパチーは，しばしば見落とされ，すべての病訴と機能障害は，靭帯あるいは関節の後遺症によるものと考えられている．

　近年，末梢神経系に対する重要性が再認識され，いくつかの障害においてある程度の解明が行われつつある．たとえば，デケルバイン病（De Quervain's disease）はそのよい一例であり，臨床家（Rask 1978）によって表在性橈骨神経の関与するものが，しばしばデケルバイン病と誤診されているのではないかと疑われてきたが，最近の研究（Saplysら 1987）においてこの考え方が裏付けられた．表在性橈骨神経の損傷に

ついては，この章で後述する．神経損傷が絞扼症と診断されるまでに，障害が好発部位においても，かなり悪化する場合もあり得ることを認識する必要がある．周知の好発部位は存在するが，より小さな外傷や損傷が神経系に沿ってどこにでも起こり得ることに注意しなくてはならない．

足部と足関節

腓骨神経障害

深腓骨神経は腓骨の下正中を下降する．その神経は，足関節の約2cm上方で，長母指伸筋の筋腹を貫いて出現し，それから上伸筋支帯の下を通り，さらに下伸筋支帯の下を通過する．この領域は，前足根管と呼ばれ（Marinacci 1968），前脛骨動静脈が含まれている．深腓骨神経は，前足根管を通過した後に，その外側枝が短指伸筋と隣接する関節に運動枝を出し，内側枝は足背動脈を伴い，第1，2指間領域の皮膚感覚を司る（図12.1）．KopellとThompson（1963）は，下伸筋支帯の下での深腓骨神経の絞扼性神経障害を明らかにした．さらにMackinnonとDellon（1988）は，中足骨と第1，2楔状骨の接合部に重なる前足根管の遠位を絞扼部位として追加報告した．この部位で，内側枝（感覚神経）は短母指伸筋と交差している．MackinnonとDellon（1988）は，婦人靴の特有なデザインであるストラップが病因学的要因となることを明らかにした（図12.2）．これは神経が，外部から二重に押しつぶされる状態になっていると考えられる．同じく重要なことは，ハイヒール靴によって生ずる足関節底屈は，ある程度腓骨神経を伸張した状態にする．Borgesら（1981）とGessiniら（1984）によって，きつい靴も病因学的要因になることが確認された．

浅腓骨神経は，外果の約10〜12cm上で短腓骨筋の下から下腿の深在筋膜を貫き出現し，その時点で足背部を横切り中間足背皮神経と内側足背皮神経に分かれる（Kosinski 1926）．その神経は，第1，2足指間の水掻き部を除く足背部の感覚を支配している．浅腓骨神経は，短腓骨筋と長腓骨筋に運動枝も供給するが，この運動枝は深在筋膜を貫く部位よりも近位部で分岐している．神経損傷の好発部位は，神経が深在筋膜を

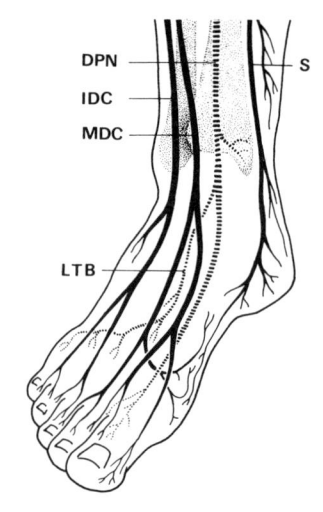

図12.1 足部における伏在神経と腓骨神経．DPN：深腓骨神経，IDC：中間足背皮膚神経，LTB：外側終末枝（運動枝），MDC：内側足背皮神経（IDCとMDCは浅腓骨神経の分枝），S：伏在神経．

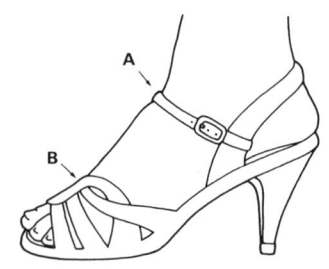

図12.2 婦人靴の一般的なデザインは2カ所にストラップが付けられており，この形状が深腓骨神経に対して，解剖学的に損傷を受けやすいものにしている．この神経は，Aにおいて前足根管内に位置し，Bにおいて短母指伸筋腱の下に位置する（Mackinnoh & Dellon 1988の図を改変）．

貫く部位であり，また，足関節捻挫やその他の足関節外傷が多発する部位とも一致している．きつい靴が，足背部で神経を圧迫することもある．下腿の隔壁の内圧の上昇は，神経機能を阻害することもある（Hargens 1989）．

Kenzora（1984）は，神経腫の切除に関する報告で足背部の皮神経がもっとも損傷されやすいことを示した．彼は，その部位において，慣例の整形外科的手術をした足背部に重篤な症状を示す神経腫の患者17名，25足を再検討し，そのなかで，皮神経損傷の76％が，

表12.1 総腓骨神経に沿って発生する障害部位を鑑別する際のいくつかの特徴．1カ所以上の障害部位が認められることもある．CPN：腓骨頭における総腓骨神経，DPN：前足根管における深腓骨神経，SPN：下肢の遠位の前外側部における浅腓骨神経．

障害部位	筋力低下	症状
L5	後脛骨筋や中臀筋を含めたL5によって支配されるすべての筋	下腿外側面，足背部，背部
CPN	足関節背屈筋群，足部外反筋群，足指伸筋群	下肢外側面，足背部，L5よりさらに明確に現われる
DPN	短指伸筋	第1指の水掻き部
SPN	なし	水掻き部を除く足背部

「神経腫の帯（neuromatous zone）」と呼ばれている足背上部の領域で発生していることを明らかにした．この領域は，より大きな足関節の運動が行われる部位であり，きつい靴や足に合わない履き物による圧迫を受けやすい部位でもある．腓骨神経は，足関節捻挫の際に損傷を受ける可能性が高いことも知られている（Nitzら 1985）．

《神経系に対する検査》

4章で述べたように，相対伸張症状というものが存在する場合は，いかなる感覚変化についてもはっきりと輪郭を示すこと，それからいかなる麻痺についても識別する必要がある．それによって関連する神経とL5神経根損傷の判別が容易になる（表12.1参照）．神経学的検査は定期的に行う必要があり，一方で栄養学的変化を示すどのような徴候（発赤，光沢，浮腫，発汗）でも見落としてはならない．

前足根管，浅腓骨神経の深在筋膜からの出現部位，足背部の浅腓骨神経枝，膝関節での総腓骨神経の触診も有効と考えられる（9章参照）．前外側部の隔壁に含まれる筋肉が過度に使用された場合，そこに浮腫や腫脹が著明に認められることもある．

基本テストと同様に，テンションテストを行うことが足部の神経系に対して有効と考えられる場合は，末梢側から行うこともある．浅腓骨神経や総腓骨神経に対してテンションテストを行う際に，足関節底屈と足部内反を行ってからSLRを加える必要がある．このことは7章で例示し概説した．股関節を内転，内旋することで，さらに強い増感を加えることができ，これらの股関節運動によって足部痛が変化した場合，いくつかの神経系の障害が示唆される．症状の原因として脊椎要素の関与が疑われるなら，坐位や長坐位でのスランプテストを，足関節底屈と足部内反を加えて行うことで，その反応がより敏感になる．

足部損傷に伴い，足部における腓骨神経の機能がしばしば阻害される．足関節内反捻挫の多くは，その症状の一部として神経系機能に変化を起こすことも考えられる．Mauhart（1989）は，予備実験において慢性の足関節捻挫をもつ20名の患者を検査し，対照群と比較したところ，実験群ではSLRを行ってから底屈内反（PFI）を加えた場合に無痛可動域の減少を認めた．腓骨神経は，内反骨折に伴う内出血や浮腫またはギプス固定による圧迫によって，直接的あるいは間接的に影響を受けることは避けられない．

検査の際に留意すべきことは，臨床での生理学的な痛み（9章）は，神経系の損傷と関連する可能性があるということである．たとえば，下肢にSLRを行ってからPFIを加えた場合，症状の変化が左下肢ではハムストリングスにみられ，右下肢ではふくらはぎにみられることがある．このような場合，この反応が患者の痛みを再現するものではないとしても，やはり何らかの障害が神経系に存在することを示唆している．ある患者においては，その障害に刺激を加えて感受性を高めておく必要がある．たとえば，激しい活動の後に症状を訴える患者においては，活動後すぐに検査を行う必要がある．すべての障害において，神経系を単独で検査することは不可能であり，一方で関連する関節や筋肉を検査することも重要である．

《神経系に対する治療》

損傷初期の段階で，その障害が重篤であったり被刺激性の持続的疼痛（irritable：以下，神経過敏性）である場合は，膝関節と股関節を屈曲し，足関節を底屈させ，過度な神経伸張を起こさないように愛護的な可動域訓練が治療として行われる．治療が進むにつれ，接触領域を伸張するようなさまざまな肢位あるいは伸張運動を用いたより強い治療が必要となる．神経を最

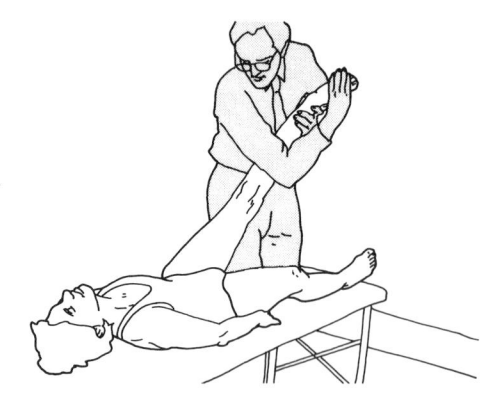

図12.3 足部の底屈と内反，膝関節の伸展，股関節の内旋と内転によって腓骨神経のテンションを増大させている．

大限に伸張するために，足部に底屈および内反を加えてからSLRを行い，さらに神経の感受性を高める動きとして股関節の内転，内旋を加える．そのとき，治療手技として内反を行ってから底屈を再び加え（図12.3），さらに足指も屈曲する．脊柱管あるいは，脳脊髄幹や髄膜に障害の要因がある場合，スランプ手技を導入する．SLRを用いた検査や治療が困難なときは，スランプ長坐位肢位が有効である．これは，また患者自身がモビライゼーションを行う際にも都合の良い肢位と考えられる．足関節を除いて，緊張の原因が神経以外のところにあるとすれば，腓骨頭，下部腰椎，中部胸椎の障害が考えられる．

履き物に関して助言することで，即座に効果をもたらすことがある．このことは，組織を圧迫している力が，ただちに取り除かれた結果と考えられる．ここで留意しなければならないことは，意識障害のある患者や足部が脱神経状態の患者が，足部をきついシーツで底屈と内反位に固定された状態で寝かされることによって，腓骨神経損傷を起こす可能性があることである．

理学療法手技の及ばない腓骨神経損傷に対しては，手術的な対応によって良好な結果を得ることができる．このことに関しては，MackinnonとDellon（1988）は文献のなかで，合併症を起こさずに，ほぼ100%治癒したと述べている．

脛骨神経障害

後足根管が絞扼部位となるという報告が多数みられる．この管は，内踝と踵骨の間に橋渡しをする屈筋支帯により形成され，脛骨神経と共に腱と血管を包むことから，手根管に類似した構造と考えられている．さらに手根管に類似している点としては，この領域が足底筋膜炎や中足骨痛のような症状を引き起こすことがよく知られているからである（MackinnonとDellon 1988）．足根管の中で，後脛骨神経は内・外側足底神経と踵骨枝に分岐する（DellonとMackinnon 1984）．神経の分岐が大きな可動性をもつ領域で起こることから，神経系の損傷が多発するものと考えられる（3章）．

その他の損傷部位としては，一般に「ジョギング愛好家の足部」（OhとLee 1987）として知られている母指外転筋の下を走行する内・外側足底神経と第3，4中足骨間の指間神経が報告されている．この指間神経は，しばしばMorton神経腫として知られている絞扼症に包括され，体重負荷，特にハイヒール靴を履いて足指を伸展したときに痛みを引き起こすという特徴がある．その障害は，通常，損傷した神経分節の切除によって，良好な治療成績が得られることから，ニューロパチーのなかでも特殊なものと考えられている．このことに関して，病理学的な分析が行われており，Lassmanら（1976）は，神経束間の神経上膜と神経周膜が，圧迫の程度に応じて，ある程度大きな線維破壊とワラー変性によって肥厚することがあると述べている．しかしながら，これらの所見は神経腫が示す特有なものではない．

もちろん損傷はどの部位でも起こり得る．私が注目していることは，構造的な識別と触診検査から，踵を回内した状態で走っている運動選手に，神経原性の痛みが踵内側部に認められることである．足底筋膜炎の多くの患者は，神経原性であると考えられる．それらは，多くの場合，後足根管に由来するものであるが，足底神経の小さな皮枝が深在筋膜に挟まれていることも考えられる．

《神経系に対する検査》

症状の分布状況は，ある特定の神経分枝の障害を示唆することもある．たとえば，踵部の痛みは脛骨神経との関連が考えられる．電撃痛はどの特定の神経に沿ってでも起こり得る．足部への体重負荷時，特にハイヒールを履いている場合にはMorton神経腫を悪化させる可能性がある．

足根管を触診すると腫脹を認めることもあり，脛骨

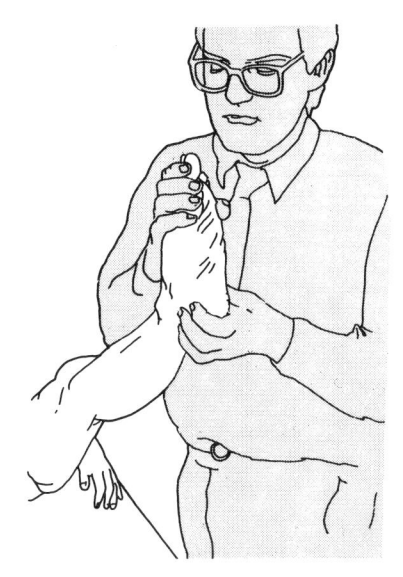

図12.4 外側足底神経の伸張．SLRにおいて足関節の背屈，足部の外反および前足部の回内を行っている．

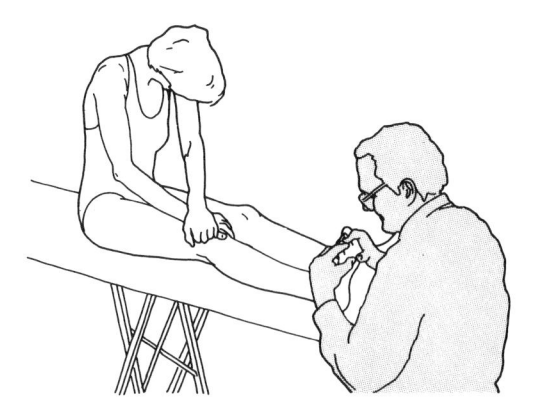

図12.5 中足骨痛に対して，神経系にテンションを加えたうえでの関節治療の一例．初めに，スランプ長坐位において足関節の背屈を行い，次に第3中足骨と第4中足骨間の滑り運動を行っている．

神経を圧迫するか，または軽打することで，脛骨神経の走行に沿った他の部位に神経反応を生じる場合もある．内側足底神経が損傷を受けている場合，神経反応は母指，小指の外足底部，および絞扼を起こしている神経に沿った他の部位で生じる．皮神経支配領域の知識は，検査を行ううえで有用となる（6章）．触診は，神経を伸張させた状態と伸張を緩めた状態で行う必要があり，さらに足部に下降する神経を辿るように触診することが重要である．

相対伸張要素を検査する場合に，痛みが再現する肢位に足部をおき，次いで遠位要素を変化させる．通常はSLRにおいて股関節の肢位を変えることで行われる．変法として，患者にSLRやスランプ肢位をとらせたうえで，症状を引き起こすような操作を加えることもある．脛骨神経を検査するには，足関節を背屈と外反する必要があり，これに加えて，足部を回内することで外側足底神経が伸張され（図12.4），足部の外転と回内で内側足底神経を伸張できる．さらに足指の背屈を行うことで，より強いテンションを加えることができる．また踵部を外転することで踵骨神経枝により強いテンションを加えることも可能である．

踵骨の骨棘による障害を検査するための有効な方法として，触診で痛点を探し出す方法がある（ペンの頭の丸みのある部分を利用できる）．このとき，触診による持続的な圧迫を加えたままの状態でSLRやスランプを行い，神経の緊張状態を変化させる．その結果，神経に由来する要因がある場合は痛みは変化するが，踵骨の骨棘による症状であれば，その痛みはそのまま持続するものと考えられる．このように，触診によって症状の原因を鑑別することができるということに留意する必要がある．痛みの起こる状態に姿勢を保持し，脛骨神経を足関節の後方で触診したり，弦をひくようにはじくことで，足部症状を再現することもある．触診手技は9章で述べた．

筋または関節に関係するどのような所見であっても，検査により鑑別することができる．たとえば，中足骨の配列に圧迫を加えることによって，中足骨痛の症状が再現されることもある．その原因は，関節あるいは神経であると考えられるが，神経のテンションを増大させることによって症状が変化した場合には，神経が要因であることが明確となる．

《神経系に対する治療》

経験的には，理学療法による治療効果が期待できないほど病理的な変化が進行する以前に，神経系や神経系周囲の組織に対しモビライゼーションを行うことで良好な結果を得ることがある．

図12.5は，Morton神経腫に対する治療で，関節と神経を組み合わせた手技の一例として示した．この図では，スランプ長坐位で足関節を背屈し，第3中足骨と第4中足骨間の滑り運動を促している．この手技

はSLR肢位で行うこともできる．柔軟性のある患者であれば，自分自身でこの手技を行うことも可能である．

脛骨神経路に沿ってテンションを生じる可能性があるその他の部位としては，膝関節，おそらく梨状筋，下部腰椎，中部胸椎，以前に損傷を受けた部位などが挙げられる．

常に注意すべきことは，足関節のような界面構造，あるいは浮腫のような病的な接触領域に対して治療を行うことで，テンションテストが劇的な変化をもたらすことがあるということである．また踵を挙上するような簡単な方法でも脛骨神経のテンションを若干取り除くことができる．

腓腹神経障害

この神経は，膝窩において腓骨神経と脛骨神経から分枝している．この神経が注目されることは少ないが，神経支配の関係から踵の外側部，足部あるいはふくらはぎの痛みの潜在的な原因として考えられる．この絞扼症についての最初の報告は，1974年頃Pringleらによって行われた．彼らは4症例を報告し，1人が足関節損傷後で，2人が結節腫が原因であるもので，もう1人は原因不明のものであった．テストとしては，足部を内反および背屈した状態で，SLRが加えられた（7章）．この神経は，足部の外側やアキレス腱の外側縁で触知できる．神経絞扼の起こしやすい部位としては，外踝の約16 cm近位の筋膜を貫く部位と，神経が骨の上に位置する足部の周辺部分が挙げられる．この神経は，アキレス腱断裂，骨折，足関節捻挫のような外傷に対するリハビリテーションにおいて，まったくといっていいほど配慮されずにいた．生検によって，永続する無感覚や異常感覚が残存することもある（Dawsonら1983）．SmithとLitchy（1989）は，電気診断と症状部位によって，腓腹神経に障害が認められた46症例について報告している．それらの症例は，主に外傷性であったが，静脈剥離術や，ブーツのような深い靴を固くひもで結んで履いていたことが原因と考えられた．この場合，症状の原因となる神経は，感覚のみを司る神経であるので，損傷を受けた場合，感覚情報のみを失うことになる．この神経に対しては，脛骨神経枝や腓骨神経枝に行ったものと同様の評価や治療手技を用いることもできるが，十分にその神経の状態をつかむためには，腓腹神経テンションテストを用いるほうが効果的である．その理由としては，この神経が坐骨神経の二つの枝からさらに分枝するため，神経枝の損傷を起こす素因となっているし，また腓腹神経損傷が持続する一原因にもなっていると考えられるからである．

足部の障害の一原因となるその他の神経としては，伏在神経が挙げられる．この神経の検査は，7章で述べた．

手部と手関節

手部と手関節の神経系の損傷において，骨折，手根管症候群，橈骨神経浅枝の絞扼による影響について述べる．これら三つの疾患は，テンションテストに関連した特有の症状を示す．

コリース骨折

一般にこの疾患の損傷機序は，肘関節の伸展と若干の肩関節の外旋と外転を伴い，上肢を伸展した状態で転倒したときに発生する．体重が手部に負荷されたとき，手関節にある程度の過伸展が生ずる．通常，治療は，骨の整復や内固定を行い，約6週間にわたるギプス固定による安静が必要となる．骨折や治療により生ずる神経の圧迫，あるいは「肩手症候群」のような神経の関与する合併症の発生率は，10～17%であると報告されている（Cooneyら1980，Stewartら1985，Aroら1988）．手根管症候群は，コリース骨折後にもっともよくみられる神経学的合併症の一つとして知られている．

転倒時の関節肢位を分析した結果，その大部分が神経系にテンションを増大させるような肢位であることが解明された．そのなかでも正中神経は，もっとも損傷を受けやすいものと考えられる．症状を複雑にするその他の特徴としては，損傷が瞬時に発生することや，患者の年齢層が，ある程度，神経根の癒着を伴い（EdwardsとLa Rocca 1983），それによって損傷前から神経系にテンションが加わっているような，頸部の加齢的変化を持ち合わせていることなどが挙げられる．このことは，コリース骨折を起こす患者の大部分が女性であり，そのほとんどが50歳代であることか

らも窺い知ることができる（Frykman 1967）．また，この患者は，転倒時に最終的にスランプ肢位になったか，両側同時のSLRを強いられたことも考えられる．他の部位での神経系の損傷や，仮骨形成，出血，手根管の内部や周囲に生ずる浮腫などの手関節の後遺症を考えると，報告された神経学的合併症の発生率が高いことは当然と思われる．神経伸長や鋭い骨折片により，一次的な神経損傷を起こすこともある．しかしながら，神経原性の症状を訴える割合は，損傷後やリハビリテーションの段階において，記録されているものより高いにちがいない．これは，微細な損傷が除かれているか，あるいは認識されずに，原因として考慮すべき神経系の結合組織が見逃されてきたことによるものと考えられる．小規模な実験的研究（Young 1989）において，ULTT 1がコリース骨折後の症状を再現することから，コリース骨折患者の35％にみられる関節可動域制限は，神経系が原因であると考えられる．

　骨折後に生ずる相対伸張障害の問題は，骨折を管理するにあたり，いくつかの新しい考えを提起している．これらの同じ考え方は，他部位における骨折後の管理にも適用できる．

●外傷によって損傷を受けた部位のすべての組織は，少なからず何らかの影響を受けるものと考えられる．出現する症状のいくつかは，神経原性であったり，あるいは部分的にでも神経が関与している．
●筋のポンプ作用の消失や不動化は，神経内部や神経周囲での線維化を，さらに助長するものと考えられる．通常，ギプス固定は必要であるが，病的な接触領域を形成することにもなる．
●神経根のように，この神経系の他の部位での損傷は，手関節の症状の原因ともなる．
●この障害は，神経あるいは界面構造に後遺症を残すことも考えられる．患者は，症状がなくなったことで損傷が治癒したものと考えるであろうが，この損傷によって正常よりも強い神経伸張が残存することもある．この状態は，将来神経損傷の再発を容易にするものと考えられる．

《理学療法管理》
　リハビリテーションの段階においても，症状や徴候の原因を分析することが必要である．これによって，相対神経伸張要素を疑わせるいくつかの症状が明白に
なることもある（4章）．必須の神経学的検査は，感覚障害や運動障害の病態を明確にするものと考えられる．通例の関節や筋の検査と同様に，正中神経に対して特別に考案されたULTTを検査として用いる必要がある（ULTT 1とULTT 2正中神経偏位手技）．患者が転倒機序を説明できる場合は，これらの要素をテンションテストに含めて行うこともできる．足部の場合と同様に，他の端である末梢要素から行われるテンションテストは，これらすべての患者に適応となる．ここで，手関節や手部の動きに，可動制限があったり症状が出現する場合は，前腕の回外，肘関節の伸展，肩関節の外旋と外転をさらに加える必要がある．橈骨神経や尺骨神経の関与する症状部位や運動障害が疑われる場合は，テンションテストがこれらの神経に対してバイアスをかけることができる．すなわち，尺骨神経に対してはULTT 3，橈骨神経に対しては橈骨偏位のULTT 2を用いる．

　脊椎を含めて，神経系に沿った部位ならどこにでも損傷を生じる可能性があることを，強く認識する必要がある．コリース骨折後のすべての患者に対して，胸椎の検査を行うことを勧める．この検査は，特に障害の一部として，自律神経の活動に変化が認められる場合に重要となる．交感神経幹の神経過敏は，手部の症状を持続させる原因ともなる．

　治療を行ううえで，このことは手関節よりも一層の注意が必要となる．橈側手根関節または手根間関節が原因とみられる手関節の伸展制限が存在する場合，その制限が一度改善されたとしても，増大した緊張が神経系や筋に残存する可能性がある．逆に，神経や筋のテンションが，多少なりとも改善されたときには，次の制限因子は関節と考えられる．より複雑な障害を伴うものと同様に，明らかに単純な障害であっても，多要素からなる治療が必要となる．

　ギプス固定をしている時期に，肩関節や肘関節の可動域を維持する目的で行われる軽い運動や伸張は，手関節の神経系にとっても有益であると思われる．神経系に有益であることは，標的組織に対しても有益なものとなる．それゆえに，症状を注意深く監視しながら，肩関節の外転や肩甲帯を下制した状態において，患者自身が肘関節を伸展することで，手関節の神経系に対して自分自身でモビライゼーションを行うことも可能となる．

　Maitland（1977，1991）によって，手関節と手部

を構成する多くの関節に対し，可動性を与えるための手技が考案された．必要に応じて，これらの手技を神経を伸張した状態で行うこともある．たとえば，手根間関節や橈側手根関節のモビライゼーション手技は，上肢のULTT肢位において行うこともできる．関節肢位で神経を動かした場合と，テンションを加えた肢位で関節を動かした場合とでは，異なった反応が起こることに注意する必要がある（たとえば，初めに，症状を再現する肢位で手関節を固定したうえでULTT肢位にする．次に，肘関節を伸展する）．

手根管症候群（CTS）

手根管症候群は，もっとも一般的であり，絞扼性ニューロパチーのなかでも非常に多くの研究が行われている．多くのニューロパチーのなかから，この障害を一例として提示する．

MackinnonとDellon（1988）は，手根骨をテーブルの天板に，有鉤骨鉤，豆状骨，大菱形骨結節および舟状骨の遠位端を脚に見立てた逆さまのテーブルを連想することで，端的に手根管を想像することができると述べている．横手根靭帯は，そのテーブルの上を向いた脚を横切るように走行している．正中神経は，中指と示指の浅指屈筋の外側縁と，橈側手根屈筋の内側縁の間を走行する．このことは，3章において例示した．手根管を形成する組織のなかで，唯一の「柔らかな」境界線をなす横手根靭帯は，手根管の出入口において鋭端をなしている．

この症候群は，管内の間隙が狭小したり，あるいは内容物が増大したときに生ずる．正中神経に沿った他の部位，たとえば回内筋での損傷によって正中神経に前駆的なテンションが存在する場合，この手根管症候群を起こしやすい．Gelbermanら（1981）は，3章で述べたようにウィックカテーテル法を用いて，手根管内の圧力を測定し平均値を求めたところ，正常者では2.5 mmHgであり，手根管症候群を伴った患者では32 mmHgであったと報告している．また，Wernerら（1983）も，類似した数値を報告している．さらに彼らは，CTS群での内圧の上昇は，軸索流動や神経内循環を変化させることを明らかにした（3章参照）．この章で，後述する反復性障害に関して，Wernerら（1983）は，強縮性刺激によって引き起こされた手関節や手指の筋の最大収縮は，少なくとも手根管内の圧力を3倍にすると報告している．

Sunderland（1978），Dawsonら（1983），MackinnonとDellon（1988），Lundborg（1988），Szabo（1989）等の文献は，CTSに関して詳しく述べている．

CTSの原因となる疾患や状態を下記に示す．なぜ類似の状態が他の絞扼部位に起こらないのか理由はない．

● 非特異的な腱滑膜炎（Phalen 1966, Faithfullら 1986）．腫脹した腱と滑膜は，手根管内部でより大きな空間を占めることになり，結果として手根管内部の圧力を増大させる．

● 慢性関節リウマチ（Herbisonら 1973）．

● 手根管内の異常筋にみられるような先天性異常（LakeyとAulisino 1986）．

● 結節腫を含めた，手根管内の腫瘍．

● ホルモンの異常．この症状は中年女性にもっとも多くみられ，また妊娠とも関係している．このような状況は，流体の貯留あるいは滑膜の腫脹を引き起こす原因にもなる（Massey 1978）．

● 反復性の動作を伴う職業．振動性の工作機械の使用は，CTSの発症と関連する（Cannonら 1981）．Lundborg（1988）は，男性がCTSを呈した場合は，原因として職業的な因子をもっとも疑う必要があることを示唆した．

● 手関節骨折後．KongsholmとOlerud（1986）は，コリース骨折を伴う手根管の内圧を測定した結果，その圧力は36 mmHgであったと報告している．コリース骨折については，この章においてすでに述べた．

● 圧迫による神経の感受性の増大．これは，正中神経幹や正中神経根に沿った手根管部以外の障害と関係する．すなわち二重挫滅症候群の第一の挫滅が手根管にある場合，第二の挫滅や糖尿病にみられるような全身性の末梢神経障害を引き起こす原因にもなる．

《理学療法管理》

しばしば，理学療法は手根管症候群の治療として見落とされている．これはなにも驚くべきことではない．その理由は，たぶん少しでも症状をやわらげようとして施行される電気療法や副子の使用はなされているが，神経系やその周辺組織の病態生理学や病態力学に対して，十分な治療が行われていないことが考えられるのである．たとえば，手根骨の動きの減少によって，手

根管内の組織の運動も制限された結果, 神経内構造の神経束に浮腫を起こすことにもなる. このような場合は, 運動を行うことが必要であって, 安静が必要ということではないと思われる.

治療手技は, コリース骨折のセクションで述べた. 理学療法において, CTSの治療を効果的に行うための要点を以下に述べる.

- 理学療法による治療効果が期待できないほどに病理学的な変化が起こらないうちに, 早期から治療を行う必要がある.
- 筋, 関節, 神経, 皮膚を含めたすべての構成要素に対して治療を行うことが重要である.
- 必要に応じて, この神経系に沿った他の部位の検査や治療を行う必要がある.
- 一般的原因として, 胸椎に起因すると考えられる交感神経性の付帯徴候について留意する必要がある.
- 手術的治療を要する場合, 術後早期から剥離した神経を動かすことが必要である (Mackinnon と Dellon 1988).

デケルバイン腱鞘炎と表在性橈骨神経

表在性橈骨神経 (SRN) は, 外側上顆において橈骨神経から分岐する. 後骨間神経と異なり, その神経は橈骨管を走行しない. しかしながらその神経は, 手関節と肘関節の間で, その神経路の遠位約3分の1が, 長橈側手根伸筋腱と腕橈骨筋腱の間から感覚神経として皮下に出る. その神経は, 前腕が回内されたとき, これらの腱に挟み込まれるような動き (Dellon と Mackinnon 1984) によって圧迫される. また, SRNは橈骨上で無防備な状態にあるため, 腕時計 (Linscied 1965) や腕輪 (Massey と Pleet 1978) のような物で外的な圧迫を受けやすい. その神経は感覚神経であり, 母指と母指球の橈側背側面, 示指の背側, 中指と環指の近位指節間関節に至る領域を支配している.

デケルバイン病は, 腱と腱鞘の炎症と, それに隣接する神経との間で引き起こされる疾患である. MackinnonとDellon (1988) は, 表在性橈骨神経の絞扼に対して, 十分な診断が行われていないと考えていた. Saplysら (1987) は, それらの患者に対する過去に遡っての調査を行い, 71名の患者は表在性橈骨神経の絞扼に対して, 82名の患者は表在性橈骨神経や外側前腕皮神経の神経腫に対しての治療が行われており, そのなかで, 最初の群の17名の患者と, 第二群の24名がデケルバイン病であったと報告している. しかしながら, これらの患者のいずれもが, 伸筋第1隔壁の剥離術による改善を認めなかった.

《理学療法管理》

ここでは, ULTT 2橈骨神経偏位テスト (8章) を行った. 障害部位が, 遠位部と考えられたので, 末梢要素 (母指の屈曲と手関節の尺側偏位と前腕の回内) の運動を最初に用いた. 表在性橈骨神経は, 橈骨上において, 弦をはじくように触診することが可能であり (9章), このことは, 診断を行ううえで有効であった. 母指を内にして握り拳を作らせ, 手関節を尺側偏位させるFinkelsteinテスト (1930) は, 表在性橈骨神経と第1背側伸筋腱の腱鞘炎のテストとして知られている. このテストで患者の症状が再現された場合, 肘関節を伸展し, 次に肩関節を下制または外転することで原因を鑑別することが可能となる. 肩関節の外転または肩甲帯の下制で症状に変化が認められた場合, その症状の原因は, 腱または腱鞘ではなく, たぶん神経と考えられる.

原因と考えられるその他の領域としては, 手部の近位または遠位部の損傷の既往, 肘関節, 特に腕橈関節, 肩関節, 第1肋骨およびC 5, 6椎間レベルの損傷などがある.

モビライゼーションの原理は, 10章において述べた.

胸郭出口症候群

Cherington (1986), Cheringtonら (1986), PhillipsとGrieve (1986) は, 胸郭出口症候群が, 臨床上, 実際に存在するものかどうか疑問をもっていた. PhillipsとGrieve (1986) は, 「症状を引き起こす原因と考えられるすべての構造を広範囲に検査することは, この症候群を理解するうえで必要な手法である」と述べている. 基本的主義として臨床推理を行うことは, 胸郭出口症候群を解明するうえで重要である. 著者が強く感ずることは, これまで神経系に対する検査が不十分であったために, 説明できるはずの一連の徴候や症状を, 症候群として論じ続けてきてしまったと

いうことである．

　胸郭出口症候群を形成する障害について，文献上，一致した見解を見出すことは困難である．Pratt (1986) は，その症候群を「腕神経叢や鎖骨下での腋窩動静脈の絞扼により特有の症状を示す患者に与えられた，総称的な診断名である」と述べている．本来，症候学は複雑なものと考えられる．腕神経叢は，髄膜や脳脊髄幹に隣接することから，その部位での絞扼は，いずれの神経幹にも影響を及ぼすことになる．したがって，多くの異なった組織に対する評価や分析が必要である．胸郭出口症候群に関連した頸腕部について，解剖学的に整理された Sunderland (1978) の文献を一読することをお勧めする．胸郭出口症候群に対する最新の考え方と外科的管理について，Lundborg (1988)，Toby と Koman (1989) によって要約された文献がある．

　この症候群は，胸郭出口において血管と神経の双方が損傷することで発症する．しかしながら，Toby と Koman (1989) は，胸郭出口症候群の患者の約90％は，神経が原因であると報告している．また，この障害のいくつかは，脈管と神経の障害が併発していることもある．

　神経原性胸郭出口症候群の症状を伴う障害を評価する際に，理学療法士が検査すべき構造について述べる．検査は，多くの手法を用いて行う必要がある．

　すべてのテンションテストを行う必要があり，特に，下部神経幹がもっとも損傷を受けやすく，症候群の好発部位となることから，ULTT 3 は必須と考えられる．テンションテストを行う際に，テスト側への頸部側屈や対側への頸部側屈を行い，その影響を検査することが重要である．対側上肢のテンションテストおよび長坐位や坐位でのスランプテストは，脊柱管での相対伸張要素を検査する目的で用いられる．第1と第2肋骨の関節，軛突起関節，特に下部頸椎と上部胸椎を検査する必要がある．特に，斜角筋の筋長について，評価することを忘れてはならない．

　検査は，これらの局所的な原因だけを対象にするのではなく，その他の遠隔要因や一原因となっている要素に対しても行われる．肩鎖関節や肩甲上腕関節，あるいは肘関節や手関節に対して検査を行うこともあり，特に，二重挫滅または多重挫滅症候がみられるときには重要となる．僧帽筋，肩甲挙筋および胸筋のような筋と，比較的短い頸部の屈筋群に対して，筋長や筋力を検査することも重要である．上肢を支配する交感神経線維の大部分が位置する下部神経幹の神経過敏によるものか，あるいは神経幹や神経節に起因するものなのか，交感神経性の付帯徴候の誘因を先に述べたテンションテストによって，部分的にでも検査することができる．

　理学療法は，これらの構造に対する適切な検査に基づき行う必要がある．理学療法士は，単に原因となる組織や関連要素を判別するだけではなく，それぞれの組織が，徴候や症状に一致する身体徴候を示すかどうか，分析するための技術を習得しておく必要がある．本書においては，神経系の要因を中心に述べたが，当然，筋や関節に対する治療を行うことも重要である．

錯感性股神経痛

　外側大腿皮神経（LFCN）の絞扼症や錯感性股神経痛は，1895年以来報告されている (Sunderland 1978)．これらの疾患は，三十数年前に手根管症候群だけしか確認されていなかった時代から関心をもたれていた．歴史的な興味においても，Sigmund Freud は，彼自身その障害の既往があり，後年，彼は考えを変えたが，初めはその障害を心理的要因によって生ずるものと考えていた (Dawson ら 1983)．Sunderland (1978)，Dawson ら (1983) は，その症候群について詳しく述べている．

　LFCN は，すべて感覚神経であり，上位腰部神経根から分岐している．この神経は，大腰筋の外側縁から出現し，骨盤の内部を走行した後に，上前腸骨棘の近くで鼠径靭帯の下方を通過し大腿筋膜組織に入る．上前棘部位での変化は，通常よく認められる (Sunderland 1978)．また，大腿筋膜は，この神経を比較的固定するような状態で配列しており，この状態は，特に神経が前後部に分岐する領域で認められる (Sunderland 1978)．

　症状は，一般的に非常に軽度で，大腿の前面や前外側面の不快な異常感覚，あるいは疼痛や灼熱感を呈し，通常，その障害領域を正確に示すことができる．しばしばその症状は，股関節伸展や歩行によって悪化し，坐位のような股関節を屈曲させる姿勢で緩和される (Sunderland 1978, Dawson ら 1983)．LFCN は，非常に大きな領域を支配しているにもかかわらず，症状

は患者の手のひらと同じくらいの大きさのこともある．

　その神経障害は，腹部の手術による瘢痕，コルセットをきつく装着したことによる刺激，あるいはシートベルトによる障害と関連することもあるが，多くの場合，患者に障害を引き起こすような要因を見出すことはできない．一方で，神経過敏あるいは圧迫の主な原因として，鼠径靱帯に着目して述べている文献もある（Murphy 1974, Saralaら 1979）．最近の研究において，脊髄造影によりL3, 4分節に狭窄が認められた錯感性股神経痛を伴う13名の患者について述べられている（Guo-Xiangら 1988）．このなかで，外科的治療を要する患者に対して，外科的除圧術によって治療効果が認められたと報告している．KopellとThompson（1963）は，元来この疾患は，腰椎の障害が大腿筋膜の緊張を引き起こし，その結果としてLFCNを絞扼するものと考えていた．

　また，この神経はヒトにおいて臨床症状を現わさないニューロパチーの一つとして理解されていた．しかしながら，JeffersonとEames（1979）によって，健常人の剖検体から鼠径靱帯によるミエリン鞘の障害が発見された．さらに，Edelson（1975）は，成人死体の51%において，鼠径靱帯の下を通過する神経に偽神経節が存在することを明らかにした．

《理学療法管理》

　多くの場合，この障害を受けた患者は，理学療法の適用とはみなされない．しかしながら，論理上および経験的に，治療的運動は，病理学的な変化が不可逆的なものでない限り，症状を根絶することができる．

　初めは，診断を慎重に行う必要がある．LFCNの支配領域に出現する症状の原因として，股関節や大腿神経ニューロパチー，あるいは上位腰椎の椎間関節や神経根に由来する障害が考えられる．これらの神経は，すべて感覚神経であるので，感覚が変化した領域を明確に記載することで診断が容易となる．

　鼠径靱帯部位において，この神経の触診や打診によって，痛みや支配領域における症状を再現することができる．また，この痛みを対側肢と比較することも重要である．神経のテンションテストを行う際に，腹臥位での膝屈曲は，症状を緩和させるために必要である．テンションテストは，若干股関節を内転した状態で，股関節を伸展することで行われる．この神経が鼠径靱帯を通って大腿へ進入する部位だけでなく，L2からL4椎骨のレベルを通過する際も，それから大腰筋を通るときも，伸張の原因となり得るので検査する必要がある．症状の再現がみられた場合，その肢位は治療として用いられ，また膝関節屈曲あるいは関連する股関節運動は，神経系のモビライゼーション手技として使用される．

下肢の筋損傷における神経損傷

　神経系が関与すると思われる筋損傷において，主に三つの考慮すべき事項がある．

　●直接的な神経損傷あるいは神経周囲の血管の圧迫による低酸素状態が，神経系の症状を引き起こすことがある．
　●この場合，神経系に対して筋からの外傷性や炎症性の滲出物の関与は認められない．
　●しかしながら，筋損傷の原因となることもある．これは，下肢の他部位におけるニューロンへの損傷が，軸索原形質流を変化させることで，その神経が支配している組織に変化をもたらし，結果的にその組織を弱化させるという一つの仮定的な機序がある（3章）．

ハムストリングス断裂

　スランプテストでは，しばしばハムストリングスを損傷したフットボール選手において陽性になることが，近年報告されている（Bourkeら 1986, Kornberg 1987, Barrett 1987, KornbergとLew 1989）．これは，神経系が外傷により直接的あるいは間接的に損傷されたか，または筋損傷を生ずる以前からすでに損傷を有していたことが考えられる．引用されているこれらの研究は，オーストラリア人の研究であり，そのほとんどは，ハムストリングスの筋力低下や柔軟性の欠如が原因であると述べている（Sutton 1984）．

　ハムストリングスの損傷に対して，理学療法を適応とする患者は二群に分類できる．一つは，経過，内出血，腫脹という面からみて損傷の部位が明らかな場合，他方は受傷機転が明確でないものである．打撲傷がなく，痛点（painful spot）の触診が困難であり，受傷機転も不明瞭であり，むしろ脊椎による痛みに関連した原因を疑うこともある．その場合には，相対伸張症

候群を考える必要がある．同様の推理過程は，鼠径部やふくらはぎ筋の断裂を呈する症例においても明らかである．このような現象は，患者のなかで，特にスポーツ愛好家や婦人がしばしば，「損傷続き」を訴えている．

神経系のモビライゼーションが，フットボール競技者をより迅速に試合に復帰させるのに有効であるということが，いくつかの研究によって証明されている（KornbergとLew 1989）．この研究で行われたモビライゼーション手技は，スランプ長坐位伸長である．もちろん，フットボール競技者だけが筋損傷を生じやすいわけではなく，この治療原則は，どんな筋損傷に対しても適用することができる．10章で述べた治療原則に従った場合，下記に示すように，中等度重篤なハムストリングスの損傷に対する治療であっても，非常に明白な指針に基づき行うことができる．また，治療を進めるうえで，界面構造の回復進度が，重要な決定因子となる．

1日目． 隣接組織に対して注意を払う．必要に応じて，若干膝関節を屈曲した状態で，足関節の背屈と底屈を行う．他動的頸椎屈曲や他動的な頸部および上部胸椎の屈曲は，有効な治療手技である．また，症状の一因となる脊椎の接触領域に対する治療も重要である．

2日目． 上述の治療手技を反復することで治療を進めた．必要に応じて評価し，治療を行う治療手技としては，膝関節を伸展した状態で，足関節の背屈と底屈を行ったり，または股関節の内旋と内転を行うこともある．また，膝関節の屈曲と伸展の手技は，腹臥位で施行した．これは，大腿四頭筋に対しても効果的な手技である．

3日目． スランプ長坐位において，足関節の背屈と底屈を反復することで治療を進めた．その他の治療手技として，わずかに股関節を屈曲した状態で膝関節を伸展することや，若干SLRを行った状態で股関節を内転することがある．

三日目までは，選択的な神経系のモビライゼーションを用いて治療を行った．ハムストリングスが，わずかに伸長されたことで，神経をハムストリングスと分離して動かすことが可能になった．初めは可動範囲内において運動を行い，三日目からある程度の伸張を加えた．これらの手技は，寒冷療法や電気療法のような他の理学療法手技と併用して行うこともできる．また，患者は，足部や頸椎の運動を用いて，自分自身でモビライゼーションを行うことが必要である．治療を進めるにおいて，個々の患者に適した手技を用いることが大切である．

治療4． 股関節の屈曲をより大きくした状態で，膝関節の伸展を行うことで治療を進めた．また，若干SLRを行った状態で，足関節の背屈と底屈も試みた．さらにスランプ長坐位に股関節の内転と内旋を加えることで治療を進めた．

治療5． スランプ坐位とスランプ長坐位を併用した．また，SLRの改善を促進する目的で，保持/リラックス/収縮（hold relax contractions）を行った．

いずれの運動も，患者が自分自身でモビライゼーションを行う場合に適応できる．理論的根拠は明確である．すなわち，治療によって痛みが緩和されたこと，炎症後や損傷後の滲出物による瘢痕化が予防できたこと（下記の症例検討参照），血腫内の神経の物理的な運動が，出血を除去するのに効果的であったことなどが考えられる．正常な神経機能の早期の回復が，筋の良好な治癒を促すものと考えられる．神経系は連続体であり，それによって理学療法士は，一原因となる遠隔部の要因を探し出すことができるということを理解することが重要である．これが，また治療部位の発見につながり，ひいてはハムストリングス損傷の再発を予防することが可能となるのである．

末梢神経外科

術後，末梢神経分節に正常な機能回復がもたらされるのは，手術が成功した結果であると考えるのは当然のことである．これは，比較的簡単な手術において，術中に外科医によって神経が正常の可動範囲内で動かされたり，あるいは訓練を行われた結果であると考えられる．その他の症例においては，理学療法が適応となる．この理学療法は，特殊な技術や知識を必要とするため，手術を行った外科医と連携をとって行う必要がある．実施される四種類の主な神経外科手術について下記に述べる．

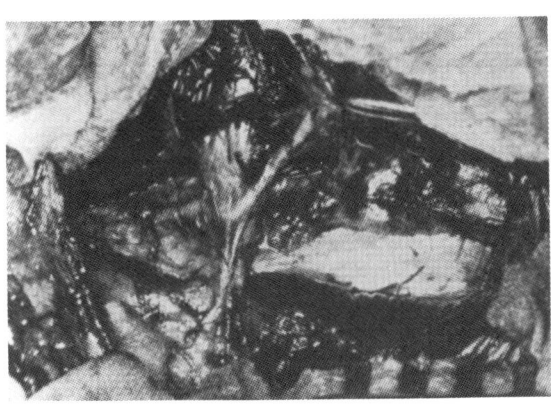

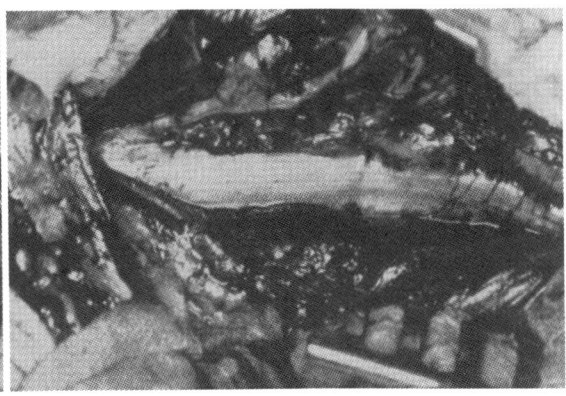

図 12.6 手術写真．左の手術写真において，坐骨神経が，大腿二頭筋から分岐する筋膜の帯によって圧迫を受けているのが分かる．右の手術写真は，減圧後の坐骨神経である．この神経には軽度の腫脹が認められている．症例検討については，本文に記載している．(Søgaard I 1983 Sciatic nerve entrapment. Journal of Neurosurgery 58：275-276 より．出版社と著者の厚意により許可を得て引用).

1. 神経を横切る帯状の線維組織，あるいは瘢痕化した神経上膜を神経組織から分離する，神経の外部組織の剝離術．
2. 神経束を分離する神経の内部組織の剝離術．これは，神経上膜切除術に含まれ，神経の種類，損傷形態，神経内部における神経上膜の分布状況により，異なった形式で行われる．
3. 神経置換術．
4. 切断された神経の縫合術と神経移植術．これは，神経鞘の修復と線維束の修復が行われる．提示した一つの手技が，他の手技より優れているという根拠はない（Mackinnon と Dellon 1988）．その目的は，相互に関係する軸索を合わせるため，できるだけ神経束を一致させることが重要である．神経の一部分が損傷により失われた場合，神経移植が行われる．腓腹神経と外側前腕皮神経は，その供給部位としてよく用いられる．これは，外科医と親密な連携を保って働いている，手を専門とする理学療法士の領域と考えられる．外科医と同様に，理学療法士は神経系の生体力学的知識が必要であり，後遺症を理解して当然のこととして力学的変化を追求することができる．

症例検討

末梢神経外科について論議し，外科的所見に関連するいくつかの検査手技を考察する目的で，「神経外科ジャーナル」(*Journal of Neurosurgery*) (Søgaard 1983) に掲載された良好な成績を収めた症例について紹介する．

この人は 51 歳の男性であり，3 年前より，左側のふくらはぎから踵部に至る「歯痛のような」痛みと異常感覚を訴えていた．この患者は，10 分程度の坐位や臥位によって，症状の悪化が認められた．食事は膝立位でとるような状態であったが，幸いにも，仕事は立位姿勢で行うものであった．また，腰痛や対側下肢の症状は訴えていなかった．この患者は，発症の 3 カ月前に，石の階段で転倒し，左の臀部を打撲したと訴えていた．さらに，小転子付近の骨軟骨腫を切除したことで，数カ月間にわたり若干の軽減が得られていた．左側の腓腹筋の筋電図所見（EMG）は，正常であった．

外科医の診察で，運動神経あるいは感覚神経の伝導異常は認められず，ラセーグ徴候は両側とも陰性であった．大腿中央 3 分の 1 の部位における打診で，踵部へ走る異常感覚が認められた．この部位において，神経と神経の外部組織を分離する神経剝離術が行われた．手術所見を図 12.6 に示す．この手術によって，症状は消失し，5 カ月後の再検査においても再発は認められなかった．

検査において，興味深い所見が認められた．この患者は，ラセーグ徴候が陰性であったにもかかわらず，症状を悪化させる活動や外科的所見から，テンションテストによって症状が再現されることが予想された．たぶん，SLR のような増感運動を加えることで，症

状の再現がみられるものと考えられる．坐位によって痛みを訴えることから，スランプテストによって症状が再現されるものと思われる．

　この症例では，神経系に対する触診の重要性を示唆している．この症例では，明らかな神経学的損失がないために，術後管理は継続して行われた．

　問題は，神経系のモビライゼーションが，左側の手術写真に見られるような明白な絞扼所見を予防することができたかどうかである．この段階において，神経系のモビライゼーションによって，多少なりとも軽減できたかどうか明確ではない．しかしながら，より早期から外傷性の血腫に対して，ハムストリングスの接触領域やハムストリングスに関連する神経を動かすような手技を用いることで，この状況を予防することが可能であったと思われる．

　切断された末梢神経の縫合術に対し，理学療法士が関与するうえで重要と考えられる事柄について述べる．縫合成績は，縫合部位における瘢痕形成の状態，瘢痕部位の神経再生に伴う軸索の数や形態，神経の他分節における同種類の軸索の接続状況によって変化する．また，縫合部位に対して適切なテンションを加えることが，神経の治癒過程を促進するものと思われる．しかしながら，MillesiとMeissl（1981）によって行われた研究では，テンションが加わらない部位が，もっとも神経の治癒過程が良好であると述べられている．もちろん，わずかなテンションあるいはテンションをまったく加えないほうが最適であると思われるが，これは身体において神経系を不動化することが不可能であるという事実を考慮に入れていないものと考えられる．たとえば，手関節部で正中神経を縫合した患者においては，手関節と肘関節が固定された状態であるにもかかわらず，肩関節や頸部の運動が神経系に動きを与えているものと考えられる．Lundborg（1988）は，縫合部位におけるわずかな伸張や運動は，神経の治癒過程を促進するのに効果的であることを述べている．軸索の再生を促す機序の一つとして，縫合神経の周囲組織から誘導されるものがある．この点に関してLundborg（1988）は，わずかなテンションを加えることによって，線維素凝塊が縦方向に分極化することが有利に働くことを明らかにした．神経損傷が続いている場合には類似の機序が起こっていると考えられる．それが，たとえ慢性疾患であったとしても，瘢痕部位をいくらか伸長させることで軸索の再生が促進される可能性がある．長年にわたり，神経腫によって動きを阻害された神経線維であっても，ひとたび解放されると若干の再生が行われる（HolmesとYoung 1942）．これらの考えは，神経損傷が「続いている」場合，神経系モビライゼーションのいくらかの長期的効果の理論的根拠の一部となっている．

反復性疲労損傷（RSI）

　反復性疲労損傷（RSI）は，上肢や体幹の痛みに関連した複雑な症状に与えられた一般的な名称であり，反復性の活動が増悪因子として考えられる累積的な外傷性障害として知られている．この障害は，オーストラリアでは，他職種と比較してキーボード・オペレーターに好発している．問題は，その障害において重要な器質的病変が存在するということに，多くの開業医が懐疑的であるということである（Ireland 1988, Barton 1989）．

　なぜRSIは，このように悪い印象をもたれたのであろうか．その一つの理由として，徴候や症状に一貫した形態が認められなかったことが考えられる．もう一つは，通常，その障害について，関節や筋の要素がよく検査されたのに対し，神経系の要素については見逃されていたことが考えられる．過小評価されてきた要因の一つとしては，運動中に，神経系の生理学的異常や機能異常が生じたためと考えられる．この仮説を裏付ける多くの要因を下記に示す．

　1. Elveyら（1986）は，臨床研究において60名の患者を検査したところ，59名の患者に陽性のULTT 1が認められた．頸部神経が出現する頸椎横溝部において，頸部の神経組織を触診したところ，症状の強い側にはより強い痛みがあった．この臨床研究は，Quintnerら（1987）によって後に刷新された．この研究では，RSIあるいは「上肢の過使用による損傷（overuse injury）」と診断された165名の患者に対して一連の検査が行われている．これらの患者には一般的な身体的検査において，局所的な病理学的所見が認められなかったが，症状を引き起こす可能性のある者も含まれていた．しかしながら，165名中，146名にULTT 1の異常が認められた．同様に，46％の患者で，スランプテストが陽性であった．著者たちはまた，顎を突き出した姿勢をとっている患者に，有病率が高

い（50％）ことを認めている．

これらの数字に，1986年から1990年の間にRSIと診断された約130名の患者について，私が行った臨床評価と治療所見を加えてみた．その結果，必ずしもULTT1とは限らないが，全症例で上肢テンションテストが陽性であった．しかしながら，その所見は，これらの障害を完全に裏付けるものではなかった．すなわち，しばしばULTT2やULTT3の徴候が強く認められたり，あるものは相対伸張徴候よりは，むしろ筋や関節の徴候が，より強く出現していた．本書において述べられている多くの経験に基づいた臨床推理は，身体的徴候に，これらの患者に出現している症状のパターンを結び付け，さらにその症状に対して，解剖学的および生理学的な解釈を加えることによって行われている．

2. 症状や徴候に対して解剖学的な裏付けをすることは可能であり，このことに関しては，I部においてすでに述べた．この裏付けは，症状に関与する結合組織や神経組織，あるいは神経系に沿って別々の部位で同時に発生する神経損傷，さらに神経系以外の組織の関与などを含めて検討される．3章で述べた最近の研究において，力学的手段を用いたり，あるいは血液供給を最小限に抑えることで，軸索原形質流が容易に変化することが確認された．このことは，少なくともいくつかの症状に対する裏付けをなすものと考えられる．軸索原形質流が変化した場合，その神経に支配されている組織が影響を受けることも考えられる（おそらく過敏性）．また，二重挫滅または多重挫滅型の症状の出現する可能性が増大することも含めて，このニューロンに沿って症状が出現することも考えられる（3章参照）．

3. 症状について認識できるパターンがある（4章参照）．このパターンは，関節や筋だけを損傷した者にはみられず，相対神経伸張の徴候を示す者に認められる．経験的に，このパターンは，相対伸張の身体的徴候に対し治療が行われた時点で，通常，改善が認められる．

4. 神経系が，いくつかの障害に関与することが解明されたことによって，障害に対する解釈に変化が起こりつつあることに留意する必要がある．Saplysら（1987）は，橈骨神経の感覚枝の絞扼がデケルバイン病として誤診されている可能性があることを証明するために，手術的所見や電気診断的所見を示した．

Quintner（1989）は，むち打ち損傷後に，上肢テンションテストが陽性になる確率が非常に高いことを示した．MackinnonとDellon（1988）は，足底筋膜炎と誤診されてきた後足根管における後脛骨神経の絞扼症について一般的な所見を報告した．さらに微細な神経損傷，すなわち末梢神経の変性を起こさない神経麻痺よりも小さな神経損傷（プレニューラプラクシア）（9章），に対してもさらなる注意を払うようになってきた（Loeser 1986, Lundborg 1988）．

5. 反復性活動によるニューロパチーの症例について，多くの論文が急速に発表されている．職業的に障害を生じる頻度が高いものとして，採掘業（Chatterjeeら 1982），手話通訳者（Mealsら 1988），プロの音楽家（Fry 1986）などが挙げられる．

他の組織と同様に，神経系は反復刺激のような身体的ストレスに対処するため，限界はあるが適応能力をもっている．しかしながら，神経系に対する反復刺激やその結果として生ずる摩擦による神経損傷については，重要視されることがなく，研究も不十分であったと思われる．神経系の圧迫については，これまでにも研究が行われてきたが，断続的な圧迫については研究が行われていなかった．この当時は，このような臨床上は無症状であっても生理学的欠損あるいは力学的欠損が存在していたにちがいない．

神経系に対する反復性損傷については，既存のSunderlandやSeddonの損傷分類が用いられているが，これら分類法は，理学療法士にとってはあまり有益なものではない．臨床家には，9章で示した分類法が，より役立つものと思われる．さらに，この末梢神経損傷の分類に，頸椎および末梢関節のような別の要因や，交感神経系のような遠隔部で一原因となる要素および仕事上強いられる姿勢のような要因を加えることが必要であると考えられる．

Wilson（1990）は，交感神経性の持続的疼痛に関する論文のなかで，「疼痛性機能障害症候群（pain dysfunction syndrome）」と呼ばれる症候群について述べている．これは，一次的な損傷や潜行性の損傷に，二次的な交感神経性の変化が生じる障害と考えられている．Wilsonは，McDermott（1986）やFry（1986）によって述べられたRSIの患者の臨床症状は，交感神経系が関与する障害の臨床症状と一致することを指摘している．この交感神経系の関与は，2章で述

べた，交感神経幹に加えられた姿勢的なストレスによるものと考えられる．手根管の内部や周辺の組織の過使用によって生ずる一次的な微細損傷は，交感神経幹に対する姿勢的なストレスや陳旧性の損傷がもたらす神経過敏によって持続することとなる．交感神経幹が正常に機能するために必要な正常可動域や弾性についての仮説は，2章で述べた．臨床的に，胸椎との関連性を確認するために，スランプテストあるいはMaitland（1986）によって提唱された複合運動や他動的副運動による関節テストが，一般的によく用いられる．検査を行う際に，頸部にある交感神経幹は，胸椎から始まっていることに留意する必要がある．

治療の外観

RSIでみられるような，神経過敏，あるいは慢性的な神経過敏を呈する神経系の治療は，非常に困難である．また，この障害は，多種類の組織が関与する複雑な障害である．これとともに，外的要因に対処する必要がある．外的要因としては，たとえば職場環境，「RSI」の診断を受けたことによる社会的な影響，これらの症状に対して懐疑的な人がいることなどである．10章と11章で述べた治療は，理学療法に限定したものである．これらの患者の回復程度は，それぞれ異なったものである．わずかに姿勢を変化させることや，仕事内容の変更や，すべての関連組織に対するモビライゼーションは，より早期に診断が行われた患者にとって必要な治療手段と考えられる．時々症状がありながら報告されていなかったり，早期診断がつかない者が多数存在する．経験的には，このような患者の多くは，理学療法だけが担える長期的な治療を行うことで改善が認められている．すべての関連組織に対して，治療を行う必要がある．仮に，関節や筋に対する治療だけが行われ，神経系に対する治療が行われなかった場合には，症状の悪化に直面することがある．また一方の極には，改善の見込みのない患者もおり，なかには明らかに詐病と思われる患者もいる．しかしながら，改善のみられない患者のなかには，しばしば，この国の言葉が話せない人たちが含まれていたり，仕事を失う不安から作業に固執して働いている人たちが含まれていたり，人間工学的にみて不健全な職場環境で働いている人たちが含まれていることもある．このような患者においては，非常に多くの予後の悪い要因が認められる（10章）．

オーストラリアにおいては，このような徴候や症状を訴える新たな患者は，減少してきている（Ferguson 1987）．この障害は，決して新しいものではなく，何百年もの間，何らかの形で発生していたものと考えられる（Chatterjee 1987）．また，この障害は，今なお依然としてよく認められ，たぶん今後においても常に存在し続けるものと考えられる．この症候群における心理的要因については，比較的容易に分析されたのに対し，特にヒトに対する個々の症例検討や良性疾患に対する生理学的方面の研究は難渋している．反復性疲労損傷に対して治療を行う場合，職業的習慣，実際に行われている治療内容，および社会的要因や補償問題などが必然的に関連する，非常に複雑な問題が含まれている．しかしながら，障害に関与する組織の一つとして，神経系について理解をより深めることが，この障害や他の多くの障害に関連するいくつかの治療上の問題を解明することになると考えられる．

参考文献

Aro H et al 1988 Late compression neuropathies after Colles' fracture. Clinical Orthopaedics and Related Research 233: 217–225

Barrett P G 1987 The hamstring injury in footballers. Unpublished thesis, South Australian Institute of Technology, Adelaide

Barton N 1989 Repetitive strain disorder. British Medical Journal 229: 405–406

Borges L F, Hallett M, Selkoe D J, Welch K 1981 The anterior tarsal tunnel syndrome. Journal of Neurosurgery 54: 89–92

Bourke A, Alchin C, Little K et al 1986 Hamstring symptoms and lumbar spine relationship in sports people: a pilot study. Proceedings of the Australian Physiotherapy Association National Conference, Hobart

Cannon L J, Bernacki E J, Walter S D 1981 Personal and occupational factors associated with carpal tunnel syndrome. Journal of Occupational Medicine 23: 255–258

Chatterjee D S 1987 Repetition strain injury: a recent review. Journal of the Society of Occupational Medicine 37: 100–105

Chatterjee D S, Barwick D D, Petrie A 1982 Exploratory electromyography in the study of vibration-induced white finger in rock drillers. British Journal of Industrial Medicine 39: 89–97

Cherington M 1986 Surgery for the thoracic outlet syndrome? New England Journal of Medicine 314: 322

Cherington M, Happer I, Machanic B et al 1986 Surgery for the thoracic outlet syndrome may be hazardous for your health. Muscle & Nerve 9: 632–634

Cooney W P, Dobyns J H, Linscheid R L 1980 Complications of Colles' fractures. The Journal of Bone and Joint Surgery 62A: 613–619

Dawson D M, Hallett M, Millender L H 1983 Entrapment neuropathies. Little, Brown, Boston

Dellon A L, Mackinnon S E 1984 Tibial nerve branching in the tarsal tunnel. Archives of Neurology 41: 645–646

Dellon S E, Mackinnon S E 1984 Susceptibility of the superficial sensory branch of the radial nerve to form painful neuromas. Journal of Hand Surgery 9B: 42–45

Edelson E G 1986 Meralgia paraesthetica: an anatomical interpretation. Journal of Bone and Joint Surgery 58A: 284

Edwards W C, La Rocca H 1983 The developmental segmental sagittal diameter of the cervical spinal canal in patients with cervical spondylosis. Spine 8: 20–27

Elvey R L, Quintner J L, Thomas A N 1986 A clinical study of RSI. Australian Family Physician 15: 1314–1319

Faithfull D K, Moir D H, Ireland J 1986 The micropathology of the typical carpal tunnel syndrome. Journal of Hand Surgery 11B: 131–132

Ferguson D A 1987 RSI:putting the epidemic to rest. Medical Journal of Australia 147: 213–214

Finkelstein H 1930 Stenosing tenovaginitis at the radial styloid process. Journal of Bone and Joint Surgery 12A: 509–539

Fry J H 1986 Overuse syndrome in the upper limb in musicians. Medical Journal of Australia 144: 182–185

Frykman G 1967 Fracture of the distal radius including sequelae: shoulder-hand-finger syndrome, disturbance in the distal radioulnar joint and impairment of nerve function: a clinical and experimental study. Acta Orthopaedica Scandinavica (Suppl) 108: 1–155

Gelberman R H, Hergenroeder P T, Hargens A R et al 1981 The carpal tunnel syndrome: a study of carpal tunnel pressures. Journal of Bone and Joint Surgery 63A: 380–383

Gessini L, Jandolo B, Pietrangeli A 1984 The anterior tarsal tunnel syndrome. Journal of Bone and Joint Surgery 66A: 786–787

Guo-Xiang J, Wei-Dong X, Ai Hao W 1988 Spinal stenosis with meralgia paresthetica. Journal of Bone and Joint Surgery 70B: 272–273

Hargens A R 1989 Measurement of tissue fluid pressure as related to nerve compression syndromes. In: Szabo R M (ed) Nerve compression syndromes. Slack, Thorofare

Herbison G J, Teng C, Martin J, Ditunno J F 1973 Carpal tunnel syndrome in rheumatoid arthritis: a preliminary study. Americal Journal of Physical Medicine 52: 68–74

Holmes W, Young J Z 1942 Nerve regeneration after immediate and delayed suture. Journal of Anatomy 77: 63–93

Ireland D C R 1988 Psychological and physical aspects of occupational arm pain. Journal of Hand Surgery 13B: 5–10

Jefferson D, Eames R A 1979 Subclinical entrapment of the lateral femoral cutaneous nerve: an autopsy study. Muscle & Nerve 2: 145–154

Kenzora J E 1984 Symptomatic incisional neuromas on the dorsum of the foot. Foot and Ankle 5: 2–15

Kongsholm J, Olerud C 1986 Carpal tunnel pressure in Colles' fracture. Acta Orthopaedica Scandinavica 57: 258–259

Kopell H P, Thompson W A L 1963 Peripheral entrapment neuropathies. Williams & Wilkins, Baltimore

Kopell H P, Thompson W A L 1960 Peripheral entrapment neuropathy of the lower extremity. New England Journal of Medicine 262: 56–60

Kornberg C M 1987 The incidence of positive slump in Australian rules football players with grade I hamstring strain. Proceedings of the 10th International Congress, WCPT, Book II, Sydney

Kornberg C, Lew P 1989 The effect of stretching neural structures on grade I hamstring injuries. The Journal of Orthopaedic and Sports Physical Therapy, June: 481–487

Kosinski C 1926 The course, mutual relations and distribution of the cutaneous nerves of the metagional region of the leg and foot. Journal of Anatomy 60: 274–279

Lakey M D, Aulicino P L 1986 Anomalous muscles associated with compression neuropathies. Orthopaedic Review 15(4): 19–28

Lassman G, Lassman H, Stockinger L 1976 Morton's metatarsalgia: light and electron microscopic observations and their relation to entrapment neuropathies. Virchow's Arch (A) 370: 307–321

Lincheid R L 1965 Injuries to the radial nerve at the wrist. Archives of Surgery 91: 942–946

Loeser J D 1985 Pain due to nerve injury. Spine 10: 232–235

Lundborg G 1988 Nerve injury and repair. Churchill Livingstone, Edinburgh

Mackinnon S E, Dellon A L 1988 Surgery of the peripheral nerve. Thieme, New York

Maitland G D 1977 Peripheral manipulation, 2nd edn. Butterworths, London

Maitland G D 1986 Vertebral manipulation, 5th edn. Butterworths, London

Maitland G D 1991 Peripheral Manipulation, 3rd edition. Butterworths, in press

Marinacci A A 1968 Neurological syndromes of the tarsal tunnels. Bulletin of the Los Angeles Neurological Society 33: 90–100

Massey E W 1978 Carpal tunnel syndrome in pregnancy. Obstetrical and Gynaecological Survey 33: 145–154

Massey E W, Pleet A B 1978 Handcuffs and cheiralgia paresthetica. Neurology 28: 1312–1313

Mauhart D 1989 The effect of chronic inversion ankle sprains on the plantarflexion/inversion straight leg raise test. Unpublished thesis, South Australian Institute of Technology, Adelaide

McDermott F T 1986 Repetition strain injury: a review of current understanding. Medical Journal of Australia 144: 196–200

Meals R A, Payne W, Gaines R 1988 Functional demands and consequences of manual communication. Journal of Hand Surgery 13(A): 686–691

Millesi H, Meissl G 1981 Consequences of tension at the suture line. In: Gorio A, Millesi H, Mingrino S (eds) Post traumatic peripheral nerve regeneration: experimental basis and clinical implications. Raven Press, New York

Murphy J P 1974 Meralgia paraesthetica: a nerve entrapment syndrome. Maryland State Medical Journal 23: 57–58.

Nitz A J, Dobner J J, Kersey D 1985 Nerve injury and grade II and III ankle sprains. The Americal Journal of Sports Medicine 13: 177–182

Oh S J, Lee K W 1987 Medial plantar neuropathy. Neurology 37: 1408–1410

Phalen G S 1966 The carpal tunnel syndrome: seventeen years experience in diagnosis and treatment of 654 hands. Journal of Bone and Joint Surgery 48A: 211–228

Phillips H, Grieve G P 1986 The thoracic outlet syndrome. In: Grieve G P (ed) Modern manual therapy of the vertebral column. Churchill Livingstone, Edinburgh

Pratt N E 1986 Neurovascular entrapments in the regions of the shoulder and posterior triangle of the neck. Physical Therapy 66: 1894–1900

Pringle R M, Protheroe K, Mukherjee S K (1974) Entrapment neuropathy of sural nerve. The Journal of Bone and Joint Surgery 56B: 465–468

Quintner J, Elvey R L, Thomas A N 1987 Regional pain syndrome. Medical Journal of Australia 146: 230–231

Quintner J L 1989 A study of upper limb pain and paraesthesiae following neck injury in motor vehicle accidents: assessment of the bractrial plexus test of Elvey. British Journal of Rheumatology 28: 528

Rask M R 1978 Superficial radial neuritis and de Quervain's disease. Clinical Orthopaedics and Related Research 131: 176–178

Saplys R, Mackinnon S E, Dellon A L 1987 The relationship between nerve entrapment versus neuroma complications and the misdiagnosis of de Quervain's disease. Contemporary Orthopaedics 15: 51–57

Sarala P K, Nishihara T, Oh S J 1979 Meralgia paresthetica: electrophysiological study, Archives of Physical Medicine and rehabilitation 60: 30–31.

Smith B E, Litchy W J 1989 Sural mononeuropathy: a clinical and electrophysiological study. Neurology 39 (Suppl 1): 296

Søgaard I 1983 Sciatic nerve entrapment. Journal of Neurosurgery 58: 275–276

Stewart H D, Innes A R, Burke F D 1985 The hand complictions of Colles' fractures. The Journal of Hand Surgery 10B: 103–106

Sunderland S 1978 Nerves and nerve injuries. Churchill Livingstone, Edinburgh

Sutton G 1984 Hamstrung by hamstring strains: a review of the literature. Journal of Orthopaedic and Sports Physical Therapy 5: 184–195

Szabo R M 1989 Superficial radial nerve compression syndrome. In: Szabo R M (ed) Nerve compression syndromes. Slack, Thorofare

Toby E B, Koman L A 1989 Thoracic outlet compression syndrome. In: Szabo R M (ed) Nerve compression syndromes. Slack, Thorofare

Werner C O, Elmqvist D, Ohlin T 1983 Pressure and nerve lesions in the carpal tunnel. Acta Orthopaedica Scandinavica 54: 312–316

Wilson P R 1990 Sympathetically maintained pain: diagnosis, measurement and effiacy of treatment. In: Stanton-Hicks M (ed) Pain and the sympathetic nervous system. Kluwer, Norwell

Young L 1989 The upper limb tension test response in a group of post Colles' fracture patients. Unpublished thesis, South Australian Institute of Technology, Adelaide

13　脊柱管の相対神経伸張障害

　この章は，脊柱管の相対神経伸張要素を伴うさまざまな障害について検討する．一般的な評価と治療原則については，Ⅱ部およびⅢ部で述べた．この章では，下記の事項について述べる．

1. 急性期と慢性期の頸部および胸部の神経根障害．これらの障害について，その特性を詳細に述べるとともに，特有な治療手技について概説する．
2. 腰部の伸展制限．一般的な検査所見のなかから，相対神経伸張に関して可能と思われる役割と治療について検討する．
3. むち打ち損傷．この障害において，神経系に対する損傷は過小評価されていると考えられるので，この問題を取り上げ検討する．
4. 硬膜外血腫は，未だに解明されていない脊髄の痛みの原因として考えられる．この障害においては，テンションテストは明らかに陽性であるにもかかわらず，神経伝導の変化や症状の出現分布は明確ではない．
5. 尾骨痛と脊椎すべり症．これらの障害において，相対伸張要素を認識することが重要である．
6. 腰椎手術後．術後の急性期および慢性期の状態について概説する．また，術後，急性期の患者に対する治療法についても説明する．
7. 頭痛．硬膜性頭痛について概説し，治療上必要ないくつかの予防的処置と助言について述べる．また，腰椎穿刺後の頭痛についても解説する．
8. Ｔ４症候群．この症候群の徴候と症状に対して多要素からなる治療を行うことで，「Ｔ４」症候群の解明を試みる．
9. 神経学的疾患と中枢神経系障害．相対神経伸張の概念を応用するにあたって，例として頭部外傷やギランバレーのような炎症性疾患に対する治療法を提示し解説する．

神経根損傷

　神経根の損傷は，明らかな神経外傷が認められない場合，一般に神経外組織の何らかの変化や損傷によって発生する．この場合，隣接する軛突起関節や椎間板は，原因としてもっとも疑われる部位である．一度，神経根が損傷を受けると，神経根自体が過敏になったり，あるいは局所的にも，またその神経の支配領域においても症状が出現することになる（3章参照）．ここで重要な点は，神経根の過敏や神経根の圧迫は，根本的な原因よりも，より多くの症状を出現させることである．椎間板のように，神経外組織が症状に関与することもあり，また，この症状と神経根からの症状が潜在的に複雑に重なり合っていることもある．

　頸部神経根損傷では，広範囲にわたる臨床症状が認められる．ある損傷においては，他の損傷とはまったく異なった操作，治療および予後予測が必要となる．それらについては，急性期および慢性期における神経根損傷という表題で詳しく概説する．そこでは解説と，操作方法について明確な違いを強調する．

急性頸神経根損傷

　急性神経根損傷の患者において，その障害の鑑別を容易にする特有な徴候や症状が認められる．これらの患者は，皮膚節全体に痛みを現わし，その痛みは，しばしば末梢にいくにしたがってより悪化することもある．通常，この痛みは末梢においてもっとも強く現われる．時々，この患者は気分が悪いように見受けられるが，実際にはその障害によって睡眠を妨げられていることがある．このような患者は，それらの痛みの訴え方として「不快な痛み」「深い痛み」「灼けるような

痛み」「波打つような痛み」などの言葉を用いる．しばしば，痛みはどのような姿勢をとっても和らぐことはなく，わずかな運動の後に，痛みが再び起こるまで，あるいは悪化するまで潜伏期がある．これらの患者は，時に異常感覚を訴えることもある．

このような患者は，検査について優しく少しだけにしてほしいと訴えるし，事実それに耐えるのがやっとである．これらの症状は，しばしば神経外組織の影響によって変化することがある．たとえば，頸椎回旋や伸展によって椎間孔が狭小化することにより，周囲の腫脹している神経根が刺激される．このような場合，4章で述べた，いくつかの伸張を抑制する姿勢は，容易に理解できるものと思われる．一般的な例として，明らかにC5，6神経根損傷を受けた患者では，腕を挙上し，その手を頭の上にのせることで苦痛や痛みが軽減される．

通常，脊椎を触診する必要はない．一つあるいは二つの自動運動がテンションテストとして用いられるが，このテストは神経過敏障害に対して改良されたものである（9章参照）．このテストと神経学的検査は，身体的検査の必須の検査項目を含んでいる．臨床的にも理論的にも，上肢テンションテストは陽性となる．このテンションテストは，対側の腕を検査する場合にも用いられ，またSLRも検査手技として用いられる．検査で重要なことは，変化した神経伝導の徴候が悪化していないかどうか確認することである．これらを監視するために，神経学的検査は毎日行う必要がある．

《治療》
これらの患者に対する安楽な姿勢での静的な牽引は，長い間行われてきた一般的な治療法である（Maitland 1986）．ある患者に対しては，休養，電気療法，温熱療法，抗炎症剤，鎮痛剤，カラーを含めた一つまたはそれ以上の治療法を処方したり，あるいは勧めたりした．しかしながら，治療に対する早期の反応は，予想しがたいことである．

神経系のモビライゼーションは，急性頸神経根損傷の治療に，別の重要な要素を加えることになる．このことに関連して，二つの考慮すべきことがある．第一は，損傷した神経根に加わったテンションが，この神経系に沿った遠隔部の治療によって変化するかどうかである．第二は，神経系に対して直接的なモビライゼーションが適用可能かどうかである．

第一の場合は，損傷した部位よりも上の部位あるいは下の部位を治療することによって，症状の緩和が認められる．すなわち，胸椎にモビライゼーションやマニピュレーションを行うことは，結果的に頸椎のテンションを緩和させることになる．胸椎と関連した交感神経性の付帯徴候も，おそらく緩和されるものと考えられる．たとえば，手根管，肘部管あるいは第1肋骨のような末梢部位にテンションがあって，それが損傷部位と関連していると思われる場合には，検査や治療を行う必要がある．その結果，末梢でのテンションが減少した場合，神経根にかかる機械的神経過敏性は少なくなるものと考えられる．また，それは二重挫滅症候群につながる可能性を減少させることにもなる．このような患者に対しては，テンションを和らげるような簡単な姿勢について指導することが重要である．

損傷を受けた神経根を動かすことは，重要な治療法である．これは界面構造の牽引あるいは治療と結び付けて行われることが多い．神経内組織や神経外組織の浮腫または血液の分散を促進するために，できるだけ早期から神経を動かすことが重要である．この場合の動きは，特に愛護的に行うことが要求される．対側の上肢を注意深く伸張することで行われるモビライゼーション治療は，試行に値するよい手技である．頸椎が，痛みがないか，あるいは比較的痛みの少ない状態におかれている場合（牽引されているか，あるいは枕を用いて体位が保持されている），患側上肢に愛護的なモビライゼーションを行うこともできる．治療を行う際の適切な手技として，初めに，痛みが軽減するような位置に頸椎をおき，次に，肩関節を20°から30°外転させ，その肢位で愛護的に肘関節の伸展を行う．より強い神経過敏障害であっても，モビライゼーションを行うことができる．このような場合は，患側上肢の手部に愛護的なモビライゼーションを行ったり，SLRを用いたりする．Elvey（1986）もまた，この種類の障害に対して有用な手技を検討し，例示している．そのなかで神経過敏障害に対する治療においては，十分な注意が必要であり，手技により刺激症状を誘発しないことや，いかなる症状の増悪も短時間で収めることが必須条件となると述べている．また，治療に対して，後から出てくる反応を確かめるために，最初は控えめに治療することが患者にとってもっとも良いことであると考えられる．5章で述べた予防的処置と，6章の予防処置上の問題については，再検討を要するものと

13 脊柱管の相対神経伸張障害——227

いる．これは，明らかに界面構造の損傷が主な理由と考えられ，このような患者は，手術や何らかの外科的治療が適応になると考えられる．常に，まったく力になれなかったり，あるいはほんの部分的にしか援助できない患者がいるものである．このような患者は，他の開業医に紹介するか，または紹介元の医師ところへ再診させることが必要となる．

慢性頸神経根損傷

慢性頸神経根損傷の患者は，急性頸神経根損傷と類似した領域に痛みを訴える．しかしながら，その痛みは末梢に行くにしたがって強まる傾向は少なく，より不規則な出現形態を示すため，しばしば患者をいらだたせたりする．問診において，患者は，決して100%痛みがなくなったわけではないが，「痛みと折り合っていくことも覚えた」と言うこともよくある．また，ある患者では，症状を悪化させる特有な活動を実証できるのに対して，他の患者は症状を再現するために長時間走ったり，あるいは歩いたりするような活動の蓄積が必要となることがある．

この障害は，まだ完全に回復していない急性損傷の後遺症か，あるいはむち打ち損傷のような外傷の一部と考えられる．したがって，慢性神経根損傷の評価と治療を行う際には，障害が固定しているかどうか確かめることが重要となる．これらの患者は，しばしば強めの治療を必要とするため，これまでの数カ月以上にわたる障害についての反応や，患者が行っている日常動作の形態などの情報は，きわめて重要な手がかりとなる．また，理学療法士は，障害が進行性であるか，あるいは安定しているかどうかを知ることも必要である．

多くの慢性神経根損傷患者において，その障害について重要な病態力学的要素が存在していて，もしその患者にとって長期にわたる施療があるならば，変化を求めることになる．

また，この障害の関節，筋あるいは神経系の要素に対して，十分なテンションが加えられない中途半端な肢位で行われる治療は，良好な結果を示さないこともある．より効果的な治療を行うためには，最善の手技としては，構造的要素を考慮した肢位を組み合わせて行うことが必要である．これらについては，非神経過敏障害に対して，いくつかの治療例を提示しながら説

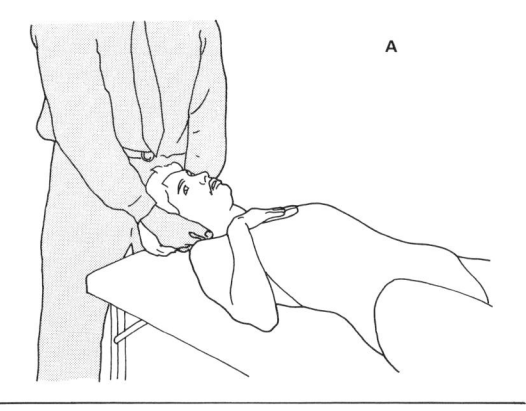

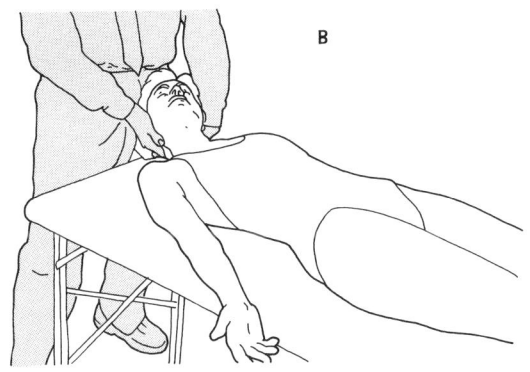

図 13.1 急性期を除く神経根障害に対するモビライゼーション．この手技は，神経系を直して完全に緊張を除去する姿勢から比較的緊張のかかる姿勢に至るまでの範囲でこの神経系をとり扱うということである．

思われる．

症状の固定している頸部神経根障害は，より強い手技が適応となり，図13.1A，Bで例示したように，患者自身でモビライゼーションを行うことも有効である．図に示すように，手技はテンションを抑制する肢位で開始され，頸部を側屈または側方移動しながら，患者自身で肘関節の伸展を行わせている（肘から下をベッドにバタンと落とすようにして肘関節を伸ばすことで，より多くの他動運動ができる）．この場合，上肢をさらに外転させた位置でその手技を行うことによって，治療を進めることが容易となる．また，ほとんどの患者は，自分自身でこのような運動を行うことができると思われる．症状の固定している神経根損傷に対して治療を行う場合，Elvey（1986）によって提唱された手技が有効である．

残念ながら，急性頸神経根損傷を伴う患者のなかには，障害の急性期において理学療法に反応しない者が

明する．

《治療》

頸椎の治療を行う際に，テンション肢位を用いることで，良好な治療効果が得られる．このことを説明するうえで，ULTT1はもっとも利用しやすい手技であり，三つの方法で利用される．すなわち，患者の腕をテンション肢位に置く，あるいはアシスタントが患者の腕を望ましい肢位に保持する，あるいは理学療法士が自分の両膝の間に患者の腕を保持するのである．これは患者の腕をまたいで立って行われる．このとき，患者の肘のどちら側にも腿を当てて，肘を伸展位に保持しておく．この方法では，肩関節を側方回旋位または内旋位のどちらかに保持する．この肢位から行う手技のよい例としては，ULTT1肢位（図13.2）で頸椎の側屈を行うことである．この手技を行うには常にアシスタント（図13.3）がいればより容易にできる．また，この手技は，方向を変えて行うこともできる．この場合，理学療法士は自分の手の尺側縁を用いて特定のレベルに手技を限局して用いることができる．同様に，ULTT1において，頸椎の片側の前後の圧迫を行うこともできる．この手技で得られる触診所見は，触診指が置かれた部位の神経のテンションの度合いによって大きな相違が認められる．また，患者の頭部をベッドの上端から出させるような位置に移動させることで，ULTT1において腹側の筋や筋膜を伸長させることもできる．ここでは，この手技をアシスタントを使って行っている（図13.4）．さらに，呼吸運動の自動的な筋収縮を用いることで，愛護的な保持/リラックス・テクニックを行うこともできる．これらの手技は，必要に応じて，両側同時にULTTを行った状態で行うこともある．

神経系に対する最大効果は，次に提案する要素の付加順序に従うことによって得られる．これが，緊張の原因に関与している要素が最初に取り上げられるところであり，それからテンションが付加されるところでもあり，取り上げられた最初の要素が治療の対象となる．この順序立てが不可能な場合が時にある．通常は患者にテンション肢位にすることや，頸部の動きを介して治療すれば十分である．

C7，C8およびT1の神経根障害に対して，ULTT3が用いられる（8章）．ULTT3は，アシスタントを使って適切な肢位に保持して行われる．アシ

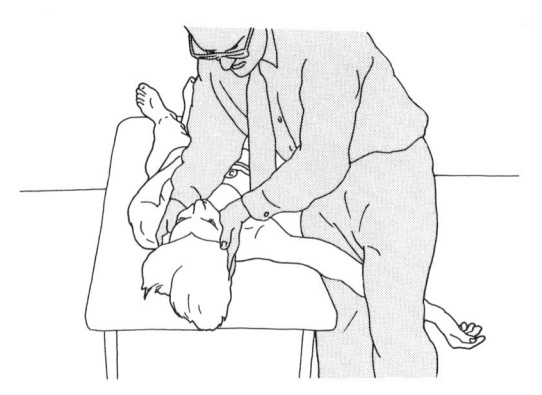

図13.2 ULTT1における頸部の反対側への側屈

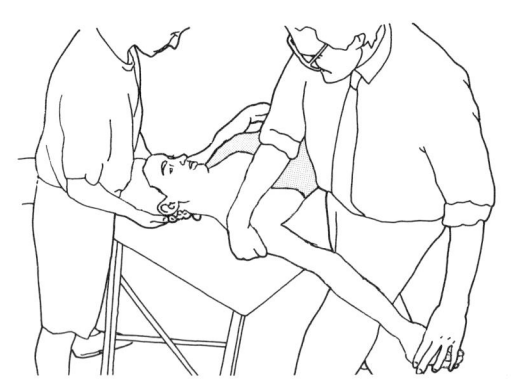

図13.3 アシスタントを使って行われる，ULTT1における頸部の反対側への側屈

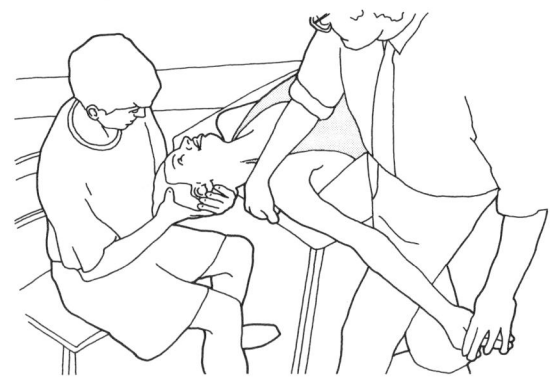

図13.4 ULTT1における頸椎の腹側の組織に対するモビライゼーション

スタントによって保持されてULTT3を行えば，理学療法士にとっては，頸部を適切な位置に置き，伸張されている側から離れるような頸部の屈曲や側屈運動を命ずること，それから，関連のある後軛突起関節に副運動を行うことが可能となる．

この範疇で，「年配婦人のねこ背」と呼ばれるような，頭部が前屈位に固定された姿勢を示す患者の相対伸張の影響について検討することが可能になった．4章で図示したこの姿勢は，上部頸椎を伸展することで，脳脊髄幹，髄膜および神経根のテンションが減少することから，テンションを抑制する姿勢と考えられる．また，非常に長時間にわたる座業的な仕事によって，その姿勢を強いられた場合，この姿勢は固定化するものと考えられる．この変形を矯正しようとすると，ULTT1によって再現される症状を増大させるということに，ULTT1肢位を用いているときに気づいた．同様に，変形を矯正した場合，ULTT1を加えることによって，しばしば再現される症状が増大することもある．手技としては，ULTT1や両側の上肢を伸張した状態において，頸椎を後方突出（retraction）する手技は，ベッドの上端から患者の頸椎を出した状態や，あるいは胸椎の適当な位置に楔型の枕を差し込むことによって行われる．これらの手技は，この障害に対して特有なものではなく，個々の患者に合わせて改良して行うことが重要である．

これら手技は，強力なものであって，非神経過敏障害に対して適用できるものである．神経過敏障害については5章において述べたが，さらに詳細な説明がMaitland（1986）によって行われている．神経系のモビライゼーションは，万能薬ではない．すなわち，これらの手技は，理学療法士の治療手段に加えられることによって治療対象の幅を広げるだけのもので，多くの治療法のなかの一部にすぎない．しかしながら，この手技は建設的な治療を試みる理学療法士にとって，使用しやすい良い治療法と考えられる．また，この手技を家庭の訓練に導入する際には綿密な処方を必要とする．これについては，11章において，いくつかの考えを提案した．

胸神経根症候群

胸椎の神経根障害は，おそらく過小評価されているものと考えられる．胸神経根症候群について述べている文献は少なく，また一つの胸神経根から神経学的損傷の存在を明らかにすることは困難である．その上，正常運動において胸椎を通してかけられた力が加えられ，そして頸椎と腰椎での神経根症状がよくみられるということは，胸神経根症状が存在し，したがって胸椎，胸部，腹部の痛みの原因をつくっている可能性があるように思われる．この症候群は，末梢に行くにしたがって悪化するという点においては腰部や頸部の神経根症状と同様のパターンを示すものと考えられる．このような痛みは，「肋軟骨損傷」や「肋骨骨折」と診断されることもある．

MarinacciとCourville（1962）によれば，T6，7レベルの神経根性神経過敏は心窩部の痛み，T7，8は胆嚢の痛み，T9は腎臓の痛み，T11，12は尿道と膀胱の痛みを，それぞれ引き起こすと述べられている．しかしながら，すべての胸部痛は，神経根に原因があるとは限らない．また，腹部や縦隔の構造が関与する症状を除いて推定すると，肋骨，肋間神経，肋間筋を原因として考えることもできる．

《治療》

時として，関連する脊椎分節のモビライゼーションや，マニピュレーションのような界面構造に対する治療が，十分な効果を現わすことがある．しかしながら，神経系が関与している症候群のなかでも多少回復が遅れているものに対して，より素早い反応を期待し，より良い治療をするためには，通常であれば他の組織と組み合わせて，神経系のモビライゼーションを行う．ここでは，神経系に対する効果的な治療としてスランプテストを行う際に，脊椎の側屈や回旋のようないくつかのテストと併用して行うことを勧める．スランプテストとスランプ長坐位肢位をテストすることも有効である．これらの肢位において，症状に及ぼす深呼吸の影響について分析することは重要である．右胸神経根が関与する非神経過敏障害に最適な治療法としては，患者を長坐位スランプ肢位にすることが効果的である．この場合の治療として，胸椎の屈曲要素に対する過圧迫，疼痛側とは反対方向に脊椎を側屈，回旋させ，そしてこれらの動きの一成分である回旋運動が用いられる．同様の治療法は，T4症候群に関連して図13.6で例示した（238ページ参照）．

ここでは，頸と胸の神経根に限定して述べたが，同様の原則は急性や慢性の腰神経根症候群にも適用でき

脊椎の伸展制限

相対伸張が関与する多くの障害は、神経系を伸長することによって症状が悪化するという特徴を示すが、この状態は、その障害を受けた患者にいつでも認められるわけではない。本書においてすでに述べたように、界面構造と神経系の間に何らかの関係があり、それで運動をしなくなると症状が引き起こされると考えられる（4章および9章）。このような症状が認められる場合、接触領域に対する慎重な検査が必要となる。よい例として、腰椎伸展が制限されている何人かの患者において、症状や可動域制限を引き起こしているテンションを緩和することで明らかな改善を認めることがある。

神経系は、すべての姿勢において、ある程度伸張された状態におかれている。さらに、脳脊髄幹と髄膜は、脊椎の屈曲ばかりでなく伸展方向の動きにも適応することが必要となる（2章）。これらの適応のメカニズムが障害を受けた場合、症状は運動を行うことによって引き起こされる。おそらく、病理学的にも背中線隔壁や硬膜靭帯は、ある意味で、脊柱管内において硬膜の前後の動きを制限しているものと思われる。

初めてこのことを臨床的に意識したのは、急性および慢性の腰痛患者に対してSLR手技を行うことで、しばしば腰椎伸展が改善されるということに気づいたときからである。

また、ここで述べた慢性の腰痛患者は、McKenzieの「機能不全」のパターン（1981）とも一致している。McKenzieの提唱した方法やあるいは、Maitland（1986）が述べた腰椎伸展位での前後圧をかけて伸展を回復する試みも、良好な結果を示さないこともある。これらの患者に対しては、SLR、PNF、スランプテストを行う必要がある。SLRとPNFは、脊柱を伸展位で行われる。その場合にマニピュレーション用の診察台を用いると、腰椎を伸展位に保つことができる。

手技が適用できる場合には、強く行う必要があり、伸展におけるかなりの改善が即座に明らかとなる。また、スランプテストやSLRばかりでなく、腰椎伸展位におけるSLRも、有効な治療手技である。脊柱管の硬膜を前方に引っ張ることによって、おそらく硬膜の後面と黄色靭帯の付着部が動かされるものと考えられる。

神経系のモビライゼーションは、急性椎間板損傷のように、より強い急性腰椎症状を呈する患者に対して用いられる。神経系のモビライゼーションの良さは、界面構造に対する影響を最小限にとどめて行うことができるという点である。たとえば、椎間板損傷が疑われるような場合は、初めに股関節を屈曲し、次に膝関節を伸展するような手技を用いることで、椎間板や周囲の関節を動かさないで行うことができる。また、この手技は、むち打ち損傷後にみられるような多組織損傷に対しても効果的である。ここでは、損傷を受けた痛覚過敏を呈する組織だけが動かされる。

このような患者の何人かは、腹臥位膝屈曲が有効であり、またこの手技は、SLRを改善するばかりでなく腰椎伸展を改善するための治療や援助として用いることもある。

むち打ち損傷

激しい損傷の場合、神経系の損傷は避けられない。その損傷は、神経系あるいはその脈管系に対する直接的な外傷が原因で発症することもある。また、その損傷は非神経組織の損傷によって引き起こされることもある。たとえば、非神経組織からの出血や浮腫により神経系の周囲組織からの圧迫が増大することによって、間接的に神経系に影響を及ぼすことも考えられる。さらに、後の段階では、神経系の一部が非神経組織の瘢痕形成によって損傷を受けることもある。以上述べたように、むち打ち損傷は、このような特性をもつ損傷と考えられる。

むち打ち損傷における神経系の関与

神経系の損傷に関する病理学的検討が、Bogduk（1986）による評論に要約されている。しかしながら、脳を除いて神経系の損傷に対する文献は少ないことから、むち打ち事故における神経系の損傷は、過小評価されているものと考えられる。これらの仮説を裏付ける事項を以下に述べる。

1. 神経系に損傷を引き起こす力学的な機序が存在

する．損傷時の最初の動きとして，制御できない頸胸椎の伸展運動が強要される．この運動によって，椎間孔の領域で神経髄膜組織に損傷を引き起こすものと考えられる．第二段階として，制御できない脊椎の屈曲運動によって，神経系全体にわたって急激な動きと伸張が引き起こされる．しかしながら，多くのむち打ち事故は，純粋な屈曲および伸展方向への運動が引き起こされるわけではない．頸椎に生ずる側屈や回旋運動は，衝突前の姿勢あるいは衝突方向に関係すると思われる．また，側屈方向への動きは，脊柱管や腕神経叢内のテンションを変化させることが確認されている（Breig 1978）．

むち打ち損傷は相当な速度を伴って発生するため，多組織に損傷を引き起こす可能性が高くなり，かつ神経系は，急激な損傷に対して神経系全体に伸張を引き起こすメカニズムを働かせるだけの時間がない．むち打ち損傷における急速な力は，頭部，頸部および胸部の神経系に緊張を引き起こすが，その力の分配は，上肢や下肢で若干少なめに作用するものと考えられる．

2. むち打ち事故によって，脳損傷が発生することもある（Ommayaら 1968）．神経系は連続体であることから，外力から十分に保護されている脳や脳幹に損傷を引き起こすような十分な力が作用した場合，脊髄を損傷することも考えられる．サルの実験的な損傷において，脊髄周囲にみられる出血は有名である（Ommayaら 1968）．逆方向への一撃で脳が受けるのと同じ損傷が脊髄にも生じるであろうと仮定するのは理に適っているように思える．しかしながら，脊柱管が急激に引き伸ばされるむち打ち損傷の屈曲相において，なぜ髄膜や脳脊髄幹に損傷を発生することはないのか，その原因は依然として解明されていないが，脊柱管における神経系の全長にわたって，損傷を生じる危険性は残されている．

3. 頸部の屈曲および伸展軸の前方に位置する頸部交感神経幹と神経節は，むち打ち損傷の伸展相で損傷される．このことはサルで，実験的に証明された（Macnab 1971）．胸部交感神経幹は，脊椎の屈曲相からだけではなく，神経根にもつながっていることから，損傷される可能性がある．

4. 非神経組織に重篤な損傷を受けた場合，神経系の二次的障害は避けられない．ClemensとBurrow（1972）は，死体研究において，椎間板や前縦靭帯の破裂が，C4，5からC6，7レベルに至る脊柱管のもっとも狭い頸椎の領域において好発することを明らかにした．どこに出血があろうとも，神経根が線維化する可能性は，理論的に考えられる（Bogduk 1986）．損傷あるいは攣縮のある斜角筋は，その部位を通過する腕神経叢の神経束に対して影響を及ぼすことも考えられる．

5. むち打ち損傷で認められる症状の一般的な所見は，本書で提示した仮説をある程度支持している．中部胸椎の痛みや，時折みられる腰部症状に関連した頸部痛が出現することは，通常よく認められる．ClemensとBurrow（1972）の研究は，大部分の損傷がC5，6のテンションポイントの部位で生じることを明らかにした．1988年に発表されたMaimarisらによる研究においては，むち打ち損傷後から最初の三週間に肩甲骨の間に痛みを訴えるむち打ち損傷患者は，頸部痛だけを訴えた者よりも予後が悪いことを明らかにした．

6. 約150名のむち打ち損傷患者の臨床所見から，むち打ち損傷後に起こる大部分の症状は，神経系の機構が変化したことによって引き起こされるものと考えられる．組織上の鑑別は，この推論に対する重要な鍵となる．明らかに，中等度から重度のむち打ち損傷においては，しばしばSLRによって，頭痛と頸部痛が再現されることもある．また，上肢がテンション肢位におかれた状態で手関節伸展を行った場合，しばしば頸部症状に変化が生じることがある．このことは，ある意味で，これらの痛みが神経系や神経系が付着している組織と関連していることを示している．

Quintner（1989）は，むち打ち損傷後に上肢の痛みを訴える37名の患者において，症状を呈する61肢のうちの55肢で，腕神経叢テンションテストが陽性であったと報告している．このことは，神経根が出血後の瘢痕形成によって損傷を受けるというBogdukの説を支持するものと考えられる．

治療の外観

治療原則の概要については，10章において述べた．また，神経系を治療する際に，遠隔部の要素を用いて行うことができるということを，急性むち打ち損傷を一例として提示し説明した．障害が急性期であったり，神経過敏障害を示す場合は，治療は痛みを軽減する目的で行われる．またこの治療は，論理的にも神経系の

瘢痕形成を阻止するか，あるいは抑制することになると考えられる．当然ではあるが，関連する他の組織に対しても，治療を行うことが必要である．

むち打ち損傷と神経系に関する予後

　むち打ち損傷によって，多くの症状が生ずることが知られている．症状は，何年間も持続することもあり，症状と力くらべをすることになる．すなわち，そのなかには，時間とともに症状の緩和がみられるものや，治療を必要とするものもある．理学療法士は，徴候や症状を見ていくぶん不可逆性のあることを考慮する必要がある．第一に外傷の範囲，また患者の受症前の身体状況や性格についても配慮する必要がある．この不可逆的な変化の多くは，神経系の損傷によって引き起こされるものと考えられる．ひとたび，炎症反応が神経内や硬膜内に発生すると，その後の消炎作用は非常に緩慢であるため，瘢痕を形成し不可逆的な変化をもたらすことにもなる（Murphy 1977, Ford と Ali 1985, Fernandez と Pallini 1985）．また，神経内部の非常に小さな神経腫脹であっても，消失するのに数カ月を要することもある（Triano と Luttges 1981）．早期から神経系を動かすことは，いくつかの不可逆的な変化を予防することにもなる．おそらく損傷組織の治癒率は，ある意味で，その損傷組織に出入りする軸索原形質の組成や流動によって影響を受けるものと考えられる．軸索伝導系に障害を受けた神経系の損傷は，治癒率を低下させることになる．

硬膜外血腫

　脳脊髄幹や髄膜に影響を及ぼすと思われる多くの種類の損傷がある．そのなかで脊椎の硬膜外血腫は，時折，文献で報告されている．神経伝導の変化がわずかにあるか，あるいは認められないごく小さな損傷を伴う患者において，相対神経伸張の明白な徴候や症状を説明するうえで有効と思われる脊椎の硬膜外血腫を一例として提示した．磁気共鳴画像形成（MRI）の出現によって，症状に対する診断が容易なものとなり（Pan ら 1988），硬膜外血腫は，硬膜上腔の静脈叢が原因で発生するものと考えられるようになった．硬膜上腔において薄い膜で囲まれた静脈は，牽引力や，おそらく静脈内圧の突然の上昇によって，損傷されることも考えられる（Scott ら 1976）．しかしながら，その原因は依然として解明されておらず，報告された血腫の多くは，明確な原因がなく自然発生的に現われているようである（Wittebol と van Veelen 1984）．

　多くの患者は，血腫の再吸収が進むにつれ，数日から数週間かけて自然に回復する．他の患者は，外科的処置を必要とすることもある．方策が尽きないうちに，治療運動や外科手術によって脳脊髄幹や髄膜の正常機能を回復させるための治療が必要となる．この場合，どのようなモビライゼーションが適用になるにせよ，主治医からの十分な情報を得て行うことが必要である．

尾骨痛と脊椎すべり症

　これら二つの障害は，大きな相対伸張要素がしばしば認められる代表的な脊椎障害として示されているにもかかわらず，十分な検査や治療が行われてこなかったと考えられる．

　尾骨に生ずるすべての痛みは，尾骨を含む局所的な構造が原因とは限らない．尾骨痛の発現には，二つの異なるパターンが存在するものと考えられる．最初の群は，尾骨との関係を示す明確な所見を有するものである．たとえば，患者が，物の上に激しく尻餅をついたり，尾骨を蹴られたり，あるいは分娩中に損傷したりすることが考えられる．また，画像所見で骨折を認めることもある．しかしながら，症状を引き起こす局所的な原因が明白であるにもかかわらず，それでもなお，連続性の組織損傷が存在する可能性があるし，それがその症状に関与し，症状の持続につながっていると思われる．第二群は尾骨痛を訴えているが，疑わしいにもかかわらず痛みの理由がないと思われる群である．Richards（1954）は，尾骨痛のある102症例を再検討したなかで，半数弱に外傷歴が存在することを明らかにした．また，彼はこの障害の原因を，下部腰椎部における中心板脱出であると考えていた．

　時に患者は，神経系が関与していると思われる情報を自発的に述べることもある．こうした患者は，坐位をとることで痛みが出現し，それ以外にも頭部を前方へ屈曲したときに痛みの増強が認められる．実際に，このテストはすべての尾骨痛患者に対して適応することができる．この場合，患者に坐位をとらすことで痛

みが生じるかを尋ね，次に，頸柱屈曲（あるいは伸展）を行い，痛みが変化したかどうか確認することが必要である．また，下肢の位置の変化が，痛みを変化させるかどうか評価することも重要である．

治療において，スランプ手技が有効であるが，脊椎のテンションポイントが存在する領域や仙腸関節のような接触領域に対しても留意する必要がある．下部腰椎関節から，尾骨に関連することもある．尾骨は，患者自身や，あるいは理学療法士によって動かすことができる．この運動は，必要に応じてスランプ長坐位で行うこともある．

尾骨痛と相対伸張症候群の関係は，尾骨の背側表面に付着している脊髄終糸によってもたらされるものと考えられる．脊髄終糸が，脳脊髄幹や髄膜におけるテンションに応ずる高感度の監視装置であると仮定した場合（1章），脊髄終糸と付着部の組織は，脳脊髄幹や髄膜に沿った他の部位のテンションに対して特に反応するものと思われる．

時として患者は，力強く行われた下肢伸展挙上や組織抵抗に逆らうように行われたスランプモビライゼーションの後に，尾骨に痛みを訴えることがある．この痛みは，通常一ないし二日間だけ持続する．ということは，何かが動き，尾骨が今もいくらか伸張状態にあるということであり，適応のよさを表わしている．尾骨にどのような局所的病変も存在しない場合は，この痛みは通常二ないし三日で消失する．

脊椎すべり症

多くの理学療法士は，脊椎すべり症においてハムストリングスの硬さを認識している．必然的に，これらが本当にハムストリングスが硬くなったものかどうか疑わしいことがある．理論上，脊柱管の径に変化をもたらす脊椎すべり症は，直接的あるいは神経虚血の副産物として神経系機構を変化させることがある．たび重なる炎症症状が病態力学へとつながり始めることから，加齢とともに悪化することもある．脊椎すべり症の患者において注目していることは，短縮が脊椎にもあるということである．また，C5，6およびT6分節に，しばしば脊椎のテンションポイントを認めることもある．

神経系のモビライゼーションは，脊椎すべり症を発現した部位の痛みを治療し，神経系の動きを維持する一つの治療法として行われる．この手技は，関節構造を動かさないで，神経系のみを動かすことができるという利点がある．神経系における力学的変化が，脊椎すべり症に関連しているその仮説の一部になっている場合には，損傷部位よりも上位の分節で脊椎を検査することが必要である．損傷を受けている脊椎の隣接組織に注目して治療することによって，かなりの緊張を症状部位から取り去ることができる．

腰椎手術後

神経系の正常な生理や力学が，脊椎の手術後に影響を受けることは避けられない．硬莢膜が手術によって操作されなかったとしても，切断された靭帯，筋，骨からの出血や浮腫および結合組織の増殖が，硬膜や硬膜スリーブに影響を及ぼすことも考えられる．これらのことから，脊椎の術後に，外科医と協力して神経系のモビライゼーションを導入することが必要となる．椎弓切除術後や関節癒合術後は，二つのもっとも一般的状態である．同様の原則は，いくつかの脊椎骨折後においても適用することができる．

治療を行ううえで考慮すべき二つの異なった患者群がある．その一つは，急性早期術後状態にある場合で，そこでは術後第一病日から手技を行う．もう一つは慢性になっている場合で，その場合は最初の手術以来何年間も手技の適用となっていたのである．主たる目的は痛みを治療することと，椎弓切除術後の瘢痕形成を最小限にとどめることである．手術の成功は，さらに痛みを緩和することにもなるが，いくつかの簡単な術後処置の不足によって，効果が現われないことは残念なことである．椎弓切除術後の瘢痕形成を最小限にするために，脂肪のような生物学的な物質や，サイラスティック膜（silastic membranes）のような非生物学的な物質に関して，多くの研究が行われている（Mikawaら 1986）．論理上，神経系を早期から動かすことで，椎弓切除術後の瘢痕形成を最小にとどめることが可能である．この見解は，実験的に証明することが必要である．

「脊椎線維症」は，脊柱管まで侵襲した術後に生ずる瘢痕を表わす総称として用いられている（de la PorteとSeigfreid 1983）．この広義語は，たとえば，クモ膜と硬膜，および神経根とクモ膜の間の髄膜の線

維症を表わす言葉としても用いられている．「クモ膜炎」という名称も，脊椎線維症の一部と考えられる．脊椎線維症は，脊柱管構造の線維化した硬膜を表わすときにも漠然と用いられている．以上述べたような脊椎線維症の解釈の違いを，理解することが必要である．どのような形態にしろ，脊髄が結合組織と病的に癒着することで，脊髄徴候を引き起こす場合は，それぞれ異なった治療法や予後予測および予防処置が必要となる．このような症例においては，本書で提唱している手技が適応とならないこともある．

ひとたび硬膜嚢の連続性が断たれるか，あるいは炎症症状が硬膜内に認められる場合，どういうわけか，結合組織の増殖が行われる（FernandezとPallini 1985，Hoylandら1988）．このことに関して，現在，明らかになっている原因を以下に述べる．

- 脊髄造影後．これは，油性の造影剤を用いることで頻発する（Quilesら1978，Benoistら1980）．
- 脊柱管に対する手術（Hoylandら1988）．
- 外傷．椎間板脱出症によって硬膜に断裂が生じることで，硬膜内損傷を引き起こす（Blikra 1969，LeeとFairholm 1983）．また，自動車事故で硬膜を損傷することもある．これらの状況は，たぶん硬膜が横方向の外力に弱いことに関係しているものと考えられる（1章）．
- 椎間板変性症（RansfordとHarris 1980）と脊柱管狭窄症（Clark 1969）．これら障害が進行する過程において起こる炎症が取り除かれなかった場合，線維症を生ずることになる．

背部弱化症候群（failed back syndrome）に対する論文が，数多くみられる．この症候群の主な原因の一つとして，脊柱管内や髄膜の線維症が考えられる．この瘢痕組織は，椎弓切除の再手術を施行した際の所見でよく認められる．Hoylandら（1988）は，皮膚を損傷した後にケロイドが生ずる人たちのように，瘢痕形成を起こしやすい者が，脊椎線維症を併発する傾向にあるということを明らかにした．さらに，沈着した線維素の除去が不十分となる線維素溶解活動の障害は，適切に治療されている患者と比較して，慢性の背部痛をもつ患者に多いことが指摘されている．このような状況は，背部の弱化を示す患者の特徴としてみられることもある（Pountainら1987）．この著者たちはまた，背部痛を伴う患者の身体活動の低下は，線維素溶解素欠損症を引き起こすことにもなると考えられると述べている．

1966年に，Farhniは3名の脊椎術後患者について述べている．そのなかで，術後に愛護的なSLRを行うことの必要性を，癒着を予防するというよりも，癒着した部位を伸長した状態に保持しておくという考えから提唱している．Louis（1981）は，神経髄膜組織のバイオメカニクスに関して広範囲に及ぶ徹底的な検査を行っている．そのなかで「腰仙管の手術に伴う硬膜外炎症による後遺症としての痛みを避けるための一つの方法として，馬尾根の可動性を確保することが重要である」と述べている．

術後急性期の症例

術後急性期の患者は，術後，数カ月から数年にわたり症状を呈する患者とは，まったく異なった治療を必要とする．下記に基本的な治療計画を示すが，この治療はモビライゼーションや呼吸訓練のように日常的な理学療法に含まれるもので，手術を行った外科医と連携をとって行う必要がある．多くの患者に対して神経系のモビライゼーションが，術後早期から施行されなかった理由については不明である．

1日目．　足関節の背屈と底屈，股関節の外転と内転，股関節中間位での股関節回旋，他動的頸椎屈曲を行うことで可動域の拡大を図った．

2日目．　前日の手技を反復し，そのうえでわずかに股関節を屈曲した状態で，膝関節の伸展を数回行い，徐々に可動域の拡大を図りながら反復した．このとき，脊柱管にわずかな動きが生じただけで，神経系に伸張と動きを加えることができた．また，SLR運動に耐え得る患者もいる．

3日目．　前日の治療手技を反復した．さらに，股関節の屈曲を大きく増大した状態で，膝関節伸展を行った．ある程度SLRを加えた状態で，股関節内転も試みた．

4日目．　前日の治療手技を反復した．より高くSLRを行った状態で，股関節の内転と内旋を加えた．

まず，その手技は，SLRのように神経系は動かされるけれども脊椎を動かさないという特徴をもっている．神経系を伸張するのではなく，動かすことが必要

である．テンションは，その障害の回復の程度によって加えられる．このようなプログラムは，個々の患者に合わせて行う必要がある．

患者は多様であり，治療目標は，個々の患者および術後の日数によって異なるものである．手術がL2,3の周囲で行われ，治療手技として腹臥位膝屈曲を用いる場合，いくつかの留意すべき事項がある．

それは，神経内や神経外の組織にできる椎弓切除術後の瘢痕形成を抑制することと同時に，手術による痛みや症状に対しても最初から治療することである．この手技は，刺激の少ない愛護的な方法で行う必要がある．

患者が，運動を開始したり，ベッドを離れて座る場合においても，神経系に対する注意が必要である．たとえば，坐位の状態で頸部や胸部の屈曲を行えば，それによって自分自身でモビライゼーションを行ったことになる．また，患者は部分的にスランプ肢位をとった状態で，膝関節の屈曲や伸展を行うこともある．理学療法士は，これらの患者に対してSLRを行うことの意義を十分に理解しているにもかかわらず，通常，頭部のてっぺんまで十分な注意を払っていないし，また最初に用いられる愛護的な運動に対しても注意を怠っているものと思われる．

術後慢性期の症例

脊椎の術後の痛みや可動域制限は，通常よく認められる．最終的な手段として手術を選択するような患者は，多組織からなる問題を持ち合わせていることが多く，しばしば手術は，これらの構造の一つか二つを治療したにすぎないということを認識する必要がある．

これらの患者の多くには，強く行われるモビライゼーションや，あるいは自分自身でモビライゼーションが試みられる．すべての関連組織および手術部位に対して治療を行うことも必要である．しかしながら，ほぼすべての症例において，その障害が何らかの形態で不可逆的な変化を起こしていることが予想される．最善の結果を得るには，運動制限をもっともよく解決するために，問題の組織を結合した位置におく必要がある．良い例として，SLRにおいて最大に下肢を挙上した状態で，腰椎の回旋を行う，Stoddard（1969）によって提唱された手技がある．腰椎を牽引した状態でSLRを試みることも何かの効果が期待できるもの

と考えられる．可動域内での運動や最終域での伸張運動を行うことも勧められている．また，最良の効果を得るために，患者は自分自身でモビライゼーションを積極的に行うことが必要である．この運動を行うには，しばしば，他の者が手伝ってやる必要がある．これらの患者に対しては，強い治療が行えるが，一方で脊柱管の不安定性や脊髄拘束症候群に対しても注意することも重要である（5章）．

頭痛

硬膜性頭痛

頭部や頸部の硬膜は，神経支配を受けていることから（1章），硬膜が頭痛の原因となることがある（Bogduk 1986, 1989）．Cyriax（1978）によって経験的に述べられたものや，腰部硬膜からの他分節への関連痛パターンから推測されるように（SmythとWright 1958, El Mahdiら1981），頸部硬膜の神経過敏が頭痛を引き起こすことも考えられる．「硬膜性頭痛」という名称は，理学療法士によって一般的に用いられているにもかかわらず，その徴候や症状の明確なパターンを説明することは非常に困難である．硬膜が原因となる症状が出現する前に，細心の注意が必要となる．また，硬膜がその症状の唯一の原因であるとは限らない．三叉神経頸椎核の作用が，頭部の痛みを認知するうえで重要であることが，Bogduk（1989）によって明らかにされた．三叉神経が，その核で終止する唯一の神経ではなく，硬膜や頭蓋内の血管からの侵害受容性の求心性神経もその核で終止している（Bogduk 1989）．したがって，三叉神経頸椎核での作用が，この神経核の運動によって誘発される可能性がある（Breig 1978）．

硬膜性頭痛の徴候や症状について，試験的な分類が行われている．硬膜性頭痛の症状として考えられるものを以下に述べる．

●症状は，皮膚節と一致しないことがある．たとえば，患者は，痛みの帽子をかぶったようだとか，皮膚節に一致しない帯状の痛み，締めつけられる痛み，膨張する痛みを訴えることもある．

●症状は，しばしば左右交互に現われることがある．また，椎間関節に関連する頭痛に比べ，より多くの症状を示すことがある．その症状は，一般的に両側性であり，かつ中央部にある．

●症状は，神経系を伸張するような動きによって引き起こされることもある．たとえば，ベッドに長坐位で座るような姿勢において症状が出現することである．

●相対神経伸張の存在を示していると思われる，どこか他の部位に症状が現われるというパターンがあるように思われる．たとえば，テンションポイント領域の痛み，あるいは尾骨痛がそれにあたる（4章）．

●神経系損傷の既往歴を以前に，多分に軽視されるということはよくあることで，珍しいことではない．むち打ち損傷がよい例であり，その頭痛は硬膜外穿刺後や腰椎穿刺後の頭痛と似たものである．

硬膜性頭痛の徴候として考えられるものを以下に述べる．

●テンションテストが陽性になったり，あるいは臨床的に生理学的症状を認めることがある．神経過敏次第で，SLR，スランプ，スランプ長坐位，ULTTを行う必要がある．ある障害においては，足関節背屈や腹臥位膝屈曲によって頭痛が再現されることもある．

●しばしば，テンションテストにおける抵抗感は，症状が出現する前に認められることがある．

●関節徴候（joint signs）は，その障害のいくつかの進行段階において，テンションポイントで認められる．

●靱突起関節や筋のような，他の類似した組織から生ずる徴候は，主観的な訴えと一致しないことがある．時として，関節や筋の徴候に対して治療し，その徴候の変化をみて，それから遡って診断がつけられる．したがって硬膜を無視する結果となっている．

《治療》

主観的検査は，頭痛のパターンを明らかにするために，より詳細に行う必要がある．しばしば，頭痛に関連すると思われる症状が他の部位に認められることがある．たとえば，患者は，上肢にある種の鈍い重苦しい感じを訴えたり，頭痛に先行して重苦感または特有な痛み（たぶん僧帽筋に）を訴えることもある．より強い神経過敏障害と思われる場合には，選択された治療を行ううえで，この関連する症状に対して特に配慮することが必要である．

テンションテストを行う際に，組織の抵抗感を評価することが特に重要である．硬膜が原因と疑われる頭痛に対してテンションテストを行う際に，この抵抗感を軽視した場合，頭痛を悪化させることが，多くの理学療法士によって指摘されている．

また，界面構造に対しても，詳細な検査が必要である．この検査は，テンションポイント，テンションポイント間の領域，斜角筋や脊柱起立筋などの筋および尾骨に対して行われる．腰椎のモビライゼーションによって頭痛が変化したとしても不思議ではない．神経系が原因と疑われる頭痛に対しては，SLRやPKBを含めた，すべてのテンションテストを行う必要がある．たとえ患者が現在頭痛を訴えていないとしても，何らかの検査によって，症状が再現されることもある．

頭痛の一因として，硬膜が原因と疑われる場合，慎重な検査が必要となる．スランプ手技は，このような頭痛を容易に悪化させることがある．神経系のモビライゼーション手技を行う際は，初回は非刺激性に行うことが重要であり，また抵抗感や関連する症状に対しても十分に注意する必要がある．

腰椎穿刺後の頭痛

時折，理学療法士は，腰椎穿刺後の頭痛に対する治療を求められる．これらの頭痛は，正常な神経バイオメカニクスが障害された場合に何が起こるかという例として適しているとして提示した．腰椎穿刺後の頭痛は，通常，よくみられる障害である．VandamとDripps（1956）は，10000名の患者のうち11％に発生すると述べている．これらの頭痛のほとんどは，腰椎穿刺後24時間以内に発症する．これらの患者は，後頭部，頸部，眼窩後方の痛みや，また頸部の硬直を訴えることもある．その症状は，姿勢の変化に関連があり，通常は平らに横たわることによって緩和され，立位や坐位によって悪化する．ほとんどの頭痛はすぐに消失するが，VandamとDripps（1956）は，ある頭痛においては7〜12ヵ月間にもおよび症状の持続が認められたと述べている．

頭痛の原因が，穿刺による脳脊髄液の漏れと関係があることを示す有力な身体的所見がある．脳神経，血管，硬膜の付着部に牽引力が生ずることによって，脳

脊髄幹が尾側方向へ偏位する．一般に，腹臥位をとることによって軽減が得られるが，このことは脳脊髄幹が抗重力位におかれたことを意味する．患者が膝関節を曲げ，枕を外した状態で頭部を保持することは，神経路に沿って存在するテンションを緩和することになり，このことで，さらに症状の軽減が得られたかどうか観察することが重要である．

腰部のCSF圧の減少は，これらの患者の80％に起こると考えられており，頭痛は食塩水を髄腔内注射することによって緩和することができる（Thorsen 1947, Wolff 1963）．静脈血の硬膜上腔への注射は，硬膜外の血液斑によって漏出を防止することになり，頭痛を緩和するのに非常に効果的な方法である（Ostheimer ら 1974）．

同様の機序は，不適切に行われた硬膜外の注射や，硬膜の微細な断裂によっても生じることがある．

T4症候群

疑いもなしに症候群に入れるに足る症状や身体徴候の収集によって患者管理の指針を得ることができるが，しかし，しばしば個々の患者について原因と病理を正確に理解することに不足を来すことがある（Phillips と Greive 1986）．

この報告は，胸郭出口症候群に対して行われたものであるが，T4症候群においても同様であると考えられる．

T4症候群は，広範囲にわたる，漠然とした上肢や頭部の痛みを伴う複雑な症状を示すが，その症状は，T4分節や隣接する脊椎分節のマニピュレーションによって著明な改善を認めることが明らかになった（McGuckin 1986）．この症候群は多くの根拠について解明される必要があると考えている．

1. この障害部位は，T4分節の上位あるいは下位の分節が関与しており，その領域はT2からT7分節に及ぶものと考えられる（Maitland 1986）．したがって，T4関節が常に原因になるとは限らない．

2. 「T4症候群」として徴候や症状のパターンを分類することは，症状の原因を徒手的に区別する能力を含めて，我々の臨床推理技能を否定したものであった．T4症候群は，主に関節に起因する症状を示すが，一般所見として相対神経伸張や筋力低下を認めることもある．

3. T4症候群の存在については，長年議論されてきたが，明らかにT4分節が責任病巣であるということは証明されていない．同様に，T4分節が原因となり得る特定の解剖学的根拠があるわけでもなく，他部位においても，これを裏付けるようなものは認められていない．

ここ数年にわたり，多くの徒手療法士によって，T4症候群と診断された複雑な症状を呈する患者において，上肢テンションテストが陽性であったり，また，ある患者においてはスランプテストが陽性になることが指摘されている．これらの臨床所見から，症状の分配状況や明らかに交感神経系が関与すると思われる付帯徴候が確認されている．しかしながら，T4関節を原因とするだけでは，このような広範囲にわたる症状を説明することはできない．脊柱管のT4からT9分節は，脊柱管の径がもっとも狭小化する部位であることから（Dommisse 1974），脳脊髄幹や髄膜の損傷を引き起こしやすいものと考えられる．また，周囲の関節の損傷に伴い，相対伸張部位が発生することも考えられる．この組織の一次的な損傷に伴い，局所的な原因によって引き起こされる痛みと同様に，胸部の交感神経幹や神経節あるいは硬膜や神経根のような他の組織が刺激されていることも考えられる．この場合，脊髄の節前ニューロンが関与する可能性も否定できない．

《治療》

Maitland（1986）は，特定の胸椎部位に対する徒手的な治療手技について述べている．McGuckin（1986）は，この考え方を支持し，「クラップスの四つ這い運動（Klapp's crawling exercises）」を奨励した．この治療法の一例を図13.5で示す．徒手的な手技が，著明な効果をもたらすこともあるが，その際に，特に，この障害が持続性であるか，あるいは再発性であるかを含めて，他の組織の反応に留意する必要がある．Maitland（1986）が述べたように，モビライゼーションが，肋骨横突起関節に対して行われることもある．上肢テンションテストの1および2，あるいは坐位および長坐位でのスランプテストを胸椎の回旋や側屈と組み合わせて行うことで良好な反応が得られることも

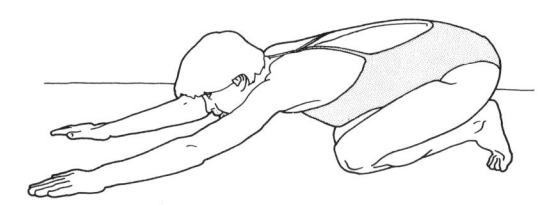

図13.5 上肢のテンションを伴った胸椎伸展運動の一例：「クラップスの四つ這い運動（Klapp's crawling exercise）」

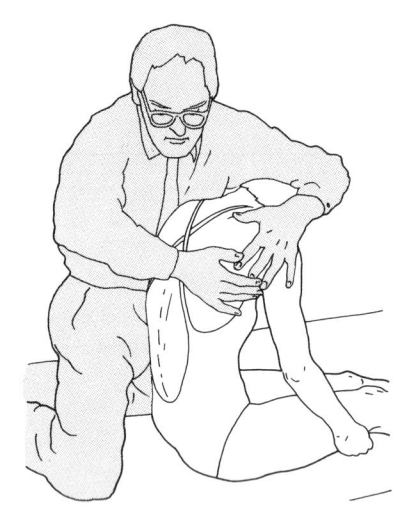

図13.6 スランプ長坐位において肋骨横突起関節のモビライゼーションを行っている．この手技は，肋骨横突起関節や肋骨の上から前後方向に圧迫を加えることで行われる．この肢位において，回旋のような生理学的運動を行うこともできる．

ある．必要に応じて，これらは治療手技として用いられる．スランプ長坐位や胸椎の回旋肢位において，肋骨横突起関節を動かす手技が用いられることもある（図13.6）．また，この手技は，肋骨横突起関節の上に重なっている交感神経幹を動かすことにもなると考えられる．

もう一つの勧められる手技として，胸壁に対して行われる前後方向の圧迫がある．この手技は，T6分節までの胸椎に有効である．この手技は，楔形の枕やタオルを巻いたものを，モビライゼーションを行う分節の下に置き，そのうえで，胸壁に対して前後方向の圧迫，あるいは下位頸椎や上部胸椎部を引っ込めることによってモビライゼーションが行われる．必要に応じて，この手技は両側のSLRを行った状態に，さらに両側のULTTを加えた肢位で行うこともある．

脳脊髄幹の損傷と炎症

脳卒中やギランバレーのような疾患に対して理学療法を適応する際に，治療手技として用いられる神経系のモビライゼーションの効果については，まだ十分な解明が行われていない．このセクションでは，これらを解明するためのいくつかの見解について述べる．その主な目的は，神経学を標榜する理学療法士に，本書で提起した問題の検討を促すとともに，直面している患者に対して適切な検査を行えるようにすることである．次のような役割がある．

1. 片麻痺患者の肩関節やギランバレー症候群などにみられる神経系に起因する痛みの徴候に対する治療．
2. 炎症後の瘢痕形成を最小限にとどめること．
3. テンションを最小限にするために，たとえば姿勢を変えることによって，治癒を促進する役割が考えられる．

脳血管損傷

脳や脳幹部に出血が発生した後に，神経組織の機能回復が生じるが，その際に最善の回復をもたらすためには神経系への伸張を最小限に抑えることが必要となる．特に，長期間に及ぶ持続的伸張を避けることが重要となる．ここで，最近，脳卒中を起こし，何らかの麻痺を残した患者を想定することにする．このような患者を，低い椅子に座らせ，踏み台に足をのせた場合，下肢の神経系にテンションが生じるものと考えられる．さらに，この患者が椅子に座ったままの状態で眠ってしまい，頭部が前方へうなだれたときには，テンションがより増大するものと思われる．また，低緊張の上肢が，アームスリングから外れて落ちたり，抑制位から外れて宙ぶらりんに垂れ下がってしまった場合，治癒を大きく阻む状態に直面している神経系に，より大きなテンションを引き起こすことにもなる．

本書で述べた神経伸張の原理は，これらの患者に適用することが可能であり，おそらく良肢位の効果をすでに理解している理学療法士によって臨床的に用いられているものと考えられる．しかしながら，ほとんどの理学療法士が，非生理学的な圧迫の影響については

十分に理解しているにもかかわらず，長時間にわたる伸長の影響について，認識している者は少ないと思われる．この点については，麻痺を起こした患者が，長時間にわたり持続的に神経系が伸張される位置におかれた場合には，不幸にも傷つくことになる．いくつかの例として，肩甲上神経を伸長するような肩関節の前方突出や，足部を底屈と内反に固定されるようにシーツできつく包み込まれた場合や，スランプ坐位などが考えられる．

　痛みを伴う片麻痺の肩関節は，しばしば治療の阻害因子となる．どの肩の痛みでも同様であるが，特に，関連筋の機能を失った片麻痺の肩の場合は，その痛みはこの関節自体や回旋腱板が原因で発生したり，あるいは頸椎からの関連痛として生じている．これらの問題については，Van Langenberghe ら（1988）によって再調査が行われている．一方，腕神経叢の伸長が，片麻痺の肩関節の痛みの原因であると述べている者もいる（Kaplan ら 1977，Chino 1981）．しかし，Van Langenberghe の再検討論文に出てくる多くの著者は，回旋腱板と肩関節が原因であると指摘している．ULTT 2 に関する所見や経験から，多くの片麻痺にみられる固定された肩甲帯の肢位は，腕神経叢の伸長による痛みを引き起こすのに十分なものと考えられる．また，その痛みは，肘関節を伸展することで，さらに増大する．損傷組織の鑑別は，手関節を伸展することによって肩関節の痛みが変化するか否かを検査することで容易に行われる．症状が神経原性である場合，酸素圧の低下，末梢神経線維の伸長，結合鞘の伸長，神経根や硬膜スリーブあるいは硬膜からの関連痛が原因と考えられる．また，脳損傷が合併している場合には，中枢性の痛みも原因として考えられる．

　頭部に損傷を受けた成人患者の末梢神経損傷の発生率について研究が行われている．Stone と Keenan（1988）は，発症前に末梢性ニューロパチーの既往がない 50 名の頭部に損傷を受けた患者について調査した結果，この群の 34% に，末梢神経損傷を疑わせる神経生理学的所見が認められたと述べている．また，その好発部位としては，肘部管や腕神経叢における尺骨神経が確認されている．ほとんどの損傷は，痙性のある四肢や神経学的な徴候を有する四肢において認められた．

　頭部に損傷を受けた患者において，その徴候や症状の原因を中枢性であると推定することは容易である．しかしながら，正常と比較してごく小さな筋骨格系の異常が，身体に障害を受けた者にとっては重大な問題となる場合がある．これらの報告は，早期でのリハビリテーションの有効性を強く裏付けることになり，易損傷性である尺骨神経に対する屈筋痙性の影響について認識を高める結果となった．Stone と Keenan（1988）によって示された患者群においては，痛みを訴える患者は 1 人も認められなかった．このことは，特に皮膚や筋など標的構造に対する慎重で熟練した検査が必要であることを示唆している．

ギランバレー

　ギランバレーは，突発性の筋力低下や感覚障害によって特徴づけられる急性の多発性神経根炎である．この疾患は，急性期において非常に強い痛みを生ずる．Genis ら（1989）は，26 名の患者群の 61% に重篤な痛みがあり，その痛みは大腿部，臀部，下肢および腰椎に高頻度に認められたと述べている．2 名の患者の症例検討において，明白な相対神経伸張徴候が認められた（Simeonato ら 1988）．私は Simeonato ら（1988）の症例検討に関わったが，急性期の患者（集中治療を終えたばかりの者）と退院間近の患者の検査を行った結果，急性期の患者は，テンションを和らげるような姿勢で寝かされていたにもかかわらず，神経系の力学的変化を疑わせる異常な運動パターンを示していた．たとえば，ある程度テンションを増加させるような運動（肩甲骨の下制のような）は，痛みを増強させることになるが，テンションを減少させるような運動においても痛みが増強することがある．このような状態は，特に上肢においてよくみられる．この患者においては，痛みのある状態で姿勢を保持することはできたが，その状態でポジションをとっている上肢方向へ頸部の側屈を加えることで痛みの増強が認められた．本書の仮説にしたがうと，神経系に痛みを感じさせるのは，神経内部の圧力が増大したときではなく，動かされたときに生じたものと解釈することができる．このことは，炎症性の多発性神経根炎において，神経幹が関与するという Thomas の見解（1982）と一致したものと考えられる．痛みは，神経線維からの明白な原因のほかに，神経系の結合組織から発現することもある．この患者は，他動運動が有効であったが，その運動は特殊な方法で行う必要がある．それは，

SLRのようなテンションを増大させる運動ではなく，愛護的に行われる可動範囲内での運動である．このような特殊な運動例としては，テンションを引き起こさないように行われる上肢に対する肩甲帯の下制や挙上，または，テンションを引き起こさないように行われる下肢に対するわずかな股関節の屈曲あるいは足関節の背屈を伴う膝関節の伸展などが挙げられる．

退院間近の二例目の患者は，若干の腰痛を訴えていた．この患者は，SLRに制限が認められ，またこの手技によって痛みが再現された．さらに，スランプテストも陽性であった．しかしながら，その痛みや運動制限は，テンションテストの後に速やかに改善された．

幸いにも，本書ではこのような患者の場合に，障害された神経バイオメカニクスに関してさらに検査を勧めるに足る題材を示すことができた．

参考文献

Benoist M, Ficat C, Baraf P et al 1980 Postoperative lumbar epiduro-arachnoiditis: diagnosis and therapeutic aspects. Spine 5: 432–436

Blikra G 1969 Intradural herniated lumbar disc. Journal of Neurosurgery 31: 676–679

Bogduk N 1986 Cervical causes of headache and dizziness. In: Grieve G P (ed.) Modern manual therapy of the vertebral column. Churchill Livingstone, Edinburgh

Bogduk N 1986 The anatomy and pathophysiology of whiplash. Clinical Biomechanics 1: 92–101

Bogduk N 1989 Anatomy of headache. In: Dalton M (ed.) Proceedings of headache and face pain symposium, Manipulative Physiotherapists Association of Australia, Brisbane

Breig A 1978 Adverse mechanical tension in the central nervous system. Almqvist & Wiksell, Stockholm

Chino N 1981 Electrophysiological investigation on shoulder subluxation in hemiplegics. Scandinavian Journal of Rehabilitation Medicine 13: 17–21

Clark K 1969 Significance of the small lumbar spinal canal: cauda equina compression syndromes due to spondylosis: clinical and surgical significance. Journal of Neurosurgery 31: 495–498

Clemens H J, Burrow K 1972 Experimental investigation on injury mechanisms at frontal and rear-front vehicle impacts. In: Proceedings of the Sixteenth Stapp Car Crash conference 76–104

de la Porte C, Siegfried J 1983 Lumbosacral spinal fibrosis (spinal arachnoiditis). Spine 8: 593–603

Dommisse G F 1974 The blood supply of the spinal cord: a critical vascular zone in spinal surgery. The Journal of Bone and Joint Surgery 56B: 225–235

El Mahdi M A, Latif F Y A, Janko M 1981 The spinal nerve root innervation, and a new concept of the clinicopathological interrelations in back pain and sciatica. Neurochirurgia 24: 137–141

Elvey R L 1986 Treatment of arm pain associated with abnormal brachial plexus tension. Australian Journal of Physiotherapy 32: 225–230

Fahni W H 1966 Observations on straight leg raising with special reference to nerve root adhesions. Canadian Journal of Surgery 9: 44–48

Fernandez E, Pallini R 1985 Connective tissue scarring in experimental spinal cord lesions: significance of dural continuity and the role of epidural tissues. Acta Neurochirurgica 76: 145–148

Ford D J, Ali M S 1985 Acute carpal tunnel syndrome. Journal of Bone and Joint Surgery 65B: 758–759

Genis D, Busquets C, Manubens E et al 1989 Epidural morphine analgesia in Guillain Barré syndrome. Journal of Neurology, Neurosurgery and Psychiatry 52: 999–1001

Hoyland J A, Freemont A J, Denton J et al 1988 Retained surgical swab debris in post-laminectomy arachnoiditis and peridural fibrosis. Journal of Bone and Joint Surgery 70B: 659–662

Kaplan P E. Meredith J, Taft G et al 1977 Stroke and brachial plexus injury: a difficult problem. Archives of Physical Medicine and Rehabilitation 58: 415–418

Lee S, Fairholm D 1983 Intradural rupture of lumbar intervertebral disc. The Canadian Journal of Neurological Sciences 10: 192–194

Louis R 1981 Vertebroradicular and vertebromedullar dynamics. Anatomica Clinica 3: 1–11

MacNab I 1971 The whiplash syndrome. Orthopaedic clinics of North America 2: 389–403

Maimaris C, Barnes M R, Allen M J 1988 Whiplash injuries of the neck: a retrospective study. Injury 19: 393–396

Maitland G D 1986 Vertebral manipulation, 5th edn. Butterworths, London

Marinacci A A, Courville C B 1962 Radicular syndromes simulating intra-abdominal surgical conditions. American Surgery 28: 59–63

McGuckin N 1986 The T4 syndrome. In Grieve G P (ed) Modern manual therapy of the vertebral column. Churchill Livingstone, Edinburgh

McKenzie R A 1981 The lumbar spine: mechanical diagnosis and therapy. Spinal Publications, Waikanae

Mikawa Y, Hamagami H, Shikata J et al 1986 An experimental study on prevention of postlaminectomy scar formation by the use of new materials. Spine 11: 843–846

Murphy R W 1977 Nerve roots and spinal nerves in degenerative disc disease. Clinical Orthopaedics and Related Research 129: 46–60

Ommaya A K, Faas F, Yarnell P 1968 Whiplash injury and brain damage. The Journal of the American Medical Association 204: 285–289

Ostheimer G W, Palahniuk R J, Shnider S M 1974 Epidural blood patch for post-lumbar-puncture headache. Anesthesiology 41: 307–308

Pan G, Kulkarni M, MacDougall D J et al 1988 Traumatic epidural haematoma of the cervical spine: diagnosis with magnetic resonance imaging. Journal of Neurosurgery 68: 798–801

Phillips H, Grieve G P 1986 The thoracic outlet syndrome. In: Grieve G P (ed.) Modern manual therapy of the vertebral column. Churchill Livingstone, Edinburgh

Pountain G D, Keegan A L, Jayson M I V 1987 Impaired fibrinolytic activity in defined chronic back pain syndrome. Spine 12: 83–85

Quiles M, Marchisello P J, Tsairis P 1978 Lumbar adhesive arachnoiditis. Spine 3: 45–50

Quintner J L 1989 A study of upper limb pain and

paraesthesiae following neck injury in motor vehicle accidents: assessment of the brachial plexus tension test of Elvey. British Journal of Rheumatology 28: 528–533

Ransford A O, Harris B J 1972 Localised arachnoiditis complicating lumbar disc lesions. Journal of Bone and Joint Surgery 54B: 656–665

Richards H J 1954 Causes of coccydynia. Journal of Bone and Joint Surgery 36B: 142–148

Scott B B, Quisling R G, Miller C et al 1976 Spinal epidural haematoma. The Journal of the American Medical Association 235: 513–515

Simionato R, Stiller K, Butler D 1988 Neural tension signs in Guillain Barré syndrome: two case reports. Australian Journal of Physiotherapy 34: 257–259

Smyth M J, Wright V 1958 Sciatica and the intervertebral disc. Journal of Bone and Joint Surgery 40A: 1401–1418

Stoddard A 1969 Manual of osteopathic practice. Hutchinson, London

Stone L, Keenan M E 1988 Peripheral nerve injuries in the adult with traumatic brain injury. Clinical Orthopaedics and Related Research 233: 136–144

Thomas P K 1982 Pain in peripheral neuropathy : clinical and morphological aspects. In: Culp W J, Ochoa J (eds) Abnormal nerves and muscles as impulse generators. Oxford, New York

Thorsen G 1947 Neurological complications after spinal anaesthesia and results from 2493 follow-up cases. Acta Chirurgerie Scandinavica 95 (Suppl 121): 7–272

Triano J J, Luttges M W 1982 Nerve irritation: a possible model of sciatic neuritis. Spine 7: 129–136

Van Langenberghe H V K, Partridge C J, Edwards M S et al 1988 Shoulder pain in hemiplegia: a literature review. Physiotherapy Practice 4: 155–162

Vandam L D, Dripps R D 1956 Long-term follow-up of patients who received 10,098 spinal anaesthetics: syndrome of decreased intracranial pressure (headache and occular and auditory difficulties). The Journal of the American Medical Association 161: 586–591

Wittebol M C, van Veelen C W M 1984 Spontaneous spinal epidural haematoma. Clinics in Neurology and Neurosurgery 86: 265–270

Wolff H G 1963 Headache and other head pain, 2nd ed. Oxford, New York

14　症例検討

　この章では，診療録のなかからさまざまな障害を抜粋して紹介する．選択した5名の患者の病歴を，評価，治療，予後診断などさまざまな観点から概説する．

　足部における特異的で漠然とした痛み．　ここでは，症状の原因を鑑別するための手技を含めて，臨床的推理法を行うことの重要性について解説する．

　神経外組織に障害が認められた症例．　日常，記載する診療録は，治療を決定する際の重要な手がかりとなり得るため，病理学的な解釈を加えて作成することが重要である．

　「身体の広範囲に痛みがある」障害──どこから治療を開始すべきか．　身体の広範囲に多発するような痛みの分析様相，特徴を適合させる，そして最初の治療選択を検討する．

　典型的なテニス肘．　臨床推理法を，相対伸張要素の解明，予後診断の検討，治療の選択を行う過程で実例で説明する．

　指先の痛みについての経過記載．　治療において，症状を悪化させるような姿勢を用いることもある．また，この障害に対する治療効果の可能性について，いくつかの考察を述べる．

足部における特異的で漠然とした痛み

主観的検査

　漠然とした右足部痛を伴う，健康そうな26歳の女性に対する治療について紹介する．最初，彼女は以前に行った電気治療が効果がなかったという理由で，来院を希望しなかったが，主治医は通院を強く勧めていた．彼女は，痛みの明確な部位を示すことができず，それを「鈍痛，重苦感，腫脹感」として訴えていた．これらの症状が三年前に始まったとき，彼女は，水上スキーをしていたときの出来事が，原因であると考えていた．しかしながら，特定の外傷機序も思い出せず，既往歴についても明確ではなかった．彼女は，脊椎の痛みはまったく訴えておらず，足部を除いた下肢は，対側下肢と比較してもまったく同じ感じであると述べていた．ネットボールゲームのような運動が，多少，足部の症状を緩和するのに役立っていたようである．彼女は，長距離歩行や，しゃがみ込みのときの痛みを除き，症状をさらに悪化させるような特定の活動を思い出すことができなかった．また，足部に多少こわばった感じはあったが，とにかく彼女の生活を制限するようなことはなかったので，足に関して特に心配はしていなかった．なにか悪い病変の可能性を探る予防処置的問診でも異常は認められず，医師の精密検査を受けた後に照会されてきた．

治療当初に考えたこと

　「これは少し奇妙である」というのが，私の最初の印象であった．この時点において，その特徴が一致しているようではなかった．若く健康な人の場合，明らかにわずかな外傷で足関節に問題が残るという理由はないように思われた．最初に立てた仮説は，足部の関節や関連する筋に，いくつかの徴候（しゃがみ込み時の痛みが手がかりとなった）が存在しているが，もちろん他の組織が関与している可能性もあるということであった．漠然とした症状，慢性的状態，重苦感の訴え，腫脹感から，この推理が導かれた．最初に行う検査として，足部ばかりでなく，腰椎や神経系に対する検査も必要であると考えられた（時間が許すなら膝関節の検査も）．しゃがみ込み時の足関節背屈によって痛みが生じることを認識していたが，足部に対してさ

まざまな肢位でテンションテストを行う必要性があると思われた．さらに，しゃがみ込み時の膝関節の屈曲は，脛骨神経路や腓骨神経路のテンションを緩めることから，必ずしも神経系に対する力学的な刺激が原因とは考えられなかった．

身体的検査

患者の姿勢観察において，腰部の仙棘筋が少し硬いように思われたが，増強されている腰椎前彎に関連するような明らかな所見は認められなかった．同様に，胸椎はほとんど前彎しているほどで平坦な状態であった．再度の問診においても，彼女はどのような脊椎症状も訴えなかった．内外踝の周囲や足背部にごくわずかな腫脹がみられたが，彼女の足部の形状は，良好であった．右ふくらはぎに，わずかではあるが萎縮が認められた．

得られた情報から，二つの機能的肢位である歩行としゃがみ込みについて，検査が必要であると考えられた．速歩では，多少，片足を引きずっていたが，痛みはみられなかった．踏み切りでの足関節の背屈が，たぶん痛みを抑制しているものと推測されたので，彼女の足関節背屈の身体的検査を行うことで，このことが証明できるものと思われた．しゃがみ込み姿勢は，距腿関節の周囲，特に前方部および後方部における痛みを再現し，さらに，この姿勢は足部の背屈制限によって十分に行えなかった．可動域制限（臀部から踵までの間が12インチ）がみられたが，しゃがみ込みを加えることが，症状を増感する操作ではないと考えられたので，自分自身の経験も踏まえて，彼女に頭部を屈曲してしゃがみ込むように指示し，頭部を伸展してしゃがみ込んだ場合と比較してみることにした．その結果，足部の痛みには変化が認められなかった．このことから，その制限が距腿関節（痛みの部位から）やヒラメ筋による制限であると考え，これらの構造を注意深く検査することを心に留めた．

その他の重要な身体的徴候については下記に述べる．

●腰椎伸展が約10°に制限されており，その動きは腰部領域の局所的な痛みを引き起こした．伸展することで，右方向へのわずかな胸郭の傾きが認められた．傾きを矯正した場合，腰椎伸展における痛みと可動域制限がさらに悪化した．脊柱の屈曲と側屈は，正常可動域の4分の3程度に制限されていた．坐位での胸椎の回旋は約60°であり，対側肋骨部に「痙直感」が再現された．

●完全な形の足部痛が，足部の動きを含まない，50°の右SLRによって再現された．この肢位に股関節内転をさらに加えることによって，その痛みは増大した．

●右足関節の背屈では痛みがあり，「しゃがみ込み時の痛み」を再現した．さらに，この痛みが再現される肢位に足関節の背屈を保持してSLRを加えてみた．その結果，SLRの可動域が，背屈することでさらに制限されたが，痛みは多少悪化しただけであった．このことは，おそらく二つあるいはそれ以上の原因が症状を引き起こしているという，仮説を裏付けるものと考えられた．足関節背屈位においてSLRを行った場合，SLRを行ってから足関節の背屈をするよりも足部症状に悪化が認められた．右のSLRによって，左下肢のSLRでみられなかった，わずかな膝関節後部の痛みが認められた．この痛みは，SLRにおいて足関節背屈を行ったときに，さらに悪化した．

●右の足関節の底屈においても，足関節背屈で認められたものと同様の足部痛が再現された．この症状は，SLRを加えることによってさらに悪化した．

●スランプテストにおける体幹と頸部の屈曲要素では症状が認められなかったが，右膝関節に60°の伸展（背屈を伴わない）を加えることで足部痛が再現された．頸部の屈曲を緩めることで，足部症状が消失し，痛みを伴わないでさらに10°膝関節を伸展することができた．

●彼女の腰椎を触診した．右のL2分節は，攣縮のため，触診が困難であった．L4分節およびL5分節においては，左右ともに厚く，ゴムのように感じられ，「関節の感触」（4章参照）を得ることはできなかった．さらに，T6分節の周囲を触診した．この分節と二つ下の分節に対する中心方向への圧迫，軛突起関節では外側に，肋骨横突起関節においても外側方向に圧迫すると，特に右側でこわばりを感じられ，若干の局所痛を再現した．

●神経学的検査においては，感覚は正常であったが，左側に比べ右足関節周囲に，広範囲にわたる筋力低下が認められた．また，右足での立位バランスが，左足で行った場合と比較し悪化していた．

●彼女の足部と膝関節後部の腓骨神経と脛骨神経の

触診では，左側に比較し右側に感受性が増大していた．

身体的検査に対する考察

この障害の特性については，今では多くの解明がなされている．しかしながら，この障害のなかでは，いくつかの意外とも思われる身体的所見が認められた．L2分節の触診からは何の所見も認められなかったが，いくつかの腰椎徴候が存在するものと思われた．また，彼女が，腰部の痛みに関して何も訴えなかったことが不思議に思われた．全体的にみて，徴候や症状のパターンは，脊椎にみられる相対伸張の一次的病変に伴う強い神経伸張が関与すると考えられた．このことを裏付ける所見として，陽性のスランプテスト，触診所見，足関節背屈位におけるSLRがSLRにおける足関節背屈より症状を悪化させることなどが考えられる（2章参照）．また，足関節底屈と足関節背屈が同じ痛みを引き起こしたことから，梨状筋のような神経外組織，あるいは両方の神経に共通であった大腿部や脊椎の要素が原因であると考えることは，理論的にも可能と思われる．

おそらく，患者は，何らかの脊髄の障害が持続されていたことで，古い足関節損傷を被っていたものと考えられる．たぶん，腰部の交感神経幹は，ある程度関与していると思われ，これがL2分節を刺激していたと考えられる．症状の原因として可能性がある他の組織としては，硬膜，神経根，局所的な足部の神経組織，足関節，足関節を通過する腱が考えられる．結局，検査は足部と脊椎の間のすべての組織に対して行う必要があると考えられた．

この問題に関係のある特性を予後との関連で考えてみた．変化のない3年にも及ぶ既往，特性のない広範囲の痛み，そしてそれと関係があり一原因となっている徴候をみると，長期的な治療が必要であると考えられた．治療目標は，約6週で彼女の症状の約60％を軽減することであった．とはいえ，その障害は以前には徒手的には治療されたことがなかったが，それは非神経過敏障害であり，その徴候と症候に対して見覚えのあるパターンがあった．その障害に対して重要な相対神経伸張要素が認められたが，明確な神経伝導の変化はみられなかった．これらのことから再考すると，少なくとも75％の改善を望むことが可能であった．

これらの所見を彼女に説明する必要があると思われた．なぜならば，彼女が足部痛を訴えているのに，なぜ胸椎を触診したのか，理解する必要があったからである．

治療

治療1．　最初に行った手技は，L2，L3分節の回旋であった（右側を上にし，骨盤を左側へ回旋した）．その理由は，この障害において，部分的にこの分節に関わり合っていると思ったし，それを明らかにしたかったのである．運動を誘導する間に，その関節は，大きな「鈍い音」をたてたが，この手技はグレードIVのまま継続した．再評価における重要な所見を以下に述べる．

SLRに改善が認められた．
足部徴候としゃがみ込みは，変化しなかった．
SLRでの足関節背屈が改善した．
SLRでの足部の内反底屈は，さらに悪化した．
L2分節の触診所見に改善が認められた．
L4およびL5分節の触診所見は，さらに悪化した．

L2分節の回旋が，SLRでの足関節背屈を改善し，SLRでの足部の内反底屈をさらに悪化させたことは，むしろ奇妙に思われた．しかしながら，このことはL4，5関節とSLRでの足部の内反底屈の検査から，この両者の間に関連性があることが示された．そこで同様の方法を用いて，下部腰椎の関節を動かしてみた．上位関節に行った手技のように，鈍い音は認められなかったが，SLRでの足部の内反底屈に改善が認められた．L2，L3分節の回旋で得られた改善は，持続されていた．界面構造の治療で良好な反応が得られたことから，さらにT5およびT6分節に愛護的なマニピュレーションを加えてみた．再評価において，足部徴候としゃがみ込みを除き，すべての徴候に改善が認められた．初めは，治療後の反応に確信がもてなかったが，治療の反応は非常に良好であったことを彼女に説明した．

治療2（4日後）．　待合室で彼女に出会ったとき，すぐに，彼女が少し腹を立てていることが分かった．彼女は「あなたは，RSIを再発させてしまいました」と訴え，反復性疲労損傷を引き合いに出した．「RSIというと？」と私は尋ねた．「あなたは，腕に痛みが

出ることなんて教えてくれませんでした」．「今は両腕とも痛くなってしまいました」，「新しい仕事について以来，痛みはなかったのに，この前の治療を受けてから，完全に腕の痛みが戻ってしまったんです」と訴えた．

それを聞いてすぐはさすがにがっかりしたものの，しばらくして，最後の来院時に行った治療の後の反応よりも，今現在の症状のいくつかは，実際にはより意義のあるものと思えてきた．胸椎が，おそらく上肢症状の原因と考えられた．胸椎の姿勢や陽性のスランプテストが，彼女の障害をより明確に表わしていた．彼女は，前回には反復性疲労損傷については，話すまいと思っていたと訴えた．彼女とのコミュニケーションの仕方に，特に留意する必要があることを実感させられた．身体的検査所見は，以下のとおりである．

- ULTT 1 と ULTT 2（橈骨神経と正中神経）は，上肢症状に対して陽性であった．
- ULTT 1 が，中部胸椎の痛みを再現した．
- T 4，T 5 分節の触診は，局所的な痛みを伴い，非常に硬く感じられた．
- SLR に関連する腰椎関節や伸張徴候に改善が認められた．
- 足部徴候には，変化が認められなかった．

治療として，T 4，T 5 分節にマニピュレーションを行った．再評価において，ULTT に著明な改善が認められた．スランプや SLR にも，わずかではあるが改善が認められた．T 5，T 6 分節と L 2 から L 4 分節に対して，グレードIV+でモビライゼーションを行った．彼女を安心させ，彼女に症状の理解を促し，さらにはどのようにしてその症状が広がっていったかを説明するために若干の時間を費やした．

治療 3（4 日後）．　彼女は，前回の折よりも，ずっと満足しているようであり，何らかの改善を得たように見受けられた．すべての症状は「全体の 30％以上」緩和され，上肢症状はほぼ完全に消失していた．彼女の徴候も，30％以上改善されたが，足関節の底背屈としゃがみ込みは，ほんの少し良くなっただけであった．

治療を進めるにあたって，二つの明白な方針を立てた．関連する関節に対しモビライゼーションを継続するとともに，さらに神経系のモビライゼーションを加えることで，その治療効果を評価することにした．また，足部の局所的な治療に対する効果も評価することが必要であると考えた．結局のところ，それは，彼女の治療として今までに行ってきたものと同じものであった．

前回行った治療をくり返すと同時に，足部に対する手技を付け加えた．足関節の底屈あるいは背屈のモビライゼーションを加えるよりも，関節に対し有効ではあるが相対伸張要素に対してはわずかに作用するだけと思われる治療法の一つとして副運動を試みた．検査の結果，距骨の前後方向への圧迫が，もっとも重要な徴候を示すことがわかり，この動きで生ずる抵抗感や局所痛に抗するようにモビライゼーションを行った．再評価において，しゃがみ込みを含めた，足関節の徴候に改善が認められた．SLR や SLR での足部の内反底屈，SLR での足関節背屈に改善が認められた．この改善が，特にテンション徴候において著明であったことは意外に感じられた．

治療 4（3 日後）．　主観的症状や身体的徴候の改善は，持続されていた．ULTT は，正常であった．同様の治療をくり返し行った．

治療 5．　すべての徴候に「50％以上」の改善が認められた．その患者は，「今までは，このことがどれだけ私を制限していたか分かりませんでした．良く動くだけでなく，気持ちまで晴れやかになりました」と述べた．

モビライゼーションをもはや行う必要がなくなったと思われる胸椎を除き，同様の治療を反復した．現在，明らかになっている界面構造の治療を行うことで良好な反応を得ることができると考え，神経系を直接動かすような手技を開始することにした．選択した手技は，初めに足部痛を再現する 60°の SLR を行い，次に股関節の内転をグレードIIIで 2 回行ったり，初めに足関節の背屈を行い，次に SLR をグレードIVで 2 回行ったりするものであった（9 章の診療録を参照）．SLR 手技の一つとして，初めに遠位成分（背屈）を取り上げるものと，初めに股関節屈曲を取り上げるものの，二つの形態があることに留意する必要がある．抵抗感や足部痛が，股関節内転の可動域全体にわたってみられることから，可動範囲全体に及ぶ手技（グレードIII）を行った．

再評価において，この治療は著明な効果を示していた．神経系のモビライゼーションによってスランプテ

ストと，彼女の腰椎と足部に残存していた関節徴候に改善が認められた．

　この女性の治療は，さらに8週間，1週1度の頻度で行われ，必要に応じて関節にモビライゼーションやマニピュレーションを続け，神経系のモビライゼーションをも推し進めて行った．さらに，治療を進める目的で，スランプテストを治療手技として加えてみた．SLRとスランプは，足部の痛みを捜し出すために，脊椎の運動と組み合わせて行う必要がある．伸張手技をより強く行うことで治療を進めると同時に，患者自身によって，壁に下肢を立てかけたSLR肢位での足関節の底背屈や，スランプ長坐位がホーム・プログラムとして熱心に行われた（11章参照）．彼女に効果的と思われる手技（後に他の患者にも用いた）の一つとして，スランプ長坐位での距骨の前後方向への圧迫がある．また治療として，不安定板の上でのバランス運動や，足関節と脊椎のモビライゼーションを自分自身で行わせたりした．その結果，この患者は，ネットボールが続けられるようになり，水泳も始めることができるようになった．彼女の脊椎の姿勢にも改善が認められた．彼女は「80％回復した」と述べ，足関節の運動を継続して行っていると話していた．彼女のテンション徴候や脊椎徴候が消失したことから，もし障害が悪化したり持続したりした場合は，すぐに連絡をするように助言し，治療を終了することにした．

神経外組織に障害が認められた症例

　この患者の病歴は，神経系のモビライゼーションに精通している同僚の理学療法士によって，シンポジウムにおいて紹介されたものである．

主観的検査

　54歳の女性は，腎機能の一連の検査の一つとして，右上腕動脈にカテーテルが挿入された．その直後，彼女は，上肢の内側と母指，示指，母指球に至る針で刺すようなチクチクする痛みを訴えた．同じ領域における激しい持続性の痛みが，2日後に始まった．腋窩から前腕中央まで大きなあざがあり，触診すると硬かった．

　彼女は，どのような上肢の動きでも痛みが増大し，その痛みによって睡眠を妨げられていると訴えていた．理学療法の処方があったのは，カテーテル挿入後12日目であった．この時点では，彼女の症状は安定していた．

　治療初日の身体的検査は，痛みや，著明な神経過敏障害により，やむを得ず，非常に制限されたものになった．すべての上肢の運動に強直感や痛みが認められた．頸椎の動きは，ほぼ正常に保たれていた．筋力は，痛みにより十分な検査が行えなかったが，徒手的テストにおいて，神経伝導の変化や神経学的徴候は認められなかった．ULTT1において，肩関節外転80°とわずかな肘関節伸展で，チクチク針で刺される痛みと手の痛みが再現された．この肢位における頸部の左方向へのわずかな側屈が，すべての症状を増大させた．

治療

　治療1．　最初の治療は，治療手技として，患者の腕を抱きかかえるようにして，慎重に肘関節を伸展し，肩甲上腕関節を80°に外転した．この手技を，症状が増大しない程度の短い時間である20秒間の持続を2回くり返した（初めに肩甲上腕関節を80°外転し，次に肘関節の伸展をグレードIIで20秒間持続する手技を2回くり返した）．この上肢に対して多くの保持を加えることができるので，ULTT1を施行するために肢位を変えて行った（図8.2参照）．

　治療2（1日後）．　この患者は，治療を行ったその日の午後は痛みがなかったが，翌日には同じ痛みを再発した．異常感覚には変化がみられなかった．検査において，肩甲上腕関節を80°に外転した状態で，肘関節を伸展したところ，痛みがなく可動域の改善が認められていた．治療として，肘関節伸展をグレードIIIで20秒間持続することを2回くり返した．この手技は，組織抵抗に逆らうように行われる運動を用いるため，症状の悪化を防止する意味で細心の注意を払う必要がある（初めに肩甲上腕関節を80°外転し，次に肘関節の伸展をグレードIIIで20秒間持続する手技を2回くり返した）．

　治療3（1日後）．　患者は，前回治療を行ってから痛みは消失しているが，ひりひりする痛みは，わずかに軽減しただけであると訴えていた．彼女は，まだ上肢を使おうとはしなかった．ULTT1の検査において，肘関節伸展における肩甲上腕関節の80°の外転

は，痛みを発現しなかったが，手関節を伸展することで痛みが再現された．肩甲上腕関節を100°に外転して手関節の伸展を検査したところ，可動域のより早い時点で症状の再現が認められた．治療は，肩甲上腕関節を80°に外転し，肘関節を伸展と回外した状態で手関節の伸展をグレードIV＋で2回行った．

　治療4（2日後）．　この患者の症状は，前回の治療を行って以来，消失していたが，前の晩，犬を散歩させているときに革ひもを引っ張ってから，すべての症状が，いくつかの異常感覚を含めて再発したと訴えていた．神経学的徴候を再検査したところ，神経伝導の異常を疑わせるような所見は認められなかったので，その手技を継続して行った．

　治療5（2日後）．　彼女は，前回の治療を行ってから痛みは消失したが，チクチク針で刺される感じは残っていると訴えていた．最終域までULTT 1を行った状態において手関節を伸展したところ，症状の再現が認められた．右側のC5，6軛突起関節の片側の他動的副運動が，頸椎の左側や，上位頸椎と下位頸椎に行われた他動的副運動ではみられなかったこわばりや局所痛を再現した．ULTT 2（正中神経）は陽性であったが，ULTT 1のほうが，より多くの症状を引き出すテストと考えられた．ULTT 3は陰性であった．軛突起関節も動かしてみた．ULTT 1を評価したところ，手関節は，痛みを起こさずにさらに伸展することが可能となっていた．最後に行ったのと同様の伸張治療（tension treatment）を行った．

　治療6（さらに7日後）．　この患者は，痛みは消失したが，母指にわずかな異常感覚が時々あると訴えていた．同様の治療を行い，さらに彼女に自分自身で行えるモビライゼーションの指導を行った（11章参照）．彼女の頸椎は，過圧迫での動きや触診において正常であった．治療を終了する際に，いかなる症状でも再発したときには，理学療法士に連絡をとるように助言した．3ヵ月後の電話診療においても，彼女は，上肢のどのような症状も，可動制限も訴えてはいなかった．

考察

　前腕部において，上腕動脈は正中神経と平行して走行する．この症例においては，予期せぬ出血が，神経の周囲や前腕を上下する筋膜や筋に出現していた．Lundborgと Dahlin（1989）は，神経床が血液で閉塞され，正常な神経の可動性を制限するような状態を「不動神経（stuck nerve）」と呼んだ．

　血管を損傷した後に，特に動脈の場合，神経障害を発現する可能性がある．この症例検討においては，二つの機序が関連していたものと考えられる．第一の機序は，その血管が神経にとって重要な血液供給血管であるとしたなら，神経虚血による損傷が生ずる可能性があるということである．しかしながら，よりありそうなことは，物理的に血液がそこにあることによって，神経周囲の圧迫力は変化するということである．このことは軸索への血流の変化を引き起こしたり，神経を低酸素状態にしたり，神経束の浮腫を進行させたりする要因になると考えられる（3章参照）．その状況が持続した場合には，神経内部に線維化が起こり，そのいくつかは不可逆的なものへと変化することになる．これらの現象とともに，神経上膜が刺激されることで，おそらく血液の線維化や浮腫が発現するものと考えられる．DunkertonとBoome（1988）は，腕神経叢の徴候と症状に影響を及ぼす刺創を伴った一連の患者において，「多くの患者」は，直接的な神経損傷が存在しないにもかかわらず偽性動脈瘤が認められたと報告している．そのなかの何人かの患者は，緊急の手術が必要であり，また何人かは，後に神経剥離術を必要とした．

　この患者が示す徴候や症状および病歴から，テンションテストの制限因子として，主に神経外組織の損傷が疑われた．その損傷は，神経伝導の異常所見が認められず，神経系への直接的な損傷も見当たらないのに，すべての運動が障害されているという点で，新しい原因によるものであると考えられた．その症状は，刺激された神経上膜に起因することも考えられる．しかしながら，神経線維はおそらく，低酸素状態にあり，異所性放電があり，特に出血の程度によって，異常感覚が加わるものと考えられる．治療中における痛みの変化が，必ずしも異常感覚の変化を伴わなかったことは，重要な所見である．おそらくこの症状は，結合組織からの痛みや，神経線維からの異常感覚など，異なった原因から引き起こされたものと考えられる．血管，筋膜，筋など神経支配を受けている他の組織が，症状の一部に関与することも考えられる．

　治療と関連して臨床推理過程においては，この障害は，この段階では主に神経外組織の損傷に関連してお

り，その周囲組織に関与する神経を動かすことが必要であるということを強く関係づけておく必要がある．この治療は，LundborgとDahlinの言葉を引用すると「非不動（unstuck）」，不動であってはならないという表現になる．愛護的に行われる可動域訓練によって引き出された治療反応は，障害部位をよりいっそう明確にすることにもなる．頸椎に注意を向けるということは，神経路に沿って考えを推し進めるよい例である．C5，6関節のこわばりは，損傷前からすでに存在していたものと思われるが，その損傷によって，さらに誘発されたことが考えられる．その関節が上肢に関連痛を引き起こすような場合は，より複雑な症状が出現することになる．さらに強いテンションを加える手技（治療3）を用いる理由は，（おそらく神経内組織が原因と思われる）ひりひりする痛み症状をみるためである．ある時期を過ぎても，神経内に浮腫を認めることもある．もちろん，この症状は，これらの手技によって再現される．

　理学療法士によっては，20秒間の徒手療法を2回行うだけでは，患者が支払う金額に値する治療ではないと考えるかもしれない．この患者の治療を行った理学療法士は，他の様式を用いることによって，取り扱いを複雑にすることのないように，症状の原因を見つけ，神経系モビライゼーションについての新しい概念を評価しようとしたのである．理学療法士によっては，電気療法のような他の様式を好んで加えることもある．しかしながら，この理学療法士は多種類の治療を適用せずに，この障害について非常に多くの知識を得た．その選択が正しかったことは，結果が証明している．

　治療後の調査はよい学習にもなるし，同時によい広報活動でもある．電話での連絡だけで十分用が足りることが珍しくない．

「身体の広範囲に痛みがある」障害
──どこから治療を開始すべきか

主観的検査

　45歳の女性は，腕を伸ばした状態で転倒し，治療を受けるまでの12カ月間，両側のコリース骨折に耐えていた．骨折は整復され，6週間のギプス固定が行われた．彼女は，若干の頸部の痛みと苦痛（一般的なもの）を訴えていたが，損傷の以前には手関節あるいは上肢の問題は認められなかった．手部に対する4カ月間にわたる理学療法が，わずかな軽減と症状の緩和をもたらしたが，彼女はよく物を落としたり，あるいは手部には浮腫，腫脹，発赤が認められていた．右手は，左より悪化していた．身体図（図14.1）に示すように，彼女は，脊椎症状，頭痛，右下肢の痛みを訴えており，そのすべてが骨折後に発現したと訴えていた．主治医と，以前に治療を行ったことがある理学療法士以外は，彼女の訴える症状が真実であることを誰も信じようとはしなかった．この損傷は仕事中に発生したので，彼女は労災補償を受けていた．また，今までに彼女の脊椎に対して何の検査も行われてはいなかった．

　検査の間，彼女は非常に誠実な人に思われ，この症状がなかなか治まらないことを腹立たしく感じているようであった．また彼女は，この症状を我慢しなければならないものと考えていた．彼女の手関節に，未だに問題があることが，むしろ不思議に感じられた．彼女は，ほかのところは健康であり，手関節に対しては十分な理学療法が施行されていた．手関節と筋に局所的な組織変化が認められたが，むしろ，この症状を持続させているものは，脊椎が原因であると考えられた．脊椎症状を示す強い神経伸張要素として，テンションポイントが認められた．彼女のすべての訴えを受け入れ，その症状と一致する理学的所見を確認する作業を続けた．

身体的検査

　彼女の手関節の可動域は，正常の半分程度であった．肘関節の可動域は，正常であった．握力は左側に比べ右側に低下が認められていた．この握力の低下は，痛みによって十分に筋力が引き出されなかったものとも考えられた．その他の点では，どのような神経伝導の変化も認められなかった．彼女の頸部の動きは，右側が左側より悪化しており，同側の棘上窩領域のこわばりや痛みにより，正常可動域の半分から3分の2程度に制限されていた．ただちに，胸椎の回旋を検査手技として試みたところ，この動きは正常の10％程度に著しく制限されており，また頸部の回旋によって引き起こされるものと同様の頸部痛が再現された．腰椎の屈曲において，彼女の手が膝蓋骨の高さに達したとき

に，中部腰椎の痛みと中部胸椎の痛みを引き起こした．これに頸椎の屈曲を追加することで，その症状はさらに悪化した．腰椎の伸展は，頸部を慎重に支えて行ったときでさえも，頸部痛を再現した．

症状の出現パターンが明確になったことで，彼女の症状が正当であることが確認された．神経系の検査において，右側のSLRを20°にした時点で，背部痛や頸部の伸長痛を引き起こした．同様の痛みは，左側のSLRを40°にしたときにも再現された．頸部痛がSLRによってすでに再現されたので，これ以上，増感するようなどんな動きも加える必要性は認められなかった．しかしながら，この障害がどの程度神経過敏性であるのか多少確信がもてなかった．テンションテストにおいて，手関節伸展することでこの痛みが持続する場合，この症状は肘関節の伸展を加えることで悪化し，さらに肩関節の外転を加えることで，より増強するものと考えられた．すべての基本的なULTTを行ってみたところ，同様の制限が認められた．

最初に行った治療

このように広範囲にわたり，特異的でかつ潜在的で，複雑な徴候や症状を伴う障害においては，どこから治療を開始すべきか解明することは，困難なことである．治療を決定する際に考慮すべき評価と関連すると思われる，いくつかの要因を下記に述べる．

● 脊椎，脳脊髄幹，髄膜など，相対伸張にかかわる脊柱管要素を治療することが必要である．
● 注意は，関節や神経，後に筋に対して向ける必要がある．
● 手技は，病態力学を変化させる目的で，若干の抵抗に配慮して行う必要がある．
● その障害は，潜在的に神経過敏性であることを示す．
● このように症状が長期間持続し，またその症状や徴候が広範にわたる場合は，予後はわずかな改善にとどまるものと思われる．
● 治療が長期化する恐れがある場合，患者自身でモビライゼーションを十分に行わせる必要がある．

治療を開始するにあたり，三通りの考え方がある．
● 現在に至るまで，手関節はきわめて強力に動かさ

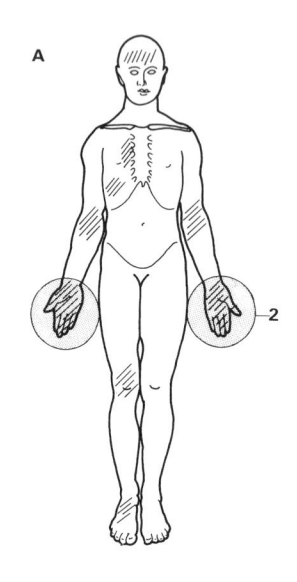

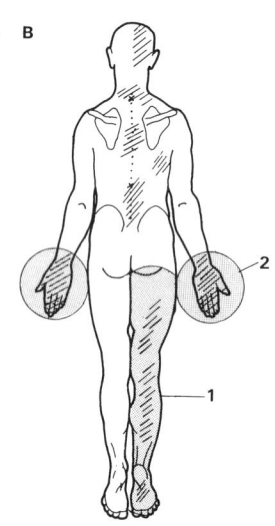

図14.1 身体図は，症状の分布状況を示している．頭痛はときどきみられ，胸部痛は「突き刺す」ような感覚であると訴えていた．その患者の下肢全体（1）は，生気がなく，「木」のように感じられた．両手（2）には，発赤や腫脹が認められ，また持続的な痛みを呈していた．彼女は，脊椎の痛みが関与していると考えており，手部がさらに悪化したり，腫脹したりしたときには，脊椎の痛みも増大した．

れてきているという認識でもって，これは手堅く治療してもよいと考え，ULTT 手技も加えた．たとえば，手関節は症状が再現される肢位で保持し，肘関節の伸展を加えた．さらに，この運動に肩甲上腕関節を外転または下制させる動きを治療手技として加えた．この場合，SLR を含めて，頸椎，手関節，テンションテストのすべてを再評価することが必要となる．

● どのような脊椎関節であっても，モビライゼーションやマニピュレーションを行うことができる．一つの領域を治療することで，徴候や症状に何らかの変化が生じた場合に備えておく必要がある．

● 神経系のモビライゼーションを治療手技として選択した場合，SLR や左上肢（痛みが少ない側）にULTT 手技を行うこともある．たとえば，初めに股関節を屈曲し，次に膝関節を伸展する．あるいは，初めに SLR を 20° にした状態で，次に股関節を内転するような手技がある．

この患者に選択した治療は，最初に，界面構造を治療するものであった．関節や筋に多くの類似した徴候が認められたが，明白な神経伝導の変化を示す所見は認められなかった．彼女の腰椎や胸椎の症状に関与する関節を動かした．

3 カ月の間，週 2 回この女性の治療を行った．脊椎の動きやテンション徴候は著明な改善を示し，手部もまた，わずかではあるが改善が認められた．改めるべき最初の症状の一つが，手部の腫脹感であった．手関節の可動域は，わずかに増大しただけであったが，彼女の機能的な能力は，大きな改善が認められた．経過は簡単にはいかなかった．彼女の症状は，2 週間までに悪化する時期もあったが，治療のたびに身体徴候の改善が認められた．隣接構造との異なった関係を修復するには組織にとって時間のかかることであると考える．この考えが，困難な時期を通して働かなければならない彼女を勇気づけるものとなった．関連するすべての組織に対して，治療を行うことも必要と考えられる．治療時間中にもっともよく行った手技としては，腰椎や頸椎および胸椎のモビライゼーション，僧帽筋や肩甲挙筋のストレッチ，手関節のモビライゼーション，SLR や ULTT を用いたモビライゼーションがある．この治療は 1 時間の治療時間の内，30 分から 45 分の時間を費やして行われた．

彼女自身，全体的にみて正常の 60％ 程度の回復が得られたと感じており，私もまたこの結果に満足するものであった．治療を終了するにあたって，彼女にモビライゼーション運動の指導を行い，また少しでも症状が悪化したときには，私か，あるいは主治医にすぐに連絡をとるように助言した．彼女は，3 カ月後に硬くなった頸部をほぐすために，3 回の治療を必要とした．将来，彼女がさらに治療を必要としたとしても，特に不思議ではないと考えられた．

「身体の広範囲に痛みがある」障害についての検討

すべての理学療法士は，次のような患者に会った経験があると思われる．問題はどこにあるかとしきりに尋ね，身体の広範囲にわたって，しばしば明らかに無関係な部位にも言及し，そしてそれらの症状については説明的で，時には多彩な説明をするのである．その患者はしばしば，それまでにさまざまな治療を試みたり，あるいは開業医を転々としたりしている．また患者が説明する症状は，しばしば不信を招くのである．理学療法が有効であるかどうか，そしてどこから手をつけるかという考えが浮かび上がってくる．時として，その患者を紹介している医師も対応策をもっていないこともあり，理学療法に紹介されるのである．医師はそのような患者に対してなすべきことを知らないし，理学療法が最後の頼みなのである．

初めは，少なくともこれらの患者を信じることが重要である．相対伸張の表出パターンとして理解すると，奇異で特異的症状はきわめてあり得るものである．広範囲にわたる症状をもつこれらの患者にとって，本書の最初の 2 章で述べた情報が，何かの解明につながるものと思われる．神経整形外科疾患を全般に理解することは，計り知れない道のりがあるということを常に心しておく必要がある．

たとえば悪性腫瘍あるいはリウマチ性関節炎のような不幸な経過を辿る可能性のある何か珍しい症状がある場合には，いろいろな考えが浮かび上がってこなければならない．この種の患者は，医学的管理下におかれる必要がある．評価と治療を続けていると，身体的検査で患者の訴えあるいは少なくとも訴えの一部とどうにか合致する，何らかの徴候が存在するはずである．

典型的なテニス肘

主観的検査

非常に快活な62歳の女性は，右肘関節外側の痛み，あるいは彼女が「テニス肘」と呼んでいる障害に，8カ月間にもわたり悩まされていた．彼女は，症状を引き起こすようなどんな出来事も心当たりはなく，強いていえば，冬の間にたくさんの編み物をしたことが原因であると考えていた．彼女は，右外側上顆のわずか遠位にある痛点と，肘関節の折り目のしわに対して約5cmから7cm遠位部の伸筋の筋腹にある痛みを分けて述べることができた．症状は持続性であった．彼女は，12年前に同じ肘関節で，同様の痛みがあったことを思い出した．これらの痛みは，朝方や，特に反復性の運動を伴う活動によって，より悪化した．彼女は編み物が大好きであったが，15分間の短い時間に制限していた．多くの電気的治療は，効果がなかった．

身体的検査

関連する所見を下記に述べる．
- 頸椎の右方向への回旋と伸展に可動域制限が認められた．
- C5分節の右側一側の他動的副運動は，硬く感じられ，局所的な痛みを引き起こした．
- 触診により肘関節外側上顆の点と，伸筋に痛みが認められた．総伸筋筋腹部の触診により引き起こされた痛みは，回外筋の触診や前腕の最大回内，あるいは回外に対する抵抗運動においても再現された．
- 肘関節の伸展および内転方向への動きが，痛点の痛みを再現した．
- 手関節伸展への等尺性抵抗運動（SRC）によって，両側の肘関節痛が再現された．わずかな収縮は，痛みを引き起こさずに行うことができた．
- 中指伸展への等尺性抵抗運動によって両側の肘痛が再現され，そしてわずかではあるが，示指伸展への等尺性抵抗運動でも同様の痛みがみられた．
- すべての基本的ULTTにおいて，右側の動きが左側より抵抗が強かった．ULTT2橈骨神経偏位テストは，肩関節外転によって悪化し，肩甲帯の下制を愛護的に緩めることで和らぐような「一般的にみられる」肘関節痛を再現した．
- 彼女の僧帽筋と肩甲挙筋は，特に右側で硬かった．
- 筋力の神経学的検査は，痛みにより行えなかった．問診において，彼女は右手部の水掻き部分で「感覚が低下している」と訴えていた．検査において，触覚と振動覚が，右側が左側と比較して低下していた．振動覚の低下は，橈骨茎状突起と第1中手骨基部で著明であった．

治療に関する考え方

これは，慢性テニス肘のもっとも典型的な症例である．相対神経伸張が，一般所見として認められ，特にULTT2橈骨神経偏位テストに明らかな陽性徴候が出現していた．多くの場合，電気療法は効果がないか，あるいは一時的な軽減を与えるだけのものであると考えられた．

主観的検査や身体的検査によって一つの像を認識した．その障害には相対伸張要素があるので，慎重に対応する必要のあることを強く感じた．治療を必要とするこの障害の異常伸張要素が明白になると考えられた．この仮説は，下記の所見に基づいて立てられている．

- 橈骨神経偏位テンションテストが陽性である．
- 神経系の関与を示す所見が認められた．
- 共存して認められる頸椎徴候は，おそらく二重挫滅型の症状を示すものと考えられる．
- 中指の等尺性抵抗運動が陽性である．この運動は，短橈側手根伸筋を収縮させる．そのことが回外筋内にある橈骨管内で後骨間神経（深橈骨神経）に対して線維性の縁を形成するのである．
- 回外筋の収縮や伸長が，症状を再現した．このことは，たぶん橈骨管内において，後骨間神経とに何らかの関わりを示唆するものと考えられる．

症状の出現部位も神経系の関与を示唆するものと考えられた．橈骨管における絞扼症は，よく知られているが，外側上顆の上やその周囲によくみられる痛点は，その起因がしばしば神経に由来しているという見解をもっている．上顆構造を支配している小さな神経は，瘢痕化した筋や筋膜に挟まれたり，あるいは異常なイ

ンパルスを形成する部位になることも考えられる．しばしば，その痛みは構造的に鑑別することによって，神経系が原因であることを証明することができる．また，この痛みは神経系のモビライゼーションによる治療によって緩和されることがよくある．

私は，頸椎や頸部に存在する関節と筋の徴候に対しても慎重に対応する必要のあることを意識している．

予後に関する考え方

検査に引き続いて，ある程度予後診断を行うために，検査所見を慎重に検討した．彼女を助けることができると考えたのである．その理由としては，その障害に対して，これまでに十分な治療が行われていなかったからである．また，この患者は，協力的で，とにかくできる限り私に協力しようとしていた．彼女は，重篤な損傷を受けた既往は認められなかったが，以前，私が治療した肘関節外側の痛みを訴えていた．

一方では，予後良好とは言いがたい経過を辿ると思われる要因に対して考慮する必要があった．この患者においては，持続性の慢性痛が認められており，その痛みには多組織が関与していたり，原因となる要素（肘関節，頸椎，神経系）が含まれていると考えられた．その神経系要素としては，持続的な痛みや，長期にわたる症状あるいは神経伝導の変化を示す神経内や神経束が考えられた．また，神経系の機械的感度が高まっていた．神経系が多くの部位（橈骨神経深枝と浅枝，おそらく神経根，たぶんいくらかの交感神経性維持）で関わり合っていた．さらに，筋力低下や廃用性萎縮が認められた．

経験に基づき，6週間で60％の改善が期待できることを診療録に書き留めた．週2回の治療を彼女に行った．

治療

治療1． 右C5, 6椎突起関節のモビライゼーションを，一側性の前後の圧迫を用いて施行した．その手技は，局所的な痛みを再現するように抵抗運動を用いて行った（グレードIV＋を2回）．再評価において，すべての等尺性抵抗運動，ULTT（橈骨神経），頸部回旋の可動域などにおいて改善が認められた．これは期待したよりも，より大きな改善であった．帰り際に，治療による痛みが出る可能性のあることについて話し合った．そしてどんな変化についても知る必要があるということを理解してもらった．

治療2（3日後）．症状の改善は，維持されていた．患者は，肘関節の下部の痛みがいくぶん和らぎ，今現在は，肘関節より上部にまで及んでいると話した．総伸筋および腕橈関節さえも，この手技で反応を示さなかったことから，多少強い相対伸張が関与しているという仮説が導かれた．同様の治療がくり返し行われた．さらに，初めにULTT2（橈骨神経偏位テスト）を行い，次に肩甲上腕関節の外転をグレードIVで2回行う手技を付け加えた．すべての徴候は，再度改善が認められた．

治療3（さらに4日後）．どのような改善も認められなかった．4日間，総体的な肘関節の痛みは，前回の治療水準で安定していた．彼女は，治療後の2日間，強い眩暈がしたと訴えていた．問診において，彼女は8年間，眩暈感で苦しんでいたことがわかり，それは専門医によって広範囲に検査が行われていたが，どのような原因も発見されていなかった．さらに肘関節の症状も，4日間でさらに悪化していた．より早い時期に，眩暈感について尋ねなかったことを後悔すると同時に，この誤りがどのようにして起きたのかを考えてみたところ，最初に強く肘関節の症状や異常伸張を疑っていたことが原因であると考えられた．頸椎からこのような有益な反応が先に出現することは，予想しがたいことであり，さらに，仮説の変更を迫られたことが，評価の甘さを気づかせる結果となった．

検査において，回外筋と手関節伸筋の等尺性抵抗運動を除き，前回の治療で得られた身体的徴候の改善は，すべて維持されていた．頸部のモビライゼーションをくり返し行い，さらに，ULTT2（橈骨神経偏位テスト）肢位において手関節を伸展方向へ動かしてみた．その結果，すべての徴候に改善が認められた．

治療4（さらに3日後）．前回の治療で得られた改善は，維持されていた．また，眩暈感は収まっていた．頸椎のモビライゼーションをくり返し行い，さらに上部僧帽筋の伸長を加えてみた．僧帽筋の伸長は，関連する身体徴候，特にULTTには有益な効果をもたらした．そして肘関節の伸展に伴い，より強い痛みが出現した．前回の治療と同様にULTTのモビライゼーションを行った．

治療5． すべての症状に改善が認められていた．

頸椎関節と筋の治療をくり返し行った．伸張手技として，初めにULTT 2（橈骨神経）を行い，次に肘関節伸展をグレードIV＋で1回行うことで治療を進めた．

治療6． 肘関節痛と機能的なレベルにおいては，著明な改善が認められていた．彼女は数時間，編み物をすることができるようになったが，まだ物を持ち上げたりするときに，若干の痛みが残っていた．多少の眩暈感がまだ出現していたが，彼女自身「ほぼ正常なレベルまで回復している」と感じており，全体的にも70％まで改善したと考えていた．身体的検査の結果について下記に示す．

- 手関節のSRC ──軽度の痛み．
- 中指のSRC ──無痛．
- ULTT 2（橈骨神経偏位テスト）──軽度の痛みのみ出現．
- 肘関節の伸展と内転の動きが，外側上顆に鋭い痛みを引き起こした．
- 触覚と振動覚には改善が認められたが，まだ正常ではなかった．

治療手技として，初めにULTT 2（橈骨神経）を行い，次に肘関節の伸展と内転をグレードIV＋で1回行った．治療を関節と神経要素を組み合わせて，力強く行うことが，有効であると考えられた．検査において，身体徴候の良好な改善が認められた．

治療7（さらに14日後）． この患者は，休暇をとっていた．彼女は，肘関節にあらゆる痛みがあり，特に9日間は痛みが強かったと報告した．眩暈感の悪化は認められなかった．「この治療は適切なものではなかった」と考えられ，彼女に行った治療を再考することで，この問題の解明を試みることにした．彼女が，肘関節を悪化させるような，特別な活動を何もしていないことを確認した．その障害の神経過敏性を誤認していたと考えられ，彼女が70％まで改善したと述べた時点で，さらに問診を行う必要性があったと思われた．彼女がこれまでに，どのような活動を行ってきたかについて，より多くの質問をするべきであった．もし，予後要素を慎重に考慮し，最初の60％の改善が望めると思ったのであれば，おそらく前回の治療は少し強すぎたと思われる．検査において，身体徴候の改善は維持されていると考えられた．

治療手技としては，初めにULTT 2（橈骨神経）を行い，次に肘関節の伸展をグレードIVで2回行うような類似した手技を用いた．また，より関節に効果的であると考えられる手技として，肘関節の伸展と内転をグレードIVで1回行った．

この女性は，徐々に改善を示し，約70％の改善がみられた時点で治療を終了することにした．彼女の眩暈感は，治療前の状態と変化が認められなかった．しかしながら，私は，この状態で治療を終了することに満足していた．彼女は，特に編み物ができるようになったことが，何より嬉しそうであった．彼女に対して，編み物をするときの，いくつかの伸張を抑制するような姿勢について助言を行った．それは，彼女に低い椅子に座ることを避けることと，編み物をしている姿勢から定期的に体を解放してやることである．また，頸椎を後方突出させるようなモビライゼーション手技や，手を頭の上に挙げるようないくつかの運動も勧めたりした．彼女から太極拳を行うことについて尋ねられた．それは，彼女にとって特に効果的な運動であると考えられた．

肘関節外側の痛みにおける相対伸張の役割

テニス肘は，障害のなかで神経系の力学的問題がからむ無類の例である．「橈骨管症候群」については，多くの著者が述べているが，そのなかでもRolesとMaudsley（1972），Listerら（1979），Dawsonら（1983），Lundborg（1988），MackinnonとDellon（1988），PeimerとWheeler（1989）等がいる．彼らは，テニス肘の治療において失敗の原因として考えられることは，その症状が神経原性であるかどうか，そしてこの要素が外科的処置を受けたかどうかであるということを推論している．橈骨神経の枝が，回外筋に入る以前に，原因が存在することも考えられる．

実際の臨床的経験から，相対神経伸張が，治療を必要とする肘関節外側の痛みの約75％に対して重要な役割を担っていると確信している．現在，多くの臨床家によって，テニス肘ストラップが処方されているが，この治療は，上顆の下2～3cmの総伸筋の周囲を圧迫することで，筋に疑似的な起始を与えることになり，その結果，病理上の起因から若干の圧迫を取り除くことになると理論的に考えられている．このことは，神経バイオメカニクスを十分に変化させることになると

考えられる．私の同僚の一人が，不注意で肘関節の下部ではなく上部にストラップをつけた患者の話をして，それが痛みに対して非常に効果的であったと述べていたことが思い出される．この症例では，肘関節や筋肉に変化を与えることはできなかったが，神経はおそらく変化したものと考えることができる．

指先の痛みについての経過記載

60歳男性の変形性膝関節症による膝痛に対して，数週間の治療を行った．この障害は，膝関節に関連するようなテンション徴候は認められず，脛骨大腿関節のモビライゼーション，温熱療法，大腿四頭筋とハムストリングスの強化によって良好な経過を示していた．彼が，ある日ちょうど治療室を出ようとしたとき，「あなたは，私の指先には何もしてくれませんでしたね」と訴えた．大変忙しかったので，たぶん，次回診察することができるでしょうと告げようとしたところ，彼が「腕を伸ばしてドアを押し閉めようとすると，指先が痛むので困っているんですよ」と言った．即座に興味が湧き，彼に，ではちょっとその指を診てみましょうと言った．彼には，指先に痛みを生じるような特別な外傷歴は認められず，膝関節検査からも，全身状態や一般状態との関連を疑わせるような所見は確認されていなかった．彼に症状を再現するような姿勢をとらせてみたところ，指先に苦痛を与えているのは肩甲帯の前方突出であると推測できた．手指，手関節，筋の簡易検査では，どのような異常も認められなかった．触覚と振動覚は正常であった．肩関節を下制および前方突出した状態においてULTT2を行ってみたところ，症状の再現が認められた．彼を，この肢位で保持し，肩甲帯を前方突出した状態において下制するような手技を，力強いグレードIV+で3回行った．再評価において，その痛みは減少しており，壁を押すことが可能になった．

次の治療のとき，初めは，彼が治療室にいる間ずっと，そのことを忘れていた．診療録をみて手指について尋ねると，彼はすべての症状が治療後に消失したと述べた．変形性膝関節症が，同じように容易に治療することができる障害であったらよかったのにと思う反面，「私は指先の痛みに何をしたのか」と考えてみた．いくつかの瘢痕化した神経上膜を伸長したのだろうか．あるいは指神経の周りのわずかの瘢痕で囲まれた血管を解放したのだろうか．おそらく問題は，腕神経叢のより近位部で発生していたものと考えられた．また，もしこの問題が残存していたなら，何が起こっただろうかと考えてみた．二重挫滅型の症状が他の部位に出現しただろうか．それは自然治癒しただろうか．膝関節に関連したテンションテストの再検査を行い，それらが正常であることを確認し，脛骨大腿関節のモビライゼーションを再開することにした．

参考文献

Dawson D M, Hallett M, Millender L H 1983 Entrapment neuropathies. Little, Brown, Boston

Dunkerton M C, Boome R S 1988 Stab wounds involving the brachial plexus. Journal of Bone and Joint Surgery 70B: 566–570

Lister G D, Belsole R B, Kleinert H E 1979 The radial tunnel syndrome. Journal of Hand Surgery 4A: 52–60

Lundborg G 1988 Nerve injury and repair. Churchill Livingstone, Edinburgh

Lundborg G, Dahlin L B 1989 Pathophysiology of nerve compression. In: Szabo R M (ed) Nerve compression syndromes. Slack, Thorofare

Mackinnon S E, Dellon A L 1988 Surgery of the peripheral nerve. Thieme, New York

Peimer C A, Wheeler D R 1989 Radial tunnel syndrome/Posterior interosseus nerve compression. In: Szabo R M (ed) Nerve compression syndromes. Slack. Thorofare

Roles N C, Maudsley R 1972 Radial tunnel syndrome: resistant tennis elbow as a nerve entrapment. Journal of Bone and Joint Surgery 54B: 499–508

コース紹介

　徒手的理学療法/臨床推理コース．神経系モビライゼーションの概論と実技指導を行う．指導者は Maitland の概念に精通した理学療法士達であり，神経系モビライゼーションの上級コースに参加した人達である．

　興味のある方は下記宛お問い合わせ下さい．

David Butler
PO Box 8143
Adelaide 5000
AUSTRALIA

Mark and Helen Jones
20 Rossall Road
Somerton Park 5044
AUSTRALIA

Bern and Ellen Guth
17248 Rolando Avenue
Castro Valley CA 94546
USA

Hugo Stam
Rheumaklinik
8437 Zurzach
SWITZERLAND

Robin Blake
Harrogate Physiotherapy Practice
37 East Parade
Harrogate HG1 5LQ
UNITED KINGDOM

Peter Wells
The Courses Secretary
The Physiotherapy Centre
39 Harwood Road
London SW6 4QP
UNITED KINGDOM

索引

あ

明らかな索損傷　102
アキレス腱断裂　61
異常感覚と運動　82
痛み
　―と下肢伸展挙上　44
　原因　73-77
　「硬膜痛」，不適切な名称　73-75
　「線状」かつ「凝集的」　79
　疼痛性機能障害症候群　221
　ハムストリングス　139
　肘関節外側，神経-整形外科的原因　94
　―と他動的頸椎屈曲　50
　末梢神経幹　75-76
　末梢神経疾患　75
　→損傷，症状も見よ
運動機能
　下肢筋力検査　117-119
　筋萎縮　113
　筋力検査　113, 115
　検査　113-119
　上肢筋力検査　115-117
　反射検査　113, 114
運動と損傷→損傷を見よ
エイズ　101, 107
Elveyテスト→上肢伸展挙上（ULTT）テストを見よ

か

界面組織，治療　189-190
下肢伸展挙上（SLR）
　―と痛み　44, 74
　交差　134
　―と神経系　33
　―と診断　128-134
　自分で行う治療　199-200
　足内反付加　49
　―とテンション　35, 37, 39-40, 100
　背部痛　74

　反応　42-43, 47-48, 49, 74, 82-83
　バイオメカニクス　134
　―とめまい　107
　誘発される症状　42-43, 74
　両側　134
過用損傷→反復性疲労損傷を見よ
感覚　107-113
　固有感覚　112
　触覚　107-109
　身体的検査　107-113
　振動覚　109, 112
　二点識別　112
　―と年齢　113
　表在痛覚検査（ピンプリック検査）　109
患者に尋ねる重要性　77, 80
関節を特別に治療することの不都合　ix
基準となる研究　46-47
ギプス包帯と浮腫　66
胸郭出口症候群　215-216
胸神経根症候群　229
逆挫滅症候群　63
ギランバレー　239-240
屈曲と伸展　4, 13,
　脛骨神経　210-212
　頸椎　47, 133
　脊柱管　35-37, 48
　足関節背屈　46-47, 130-131
　腓骨神経　208-210
　腓腹神経　212
クモ膜炎　61, 234
クラップスの四つ這い運動　237-238
脛骨神経障害，足部と足関節　171, 210-212
痙縮　65-66
頸椎関節炎　63
血液神経障害　11, 23-24
結合組織
　硬膜痛　73-75
　鞘　7

　神経支配　28, 73
　神経上膜の損傷　59
　→髄膜も見よ
牽引　37
検査（テスト）　89-177
　欠かせない事項　159
　簡易　167-168
　記録　168-169
　所見の関連性　159-161
　神経系の触診　170-173
　神経損傷の分類　173-177
　神経伝導　105-122
　適用，分析，さらなるテスト　159-178
　テンションテスト，下肢・体幹　125-143
　テンションテスト，上肢　145-157
　free arm hanging test　167
　前かがみテスト（Dyck）　37
　Lazarevicテスト　128
　Leseagueテスト　128, 129
　臨床推理　89-102
　→テンションテストも見よ
交感神経幹　41-43
　自律神経系の　10
交感神経鎖　41-43
　腰椎　43
交感神経節　10
硬膜　15, 16-18, 26-27
　痛みの根源　73-75, 78
硬膜外血腫　232
硬膜靱帯　16-17, 27
硬膜スリーブ　11-12, 28
硬膜性頭痛　235-236
「硬膜痛」，不適切な名称　74
股関節内旋　132
股関節内転　132
五十肩　66
コリース骨折　212-214

さ

索絞扼症候群　102, 107
坐骨神経性四肢痛　47
錯感性股神経痛　216-217
三重挫滅症候群　63
軸索　3-4, 5-6
　原形質　5, 60-61
　自律神経系　10
　中枢神経系　13-14
　真っ直ぐに延びていない　14
軸索伝導系　24-25, 77
　逆行性　25, 61
　順行性　25, 61
　損傷　60-61
四肢
　胸郭出口症候群　215-216
　脛骨神経　210-212
　コリース骨折　212-214
　錯感性股神経痛　216-217
　四肢の障害　207-208
　手根管→手根管症候群を見よ
　神経損傷　217-218
　相対神経伸張障害　207-222
　足部と足関節→足部と足関節を見よ
　デケルバイン病　207, 215
　ハムストリングス断裂　217-218
　反復性疲労損傷　220-222
　腓骨神経　208-210
　腓腹神経　212
　末梢神経外科　218-220
姿勢
　顎を突き出した　81
　運動パターン　82-83
　姿勢パターン　81-82
　自分で行う治療　203-204
　前方へ頭が突き出た　82
　鎮痛的　81-82
自分で行う治療　197-204
　介助者による　198
　下肢伸展挙上　199-200
　姿勢　203-204
　上肢テンションテスト　202-203
　スランプ肢位　200-202
　スランプ併用　200-202
　ハードル競技者のストレッチ　201
　腹臥位膝屈曲　200
　モビライゼーションン　197-199
　有効な治療　199-203
　予防法　204
重力，影響　48-49
尺骨神経，触診　172
手根管
　圧勾配　56-57
　界面構造　56
　ウィックカテーテル実験　59
手根管症候群　62-63, 122
　検査　120
　手部と手関節　214-215
　慢性　81
　両側性　47
手部と手関節の障害　212-215
　コリース骨折　212-214
　手根管症候群　214-215
　デケルバイン腱鞘炎　215
腫瘍
　パンコースト　101
　徴候　47
シュワン細胞　4, 5-7
　壊死　59
循環　18-24
　微小管　23
上肢テンションテスト（ULTT）
　―と再評価　98
　―と診断　145-157
　自分で行う治療　202-203
　―と適応のメカニズム　40
　―とテンション　100
　バイオメカニクス　150
　誘発される症状　47
　予防処置　101-102
上肢の神経適応のメカニズム　40-41
症状
　諸メカニズムの誘因となる異常なインパルス　65
　一日のうちの時間　80, 82
　基礎　18
　腫瘍　47
　種類　79-81
　絶え間ないか間欠的　80
　「飛ぶ」　79
　パターン　78-79
　領域　78-79
症例検討　243-255
　神経外組織の障害　247-249
　身体の広範囲の痛み　249-251
　足部の痛み　243-247
　テニス肘　252-255
　指先の痛み　255
上腕神経炎　62
上腕性坐骨神経痛　47
自律神経系　10
　検査　119-120
　交感神経幹　10
　交感神経節　10
　節後線維　10
　節前線維　10
　　頭部と頸部　10
　節前ニューロン　42
　―と体性神経系　10
　適応メカニズム　41-43
　バイオメカニクス　33-50
神経過敏障害，治療　184-186
神経間膜　8
神経幹　4
　結合組織　9, 10
神経外組織の障害（症例）　247-249
神経学的徴候と治療　102
神経系（NS）
　―と痛み　73-77
　インパルスの伝導　3-4
　運動と伸張　34-35
　動きに対する適応　34-35
　―とエイズ　101
　間隙と付着物　16-18
　硬膜外側の接合物　16-18
　硬膜内側の接合物　18
　―と腫瘍　101
　触診　170-173
神経系の機能解剖と生理学　3-29
神経支配　25-29
神経伝達物質　3
損傷の徴候と症状　77-81
損傷の臨床上の重大性　73-84
　痛み　73-76
　既往歴　81
　姿勢パターンと運動パターン　81-83
　症状を示す領域　78-79
　損傷　53-56
　―と多発性硬化症　101

徴候の基礎　18
　―と糖尿病　101
　保護組織　4-5
　脈管作用とテンションポイント　44-45
　―と癩　101
　→自律神経系，手根管症候群，末梢神経系も見よ
神経膠　4
神経根　10-12
　安全機構　11
　折れ曲がった，上に向かう　12
　結合組織　10-12
　　硬膜外組織　11
　　神経支配　28
　　髄膜組織との結合　11
　　末梢　10-11
　循環　21
　鞘　11
　傷害の一般的な原因　10
　傷害を受けやすい　10
　神経根軟膜　10
　―と脳脊髄液　11
神経周膜　7-8
神経上膜　8
　線維束の解剖　9
神経線維
　運動　6-7
　感覚　6-7
　自律　6-7
　→軸索も見よ
神経損傷，分類　173-178
神経伝導検査　105-122
　運動機能　113-119
　主観的神経学的―　106-107
　脊髄機能　120-121
　全般的な注意事項　105-106
　それ以上の検査と分析　119-120
　電気的診断法　121-122
神経内膜液圧（EFP）　23
神経内膜　7
神経バイオメカニクス
　―と神経病理　55, 62
　→臨床における神経バイオメカニクスも見よ
診断と予後→臨床推理を見よ
伸展と屈曲→屈曲と伸展を見よ

スランプテスト
　―と牽引　37
　―と脊椎屈曲　37-39
　注意点　101-102, 140
　長坐位　141-142
　―とテンション　44, 48
　反応　42-43, 82-83
　バイオメカニクス　142-143
　―と膝伸展　4
髄膜　4, 14-15, 17
　屈曲と伸展　37-39
　クモ膜　14
　クモ膜下腔　14-15
　硬膜下腔　14-15
　硬膜の神経支配　26-27
　神経支配　26-28
　脊柱管の内容物　15
　軟膜　14
　―と脳脊髄液　14-15
　→硬膜も見よ
頭痛
　硬膜性　235-236
　腰椎穿刺後　236-237
脊髄機能検査　120-121
　主観的　120-121
　身体的　121
脊髄狭窄　61
脊髄
　子供　14
　索絞扼症候群　107
　損傷後の圧迫　59
脊柱管
　下部腰椎，形態　35-36
　屈曲と伸展　4, 36-39, 47-50
　　脊椎の伸展制限　230
　頸椎
　　屈曲と伸展　36-37, 47-50
　　形態　35-36
　　髄膜　36
　　脳脊髄幹　36
　循環　19-20
　頭痛　235-237
　脊椎の伸展制限　230
　相対神経伸張障害　225-240
　脳脊髄幹の損傷と炎症　238-240
　中部胸椎，形態　35-36
　神経根損傷　225-229

　　―と下肢伸展挙上　226
　急性頸神経根損傷　225-227
　胸神経根症候群　229
　慢性頸神経根損傷　227-229
　T4症候群　237-238
　腰椎手術後　233-235
　力学的接触領域　35-39
　むち打ち→むち打ちを見よ
脊椎線維症　233-234
脊椎の手術　65, 233-234
線維症
　―と圧勾配　56-59, 66
　結果　65
　神経外　177
　―と神経損傷　61-62
　神経内　58, 68, 177
　髄膜　233-234
　脊椎　233
　摩擦による線維形成　58
潜在性脊椎症　66
相対神経伸張　3-84
　一次的な要因　68
　機能解剖と生理学　3-29
　四肢を中心とする障害　207-222
　　RSI→反復性疲労損傷（RSI）を見よ
　　下肢の筋損傷における神経損傷　217-218
　　胸郭出口症候群　215-216
　　錯感性股神経痛　216-217
　　四肢　207-208
　　手部と手関節　212-215
　　神経内，神経外の部位　164
　　足部と足関節　208-212
　　末梢神経外科　218-220
　症候群　78-80
　自律神経系損傷の臨床上の重大性　73-84
　脊柱管の障害　225-240
　　硬膜外血腫　232
　　神経根損傷　225-229
　　頭痛　235-237
　　脊椎の伸展制限　230
　　T4症候群　237-238
　　脳脊髄幹の損傷と炎症　238-240
　　尾骨痛と脊椎すべり症　232-233
　　むち打ち→むち打ちを見よ

腰椎手術後　233-235
　　定義　53
　　破格　66-68
　　病理学的過程　53-68
　　慢性　81
　　臨床における神経バイオメカニクス　33-50
足底屈/内反→足部と足関節を見よ
足部と足関節
　　障害　208-212
　　足関節背屈　46, 47, 130
　　足底屈/内反　49, 60, 130
　　痛み　243-247
足関節→足部と足関節を見よ
損傷（injury）
　　明らかな外傷　56
　　明らかな索損傷　102
　　一時的な要因　68
　　—と運動　78
　　影響　54, 55
　　急に生じるより重度の—　68
　　逆挫滅　63
　　結合組織　59, 65
　　三重挫滅　63
　　姿勢パターンと運動パターン　81-84
　　射創　68
　　手根管→手根管症候群を見よ
　　種類　54-55
　　除神経過敏　66
　　神経　173-178
　　　　神経系の痙縮　65-66
　　　　神経病変　62
　　　　分類　173-177
　　　　末梢神経　173-174
　　—と軸索原形質流　60-61
　　脊髄　102
　　潜在性脊椎症　66
　　多重挫滅　63, 79
　　二次的　55
　　二重挫滅症候群　62-65, 78-79
　　引き起こしやすい状況　54, 55
　　病態力学的要因　56, 59-60
　　不可逆性　68
　　—の部位　53-54
　　慢性　55
　　脈管要因　56-59
　　無症状（潜在）性の絞扼　55, 66
　　むち打ち→むち打ちを見よ
　　臨床上の重大性　73-83

た

体性神経系→自律神経系（ANS）を見よ
多重挫滅症候群　63, 79
他動的頸椎屈曲（PNF）　74, 102, 126-128
　　—と運動　47
　　テスト　37
　　反応　47, 74
多発性硬化症　101, 107
脱髄　59
力の分配　11-12
　　腕神経叢　5
チネル徴候　9, 120, 171
　　—と運動　82
中枢神経系（CNS）　10-15
　　神経根→神経根を見よ
　　髄膜→髄膜を見よ
　　脳脊髄幹→脳脊髄幹を見よ
　　末梢神経系との接合　11
　　末梢神経系と連続する組織経路　3
治療　181-196
　　一般的な質問　190-193
　　一般的なポイント　181-182
　　界面組織　189-190
　　コミュニケーション　194-196
　　神経過敏障害　184-186
　　—と治療の可能性　181-204
　　非神経過敏障害　186-189
　　病態生理学的優位　184-186
　　病態力学的優位　186-189
　　モビライゼーションの基本原則　183-184
　　予後の決定　193-194
　　歴史的背景　181
　　→自分で行う治療も見よ
椎管孔（IVF）
　　運動の影響　37
　　差し込み機構　11-12
椎間板の手術　62
T4症候群　237-238
低酸素状態　57
手関節と手部の障害　212-215
　　コリース骨折　212-214
　　手根管症候群　214-215
　　デケルバイン腱鞘炎　215
デケルバイン病　207, 215, 221
　　誤診　221
テスト→検査を見よ
テニス肘　61
　　症例　252-255
電気的診断法　121-122
テンション
　　—と圧迫　48
　　—と運動分布　47-48
　　頸椎屈曲　46-47
テンションテスト　77
　　下肢・体幹　125-143
　　　　下肢伸展挙上（SLR）　128-134
　　　　基本テンションテスト　125-126
　　　　スランプテスト　137-143
　　　　他動的頸椎屈曲（PNF）　126-128
　　　　腹臥位膝屈曲（PKB）　134-137
　　　　記録　168-169
　　　　さらに進んだテンションテスト　165-168
　　　　上肢　145-178 →上肢テンションテスト（ULTT）も見よ
　　　　相対伸張の部位　163-165
　　　　相対伸張部位の確定　163-165
　　　　分析に欠かすことのできない特徴　161-163
　　　　分析　159-163
テンションポイント　43-45
橈骨神経
　　触診　172
　　損傷の受けやすさ　54
　　—とデケルバイン病　215
　　「土曜夜麻痺」　55
糖尿病　47, 63, 101, 107
特殊機械的感度活動　83
「土曜夜麻痺」　55

な

二重挫滅症候群　62-65, 78-79
ニューロン　5-7
　　髄鞘化　5
脳血管損傷　238-239
脳脊髄液（CSF）

クモ膜下腔　14-15
硬膜下腔　15
脳脊髄幹　4-5, 12-14, 17
　ギランバレー　239-240
　屈曲と伸展　37-39
　循環　19-20
　自律神経性線維　41
　損傷と炎症　238-240
　脳血管損傷　238-239

は

ハードル競技者のストレッチ，自分で行う治療 201
背根神経節 (DRG)　58
背部弱化症候群 (DRG)　62, 234
馬尾神経
　検査　107
　治療　102
ハムストリングス
　痛み　139
　断裂　217-218
反復性疲労損傷 (RSI)　44, 81, 83, 220-222
　─と姿勢　221
　─と上肢テンションテスト　220-221
　治療の概観　222
皮神経支配領域　110-111
腓腹神経障害，足部と足関節　170, 212
皮膚節　109
尾骨痛と脊椎すべり症　232-233
病理
　神経組織内・外　55-56
　→損傷も見よ
病理学的過程　53-68
　軽度の神経損傷　66
　神経系の損傷　53-56, 61-66
　相対伸張過程における要因　66-68
「Fontanaの螺旋帯」　6
腹臥位膝屈曲 (PKB)　134-137
　自分で行う治療　200
　─とスランプテスト　136-137
　バイオメカニクス　136
伏在神経
　足部　208

テンションテスト　135
浮腫　24, 57-58, 59
　とギプス包帯　66
分娩麻痺　11

ま

Martin-Gruber 吻合　66
前かがみテスト (Dyck)　37
末梢神経系 (PNS)　5-10
　─と痛み　75-76
　結合組織　3, 7, 45, 75
　循環　21-23
　自律神経性線維　41
　神経間膜　8
　神経支配　28-29
　神経上膜　8
　　神経束の解剖　9
　神経内膜　7
　中枢神経系との接合　11
　定義　5
　ニューロン　5-7
　接合物　18
　末梢神経外科　218-220
　→自律神経系も見よ
ミエリン　4
　ニューロン　5-6
　ミエリン鞘の生体力学　6
無症状性の絞扼　66
むち打ち
　─と交感神経鎖　58
　─と神経系　230-232
　足関節背屈　47
　損傷との関連　65, 68, 95, 230-232
　治療　231-232
　適応のメカニズム　41
　─とテンション　44
　予後　232
Maitland の検査技術　77, 83, 95-98, 106, 183
めまい　101-102, 106-107
モビライゼーションゼーション，基本原則　183-184

や

指先の痛み（症例）　255
弓のつるテスト　133

腰椎手術後　233-235
　術後急性期の患者　234-235
　術後慢性期の患者　235
腰椎穿刺後の頭痛　236-237

ら

癩　101
Lazarevic テスト　128
Leseague テスト　128, 129 と「ラットの尾部」の形成　66
ランヴィエ絞輪　5-6
力学的接触領域　33-34
　脊柱管　35-37
臨床における神経バイオメカニクス　33-50
　下肢伸展挙上　39-40
　上肢の神経適応のメカニズム　40-41
　自律神経系の適応メカニズム　41-43
　脊柱管，脳脊髄幹および髄膜　35-39
　テンションポイントの概念　43-46
　より詳細な生体力学的な検討　46-50
臨床上の相関　47
臨床推理　89-102
　過程　90-92
　構造組織の分析と原因となる要因　94-95
　構造の識別　99-100
　質問の手法　95-99
　熟練者の特徴　92-93
　予防処置と禁忌事項　100-102
レノー小体　62
レルミット徴候と運動　83

わ

ワラー変性　62
腕神経叢　20
　損傷　11
　力の分配　5
　内・外の構成　108
腕神経叢テンションテスト→上肢テンションテスト (ULTT) を見よ

著者
David S. Butler：南オーストラリア大学．神経系モビライゼーションの第一人者．
北米とヨーロッパを中心に，日本も含め広く海外での普及活動を行っている．

監訳者
伊藤直榮：(故人)

訳　者（五十音順）
齊藤　武利：白鷗大学教育学部発達科学科（8章，9章）
阪井　康友：帝京平成大学大学院健康科学研究科理学療法学専攻（2章，3章，4章 p.79 まで）
白井　正樹：介護老人保健施設すこやか（12章，13章，14章）
中村　　浩：SBC東京医療大学健康科学部理学療法学科（10章，11章）
増本　正太郎：元 茨城県立医療大学大学院保健医療科学研究科（1章，7章）
上岡　裕美子（旧姓：吉原）：茨城県立医療大学保健医療学部理学療法学科
　　　　　　　　　　　　　（4章 p.79 から，5章，6章）

バトラー・神経系モビライゼーション　―触診と治療手技―
ISBN 4-7639-1027-2

2000年5月20日　第1版　第1刷発行
2024年6月20日　第1版　第6刷発行
定価はカバーに表示

著　者	David S. Butler
監訳者	伊藤直榮
訳　者	齊藤武利／阪井康友／白井正樹／中村　浩 増本正太郎／吉原裕美子
発行者	関川　宏
発行所	株式会社　協同医書出版社 113-0033　東京都文京区本郷3-21-10　TWG本郷4階 電話：03-3818-2361／ファックス：03-3818-2368 URL：https://www.kyodo-isho.co.jp 郵便振替口座：00160-1-148631
印刷・製本	株式会社　三秀舎

JCOPY〈(社)出版者著作権管理機構　委託出版物〉
本書の無断複写は著作権法上での例外を除き禁じられています．複写される場合は，そのつど事前に，(社)出版者著作権管理機構（電話 03-5244-5088，FAX 03-5244-5089，e-mail: info@jcopy.or.jp）の許諾を得てください．
本書を無断で複製する行為（コピー，スキャン，デジタルデータ化など）は，「私的使用のための複製」など著作権法上の限られた例外を除き禁じられています．大学，病院，企業などにおいて，業務上使用する目的（診療，研究活動を含む）で上記の行為を行うことは，その使用範囲が内部的であっても，私的使用には該当せず，違法です．また私的使用に該当する場合であっても，代行業者等の第三者に依頼して上記の行為を行うことは違法となります．